U0338700

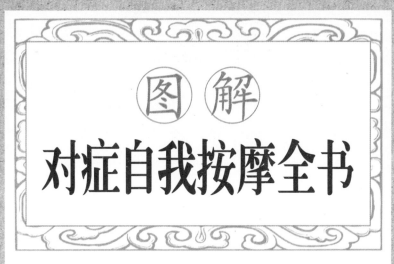

图解

对症自我按摩全书

张威　编著

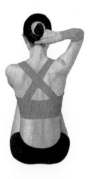

天津出版传媒集团

天津科学技术出版社

图书在版编目（CIP）数据

图解对症自我按摩全书 / 张威编著 . —— 天津 : 天
津科学技术出版社 , 2017.7

ISBN 978-7-5576-2973-1

Ⅰ . ①图… Ⅱ . ①张… Ⅲ . ①按摩疗法（中医）—图解
Ⅳ . ① R244.1-64

中国版本图书馆 CIP 数据核字（2017）第 121149 号

责任编辑：张　跃
责任印制：兰　毅

天津出版传媒集团　出版
天津科学技术出版社

出版人：蔡　颢
天津市西康路 35 号　　邮编　300051
电话（022）23332490
网址：www.tjkjcbs.com.cn
新华书店经销
北京鑫海达印刷有限公司印刷

开本 720×1 020　1/16　印张 29　字数 610 000
2017 年 7 月第 1 版第 1 次印刷
定价：39.80 元

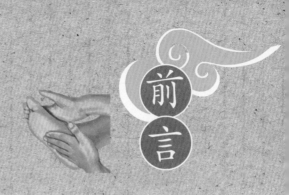

前言

　　按摩，古称按跷，是中国传统医学的宝贵财富。它以中医的脏腑、经络学说为理论基础，经过数千年历代人的实践探索，并结合西医的解剖和病理诊断，是一种用手法作用于人体体表的特定部位以调节机体生理、病理状况，达到理疗目的的方法。从性质上来说，它是一种物理的治疗方法。从按摩的治疗，可以分为保健按摩、运动按摩和医疗按摩。按摩不但可以治病，而且在保健和预防疾病上面都有重要的意义。

　　每当人们感到身体不适的时候，手自然就会去按一下不舒服的地方。如肚子痛的时候就会去揉揉肚子，颈肩疼痛时就会去按按颈部，头疼的时候就会去揉按头部。这就是人们进行自我按摩的本能，也是按摩起源的雏形。人们通过按摩疼痛的部位来缓解病痛，久而久之，就发现了一些有效治疗某些病痛的反射区。人的手具有缓解疲惫和疼痛的能力，特别是手指，它是人类感觉器官中最发达的部位，由自己的手指来给自己的身体按摩是最合适不过的，因为自己的手指最了解自己的身体。

　　作为中医的常见疗法，按摩参考中医的经络穴位等，讲究辨证施治，通过揉、按等不同手法，刺激人体的反射区，缓解症状，治疗疾病。一些按摩法，直接作用于病症部位，也可以起到积极的治疗作用。按摩保健，既能对已发疾病进行治疗，也可以对未发疾病进行预防，起到一定的保健作用。按摩穴位及反射区可促进身体气血的运行，有利于排毒；还可以改善皮肤吸收营养的能力和肌肉张力，使身体不紧绷，筋骨不易受伤，有助于身体放松。

　　由于按摩有利于循环系统和新陈代谢，对于一般慢性病或身体过度虚弱的患者，是比较安全可靠的。对于不便吃药的孩子，按摩可以增强小儿体质，起到预防保健作用。对于某些复杂疾病，还可以配合针灸、药物治疗。但是针对一些急性的或高烧的传染病，或脏器有病变，如伤寒、肺炎、肺结核等，按摩只能起到配合作用。

　　由按压来刺激穴位及反射区，轻则出现酸、麻、胀的感觉，重则会出现发软、疼痛的感觉。如用食指指腹垂直按压迎香穴，如果有轻度酸麻感觉，是正常现象，但是如果轻轻一碰就疼痛难忍的话，那就说明你鼻子有问题了，需要立即就医。

　　自我按摩保健就是通过自己的举手之劳，在一定情况下让自己获得健康的方法。

在相关书籍或专业人士的指导下，我们通过简单的自我按摩，就可以对疾病进行积极有效的辅助治疗。一些小病小症状，通过自己和家人的按摩，就能治愈和缓解。还有许多疾病，可以通过自我按摩作为辅助疗法，配合药物治疗，来让机体获得健康。

本书既有按摩的基础知识和理论，又有常见疾病的自我按摩保健方法。另外还介绍了一些常见病的症状和其他疗法，让人们可以在对症诊断的过程中，还能寻找到适合自己的保健之道。同时，为了便于读者掌握自我按摩保健，还介绍了特定穴位的按摩保健功效，方便读者查找应用。

自我按摩通过刺激自身穴位、经络，以疏通气血、平衡阴阳，以起到调理机体、医治疾病、缓解疼痛与不适、增强体质的作用。通过自我按摩，不但可以保健身体，还能迅速治疗一些病症，非常适合广大家庭运用。自我按摩易学易行，无须他人帮忙，治疗范围广泛，不受时间地点的限制，且安全平稳；不仅可以单独应用，也可以配合其他疗法同时运用，以增强机体抗病能力，是非常实用的家庭自我保健疗法。

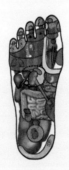
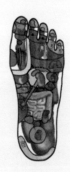

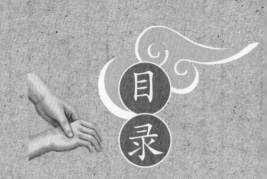

目录

第三章　人体反射区按摩功效解说

第六章　　呼吸系统病症的自我按摩疗法

第七章　　消化系统病症的自我按摩疗法

第八章　　骨骼与肌肉疾病的自我按摩疗法

第九章　神经系统疾病的自我按摩疗法

第十章　常见皮肤疾病的自我按摩疗法

第十一章　五官科疾病的自我按摩疗法

第十二章　妇科疾病的自我按摩疗法

第十三章　男科疾病的自我按摩疗法

第十四章　儿科疾病的自我按摩疗法

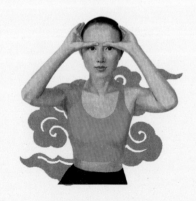

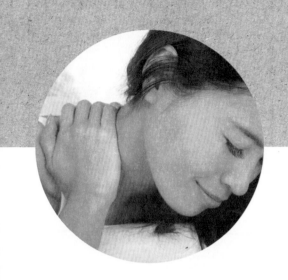

第一章

了解自我按摩的
原理与概念

●了解一些自我按摩保健的基础知识，在运用的过程中才能得心应手，更好地收获健康。对于一些特殊疾病，中医的推拿按摩有奇效，特别是针对急性腰扭伤、颈椎病等骨伤。

疾病如何产生，我们就如何将它治愈

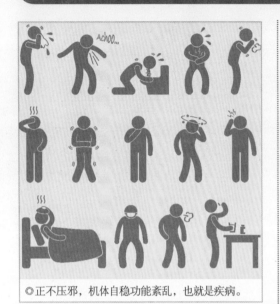

◎正不压邪，机体自稳功能紊乱，也就是疾病。

一般来说，疾病发生时，我们会在第一时间去医治，而事后也很少去想自己为什么会得这个病，它是如何产生的。似乎，这些只是医生的问题。其实，如果我们对自己的身体有了更多的了解，就能从单纯的医治疾病转变为预防疾病，享受更多的健康快乐。

首先，需要明确的是，对于人体而言，无论是健康的人体还是生病的人体，都是时时刻刻地处于病因损害作用和机体抗损作用的共同作用下的。

常见的健康致损因素有很多，我们现在来总结如下：

（1）天气变化，风寒或暑湿等；

（2）饮食不洁或不当等；

（3）情绪不佳以及身体内部的不良情况等；

（4）细菌感染、病毒侵蚀等外界因素；

（5）遗传因素。

对此你还可以再举出成千上万种容易被我们忽略的事情，例如饮酒过量、性生活无度等也属于致损因素。只要是对身体有不利影响或负面影响的因素，都可以归到这一类。

对于如此众多的致损因素，我们的抵御手段只有一种，那就是机体的抗损作用。抗损作用所要实现的目的也只有一个，那就是保持机体的内环境稳定。正常机体主要在神经和体液的调节下，在不断变动的内外环境因素作用下能够维持各器官系统功能和代谢的正常进行，维持内环境的相对的动态稳定性，这就是自稳调节控制下的自稳态或称内环境稳定。

对于人体来说，正常机体的血压、心率、体温、代谢强度、腺体分泌，神经系统和免疫功能状态以及内环境中各种有机物质和无机盐类的浓度、体液的pH值等，往往有赖于两类互相拮抗而又互相协调的作用，而被控制在一个正常波动范围。这是整个机体的正常生命活动所必不可少的。

因此，面对无时无刻不存在的致损因素以及人体对内环境稳定的需要，致损作用和抗损作用总是在人体内相互对抗，共同作用。两者共同作用的结果只有三个，一个是邪不胜正，继续保持机体的自稳状态，也就是健康；另一种是正邪对峙，机体的稳态处于一种临界状态；第三种是正不压邪，机体自稳功能紊乱，也就是疾病。

疾病的产生、发展和转归过程

健康—健康的过程	健康的机体在受到病因损害作用时自身抗损作用迅速调动，往往在人体毫无察觉的时候就消除隐患速战速决了，大多数时候我们面临的其实是这种情况，所以风寒暑湿细菌病毒之类的虽然无所不在，但是并没有造成大的危害，所以说健康虽然是一种状态，但绝不是一种静止的状态，健康是一种绝对的动态，是一种无时无刻不在变化的状态，好比你看见走钢丝的杂技演员停在钢丝绳上，其实他们哪里是静止的呢？他们没有一刻不在通过自身的调整来保持看似停止的平衡，我们的健康，可以做类似的理解。"正气存内，邪不可干"，这个就是健康。
健康—亚健康的过程	健康的机体受到病因损害以后，机体的抗损作用迅速调动，但是机体的抗损作用不能立刻消除病因，导致某种病因的致损作用和机体的抗损作用并存，这个时候人觉得不适，但检查结果又一切正常，中医叫"未病"，现代医学叫亚健康，这个时候人体的自稳调节功能处于一种剧烈的调整状态，调整得好，就健康，调整得不好，就患病，所以在健康和亚健康之间是一种双向调节。例如我们连续加班了好几天，或者牌桌上熬了好几夜，或者东西吃多了肚子胀，或者出门的时候吹了点儿风、头有点儿疼、身体有点儿软、人有点儿累等，这个时候如果休息好或者饮食上加以注意或者喝点儿姜糖水，可能也就恢复健康了；如果这个时候继续疲劳工作或者暴饮暴食或者伤风受寒，那可能就要生病了，正邪相争的时候，就是亚健康。
亚健康—亚健康的过程	亚健康—亚健康过程主要想表达这样一种意思：亚健康和健康或者疾病一样，都是一个动态的线过程，正邪之争的过程中，只要还没有一个明确的结果，都属于亚健康状态，但是这种状态也绝对不是一成不变的，而是充满了丰富变化和层次的。
亚健康—疾病的过程	这个转变过程是正邪进一步相争以后邪不压正了，这个时候病因通过其对机体的损害性作用而使体内自稳调节的某一个方面发生紊乱，而自稳调节某一个方面的紊乱使相应的功能或代谢活动发生障碍，从而产生疾病。当然这种过程也不是单向的，就拿我们最为常见的感冒来说，我们伤风感冒的时候身体觉得不舒服，可能头疼脖子酸的，这个时候就是健康状态转变为亚健康状态了，如果不加以注意，再进一步还可能发烧流鼻涕等，发烧即说明内部环境紊乱，也是自稳调节功能在起作用，这个时候就是从亚健康转变为疾病状态了；但是这个过程也不是单向的，如果这个时候我们多喝水、盖两床被子、喝点儿姜茶或者喝点儿桂枝汤、麻黄汤或者阿司匹林，也可以帮助身体逐步恢复到亚健康状态，如果这个时候再注意点儿饮食穿衣起居什么的，还可以逐步恢复到健康状态。

续表

疾病—疾病过程	在各种自稳调节的控制下，正常机体各器官系统的功能和代谢活动互相依赖，互相制约，体现了极为完善的协调关系。可是当机体患病时，某一器官系统的一个部分受到病因的损害作用而发生功能代谢紊乱，自稳态不能维持时，就有可能通过连锁反应而引起本器官系统其他部分或者其他器官系统功能代谢的变化。这就是疾病中的因果转化，即原始病因使机体某一部分发生损害后，这种损害又可以作为新的病因而引起另一些变化，而后者又可作为新的病因而引起新的变化。如此，原因和结果交替不已，疾病就不断发展起来，引起更为广泛而严重的生命活动障碍。现在已知的不少疾病都属于这种情况，最初的病因本身并不致命，而是病因引起身体的变化才使得病情得以加重，以乙肝为例来说，乙肝病毒本身并不致病，它对肝细胞损伤主要是由机体的免疫系统清除反应引起的。乙肝病毒感染机体后，侵入到肝细胞内，致使肝细胞的某些结构发生变化。激发机体对自身的肝细胞产生免疫反应，便会引起细胞损伤。在严重的肝损害病例中，机体免疫系统甚至将没有被乙肝病毒侵犯的肝细胞也一同杀死，而免疫功能正常者机体对感染乙肝病毒的肝细胞发生一系列的免疫反应，随着病毒被逐步消除，逐渐痊愈。类似的，艾滋病患者更多的也不是死于伴随艾滋病本身，而是死于免疫系统紊乱而产生的各种并发症。而这就是疾病-疾病过程的含义，疾病和其他所有的生命状态也是一样的，它不能一直保持一种状态，它会恶化，或者好转，它可以恶性循环，或者打破原来的恶性循环建立新的良性循环，疾病-疾病过程是恶性循环的过程。
疾病—死亡过程	在这个过程中，机体的抗损作用已经溃不成军了，机体的内环境也早已紊乱不堪了，人走向了一生的终点，生命也只有终止，这是从"健康-亚健康-疾病-死亡"过程中唯一不可逆的阶段。 　　我们通常所说的如何才能健康其实包括了两个方面，一种是在健康状态下如何保持健康，也就是日常的养生保健；另一种就是在不健康的时候如何恢复健康，也就是我们通常所说的医病治疗。不过，无论哪一种保持健康的方式，基本思路都是一样的，那就是尽可能地从机体的自稳调节功能着手，保持健康就是尽力保持这种内环境的动态稳定状态。 　　治疗亚健康和疾病就是尽快恢复良好的内环境动态稳定状态。在保持和治疗的时候要充分考虑自身的抗损作用，要善于用自身的抗损作用去克服病因达到内部稳定，而不是人为地通过外在强加来的作用来克服病因，因为这样往往反而会加重病情，越帮越忙。如此才能做到病是怎么来的就让它怎么回去。 　　其实，人类生活在自然界中，很容易受到六淫、七情、饮食、劳倦等影响而致病。如何避免呢？关键在于预防。正如《素问•上古天真论》所说："虚邪贼风，避之有时""精神内守，病安从来"。说明一个人只要保养好人体正气，增强体质，任何疾病都是有可能预防的。 　　按摩健身法作为祖国医学中验之有效的方法，可增强体质且方便实用，效果明显。按摩主要通过疏通经络，流畅气血，从而调和营卫，平衡阴阳，以达到预防疾病的目的。运用自我按摩便是保持健康或者恢复健康很有效的方法。

什么是按摩

近年来，人们回归自然的热潮席卷全球，按摩疗法再次被推崇为非药物疗法的代表，深受国内外各界人士的喜爱，且已成为人们追求绿色保健、提高生活质量的有效方法。

按摩又称推拿，是祖国医学宝库中最

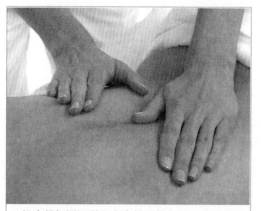

◎按摩是祖国医学宝库中最具特色的一种医疗保健方法。

具特色的一种医疗保健方法。它是施术者用双手或肢体的其他部位，在受术者的体表一定部位或穴位上施以各种手法操作，以达到防病治病、延年益寿等目的的一种物理疗法，以其简单易学、便于操作、疗效显著、费用低廉、无毒副反应等特点而备受人们的喜爱。

早在秦汉时期，我国第一部医学专著《黄帝内经》中就有按摩疗法的论述，且在这一时期，我国第一部按摩专著《黄帝岐伯按摩十卷》也问世了。当时的名医扁鹊、华佗等就用这种方法治疗了许多疾病。魏、晋、隋、唐时期，按摩治疗和按摩保健已十分流行，并传入了朝鲜、日本、印度和欧洲。宋、金、元时期，按摩防治的范围更为广泛，涉及内、外、妇、儿各科疾病。及至明、清时期，在此基础上，按摩理论有了进一步的发展，尤其是用按摩方法治疗小儿疾病，形成了独特的体系。新中国成立后，在党的中医政策指导下，按摩疗法得到了高度重视，通过整理大量的按摩文献资料，创办了各种按摩培训班，并在中医院校设立了按摩专业，编撰了按摩教材，进行了大量的临床实践研究，使按摩疗法成为一种重要的治疗方法，广泛应用于临床，为人类的健康做出了贡献。

自我按摩就能让自己大病化小，小病化了

对于一些疾病，除了医生的医治外，病人自己也可以动手，将大病化小，小病化了，做好医治和预防。推拿按摩在治疗关节疼痛、消化不良等疾病方面，在强身健体、调理阴阳等方面，都有实在的功效。

在人们保持健康、治疗疾病的过程中，西医和中医都有着重要的作用。其中，对于一些特殊疾病，如很多人都知道，中医的推拿按摩有奇效，特别是针对

急性腰扭伤、颈椎病等骨伤，中医的推拿按摩能起到不可或缺的辅助治疗作用。其实，不只是除了骨科问题，中医推拿按摩对内科疾病也有很好的效果，既能治病，又能防病。

推拿疗法是怎样达到防治疾病目的的呢？一般人都知道服药是将药物的有效成分吸收进入人体而发挥作用的；手术则是以医疗器械去除病灶或整复机体患部而达到治疗目的的。推拿则不同于服药和手术。首先，它是以阴阳五行，脏腑经络，营、卫、气、血等中医理论为基础，对疾病进行辨证施治的。然后再以手法的技巧、力量的强弱，作用于人体的经络、穴位上而产生"热气"类的"物质"，通过经络系统最浅表的皮层（也就是体表），按络脉由经脉至内脏渐次传递的顺序，把这些"热气"类有效的刺激，转变成治病防病的因素，从而达到平衡阴阳、调和气血、祛风除湿、温经散寒、活血化瘀、消肿止痛的治疗目的。而现代医学对推拿按摩防治疾病的道理是这样认识的：皮肤内含有皮脂腺、汗腺、毛囊、丰富的血管和末梢神经，推拿皮肤层防治疾病，正是通过对这些组织的刺激而产生的。由于推拿手法的外在压力作用于体表产生的物理刺激，在作用区引起的物理和生物化学的变化，直接由皮肤或间接向肌肉深层、筋腱、神经、血管、淋巴等组织渗透，通过神经和体液的调节，产生一系列病理生理变化，从而使机体功能恢复并得到改善，

以防治疾病的发生和发展。

总之，推拿是一种古老而又不断发展完善的医疗方法，由于它无药害、无损伤，且简单有效，因而容易在很大范围内普及推广，溯古抚今，展望未来，它必将对人类的医疗保健事业做出更大的贡献。

推拿按摩是如何治病的？我国医学专家认为，推拿按摩之所以能治病，与其平衡阴阳、调节脏腑功能、舒经活络、祛风除湿散寒等功能密切相关。调节脏腑功能包括清心泻火、疏肝理气、健脾和胃、宣肺平喘、补肝益肾等，所以推拿按摩能对付各系统疾病。患者可以通过自我按摩达到缓解病痛的辅助治疗目的，健康人则可以通过按摩保健防病，强健体魄。

在养生保健上，自我按摩养生法是流传在民间的一种养生保健防病的方法。它的特点是简便易行，容易掌握，仅靠自己自我按摩而不需他人帮助。时常练习自我按摩，不仅能养生保健、强身健体、延缓衰老，也能治疗一些小疾病，还能防治一些常见病。

通过自我按摩，可以促进血液循环，旺盛新陈代谢，疏经活络，宣通气血，解除肌肉痉挛，松弛血管和神经，解除疲劳，安神镇静，振奋精神，可缓解神经衰弱、过度疲劳、肥胖、关节疼痛、消化不良、慢性支气管炎、肺气肿等。

由此可见，自我保健按摩是一种简单方便、实用有效的保健方法。

人体是靠经脉相连的

人体通过经络连接，通过经络来运行。一旦经络运行出现问题，人体就会出现相应的病症。了解经络才能更好地了解疾病是怎么回事，知道如何治病，如何养生。

中医学认为，人体的五脏六腑、五官九窍、四肢百骸、皮肉筋骨等器官和组织，虽各有不同的生理功能，但又都是互相联系的。这种联系使人体内外、上下、前后、左右构成一个有机的整体。这种相互联系与有机配合主要依靠的是经络系统的联络沟通作用来实现的。

经络就像地上的河流，交错纵横，有主干，有支流。主干叫经，也叫脉。支流叫络，也就是网络、联络。

"脉"的名称出现比较早，后来才有了经和络的说法。所谓脉，就是脉搏跳动。脉搏跳动，一是要靠血液，二是要靠脉管约束，三是要靠气的推动。这些活动都是由心脏主宰的，所以中医学称"心主血脉"。粗大的脉道被称为经，细小的脉则称为络。人体主要的脉有十二条，手上六条，足上六条，分别叫手足太阳、少阳、阳明、太阴、少阴、厥阴。它们很有规律地排列，并且形成首尾相连的闭合体系，既联系体表，也联系内在的脏腑，使全身形成了一个整体网络。

经络系统以十二经脉为主体，分散为三百六十五络遍布于全身，纵横交错、出表入里、通达上下，将人体各部位紧密地联系起来。经脉更小的分支叫孙络。它们

的沿线分布着很多穴位，就好像河流里的深潭。

除了分布于四肢的十二经脉系统，还有主要分布于身体躯干的奇经八脉。其中对人身体具有重要影响的是身体前正中线上的任脉、后正中线上的督脉和腰部一圈的带脉。此外，还有前正中线两侧的冲脉。

经络系统在正常情况下起着运行气血、协调全身阴阳的作用。《内经》说："经脉者，所以行血气而营阴阳，濡筋骨，利关节者也"。

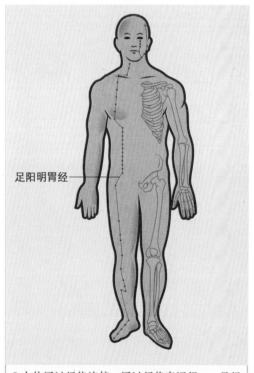

足阳明胃经

◎人体通过经络连接，通过经络来运行。一旦经络运行出现问题，人体就会出现相应的病症。

经脉运行血气首先依靠心气和胸中宗气的推动，具体到沿着经脉运行的时候，脉气又分成了营气和卫气。营气运行于经脉之中，濡养全身，并变化为血液；卫气则散布于经脉之外，保卫全身，抵抗病邪的侵犯，并有调节体温、管理汗液分泌、充实皮肤和温煦肌肉等功能。

经脉运行气血，"内溉脏腑，外濡腠理"，不仅使体内的脏腑和体表的五官九窍、皮肉筋骨息息相通，而且人体的内外、上下、左右、前后、脏腑、表里之间，由于经脉的联系而得以保持相对的平衡与协调一致。

在人体患病的时候，经络系统有抗御病邪、反映证候的作用。当然，经络也是邪气深入人体的通道。体表的穴位（包括反应点）是细小的孙络分布的所在，也是卫气停留和邪气侵犯的部位。当病邪侵犯人体时，孙络和卫气可以发挥重要的抗御作用。

正邪交争，在体表部位可出现异常现象。如果疾病发展，则可由表及里，从孙络开始，到络脉，再进一步到经脉，逐步深入到体内的脏腑，并出现相应的证候。经络反映证候可分为局部的、一经的、数经的和整体的。

一般来说，经络气血阻滞而不通畅就会造成有关部位的疼痛或肿胀；气血郁积而化热，则出现红、肿、热、痛。这些都属经络的实证。

如果气血运行不足就会出现病变部位麻木、肌肤痿软及功能减退等。这些都属经络的虚证。

如果经络的阳气（包括卫气、元气）不足，就会出现局部发凉或全身怕冷等症状，此即"阳虚则寒"；经络的阴气（包括营气、血液）不足而阳气亢盛，则会出现五心烦热（阴虚内热）或全身发热等症状，这就是"阴虚而阳盛，阳盛则热"。

经络系统在防治疾病时起着传导感应、调节虚实的作用。针灸、按摩、气功等治疗方法就是通过体表的腧穴接受刺激，传导感应，激发经络运行气血、调整阴阳虚实的功能。

运用针灸等治法要讲究"调气"，针刺中的"得气"现象和"行气"现象即是经络传导感应的表现。

经络调节虚实的功能，以它正常情况下协调阴阳的功能作为诊治疾病的基础，针灸、拔罐等治法就是通过适当的穴位、运用适量的刺激方法激发经络本身的功能，从而使"泻其有余，补其不足，阴阳平复"。

经络理论在临床上的运用可分为诊断和治疗两类。诊断方面是根据经络来切脉、诊察体表和辨别证候，称为经络诊法和分经辨证；治疗方面是根据经络来选取腧穴，运用不同治法及药物，称为循经取穴和分经用药。

分经切脉原属经络诊法的主要内容。《灵枢》以寸口脉诊候阴经病证的虚实、以人迎脉诊候阳经病证的虚实，又以阳明脉之最盛，其下部可诊候冲阳（跗阳）脉，肾之盛衰则可诊候太溪脉。

分部诊络则是指从皮部诊察血络的色泽，以辨痛、痹、寒、热等。近人从皮疹辨证也属于诊络法。压痛的检查对临床取穴尤为重要。"按其处，应在中而痛解（懈）"（见《灵枢·背俞》）。这既是取穴法，也是经络诊法之一。

经络各有所属的腧穴。腧穴以经络为纲，经络以腧穴为目。经络的分布既有纵向的分线（分行）关系，也有横向的分部（分段）关系，这种纵横关系结合有关腧穴其意义更为明显。

循经取穴的意义应当从这种关系去全面理解，因为按经络远道取穴是循经，按经络邻近取穴也是循经。《内经》所说的"治主病者"就是指能主治该病证的经穴。经脉的"是主某所生病"，说的就是这一经所属穴的主治症。这主要以四肢部经穴为依据。

作为特定类别的四肢经穴有井、荥、输、原、经、合、络、郄等。在头面、躯干部则有处于分段关系的脏腑腧募穴及众多的交会穴。

对于脏腑、五官来说，取用头面、躯干部的经穴是近取法，取用四肢部的经穴是远取法。循经远取和远近配合，在临床治疗中具有特殊的意义。

药物按其主治性能归入某经和某几经，简称药物归经，此说是在分经辨证的基础上发展起来的。因病证可以分经，主治某些病证的药物也就成为某经或某几经之药。宋、金以来，如医家张元素（字洁古）等发扬此说，为掌握药物主治功能提供了方便。清代徐灵胎在《医学源流论》中说："柴胡治寒热往来，能愈少阳之病；桂枝治畏寒发热，能愈太阳之病；葛根治肢体大热，能愈阳明之病。盖其止寒热、已畏寒、除大热，此乃柴胡、桂枝、葛根专长之事。因其能治何经之病，后人即指为何经之药"。近代药物书中多有归经的记载。

经络是人体各脏腑之间以及全身各部之间的联系通路。络为脉和络脉的总称。"经"的原意是指纵丝（直线）；"络"指网络、分支。络纵斜交错，遍布全身，将人体各部紧密地联络起来成为一个有机的整体。通过络的沟通，人体的气血可以运行散布到全身，为各脏腑器官组织的功能活动提供必要的物质基础。通过络的联系，人体各脏腑器官的功能得以相互配合，相互影响。通过络的传导，脏腑的生理功能和病理变化可以在体表一定部位上反映出来，体表不同地方的病变也可以影

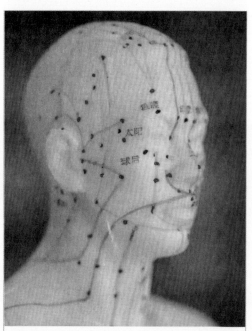

◎取用头面、躯干部的经穴是近取法，取用四肢部的经穴是远取法。

响某些脏腑功能；局部的病变可以引起全身的症状，全身的症状也可以影响局部的病变。因此，可以通过观察络的异常变化来诊断疾病；通过针灸、推拿、药物等法就是通过激发和调整络功能来防治疾病。

具体来说，人们是如何通过经络来防治疾病呢？这要从经络在人体的功能方面说起。经络在生理方面有运行气血、协调阴阳的功能；当人体在疾病情况下，有抗御病邪、反映症候的功能；在防治疾病方面，有传导感应、调整虚实的功能。《灵枢·经脉》："经脉者，所以决死生，处百病，调虚实，不可不通。"这段话概括说明了经络系统在生理、病理和防治疾病方面的重要性。

运行气血、协调阴阳：经络将气血输送全身各部，营养所有的器官。并使体内的脏腑和体表的五官七窍、皮肉筋骨均能紧密联系配合，协调一致，人体的内外、上下、左右、前后、脏腑、表里之间，由于经脉的联系得以保持相对的平衡和协调，同时气血盛衰的功能活动也能保持有正常的节律。这也就是说经络具有调整阴阳的作用。

近年来的研究也证明，针刺等法通过经络的作用，可促使人体的功能失调、代谢紊乱、组织破坏等情况趋于正常，它可以使人体中的镇痛因素加强，致痛因素减弱。

抗御病邪，反映症候：经络腧穴与脏腑息息相关。在疾病情况下，经络腧穴有抗御病邪、反应病痛的功能。《素问·气穴论》说："孙脉"（细小的络脉）能

"以溢奇邪，以通营卫"。而穴位处孙脉密布，卫气云集。

近代研究证明，针灸推拿穴位可激发人体的防御功能，增强机体对不利因素的抵抗力。经络功能失常就可引起疾病，如经络瘀滞气血运行不畅，会造成相关部位的疼痛肿胀，经络中气血郁积而化热，可出现红、肿、热、痛等症；气血运行不足，可出现功能减退，麻木，肢体痿软等症；阳气不足，可出现局部发凉或全身怕冷等症；阴血不足，可出现"五心烦热"等症。

穴位功能失调，有时往往成为外邪侵袭人体的门户。如《素问·风论》："风中五脏六腑之腧，亦为脏腑之风，各入其门户，所中则为偏风。风气循风府而上，则为脑风。《素问·痹论》："六府亦各有腧，风寒湿气中其腧，而食饮应之，循腧而入，各舍其府也"。说明风寒湿邪可由穴位部乘虚而入，深入脏腑。脏腑、经络的病症有时常常通过穴位部的异常变化而反映出来，如出现压痛、酸楚、硬结、隆起、寒热、瘀血、松陷及麻木等现象。

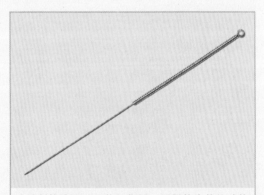

◎针刺等法通过经络的作用，可促使人体的功能失调、代谢紊乱、组织破坏等情况趋于正常。

如肺脏病常可在中府、肺俞、膏肓俞等穴出现压痛。

明代张介宾于《内经》"留瘦不移，节而刺之"（《类经》六卷脉色类决死生）的注解中说："凡病邪久留不移者，必于四肢八溪之间（指肢关节）有所结聚，故当于节之会处索而刺之。"结聚，当是指皮下硬结等现象，此种现象的出现并不限定在四肢，更多见于躯干部穴位。它既可反映局部软组织的疾患，还可反映脏腑病症。胃下垂病人常在足三里处出现条索状物，中脘处出现结节，胃俞处出现凹陷。

根据穴位能反映脏腑病症这一特点，近代还发现了一些新的穴位，如在小腿外侧部的足三里和上巨虚之间找到反映阑尾病变的阑尾穴，并观察到肝病常反映于耳部的肝区，胃病常反映于耳部的胃区，除压痛之外，还可出现有皮疹等异常现象。探测的方法，一般采用按压、搓捏，即《灵枢•经水》的"审、切、循、扪、按、视其寒温、盛衰而调之。"《黄帝内经•太素》卷十六杨上善注："地者，行于补泻病之处者也。以手扪、循，其地热者，所病即实，可行泻也；其地冷者，所病即虚，宜行补也。"近人在此基础上又发展为知热感度测定，导电量测定等法，这都是对穴位及反映特性的研究和运用。

防治疾病：针灸、推拿和气功等法之所以能够防治疾病，是基于经络所具有的传导感应和调整虚实的功能。

经络在协调阴阳的基础上起到调整

虚实的作用，这种功能是以穴位为根据的。穴位治疗作用的关键在于接受适当的刺激来调整经络之气，使能"泻其有余，补其不足，阴阳平复"（《灵枢•刺节真邪》）。近代大量的观察和研究证明，针刺穴位所引起的调整作用是多方面的，除对神经系统功能有明显影响外，还对内分泌、呼吸、血液循环（包括淋巴循环）、消化、排泄、防御等系统的功能以及体温与物质代谢等方面的调节都有着不同程度的影响。

针刺穴位时所出现的"得气"和"行气"现象就是经络传导感应功能的具体表现。《灵枢•官能》："审于调气，明于经隧"。就是说，运用针灸等法治疗要讲究"调气"，要明了经络的通路。散布于体表的气属卫气，具有防卫功能，疾病时

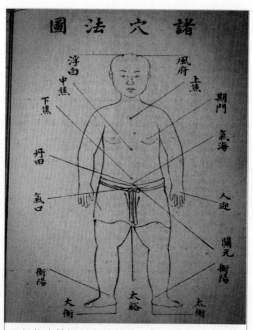

◎经络在协调阴阳的基础上起到调整虚实的作用，这种功能是以穴位为根据的。

所出现各种反应，是卫气与邪气抗争的表现。《素问•五藏生成》解释穴位的特点时说："此皆卫气之所留止，邪气之所客也，针石缘而去之"。

针灸、推拿等法就是通过穴位来调气，以补虚泻实，扶正祛邪。谷气、营气、卫气都是人体的正气，其分布部位大体上由深到浅；针刺首先接触到卫气，其次到营气，再次到谷气，到达谷气是指出现应有的感应。这就是《灵枢•官能》所说的"始刺浅之，以逐邪气而来血气；后

刺深之，以致阴气之邪；最后刺极深之，以下谷气"。谷气概念，在阐述穴位的作用时甚为重要，"刺之要，气至而有效"，主要是指谷气。因此，历来针灸家对穴位得气感应都很重视，从不同部位、不同得气感应的选取和运用，使穴位发挥特有的医疗效果。《千金翼方》说："凡孔穴者，是经络所行往来处，引气远入抽病也。"说明穴位是通过经络而与人体各部发生联系，能"引气远入"而治疗有关脏器的病症。

经络、穴位、脏腑的含义是什么

经络、穴位和脏腑基本知识

经络	经络，是经脉和络脉的统称。经犹如直行的径路，是经络系统的主干。络则有网络的含义，是经脉的细小分支。经络内属腑脏，外络肢节，行气血，通阴阳，沟通表里内外，网络周布全身，把人体各个部分联结成一个统一的整体，以保持其功能活动的协调和平衡。 经络在内连属于腑脏，在外联络于筋肉、皮肤。经络系统是由经脉、络脉、经筋、皮部等组成。 经脉可分为正经和奇经两类。正经有十二，即手足三阴经和手足三阳经，合称"十二经脉"，是气血运行的主要通道。奇经有八条，即督、任、冲、阴跷、阳跷、阴维、阳维，合称"奇经八脉"，有统率、联络和调节十二经脉的作用。 经脉络脉是经脉的分支，有别络、浮络、孙络之分。别络是较大的和主要的络脉。十二经脉与督脉、任脉各有一支别络，再加上脾之大络，合为"十五别络"。浮络是循行于浅表部位而常浮现的络脉。孙络是最细小的络脉。它们主要是加强各部联系和网络经脉不及的部分。
穴位	穴位位于"经络"——能量的通路上。而人体中，五脏六腑"正经"的经络有12条（实际上，左右对称共有24条）。另外，身体正面中央有"任脉"，身体背面中央有"督脉"，各有一条特殊经络，纵贯全身。任督二脉说的就是任脉和督脉。这14条经络（包括任脉和督脉）上所排列着的人体穴位，称为"正穴"，全部共有365处。仅仅如此，便是个相当可观的数目了，更何况其他的地方也有穴位。经络以外的人体穴位，称为"正穴"，后来又陆续发现了"新穴"，这些穴位若全包括，人体穴位的总数远超过1000个。

续表

脏腑	脏腑是人体内脏的总称。古人把内脏分为五脏和六腑两大类：五脏是心、肝、脾、肺、肾；六腑是胆、胃、大肠、小肠、膀胱和三焦。此外还有一个心包络，它是心的外卫，在功能和病态上，都与心脏相互一致，因此，它也是属于脏。 五脏的作用是储藏精气津液，六腑则起到是主出纳转输的作用。但是脏腑的功能，并不是各自为政，而是在相互依存、互相制约的情况下，各负其责，构成一个完整的机体。不但在人体内部脏与腑、腑与脏之间相互联系、脏腑之间互为表里，而且脏腑与外界自然环境的变化、四时气候的转移、精神活动等方面，都是息息相关，互为影响。

人体有哪些经络

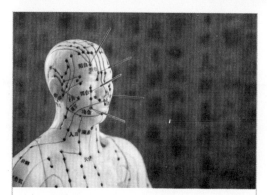

◎十二经脉即手三阴经、手三阳经、足三阳经、足三阴经的总称。

经络系统由经脉和络脉组成，其中经脉包括十二经脉、奇经八脉，以及附属于十二经脉的十二经别、十二经筋、十二皮部。

十二经脉是即手三阴经、手三阳经、足三阳经、足三阴经的总称，它们是经络系统的主体，所以又被称之为"正经"。

十二经脉的名称是根据阴阳消长所衍化的三阴三阳，结合经脉循行于上肢和下肢的特点，以及与脏腑相属络的关系而确定的。如循于上肢内侧的经脉属阴，根据阴气的盛衰的特征，分别为手太阴、手少阴、手厥阴。其中手太阴与肺相属，称为手太阴肺经；手少阴与心相属，称之为手少阴心经；手厥阴与心包相属，称之为手厥阴心包经。手阳明大肠经、手太阳小肠经、手少阳三焦经、足阳明胃经、足太阳膀胱经、足少阳胆经、足太阴脾经、足少阴肾经、足厥服肝经，也以这个原则而命名。

奇经八脉即别道奇行的经脉。"奇"有"异"的意思，即奇特、奇异，从而表明它们与十二经不同，不直接隶属于十二脏腑，也无阴阳表里配偶关系。但与奇恒之腑（脑、髓、骨、脉、胆、女子胞）有密切联系，故称"奇经"，也称"别道奇行"的经脉。八脉中的督脉、任脉、冲脉皆起于胞中，同出于会阴，称为"一源三歧"。而"八脉"指的是：督脉、任脉、冲脉、阴维脉、阳维脉、阴跷脉、阳跷脉共8条。所以将其称作奇经八脉。

人体有哪些穴位

穴位是指神经末梢密集或神经干线经过的地方。穴位的学名是腧穴，别名包括："气穴""气府""节""会""骨空""脉气所发""砭灸处""穴位"说的都是穴位。我们只有找准穴位，才能更好地医治疾病，有针对性地采取不同的施法按摩。

人体周身约有52个单穴，300个双穴、50个经外奇穴，共720个穴位，其中，有108个要害穴，其中有72个穴一般点击不至于致命，其余36个穴是致命穴，俗称"死穴"。"死穴"又分软麻、昏眩、轻和重4穴，各种皆有9个穴，合起来为36个致命穴。

头颈部位要害穴（共9个）

百会穴	位置：在头顶正中线与两耳尖连线的交点处。 经属：为督脉，为手足三阳、督脉之会，被击中头晕倒地不省人事。
神庭穴	位置：头前部入发际五分处。 经属：为督脉、督脉与足太阳膀胱经之会穴。被击中后头晕、脑涨。
太阳穴	位置：在眉梢与外眼角之间向后约一寸凹处。 经属：奇穴，被点中后头昏、眼黑耳鸣。
睛明穴	位置：在眼内眦角上方0.1寸处。 经属：为足太阳膀胱经。为手足太阳、足阳明、阳跷、阴跷五脉之会。被点中后头昏眼花倒地。
耳门穴	位置：在耳屏上切迹前、张口呈现凹陷处。 经属：为手少阳三焦经。被点中后，耳鸣头晕倒地。
人迎穴	位置：喉结旁开1.5寸。 经属：足阳明胃经，被点中后气滞血瘀、头晕。
哑门穴	位置：在顶部后正中线上，第一与第二颈椎棘突之间的凹陷处（后发际凹陷处）。 经属：为督脉、系督脉与阳维脉之会穴，被点中后，冲击延髓中枢，失哑、头晕、倒地不省人事。
风池穴	位置：在枕骨粗隆直下凹陷处与乳突之间，在当斜方肌和胸锁乳突之间取穴。 经属：足少阳胆经系手足少阳阴维之会。被击中后，冲击延髓中枢，晕迷不醒。
人中穴	位置：在人中沟偏上（沟下沿上量2/3处）。 经属：属督脉，为手、足阳明，督脉之会。被点中后头晕眼昏。

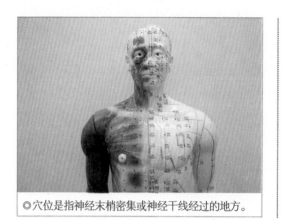

◎穴位是指神经末梢密集或神经干线经过的地方。

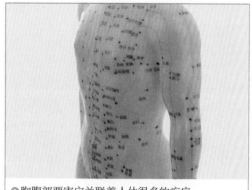

◎胸腹部要害穴关联着人体很多的疾病。

胸腹部要害穴（共14个）

膻中穴	位置：在体前正中线，两乳头中间。 经属：任脉，是足太阴、少阴，手太阳、少阳，任脉之会。气会膻中心包募穴。被击中后，内气漫散，心慌意乱，神志不清。
关元穴	位置：位于脐下三寸处。 经属：任脉、系三阴、任脉之会，小肠之募穴。击中后，冲击腹壁下动、静脉及肋间神经震动肠管，气滞血瘀。
鸠尾穴	位置：位于脐上七寸，剑突下半寸。 经属：任脉，系任脉之络穴。击中后，冲击腹壁动、静脉，及肝、胆，震动心脏，血滞而亡。
鹰窗穴	位置：在胸骨中线第三肋间玉堂穴旁开四寸。 经属：足阳明胃经。击中后，冲击肋间神经和胸前神经及动、静脉，震动心脏停止供血、休克。
巨阙穴	位置：在体前正中线，脐上六寸处。 经属：任脉，系心之募穴。击中后，冲击肝、胆、震动心脏而亡。
神阙穴	位置：位于脐窝正中。 经属：任脉。击中后，冲击肋间神经，震动肠管，膀胱，伤气，身体失灵。
气海穴	位置：位于体前正中线，脐下1寸半。 经属：任脉。击中后，冲击腹壁，动静脉和肋间，破气血瘀，身体失灵。
曲骨穴	位置：腹下部耻骨联合上缘上方凹陷处。 经属：任脉，系足厥阴肝经与任脉之余。击中后，伤周天气机，气滞血瘀。

续表

中极穴	位置：体前正中线，脐下4寸。 经属：任脉，系足三阴、任脉之会，膀胱之募穴。击中后，冲击腹壁动、静脉和神经震动乙结肠，伤气机。
期门穴	位置：位于乳下两肋间当第六肋间。 经属：属肝经，肝之募穴。足太阴、厥阴、阴维之会。击中后，冲击肝、脾，震动膈肌、气滞血瘀。
乳中穴	位置：在乳头中央。 经属：足阳明胃经。击中后，冲击肋间神经和动脉充血破气。
乳根穴	位置：在乳头中央直下一肋间处。 经属：足阳明胃经，左侧内为心脏。击中后，冲击心脏，休克易亡。
章门穴	位置：在腋中线，第一浮肋前端，屈肘合腋时正当肘尖尽处。 经属：足厥阴肝经，系足太阴、厥阴、阴维之会，肝之募穴。击中后，冲击肝脏或脾脏，破坏膈肌膜，阻血伤气。
商曲穴	位置：位于腹中部当任脉、下脘穴的外侧五分处。 经属：足少阴肾经，系足少阴与冲脉之会。击中后，冲击肋神经和腹壁动脉、震动肠管，伤气滞血。

上、下肢要害穴位（共5个）

肩井穴	位置：在大椎穴与肩峰连线三中点，肩部最高处。 经属：足少阳胆经，系手少阳、足少阳、足阳明与阳维脉之会。击中后，半身麻木。
太渊穴	位置：仰掌，腕横纹之桡侧凹陷处。 经属：手太阴肺经。肺之原穴，百脉之会。击中后，阴止百脉，内伤气机。
足三里穴	位置：外膝眼下三寸，胫骨外侧约一横指处。 经属：足阳明胃经，足阳明之脉所入为合。击中后，下肢麻木、不灵。
三阴交穴	位置：在内踝尖直上三寸，胫骨后缘。 经属：足太阳脾经，系足太阴、厥阴、少阴之会。击中后，下肢麻木，失灵，伤丹田气。
涌泉穴	位置：在足掌心前三分之处，当屈足趾时出现凹陷处。 经属：足少阴肾经。击中后，伤丹田气，气机不能上升，破轻功。

背腰骶部的要害穴位（共8个）

尾闾穴	位置：位于尾骨端与肛门之间。 经属：督脉、督脉之络穴，别走任脉。击中后，阻碍周天气机，丹田气机不升。
志室穴	位置：在第二腰椎棘突旁开三寸处（命门旁开三寸）。 经属：足太阳膀胱经。击中后，冲击腰动、静脉和神经，震动肾脏，伤内气。
厥阴俞穴	位置：在第四胸椎棘突下旁开1.5寸处。 经属：属足太阳膀胱经。击中后，冲击心、肺，破气机、易死亡。
心俞穴	位置：位于第五胸椎棘突旁开1.5寸处。 经属：足太阳膀胱经。击中后，冲击心脏，破血伤气。
肾俞穴	位置：在第二腰椎棘突旁开1.5寸处。 经属：足太阳膀胱经。击中后，冲击肾脏，伤气机，易截瘫。
命门穴	位置：在第二腰椎与第三腰椎棘突之间。 经属：督脉。击中后，冲击脊椎破气机，易截瘫。
气海俞穴	位置：在第三腰椎棘旁开1.5寸处。 经属：足太阳膀胱经。击中后，冲击肾脏，阻血破气。
肺俞穴	位置：第三胸椎棘突旁开1.5寸处。 经属：足太阳膀胱经。击中后，冲击第三肋动、静脉和神经，震动心肺、破气机。

通过全息反射区治病的几大优点

病在哪里并不一定就医治哪里，这就是通过全息反射区来治病。它既有方便准备的优点，也能避免在医治过程中，对身体的伤害。

一个人如果胃不舒服，马上去揉一揉胃的反射区，胃就舒服了；两三天没解大便了，肚子难受，赶紧刮一刮小肠和大肠反射区，结果肚子就舒畅了，而不用等到胃下垂、胃溃疡、肠癌的时候再去找医

生。这就是通过学会了反射疗法来治病，你的手到身体哪里，哪里就没病没灾。

通过反射区来治病，简单地说就是刺激人体的反射区就能激活人体的自愈力，所以能将病消灭在萌芽阶段。

反射区往往能反映出人体病灶器官的很多病。以拿脚为例来打比方吧，脚在身体的最低处，由于地球引力的作用，当人体新陈代谢的东西或者垃圾沉积在脚底

17

后，脚底的这些反射区就会发出身体不健康的信号，所以，我们就能在脚上很容易发现身体出现的疾病。

像脚上的子宫反射区，如果一摸这里感觉酸痛或有疙瘩，就知道是子宫出了问题，因为这个反射区连着子宫。这时候我们就揉一揉，推一推，按一按，把这个疙瘩给捻开，垃圾给化解掉，就能让全身的循环重新通畅。路通了，垃圾没了，病也就好了。

用全息反射疗法治病，主要是能让人做到不存病。一般我们的病在医院确诊后，实际上都已经错过了治病的最佳时期。所谓"上医治未病"，反射疗法就是让你通过身体上的各个反射区来把疾病消灭于萌芽状态，尽早调治，根本不让病有发展的机会。

一般来说，我们摸一摸反射区就能知道身体的毛病，不但准确，还非常直接。比如，你一摸眼反射区，如果感到疼痛，那肯定是眼部有问题；你摸三叉神经反射区，如果觉得酸疼，或者里面有个软包，那他有可能是三叉神经有了问题。难怪有人说，用反射区诊病非常准确，甚至比把脉还要准。

用反射区来治病，说得简单一点儿就是通过在反射区摸摸、揉揉、搓搓，或者借助用按摩工具辅助一下。这种方法最大的好处就是从来不用打针，不用吃药，身体肝肾也绝不会受到伤害。通过按摩反射区就能准确地直达病灶，而且十分准确。

通过反射区，你直接就可以摸到脏腑器官的毛病，摸到以后，顺手就把病给治了，一分钟都不耽搁。其实，调病、治病就是跟身体找"别扭"。你没事儿的时候按按这些反射区，在这些地方找找"别扭"，发现酸痛，有疙瘩或其他异物的，那肯定是相应的脏腑出了问题。这时候不要避开它，而是要给它找"别扭"，把那些有毒之物揉开，揉化了就行了。

再比如说，你如果推推小腿上的胃区，感觉酸疼，那就是胃不太好。如果只是酸痛没有疙瘩的话，那说明胃没什么大的毛病，这个时候就赶紧每天多揉揉胃的反射区，根本不用等到胃开始疼了，或者胃溃疡了再去治疗。

再比如说，如果你突然开始打嗝，你就在脚上横膈膜反射区有痛感的地方推推，就管事儿了；消化不良，拉稀，那么在脚后跟"当当当"敲几下就好了。

用这个方法治病，就相当于清扫垃圾。从前门扫出去或者从后门扫出去，都行。但要是前后门来回扫，那垃圾还是在你的房子里原封不动。就是说，要给这些毒素一个出路，不要把它逼到一个死角，总要"网开一面"。

反射区与穴位——自我按摩的两大关键词

"穴位"是我们在中医里中时常听到的名词，它亦称腧穴，是针灸施术之处，是脏腑经络之气输注于体表的部位。所谓

"反射区"，也就是指人体的各器官各组织、从头到脚、五脏六腑，在其足、手、耳等部位均有相对应的反射位置，这一位

置就称为"反射区"。

当一个人的某个组织器官或五脏六腑发生病理变化时，将在人体的足、手、耳等相对应的反射区上产生组织变异，刺激这些有组织变异的部位就会有疼痛感，也叫作压痛反应。

有病变的反射区除表现压痛反应外，触摸这些有病变的部位时，可感觉到像沙粒感、条索状、块状物等组织变异的情况，这些变化对疾病诊断、疾病治疗都十分重要。因此，反射区既是疾病诊断的部位，也是疾病治疗的部位。

反射区疗法就是通过在反射区按摩等刺激来治疗疾病的方法，它是以祖国医学为理论基础，以反射学原理为依据。具体来说就是，当人体某一部位或器官出现病态时，如果对反射区等特定部位进行按摩等刺激，就能获得治疗信息能量，继而通过经络传递，使之透入皮肤直达经脉，摄于体内，直达病所，从而调动和激发机体的免疫力，调节脏腑、组织、器官的生理功能，提高疗效，促使患者早日康复。

依照部位不同，人体的反射区可以分为：足部反射区、手部反射区和耳部反射区。下面我们来逐一介绍：

一、足部反射区

俗话说："人老足先衰，木枯根先竭。"若把人体比喻为一棵树的话，那么足就是它的根部，树根枯竭则枝折叶落，大树夭折。足部对人体的重要性可见一斑。

作为人体的重要器官，确实如此，足部是人体重要的组成器官，由52块骨骼、66个关节、40条肌肉和多条韧带组成，这些特点使双足与身体健康有着密切关系。现代医学认为：双脚密布着丰富的毛细血管、淋巴管和神经末梢，与人体五脏六腑和大脑组织密切相关。足部作为人体的基石，一旦出现异常，人体的各组织器官必将出现异常。因此，双足健康是人体健康的保证，足可以说是人体的第二心脏。

人体各器官和部位在足部有着相对应的区域，可以反映相应脏腑器官的生理病理信息，这就是所谓的"足部反射区"。运用按摩手法刺激这些反射区，可以调节人体各部分的功能，取得防病治病、自我保健的效果，医学上称之为"足部反射区健康法"。

足部反射区分为足底，足内侧，足外侧，足背部四大部分，其顺序大致如下：

足底：肾上腺，肾，输尿管，膀胱，额窦，脑垂体（垂体），小脑及脑干，三叉神经，鼻，头部（大脑），颈椎，甲状旁腺，甲状腺，眼，耳，斜方肌，肺及支气管，心（左），脾（左），胃，胰腺，十二指肠，小肠，横结肠，降结肠（左），乙状结肠及直肠（左），肛门（左），肝（右），胆囊（右），盲肠及阑尾（右），回盲瓣（右），升结肠（右），腹腔神经丛，生殖腺（睾丸或卵巢），失眠点。

足内侧：膀胱，鼻，颈椎，甲状旁腺，胸椎，腰椎，骶骨（骶椎），尾骨内侧，前列腺或子宫，尿道及阴道，髋关节，直肠及肛门，腹股沟，肋骨，下身淋巴结（腹部淋巴结），消渴点，便秘点。

足外侧：生殖腺（睾丸或卵巢），髋关节，尾骨外侧，下腹部，膝，肘，肩，肩胛骨，内耳迷路，胸，膈（横膈膜），肋骨，上身淋巴结，上臂，头痛点。

足背：鼻，颈项，眼，耳，腹股沟，上颌，下颌，扁桃体，喉与气管及食管，胸部淋巴结，内耳迷路，胸，膈（横膈膜），肋骨，上身淋巴结，下身淋巴结（腹部淋巴结），痰喘点，心痛点，落枕点，腰腿点。

足部反射区具有如下特点：（1）足部反射区不同于呈点状的穴位，面积大而呈片状，定位稍有偏离也能产生效果。

（2）足部反射区位于膝部以下，遍布于足的足底、足背、内侧、外侧以及小腿，而不仅限于足底。因此把足部按摩一概称为"足底"按摩是不确切的。

（3）足部反射区的排列与人体各器官的解剖位置基本相一致。当于坐位或卧位，双足并拢两下肢前伸时，相当于他们面对着你坐着。踇指部是头部；足跟部是臀部；接近正中线的器官的反射区在足内侧，如脊柱、子宫、前列腺等；远离正中线的器官和部位的反射区在足外侧，如肩部、卵巢、睾丸等。

足部反射区按摩是我国传统中医的独特疗法之一。它运用不同的手法，刺激人体双足的反射区，使之产生神经反射作用，来调节机体内环境的平衡，发挥机体各组织器官潜在的原动力，从而起到调节机体各组织器官的生理功能，加速血液循环，促进内分泌功能，加强机体的新陈代谢，达到治病和保健的目的。

二、手部反射区

手是人体接触外部世界最直接、最敏感的部位，而人们从外部世界所反馈到脑部的信息一部分是从手的感知中获取的。从生物全息论的角度，手部区域相当于反映全身信息的一个全息胚。由于手部血管神经分布密集，手三阴、三阳经在手部相互贯通，通过经络系统与全身连通，所以说，手部是人体信息相对集中的地方。各种生理病理的信息均可在手上显现出来。

人的双手分布有丰富的神经与血管系统，中医学认为手部是手经脉的起止交会点，分布有二十多个人体重要的经穴，还有更多的经外奇穴与有效刺激点，可治疗多种疾病。

生物全息理论的确立，更为手部按摩治病找到了现代科学的依据。全息理论认为：全身具有相对独立的部分都是一个与整体相对应的反应点位系统，手是一个相对独立的部分，人体的每个脏腑器官均在手上有相应的反射区，内在脏腑器官的信息就可以通过这些反射区反映出来，对这些反射区进行按摩等刺激，就能有效地调整脏腑器官的功能，充分发挥人体的生物功能，起到治疗疾病、养生保健、延年益寿的作用。

三、耳部反射区

在传统中医的说法中，耳郭就是人体全身的缩影，人体各部位在耳郭的分布好似一个倒置的胎儿。"耳者，宗脉之所聚也"，十二经脉皆通于耳，耳部有反射身体各部位的丰富穴位，所以人体某一脏腑和部位发生病变时，可通过经络反映到耳郭相应点位上。

根据生物全息论，经常按摩双耳及其反射区，可以疏通经络，调节神经的兴奋和抑制过程，增强代谢功能，促进血液循环，从而起到强身健体的作用。同时，具有镇痛、镇静、消炎、止咳等功效。

养生保健按摩的渊源

养生保健在我国有着深厚的渊源。作为养生保健之道的按摩，也有较早的记载。前人通过广泛的实践，总结，将其转化为理论，更好地促进了养生保健按摩的发展。

养生，又称摄生、道生、养性、卫生、保生、寿世等，"养生"一词最早见于《庄子》内篇。所谓生，就是生命、生存、生长之意；所谓养，即保养、调养、补养之意。因此，养生就是保养生命之意，是以培养生机、预防疾病、争取健康长寿为目的的。

养生保健之道，在我国源远流长。早在两千多年前的《黄帝内经》里对此就有非常明确的论述："余闻上古之人，春秋皆度百岁，而动作不衰；今时之人，年半百而动作皆衰者，时世异耶？人将失之耶？岐伯对曰：上古之人，其知道者，法于阴阳，和以术数，食饮有节，起居有常，不妄作劳，故能形与神俱，而尽终其天年，度百岁乃去。今时之人不然也，以酒为浆，以妄为常，醉以入房，以欲竭其精，以耗散其真……故半百而衰也。"所以，人们能否身体健康、益寿延年，关键在于是否懂得和实行了养生保健之道。

《黄帝内经》首篇"上古天真论"中，主要阐述了养生防病措施；次篇"四季调神大论"进一步指出："圣人不治已病治未病，不治已乱治未乱，此之谓也。

夫病已成而后药之，乱已成而后治之，譬犹渴而穿井，斗而铸锥，不亦晚乎！"

汉代的《淮南子·卷十六》曰："良按摩者，常治无病之病，故无病；圣人常治无患之患，故无患。"仲景也把"治未病"者称为"上工"，充分强调防病的重要性。未雨绸缪，防重于治的思想，不仅仅体现在人体未病之前就应采取各种措施积极预防（即未病先防），同时还体现在一旦患病应运用各种方法防止疾病发展、传变或复发（即既病防变）。

在古人看来，养生保健重在预防，防重于治。中医养生包括食养、药养、针灸、按摩、气功、武术等丰富的养生技术。养生与保健，就个体保健角度而言，两词的含义基本上是一致的。养生保健按摩，又称保健养生推拿，是中国传统以养生益寿、防病保健为主要目的的方法之一，包括各种分类的养生保健按摩方法，如自我养生保健按摩、被动养生保健按摩、全身保健按摩、足部保健按摩、减肥按摩、沐浴按摩等。

应用按摩（推拿）防病、治病、健身益寿，在中国有悠久的历史，几千年来一直受到中国医家及养生学家的高度重视。如《黄帝内经》中指出："按摩勿释，着针勿斥，移气于不足，神气及得复。"说明在秦汉时期推拿已成为医疗和养生的重要手段。

自我按摩在国外的发展情况

按摩，发源于人类原始的对疼痛的本能抚摸动作，归属于医学外治法的范畴，是人类共同拥有的医疗保健手段之一。

按摩是中国传统医学的组成部分之一，中国也是世界上最早应用按摩的国家之一。国外按摩可溯源到古希腊时代，史籍载有在古希腊军队中盛行以按摩手段疗伤治病的记述。

在历史的进程中，中国按摩也影响着国外的按摩医术，秦汉时期在西亚地域的战事和张骞、班超的通使西域资料均载传按摩等医术，唐时国人所编的《按摩手册》据载传入日本而后流入法国等国家与地区；国外按摩也曾丰富了中国按摩，如我国曾盛行的"天竺国按摩术"即为吸收印度按摩而形成，中外按摩在很大程度上是相融相通的。但是，由于不同的国家和地区有其各自的历史文化、人情风俗等，所以国外的按摩也各具特色。西洋按摩术，即广泛流传于欧洲各国的一类按摩方法，以西医学理论为基础，重视局部对症治疗，以保健为目的，多以揉捏动作在四肢按摩以使肌肉放松，常应用于体育运动及娱乐活动。对于应用于体育运动中的西洋按摩术，又常称为运动按摩，在一些东欧国家较为盛行，也有较系统的体系，并对按摩的生理作用有较深入的研究，有关资料指出"按摩使皮肤中形成类组织胺似的物质……"等。

自我按摩在国外的发展情况

日本	日本按摩术极大程度上采用了中国传统按摩的理论和手法，但又有很大的突破而形成日式按摩。日式按摩以中国传统医学为基础，既吸取中医学经络腧穴也广泛探索有独特作用的"灵点"，以"调摩术、解释术、利关术"为基本三术并通过结合而治疗各类疾患，常用手法有揉捏、按抚、压迫、叩打、振动、牵抖、柳手等。淋巴系按摩术是一类沿人体淋巴流向施行手法的按摩。认为按摩可促进淋巴管瓣的作用而使淋巴的流动活泼以提高对疾病的抵抗力。这类按摩操作时不宜力量过大及打压，常以拇指指腹或其余四指并拢在淋巴系的每个位置反复推擦约1分钟。
英美及加拿大、瑞典	整脊按摩术，指对在脊椎的异常部位应用手法而治疗其异常以调整有关联的神经或血管的一类按摩方法，广泛流传于英美及加拿大、瑞典等国家地区，并设有专业学校，如在日内瓦的"欧洲按摩技术学院"等。这类按摩方法在"骨骼的异常能矫正时，所有疾病都能治好""由骨髓手法而治好一切疾病"的思想指导下，以按摩手法动作顺应所有骨骼关节的自发运动而取得疗效。

续表

法国	颅骨按摩术由法国医学家艾兰·基恩对欧、亚、美等各地派别的按摩技巧进行了长期研究之后而创立，有较好的临床价值并在国外得以较广泛的应用。颅骨按摩针对"最简单的一块颅骨也会有几个在不同轴面的关节"而要求手法操作应依赖于骨骼的形状与其关节面的排列，通过在精细水平上的操作而取得治疗效果。

自我按摩养生有何显著特点

自我按摩以其自身经济简便的优点，保健养病、强健体魄的良好效果，得到了人们广泛而持久的认可。

很多人都知道，中医的推拿按摩有奇效，特别是针对急性腰扭伤、颈椎病等骨伤，能让病人"躺着进来，走着回去"。除了骨科问题，中医推拿对内科疾病也有很好的效果，既能治病，又能防病，"除了去医院，自己在家也能做"保健治病，强健体魄。

祖国医学认为，推拿按摩之所以能治病，与其平衡阴阳、调节脏腑功能、舒经活络、祛风除湿散寒等功能密切相关。调节脏腑功能包括清心泻火、疏肝理气、健脾和胃、宣肺平喘、补肝宜肾等，所以推拿按摩能对付各系统疾病。患者可以通过自我按摩达到缓解病痛的辅助治疗目的，健康人则可以通过按摩保健防病，强健体魄。

推拿按摩经济简便，因为它不需要特殊医疗设备，也不受时间地点气候条件的限制，随时随地都可实行；且平稳可靠，易学易用，无任何副作用。正由于这些优点，按摩成为深受广大群众喜爱的养生健身措施。对正常人来说，能增强人体的自然抗病能力，取得保健效果；对病人来说，既可使局部症状消退，又可加速恢复患部的功能，从而收到良好的治疗效果。

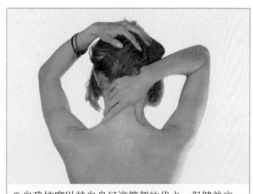

◎自我按摩以其自身经济简便的优点，保健养病、强健体魄的良好效果，得到了人们广泛的认可。

按摩的作用原理是什么

按摩的作用，不仅获得了中医的支持，也得到了世界级的科学研究、实验的证实。通过调整人体的经络系统，调整阴

阳等，让人们收获健康，保持最佳状态。

按摩是通过手法作用于人体肌表，以调整人体的生理、病理状态，达到身体保

健的方法。其作用原理与各种手法有密切关系，但总的说来，都是依据祖国医学中的经络学说。

经络贯通于人体的表面、上下、脏腑，是气血运行的途径，也是津液输布的网络。经络壅阻，人体气血不畅，阴阳失调，就会产生疲劳与病变。

按摩手法在经历了数千年的发展，经过历代按摩师的反复研究，去伪存真，使各种手法精益求精后，已经形成独立的体系。祖国医学典籍认为：按摩术能调节阴阳平衡，疏通气血经络，而且还能够活血化瘀、强身壮骨、调整脏腑、增强人体抗病能力等。

大量科学研究也证明，各种按摩手法会由各种动作所产生的力在机体引起的一系列效应，人体接受按摩以后，局部组织内产生微循环系统畅通，血流丰富，改善血液循环，加速肌肉内部代谢物的排出，毛细血管血液充盈情况好转，血球积聚现象消失等变化。这有利于局部组织新陈代谢，消除肌肉疲劳，提高肌肉工作能力。

保健按摩术易学易懂，操作简单，方便实用，易于推广，不需要复杂设备，也不是高难的专业技术，易被人们接受。

保健按摩的操作原理

调整经络系统	经络是运行全身气血，联络脏腑肢节，沟通上下内外的通路，包括经脉和络脉。经络系统的十二经脉及其分支纵横交错，通达表里，贯穿上下，相互络属于脏腑。奇经八脉联系沟通十二正经，十二经筋、十二皮部，联络筋脉皮肉，将人体的各部分联系成一个统一的协调而稳定的有机整体。具有使气血通达全身，濡养组织器官之功能。 人体就是依赖经络运行气血，发挥着营内卫外的作用。当经络的生理功能发生障碍，气血失调，百病皆生。按摩术作用于体表，能引起局部经络反应，主要能调整经气，并通过经络影响到脏腑、组织的功能活动，以调节机体的生理、病理状况，能使百脉疏通、五脏安和。历代文献对此有所论述，如因邪客足阳明胃经而引起胃脘胀、腹泻等症，可通过按摩手法作用在足阳明胃经上穴位而消除胀满、缓解腹泻。
调整脏腑功能	脏腑是化生气血，通调经络，主持人体生命活动的主要器官，按摩通过不同手法作用于人体体表，刺激体表一定部位，对内脏功能活动产生一定影响。 如点按脾俞、胃俞能缓解胃肠痉挛，止腹痛，又如按揉足三里既能使分泌过多的胃液减少，也可使分泌不足的胃液增多，还如按揉内关穴使高血压的动脉压下降，也可使处于休克状态的动脉压上升。由此证明，按摩手法刺激体表，体表末梢感受器官传入神经系统，然后传到内脏器官，使内脏活动发生改变。缓和、轻微的连续刺激，对中枢神经有抑制作用；快速、较重的手法与短暂的刺激可使中枢神经兴奋，按此规律，按摩会使内脏器官得到调节。

续表

调整阴阳	人体为对立统一的有机整体，祖国医学以阴阳观念解释人体内部变化。当病邪已作用于人体时，阴阳平衡遭到破坏，造成阴阳失调。所以，调整阴阳是祖国医学一条基本原则。 如表里出入、上下升降、寒热进退、邪正虚实、营卫不和、气血失和都属于阴阳失调的具体表现。因此，升清降浊，寒热温清，调和营卫，调理气血等属于调整阴阳的范围。
促进气血运行	气血是构成人体的基本物质，是人体活动的基础，人体全身的一切组织都需要气血供养和调节才能发挥它的功能。气血周流全身，促进人体发育和生理活动，人体若发生不适症，都与气血有关，若气血失调，脏腑功能将发生异常。 按摩对气血的作用是益气养血、行气活血。通过按摩就能增强脾胃受纳、运化、升清的功能，促进气血生成，同时疏通经络来加强肝的功能，又增加了气的生血、行血、摄血功能，从而使人体益气养血。在按摩中，常用按摩腹部来促进胃的升降功能，同时按摩可推动气的运行，促进气血运行，达到通则不痛的目的。
调整筋骨	关节属筋骨范畴，筋骨损伤必然累及气血，致脉络受损，血瘀气滞，影响肢体活动。按摩通过舒筋通络，理筋整复，活血化瘀。 按摩可以加强局部循环，使局部组织温度升高，并且将紧张或痉挛的肌肉充分拉长，从而牵拉肌束，使之放松，气血通畅，使肌肉从紧张状态中放松下来。通过理筋整复，可以使经络关节通顺，肌肉痉挛缓解，关节功能恢复，有助于松解粘连，滑利关节。
调和人体五行,增强人体	在祖国传统医学里，常用五行学说的五行特性分析人体组织器官间的关系。按摩也可按五行学说归类，如摩与揉等手法，在人体表为环行或轻微用力归属金；推与揉手法，在人体血脉为直行用力，或者散闪用力归火；拿与捏等手法，在人体肌肉部分向上或相对用力归属土；拨与弹等手法，在人体筋腱部分做深透用力归属木；点与按等手法，在人体骨骼做直下强力归属水。

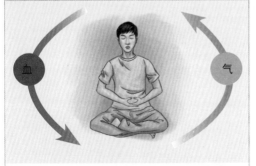

◎气血是构成人体的基本物质，是人体活动的基础，按摩可以调阴阳、行气活血，有利于日常养生保健。

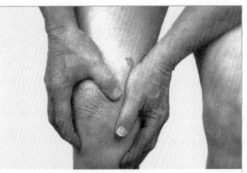

◎关节属筋骨范畴，筋骨损伤必然累及气血，致脉络受损，按摩能促进气血运行，从而缓解关节疼痛。

自我养生保健按摩的种类

养生保健按摩因其实用的特点，被人们更多地了解。人们在实践过程中，可以根据自身的目的，选择不同的按摩保健类别。

按摩是人类在同疾病与死亡斗争中产生发展起来的一种保健方法，因其丰富的施术手法，动作轻柔，运用灵活，便于操作，适用范围甚广等优点，不论男女老幼、体质强弱、有无病症等，均可采用不同的施术手法，进行按摩养生。在我国悠久的历史中，它早已成为中华民族的宝贵财富。按摩养生在其发展过程中也变得更为丰富。按摩养生是一种在人的体表进行适当推动的一种保健方法。

按摩养生不论过去、现在，还是将来，对于人们在强身健体，延年益寿方面，都有很大作用。

保健按摩养生8个种类

推拿按摩	随着人类文明的进步，人类对自身健康的要求也越来越高，对于疾病的认识也越来越深入。国内及欧美不少学者提出了"毒素致病说"，采用"清肠疗法"或"辟谷疗法"等排出毒素，取得了很好的效果。在临床实践中，医学专家发现推拿按摩是一种排出体内毒素以达到预防保健目的较为理想有效的方法。 经常接受推拿按摩治疗或自我按摩，能调节神经功能，改善大脑皮质兴奋-抑制过程，解除大脑的紧张和疲劳，能改善血液循环，加速代谢废物的排泄，促进消化吸收和营养代谢，能缓解肌肉痉挛，消除肌肉疲劳，提高肌肉工作能力，从而使人体增强抗病能力，促使亚健康状态向健康状态转变。 大量的临床实践和观察证明，推拿按摩对以疲劳为主要特征的亚健康状态有比较理想的疗效。总之，推拿按摩在对消除疲劳、振奋精神、恢复体力、预防疾病、延续衰老都有较好的效果。世界卫生组织（WHO）认为："推拿按摩将在21世纪的保健中，扮演一个非常重要的角色。"
保健按摩	保健按摩是人类在同疾病与死亡斗争中产生发展起来的一种保健方法，在我国有悠久的历史，是中华民族的宝贵财富。保健按摩不论过去、现在，还是将来，对于人们在强身健体，延年益寿方面，都有很大作用。 保健按摩是一种在人的体表进行适当推动的一种保健方法。其施术手法颇多，动作轻柔，运用灵活，便于操作，适用范围甚广，不论男女老幼、体质强弱、有无病症，均可采用不同的施术手法，进行保健按摩。现在有的人自学保健按摩知识，进行自我保健按摩；有的人到按摩院进行保健按摩；有的人请按摩师前往住宅或宾馆进行按摩。到目前为止，能够享受保健按摩的人虽然很多，但还不普遍，这是由于人们对保健按摩的作用还认识不足，另外，按摩师的缺乏也是原因之一。相信今后随着人们精神生活与物质生活的日益丰富，保健按摩一定会走进千家万户，成为人们日常的生活内容和健康需求。

续表

减肥按摩	肥胖症是指人体内脂肪堆积过多而引起体重超过正常人标准体重的20%以上。导致肥胖的原因，多数人认为与家族遗传、运动量少及膳食脂肪含量大有关。多年来，肥胖症一直困扰着人们的生活，也是当今世界上谈论较多的一个热门话题。国内外许多医学家都在致力于研究肥胖的原因，以期能寻找到一种既有效又安全而无痛苦的减肥方法，但进展不大。 近几年来，我国社会上各种各样的减肥方法也应运而生，如中西药物减肥，手术减肥，节食、断食减肥，气功减肥，运动减肥，针灸减肥，按摩减肥及意大利辣椒减肥等。其中按摩减肥作为一种独特的减肥方法，既具有减肥的良好效果，又能疏通经脉、活血行气，对人体没有任何不良影响，已逐渐被人们所认识。 通过近几年实践证实，按摩能够大量消耗和祛除血管壁的脂类物质，扩张毛细血管，增加血液流量，改善微循环，不仅可减轻心脏负担，而且有利于增强机体的抗病能力。故按摩减肥术既能达到减肥目的，又能增强体质，是肥胖者为早日摆脱痛苦，恢复健美身材而选用的一种好方法。
沐浴按摩	人们经过一天的工作劳动，无论在精神上，还是在身体上，感到疲劳是十分常见的，如情绪紧张、头昏脑涨、肌肉酸痛等。如果单纯靠放松休息，不可能很快完全消除疲劳，这不仅影响第二天的工作和学习，长此下去还会影响身体健康甚至发生疾病，此时若洗个热水澡，再进行全身或局部的按摩，就能促进全身血液循环，使人体各组织器官得到充分营养，不仅很快消除疲劳，还有增加肌力和肌肤弹性、延缓衰老的作用。故沐浴按摩已经被越来越多的人所喜爱。 沐浴按摩是按摩术中的一个组成部分。其发源地虽然在中国，但就目前来讲，日本、东南亚以及欧美等国家和地区发展很快。沐浴按摩在国外兴起的有：喷射沐浴按摩，气浴按摩，泥浴和沙浴按摩，以及对大多数人来说还不可及的太空浴按摩等。这些按摩方式在我国还不普及，仅处于萌芽阶段，有待于今后发展。在我国，沐浴按摩是指"浴池"内的所谓"泡澡"，或蒸气浴后在室内进行的按摩。沐浴按摩施术手法一般采用由重到轻的揉捏、震颤、抖动、摇晃、推压、叩击等手法，使受术者尽快地消除疲劳，促其早早入睡。
旅游按摩	旅游是一项人人喜爱的活动。它可以使人大开眼界，增长知识，祛除烦恼，增强体质，陶冶情操等，好处很多。近年来，我国秀丽的自然风景，悠久的名胜古迹，吸引了大批国外游客。在国内，随着人们生活方式的转变及物质生活水平的提高，外出旅游的人也逐年增加，促进了我国旅游业的飞跃发展。这些都为开展旅游按摩服务提供了有利条件。 旅游按摩是旅游行业不可缺少的组成部分。在我国，旅游按摩开展的比较晚，许多人对此还感到陌生。实际上，旅游按摩是保健按摩的一个分支，以保健为主，为游客在旅游活动中提供保健按摩服务，及时防治少数客在旅游中发生的问题。如旅游过程中出现的晕车、晕船、晕机，以及因时差、环境、高原气候、生活习惯的改变等导致的胸闷、失眠、食欲不振、消化不良、腹胀、腹泻、呕吐等"水土不服"症状，虽然服用药物可以缓解上述症状带来的不适，但作用缓慢，而且副作用大，影响和消耗游客的精神与体力，难以尽情享受旅游的乐趣。

续表

	近几年来人们开始采取按摩和姿态固定的方法来消除旅游带来的不适症，使他们的身体始终保持最佳状态，充分享受到旅游的欢乐。因此，旅游按摩深受人们的欢迎，发展前景广阔。
全身保健按摩	全身保健按摩是按摩师运用放松的手法，在患者全身进行按摩、能够消除疲劳，缓解紧张，舒筋活络，舒身提神。经按摩后，可使人感觉全身轻松，舒适爽快。 全身保健按摩施术顺序： 仰卧位，头面部——上肢部——胸部——腹部——下肢部，转俯卧位，头颈部——背部——腰部——下肢部——足部。 一般全身保健按摩是45分钟，局部保健按摩是30分钟。全身保健按摩具有很广的适用范围，凡因脑力劳动、体力劳动、运动量过大，旅游或长时间进行电脑操作引起的过度疲劳；由各种因素引起的周身不适，如头痛、头晕、肢体酸痛、颈项强痛，腰背疼痛、落枕、肩周炎、岔气、失眠、腹胀、痛经、消化不良、感冒等全都属于保健按摩的范围。
美容按摩	美容按摩术在很久以前就被人们广泛采用，而且被科学和实践证明是行之有效的美容方法之一。 当今社会，人们对美的追求更加强烈，随着经济的发展和人们生活水平的提高，美容按摩已经走向社会，进入家庭，成为人们特别是女性保护皮肤健美、延缓衰老的生活需要。目前全国各地已相继出现的了"美容院""美容学校""美容协会"等，就是美容按摩的产物，为人们美化生活增添了新的光彩。 美容按摩是通过按摩手法美化面容。生命在于运动，皮肤又何尝不是呢？按摩是刺激和滋养皮肤最积极的方法，既能使粗糙的皮肤恢复光滑柔细，又能延缓面部皱纹的出现，使已经出现的皱纹变浅、变少及防治面部色斑，延缓老年斑的出现。
美发按摩	美发按摩恰恰具有以下两个方面的作用，第一，通过美发按摩，可以促进头皮的血液循环，给头发的生长与保养增加更多更好的营养成分；第二，头部经络集中，腧穴密布，与脑、脏腑、气血皆有密切关系，通过按摩，不仅能够疏通气血，调理阴阳，而且可以调节人体内各脏腑的功能，促进人体健康，进而为头发的生长与保养提供了有利条件。

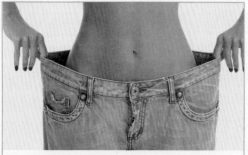

◎按摩减肥作为一种独特的减肥方法，既具有减肥的良好效果，又能疏通经脉、活血行气。

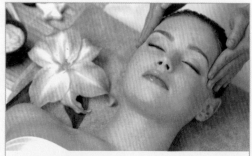

◎按摩是刺激和滋养皮肤最积极的方法，能使粗糙的皮肤恢复光滑柔细。

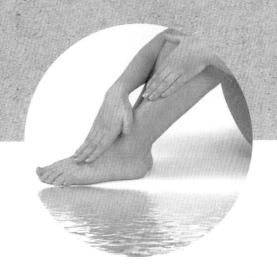

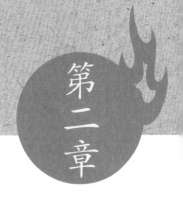

第二章

自我按摩的基本
操作与技法

●按摩并不像看上去的那么简单，但也不是常人想象中的那么难。通过了解按摩的不同穴位，部位，辅助工具，掌握基本的手法要领才能进行按摩。按摩中如何用力，迅速准确地找到穴位等，都关系着按摩的成败。掌握了按摩的手法，能准确地找到相应的穴位，掌握好力度，注意细节问题，才能取得最好的效果。

按摩前的准备工作

为了确保整个治疗过程的顺利进行，自我按摩前应先做些准备工作，我们在本节中就来逐一介绍之。

在室内做按摩时，要在按摩前开窗通风，保持室内空气新鲜；按摩开始后关闭窗户。

其次，摘掉手表、手镯、戒指之类的东西。修剪指甲，用温水洗净双手，擦干；需做腰腹部按摩时，应先上厕所，并穿着宽松的衣服。按摩最好直接在皮肤上进行，隔衣按摩效果要差些。

按摩前应先做手部的准备活动，以保持双手柔软、灵活、放松有力。

首先，将双手掌面对掌面对搓至有温热感，然后十指交叉，用双手的手指及腕部做来回波浪状运动，以放松各关节。然后，双手平举，尽量伸展十指，保持5秒钟，再紧握双手，坚持5秒钟，反复做十余次，以使手指及腕部强健有力。

接着，把双手放在桌面上，手指像弹钢琴似地轮流轻弹桌面，以保持手指的协调性。

最后，按摩每根手指，并做甩手运动，以促进手部的血液循环。

顺便说一下，按摩后喝一杯热茶、温开水是很好的选择，千万不要急于吃生冷的食物、喝冷饮，这样按摩的效果将会大大减弱。

还需要一些润滑剂，按摩油、粉末或者是乳液，当然也可以使用现在很流行的香精油，这些都会让手在按摩时顺利流畅。大部分专家建议，使用一些植物油，例如葡萄籽、芝麻、杏仁或是蔬菜油。在使用时确认它们是在室温温度，（冷油会麻痹放松了的肌肉）。可以选用一种或多种挥发油或者是买调和油，香精方面，可以选用下列被认为具有激情效果的香精：杉木、肉桂、丁香、玫瑰、橙花等，不过要提醒你，千万不能在皮肤上直接使用精油。

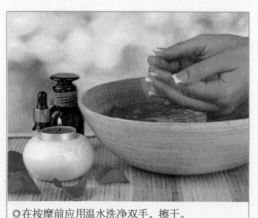

◎在按摩前应用温水洗净双手，擦干。

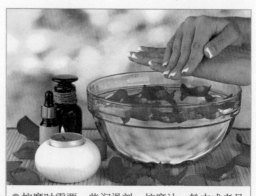

◎按摩时需要一些润滑剂，按摩油、粉末或者是乳液。

自我按摩的常用介质

现代临床上所使用的按摩介质形式繁多、内容极为丰富，本节中择其实用者按剂型的不同分别介绍之。

作为介质的药物直接作用于受术部位，或减轻按摩过程中的摩擦而保护肌肤或借助药物以提高按摩效应或藉按摩手法而充分发挥药性以除疾，临床运用宜视施术不同而有所异，据病情、病性而辨证、接受术者差异而灵活选择。

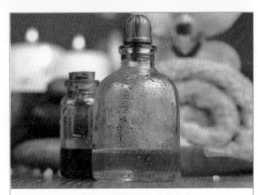

◎作为介质的药物直接作用于受术部位。

按摩常用介质

水汁剂	凉水多为井泉水、腊雪水等，适用于治暴热所致诸疾，常用于小儿。 温水为沸开清水自然降温而成，温而不烫，适用于手足厥冷、发瘀者。 热水为沸开清水自然降温至微烫手而成，适用于春夏季节。 茶水用茶叶以热水浸泡至冷却则成，适用于小儿身热发热。 麝香水以温水浸和麝香细末而成，适用于痰厥昏迷、痞块积聚及损伤瘀肿诸症。
酒剂	酒多为高醇度的酒，适用于寒湿痹痛、肌肤冷麻、瘀肿疼痛等。 樟脑酒以樟脑溶于酒内而成，适用于风湿痹痛、冻疮等。 椒盐酒以川椒、食盐等量浸泡于酒内而成，适用于肌筋伤痛。 按摩良液以麝香、冰片、红花浸酒而成，适用于颈肩腰腿痛。
汤剂	桂枝汤取桂枝煎汤至温，适用于风寒感冒、背脊冷痛。 菊花汤取菊花煎汤至凉，适用于发热头痛、眩晕等。 淡竹汤取淡竹叶煎汤至凉，适用于小儿，有清热、镇惊、利尿之功。
油剂	麻油又称香油，临床上常用，适用于肌肤疼痛等。 水杨酸甲酯（冬青油）适用于肌肤肿胀痛痒诸症。 松节油适用于风寒湿痹痛及各类筋伤。 甘油适用于素体虚弱之患者。
膏剂	按摩介质中的膏剂，源于传统的"膏摩方"，历代处方众多，应用也广，如《圣济总录》所载的"当归膏"（当归、细辛、桂枝、生地、自芷、川芎、干姜、天雄、乌头、丹砂等和松脂制膏、"摩痛膏"等，现代临床已少见应用，但多用取传统处方药物以先进工艺改制乳膏成药如按摩乳等。

续表

散剂	滑石粉有清热祛湿之功，为临床所常用。 展筋活血散以珍珠、琥珀、乳香、没药、当归、三七、血竭等研末为散，适用于筋骨陈伤疼痛。 爽身粉适用于小儿及多汗者。

以上所介绍的介质，常见用于民间按摩治疗中，均廉便易取，效验实用。

自我按摩的辅助工具

梳子	用梳子梳头本身就是在进行按摩，所以我国古代养生家就有了"千过梳头头不白"的主张。同样，用梳子在穴位周围轻轻敲打或来回梳理也是按摩的一种方法，在按摩时，通过梳子和肌肤之间的刺激能疏通血液的循环并能振奋人的精神。选用梳子作为按摩辅助工具时要先用梳齿圆滑的梳子，太尖则会伤害到皮肤，按摩的效果也会减弱；另外用梳子按摩时力度要轻，不可过分用力。
钢笔或圆珠笔	钢笔或圆珠笔圆滑的一头也是辅助按摩的好工具，用它按、摩、点穴位也会起到很好的疗效，如面部的睛明穴、迎香穴、上关穴、下关穴、颊车穴等，手上的鱼际穴、劳宫穴、少商穴、少府穴等，脚上的涌泉穴、内庭穴、五脏反射区等都可以运用这两个工具做辅助。
吹风机、热水袋	用吹风机做辅助按摩有两个好处： 1.吹出来的风的力度可以适当地刺激穴位，达到按摩的效果； 2.吹出来的温热的风犹如热毛巾对肌肤的热敷。 这种按摩可以起到调节气血和经络的功效。不过，要注意一点，吹风机的温度不能调太高，要以舒适感为宜，吹风机和皮肤之间的距离也要在15～20厘米之间。热水袋也如此，相比吹风机来说更安全，用它来温热穴位效果更佳，若是腹部、胸部等局部出现疼痛，用热水袋十分钟即可见效，不过水温要控制好，太烫也会损伤皮肤。
文玩核桃	文玩核桃现在广受大众喜爱，它不仅是一种收藏品，更是一种保健按摩的物品。经常把文玩核桃把玩在手里不仅可以促进血液循环，防治关节衰老，还可以益智健脑。现在的科学研究证明，把玩文玩核桃可以预防心血管疾病、预防中风，养生专家建议，长期从事文职的人群最适合用文玩核桃来舒筋活血、预防职业病。把文玩核桃在胳膊上、腿上、脚上滚压也会有很好的保健作用。高尔夫球等球类都适合用来辅助按摩。

续表

刷子	刷子和梳子起到的保健作用相似，也能改善血液循环、疏通筋骨。用刷子按摩的好处是可以刺激大片区域，它适合用来按压腹部、胳膊、足底等。选取刷子时最好选软毛的，按压时力度要轻，以有轻微刺痛为宜，可以逐渐用力，但千万不要刺伤皮肤，若是速度快用力要轻，速度慢时力度可稍重。
脚踏按摩板	脚踏按摩板类似于搓板，就是双脚踩在上面，通过凹凸不平的纹理来刺激脚部穴位及反射区。人可以站在上面进行按摩，脚是人体的心脏，做这种按摩对改善全身气血及脏腑功能有极大的好处。
痒痒挠	痒痒挠是用来挠痒痒的，其实这也是在做按摩，它能疏通人体经络，改善机体的气血功能。我们平常使用痒痒挠时速度都很快，若是放慢速度上下推拉又是一种感觉，就是在背部不痒的情况下，也可以用它来挠一挠，这也是一种很好的保健方法。另外，用它来按摩别的部位也是一种不错的选择。
牙签	用牙签按摩的方法就是把一把牙签捆绑在一起，一般用20～25根即可。捆绑牙签时要注意，尖头和圆头要分开，这样的话，两头都能用，并有不一样的感觉和效果。用尖头时力度要轻，圆头时适当用力，用牙签刺激手心和脚心。
夹子	用夹子来辅助按摩一般用于手指上的穴位，如少冲穴、关冲穴等都可以用夹子夹住按摩。这种按摩方法多适用于胳膊、腹部、大腿等肉多的部分。
击打棒	击打棒是一种比较常用的按摩工具，用它来敲打身体可以消除肌肉的酸痛、解除疲劳、改善血液循环。

按摩的八种治疗手法

温法	是祛除寒邪和补益阳气的一种治法，适用于寒邪滞留，或由热转变为寒证的疾病，如里寒证、虚寒证、表寒证、实寒证等。临床常采用摆动类、摩擦类、挤压类等手法，用较缓慢而柔和的节奏操作，并在每个治疗部位或穴位上连续操作的时间要稍长，使患者有较沉而又温热的刺激感，从而能补益阳气、祛除寒邪。如一指禅推、擦肾俞、命门、志室能温补肾阳。

续表

清法	是治疗一般热性病的一种治法，适用于各种热证，如外感热证、里热证、气分热、血分热、虚热证等。临床多用刚中有柔的摩、擦法，在不同的经络、腧穴操作，以达清热降火的目的。如气分实热者轻推督脉，由大椎至尾椎以清泻气分实热；血分实热证则重推督脉，自大椎至尾椎以清热凉血。
补法	是补益人体阴阳气血不足，或补益某一脏之虚损的一种治法。适用于正气不足，体力虚弱的病人，如气虚、血虚、阴虚、阳虚及各种脏腑虚损之证。通常采用摆动类、摩擦类为主，手法宜轻柔，不宜过重刺激。如用一指禅推法、摩法、揉法在腹部用顺时针方向治疗，重点在中脘、章门、足三里、上脘、梁门等穴，再用按法、擦法在背部膀胱经治疗，尤其要多揉按胃俞、脾俞，以调整脾胃功能，从而起健脾和胃，补中益气的作用。
泻法	是攻逐体内实邪、积滞的一种方法。适用于下焦实证，如积滞肠胃、水结、蓄血、痰滞、虫积等。临床常用摆动类、摩擦类、挤压类手法治疗，力量要稍重，频率要由慢而逐渐加快，从而能调整内脏功能，祛除实邪。如食积之腹痛，可用一指禅推法、摩法、揉法在中脘、天枢、建里、气海、足三里、长强等穴上治疗，以达通腑泻实的作用。
和法	是一种既能扶正又能祛邪的和解治法。适用范围很广，如少阳证、太阳少阳合病、少阳阳明合病等。按摩多采用平稳而柔和，频率稍缓之振动类、摩擦类手法。例如在四肢及背部衮、一指禅推、按、揉、搓及轻柔地拿肩井穴，则可调和气血，疏通经络；用一指禅推、摩、揉、搓等手法在两胁部之章门、期门，腹部的中脘、上脘，背部的肝俞、胃俞、脾俞等穴治疗，可起调和脾胃、疏肝理气的作用。
汗法	是一种开泄腠理、驱邪外出的治法。适用于一般外感初期及其他需要将邪从体表驱出之证。临床多用挤压类、摆动类手法，如拿法、按法、一指禅推法等，如用一指禅推、拿法在风池、风府操作，能疏散风邪；按、拿合谷、外关，可驱除一切表邪；用一指禅推、揉、按诸阳之会大椎穴，能发散热邪，疏通三阳经之气。
散法	是一种消散或疏散病邪的治疗方法。适用于气、血、痰、瘀、食等所形成的积聚。按摩一般以摆动类和摩擦类手法为主，手法要求轻快柔和。如用缠法治疗外科痈肿；用轻柔的一指禅推、摩法治疗气郁胀满；用一指禅推、摩、揉、搓等手法，频率由缓慢而转快来治疗有形之凝滞积聚。此法可以消结散瘀，疏通气血。
通法	是祛除窒滞之病邪的一种治法。凡经络不通之病证，均可用此法治疗。如用推、拿、搓法于四肢，则能通调四肢经脉之气血；拿肩井穴则能通气机，行气血；点、按背部腧穴可通畅脏腑之气血。

自我按摩的常用操作手法

自我按摩的操作手法种类繁多，可远远不止有"按"和"摩"两种手法。我们

首先要掌握正确的按摩手法，本节将自我按摩的常用手法逐一介绍。

◎拨法

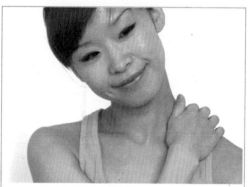

◎拍打法在临床上较为常用，多作为治疗的辅助手法。

正确的按摩手法

按法

用手指或手掌面着力于体表一部位或穴位上，逐渐用力下压，称为按法。在临床上，按法分为指按法和掌按法。按法也可以与其他手法结合，如果与压法结合则为按压法；若与揉法结合，则为按揉法。

1.指按法

用拇指指面或以指端按压体表的一种手法，称为指按法。当单手指力不足时，可用另一手拇指重叠辅以按压。

（1）手法要领：①按压力的方向要垂直向下。②用力要由轻到重，稳而持续，使刺激感觉充分达到机体深部组织。切忌用迅猛的暴力。③按法结束时，不宜突然放松，应逐渐递减按压的力量。

（2）适用部位：全身各部经穴。

（3）功效：解痉止痛，温经散寒。

（4）主治：疼痛、瘫闭等症。

（5）举例说明

胃脘痛：按脾、胃俞或脊旁敏感点，每穴1~2分钟。腹痛：按揉足三里、内关。颈项强痛：按揉列缺、后溪。牙痛：按揉合谷。痛经：按揉三阴交。尿潴留：指按中极。

续表

	2.掌按法 用掌根或全掌着力按压体表的一种方法，称为掌按法。掌按法可单掌亦可双掌交叉重叠按压。 （1）手法要领：①按压后要稍作片刻停留，再做第二次重复按压。②为增加按压力量，在施术时可将双肘关节伸直，身体略前倾，借助部分体重向下按压。 （2）适用部位 腰背部，腹部等体表面积大而又较为平坦的部位。 （3）功效 疏松筋脉，温中散寒，活血祛瘀等。 （4）主治 腰背疼痛，脊柱侧突，脘腹疼痛等症。 （5）举例说明 腰痛：掌按骶棘肌。 胃寒痛：掌按上腹部（用力不可太大），手掌随患者呼吸而起伏。
摩法	用手掌或指腹轻放于体表治疗部位，以腕关节连同前臂做轻缓而有节律的盘旋摩擦的摩动手法称摩法。摩法可以分为指摩法和掌摩法。 有理气和中、活血止痛、散瘀消积的功效。常用于消化道疾患及软组织急性损伤者。《医宗金鉴·正骨心法要旨》："摩其壅聚，以散瘀结之肿。"《内功图说·分行外功》："两手摩腹，移行百步，除积滞。"摩法是推拿手法中运用最早的手法之一。 **1.手法要领** （1）腕关节放松，指掌关节自然伸直，着力部位紧贴体表。 （2）前臂连同腕部做缓和协调的环旋抚摩活动。 （3）顺时针或逆时针方向均匀往返操作，临床一般顺时针摩，缓摩为补法，逆时针摩、急摩为泻法。 **2.适用部位** 本法适合于胸腹部、胸胁部、颜面部。 **3.功效** 本法具有益气和中，消积异滞，疏肝理气，调节肠胃，活血散瘀，消肿止痛等功能。 **4.主治** 本法刺激轻柔，舒适，临床上常配合揉法、推法、按法等以治疗胸脘胀满、脘腹疼痛、泄泻、便秘、消化不良、月经不调、痛经、失眠等症。
推法	用指、掌、拳面等部位紧贴治疗部位，运用适当的压力，进行单方向的直线移动的手法称为推法。推法常分为平推法、直推法、旋推法、分推法、一指禅推法等。 有疏通经络，行气消瘀等功效。

续表

搓法	用两手掌面挟住肢体的一定部位，相对称用力做方向相反的来回快速搓揉或做顺时针回环搓揉，即双掌对搓的动作，称为搓法。 　　1.手法要领 　　（1）搓动时双手动作幅度要均等，用力要对称。 　　（2）搓揉时频率可快，但在体表移动要缓慢。 　　（3）双手挟持肢体时力量要适中。挟持过重，搓不动，挟持过轻，搓不到。 　　2.适用部位 　　此法属推拿手法中的一种辅助手法，常作为四肢、胁肋部、腰背部推拿治疗的结束手法。搓法在临床应用时常随治疗部位而有所变化。 　　（1）搓肩关节。患者正坐，肩臂放松自然下垂。医生双下肢马步位；然后双掌如抱球样相对用力做顺时针方向回环搓揉10～20次。用于肩周炎。 　　（2）搓上肢。体位同上，双手挟持住患侧上臂做一前一后的交替搓揉，并渐渐下移由前臂至手腕，再快速由腕部向上至腋部。如此往返搓揉3～5遍。用于上肢痹痛。 　　搓肩、搓上肢可视为一个整体手法，由肩而下；也可分为两个手法，根据临床需要做选择。 　　（3）搓胁肋部。患者取坐位，按摩者位于其后，用双手自腋下挟持患者胸廓的左右两侧，相对用力做一前一后的交替搓揉，沿胁肋搓至髂嵴上；如此做自上而下的单向搓揉移动。一般搓3～5遍。用于胸胁迸伤、肝气郁结。 　　（4）搓下肢。患者取仰卧，下肢微屈，按摩者用双手挟持住大腿的内外侧（或前后侧），相对用力做一前一后的交替搓揉，经膝、小腿至踝部，再由踝、小腿、膝、大腿，如此往返3～5遍。用于下肢痹痛。 　　（5）腰背部搓法。患者取坐位或俯卧位，按摩者位于其后，双手放置上背部做呈水平状的搓揉动作。自上而下至下腰部，再上下往返搓揉3～5遍。用于腰背痛。 　　3.功效 　　具疏通经络，调和气血，放松肌肉等作用。

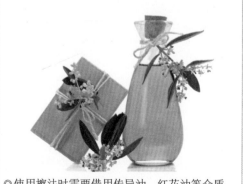

◎使用擦法时需要借用传导油、红花油等介质。其他如菜油、蛤蜊油及凡士林等也可以借用。

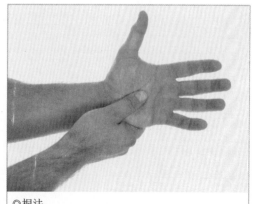

◎捏法

续表

叩法	用指端着力或握空拳状，以小指尺侧部分着力，在一定部位或穴位上，进行叩击动作，称为叩法。本法由于操作者施术时着力点不同，可分为中指叩法、三指叩法、五指叩法及拳叩法。 1.手法要领 （1）术者肩、肘、腕放松，以腕发力，以指端或小指尺侧部分着力。 （2）叩击时用力要稳，轻巧而有弹性，动作要协调灵活。 （3）叩击要有节律，可虚实交替，力度轻重交替，节律刺激，每分钟100次左右。 2.适用部位 全身各部位，常用于头、肩背、胸及上、下肢。 3.功效 疏通经脉，通络止痛，开窍醒脑，消除疲劳。 4.主治 可辅助治疗各种病症。
点法	用屈曲的指间关节突起部分为力点，按压于某一治疗点上，称为点法。它由按法演化而成，可属于按法的范畴。具有力点集中，刺激性强等特点。有拇指端点法、屈拇指点法和屈食指点法三种。 1.手法要领 （1）拇指端点法：用手握空拳，拇指伸直并紧贴于食指中节的桡侧面，以拇指端为力点压于治疗部位。 （2）屈拇指点法：是以手握拳，拇指屈曲抵住食指中节的桡侧面，以拇指指间关节桡侧为力点压于治疗部位。 （3）屈食指点法：是以手握拳并突出食指，用食指近节指间关节为力点压于治疗部位。 2.适用部位 适用部位：全身各部位，尤适用于四肢远端小关节的压痛点。 3.功效 开通闭塞，活血止痛。 4.主治 治疗各种痹症、痛症，如腰腿痛等症。例如：胃脘痛：按脾、胃俞或脊旁敏感点，每穴1～2分钟。 腹痛：按揉足三里、内关。 颈项强痛：按揉列缺、后溪。 牙痛：按揉合谷。 痛经：按揉三阴交。 尿潴留：指按中极。

续表

拨法	用手指按于穴位或一定部位上，适当用力做与肌纤维垂直方向来回拨动，其状如弹拨琴弦，称为拨法，又名拨络法、弹拨法、指拨法等。 1.手法要领 （1）用拇指的桡侧面或拇、食、中指的指端，深触于肌腹之中，使病人有酸胀感并以能忍受为度。 （2）拨动的方向与肌纤维的走行成垂直，即纵行纤维做横向拨动，横行纤维做纵向拨动。 （3）拨动频率可快可慢，速度要均匀，用力要由轻到重，再由重到轻，刚中有柔。 2.适用部位 主要适用于颈、肩、背、腰、臀、四肢部肌肉、肌腱、筋膜等部位。 3.功效 剥离粘连，消散结聚，解痉镇痛，理筋整复。 4.主治 本法刺激量较强，多与其他手法配合治疗伤筋、软组织损伤等症。原则可归纳为"以痛为腧，不痛用力"。肢体的疼痛是由于局部气血瘀滞、经脉不通所致，不通则痛。推拿可行气活血，疏通经络，故以疼痛点为治疗腧穴，在其上施以推拿，可得通则不痛之效。 然而，此法往往使患者感到疼痛剧烈，甚至难以忍受，尤其是一些年老体弱及痛觉过敏者，常因此不得不中止治疗。"不痛用力"则可解决这一问题，意即"在不痛的体位施力"。具体方法为：首先，在患处找到某一体位时最疼痛的一点，按摩者以拇指指面按住这点不放，随后转动患部肢体，在运动过程中找到指下的痛点由痛变为不痛的新体位，以轻柔、均匀的指力对原痛点做平推或扣拨，以达到在无痛状态下祛除疼痛的效果。
弹筋法	以拇、食、中指或拇指指腹相对拿紧一定部位的肌肉或肌腱，用力提拉，当筋肉被提拉到一定高度后，突然迅速放开，使其弹回，如拉弓放箭之式，称为弹筋法，又称弹提法。 1.手法要领 （1）用指腹着力，拿紧肌肉或肌腱，提弹时要有力而迅速，快提快放。 （2）用力要由轻到重，刚中有柔，切勿用指端用力掐。 2.适用部位 主要适用于胸锁乳突肌、斜方肌、背阔肌、项韧带、四肢表部肌肉、肌腱部。 3.功效 舒筋活络，通闭散瘀，解痉止痛。 4.主治 本手法是强刺激的手法，属于泻法。临床多与其他手法配合，治疗伤筋、软组织损伤等症。

续表

拍法	用五指自然并拢，掌指关节微屈，使掌心空虚，然后以虚掌做节律地拍击治疗部位，称为拍法。 1.手法要领 （1）指实掌虚，利用气体的振荡，虚实结合，要做到拍击声，声声清脆而不甚疼痛。 （2）拍法要以腕力为主，灵活自如。 （3）一般拍打3~5次即可，对肌肤感觉迟钝麻木者，可拍打至表皮微红充血为度。 2.适用部位 肩背、腰骶、股外侧、小腿外侧诸部。 3.功效 行气活血，舒筋通络。 4.主治 风湿酸痛，重者麻木、肌肉痉挛等症。 5.举例说明 腰背部风湿酸痛：按揉委中、局部推拿后，在腰背部可涂上少量水杨酸甲酯（冬青油），而后做自上而下的拍法，直至表皮微红充血为度。
抹法	用单手或双手的指面，掌面着力紧贴皮肤，做上下、左右或弧形的往返移动，称为抹法。 1.手法要领 （1）用单手拇指螺纹面或双手拇指螺纹面紧贴于治疗部位，稍施力做单向或往返移动；其余四指轻轻扶住助力，使拇指能稳沉地完成手法操作。 （2）双手动作要协调、灵活、力量均匀。 2.适用部位 头面部、胸腹部、手背、足背部等。 3.功效 开窍镇静，安神明目，疏经通络，行气散血，扩张血管等作用。 4.主治 头痛、失眠、近视、感冒、胸闷痞满、指掌麻木等症。 5.举例说明 头痛：抹前额、按列缺、揉百会。 指掌麻木：抹手背、捻指间诸关节。 （1）拇指抹法用于治疗头晕、头痛、失眠等症，抹后有眼目清亮、头脑清醒之感。 （2）四指抹法常用于治疗腹胀痛、呃逆酸等症。 （3）掌抹法常用于治疗腰背酸痛等症。

续表

捻法	用拇指的螺纹面与食指的螺纹面或桡侧缘相对捏住所需治疗部位，稍用力做对称的如捻线状的快速捻动，称为捻法。 1.手法要领 （1）捻动时要轻快柔和，灵活连贯，每分钟200次左右。 （2）用力要对称、均匀，不可呆滞。 2.适用部位 四肢远端诸指、趾小关节。 3.功效 行气活血。 4.主治 类风湿性关节炎，指、趾间关节损伤。 5.举例说明 类风湿手：对病变的指间关节做左右位或前后位的捻动。并可再配合抹法和关节被动屈伸法等。

自我按摩时的体位注意事项

常用的按摩体位

端坐位	患者正坐，屈膝、屈髋各90度，双脚分开与肩同宽，双臂自然下垂，双手放在膝盖上。 此体位一般适用于头面部、颈项部、肩部、胸部、背部、腰部疾病的按摩。
仰卧位	去枕或低枕，面部朝上，双臂自然放于体侧，双腿自然伸直。此体位按摩时患者不要枕枕头或枕很低的枕头，否则效果不好。 此体位一般适用于头面部、颈部、胸部、腹部、下肢部疾病的按摩。
侧卧位	身体的一侧向下，比腿自然弯曲，或下侧腿伸直，上侧腿弯曲；下侧上肢屈肩屈肘各90度，上侧上肢自然垂直，放置在体侧或撑于体前床面。此体位一般适用于头部、颈部、肩部、上肢、胸部、胁部、背部、腰部、髋部、下肢疾病的按摩。
俯卧位	腹部向下，去掉枕头，面部朝下，或头歪向一侧，双腿自然伸直，上肢置于体侧或屈肘置于面部下方，根据按摩需要，可随时调整上下肢的位置。 此体位一般适用于头部、背部、腰部、臀部、下肢疾病的按摩。
站立位	患者自然站立，双脚左右分开或双脚前后呈弓步站立。 此体位一般按摩胸部、腹部、背部、腰部、髋部、上肢。

为他人按摩时按摩者的体位选择

一个合适的位置、步态、姿势有利于按摩时的发力和持久操作，因此对按摩效果起着非常重要的影响作用。

为他人按摩时按摩者常采用站立位，两足成丁字步，可站在被按摩者的体侧、体后或对面。这种体位可使按摩者身体进退自如、转侧灵活。同时按摩者要含胸拔背，不要挺胸凸肚；要意到手到，身体相应移动，不要只是手移动而身体不动；更要全神贯注，不要左顾右盼，心不在焉。保持操作过程中身体多部动作协调一致。这也是按摩者的一项基本功。同样，按摩

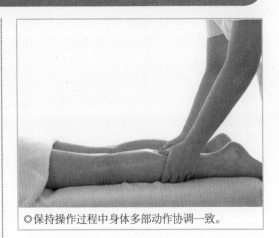

◎保持操作过程中身体多部动作协调一致。

时要把患者安置在合适的体位上，使需要按摩的部位处在一个舒适放松的姿势下。

按摩注意事项和刺激强度

在前面的小节我们介绍过，自我按摩的手法种类非常繁多。但在自我按摩实际操作中，手法宜精不宜滥，贵专不贵多。关键是根据具体情况选择适当的按摩手法如果治疗范围广，部位较深，或肌肉较丰满的部位，可选择接触面大而深透有力的手法，如掌按法、指按法等。反之，如治疗范围小，部位较浅，或肌肉较薄弱的部位，可选择接触面积小而作用柔和的手法，如一指禅推法、指揉法等。软组织损伤的急性炎症期或出血期，宜选用压力较轻的手法如鱼际揉法、擦法。关节错位可选用扳法、拔伸法。组织粘连可选用摇法、弹拨法。治疗内科、妇科疾病，多采用接触面积较小的手法，如拇指按法、一

指禅推法、点法、掐法。头面部操作时宜选轻灵柔和的手法，如一指禅推法、拇指

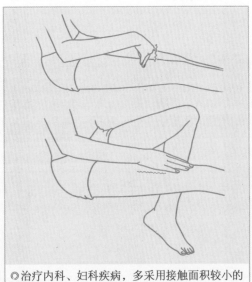

◎治疗内科、妇科疾病，多采用接触面积较小的手法。

外侧揉法、大鱼际揉法、抹法、扫散法，腹壁较为柔软，深部又有重要脏器，宜选用压力较轻的手法，如摩法、揉法、一指禅推法等。

自我按摩的用力原则

选好穴位后就要开始按摩，但不同的穴位按摩时的力度也各不相同，本节中我们介绍按摩中大体上要遵循的几个原则。

一、循序渐进

按摩时按摩者每一种手法在每一次治疗中及整个疗程中，强度都要由小到大，循序渐进，治疗开始时先用较轻的手法，而后力量逐渐加强，直至最大强度（以患者能忍受为度），治疗结束前再由大强度慢慢减弱，直至最后停止，使患者有个适应的过程。同样道理，关节的被动活动幅度也要由小到大，逐渐增加。

二、辨证施力

按摩时不要对穴位用力太大，以免造成不良影响。开始按时要轻，然后逐步加大。按摩时，身体各部分的力度都不一样，如腰部、臀部、腿部可大；胸前、腹部力度适中；脑部的穴位要略微轻柔，但也不能太轻；肾部不能拍打、击打。另外，给年轻人按摩时力度可加大，给老人、小孩按摩时力度要减小。损伤或炎症的早期手法用力宜轻；损伤或炎症的晚期手法用力宜重。在一般部位操作，压力可重些，在敏感穴位或压痛点操作压力应轻些。总之，以按摩时有适度的酸胀、麻木、舒适感为宜。

三、操作的时间

操作时间的长短，对疗效有一定的影响。时间过短，往往达不到疗效；时间过长，可能对局部组织产生医源性损伤。但操作时间的长短，很难做出明确的规定，一般可以从三方面来考虑：

（1）病在局部还是病在全身。前者操作时间可短，在10～15分钟之间；后者操作时间应延长，在20～30分钟之间。

（2）手法刺激强还是弱。刺激强的手法如按、压、点、掐法，操作时间可短些，一般每穴控制在1分钟之内；刺激柔和的手法如一指禅推法、摩法、揉法，操作时间可长些，一般每部可连续操作5～10分钟。

（3）疾病的性质简单还是复杂。病理变化简单者，如腰椎后关节突出，常可在一二分钟内纠正错位；病理变化复杂者，须连续操作，直至显示疗效，如小儿麻疹透发不畅，可推三关1～2小时，待疹透方可暂停治疗。

人们在刚开始按摩时，虽然觉得很疼，但很舒服。时间稍长些，就觉得好像力度不够了，舒服感也下降了。其实，这并不是按摩的力度变小了，而是在较重的外力作用下，局部肌肉产生了疲劳，弹性减弱，对疼痛的敏感性降低了。事实上，按摩作为一种外力，之所以能调理身体和治疗疾病，除了对相应的经络和穴位的刺

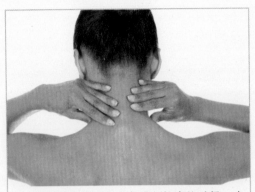

◎自我按摩对不同的穴位进行按摩的时候，力度也是各不相同的。

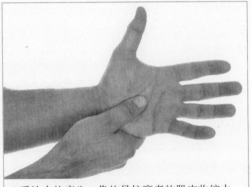

◎手法力的产生，靠的是按摩者的肌肉收缩力、重力。

激外，还在于这种力到达实施部位的方式是柔和的，能被人体适应和接受，起到良性调节的作用。在按摩过程中，人们要注意以下两点：

一是要讲究按摩的力度。

一般来说，按摩力度的基本要求为：均匀、柔和、有力、持续，其中柔和非常重要。按摩不柔和、不能为人体所适应及接受就成了"外来暴力"。因此，只有当按摩手法刚柔相济，才能发挥最大的治疗效果。

一味强调手法的力度，往往会对患者造成损伤，非但起不到治疗作用，反会加重病情。我国明代著名医家张介宾就曾在《类经》中强烈抨击施用蛮力的按摩者，并告诫人们不要误认为按摩的手法力度一定要重，要产生疼痛才有效果。

二是要掌握好按摩的时机。

人们很容易在按摩治疗疼痛的时机上犯错。有些人一有疼痛就马上去按摩，认为越早按摩越能消除疼痛。其实在疼痛的急性发作期，特别是局部组织红肿明显的人，尽量不要接受按摩，否则容易导致急性肌筋膜炎，加重病情，延长疼痛时间。

总之，按摩要掌握好力度和时机。在判断按摩是否起效时，不以疼或不疼来衡量。一般当按摩中出现局部有发热或柔软的感觉，全身微微出汗，颜面发红，打嗝与放屁等表现时，均提示已经达到有效的按摩刺激强度。

自我按摩的指力练习

保健按摩易于学习，便于掌握，但对于初学者，在操作时因手劲小，容易疲劳。因此，在练习手法的过程中，配合专门的指力和腕力练习，是非常有必要的。

按摩新手经过3、4周的锻炼，手劲会明显增加，同时也能提高手的灵活性，可大大增强按摩效果。

指力练习法

干洗手	将两手掌相对搓热，然后像洗手一样互相进行手背、手腕和手指的搓摩，以温热舒适为度。
虚掌拍打	一手呈虚掌式，反复叩打对侧上肢的内外侧面，双手交替进行使之产生舒适和轻松感。
空抓	双臂自然前伸，手心分别向内、向下、向上进行空抓。
拔伸	先用右手握住左手的2～5指，向腕背进行有节奏的反复拔伸运动，操作数十次后，再用右手握住左手拇指，向腕掌侧进行有节奏的屈曲运动，拔伸幅度不易过大，双手交替操作。
指发力	双脚并拢直立，双手十指分开相对，置于胸前，十指相互对压，使掌指绷直，产生明显的牵拉感，同时脚尖着地，脚跟提起，然后双手十指相互用力屈曲，同时脚跟着地，如此有节奏的反复数十次，然后重复操作干洗手动作，以帮助放松。
动腕	两手十指交叉握拳，左右手腕交替划圈转动，转动数十次后，双手松开，自然下垂，上下交替甩动手腕。动腕时幅度不宜太大，以防损伤。

不会出错的经络找穴法

没有什么比穴位疗法更适宜作为家庭疗法的。但大多数人并不知道寻找穴位的诀窍。自然因找穴位困难，所以穴位疗法并不被广泛使用。

首先，轻抚经穴周围的皮肤，将可发觉在其附近，有肤质粗糙、肤色苍白、偶尔带有红色或有灼热感的异样部位，正是反应力强的经穴所在。

然后，用拇指及食指捏起那个部位，摸摸看，将会感到刀割样的刺痛，再以指头轻轻压按其他部位，找出点状的硬块肌肉。

最后，触摸看看皮肤表面的反应，然后捏起轻压看看，皮下组织较硬的部位，就是施治的部位，就是施治的经穴所在。

是否出现以下反应是有无穴位的主要标志。初学按摩者可以对着书中穴位的位置介绍找穴，如果找到了，先压压、捏捏皮肤看看。若出现前述的反应，即可判断有穴位在。

经穴的位置以分、寸为表示单位，但并非一般的尺寸单位。经穴疗法所指的寸，乃为受治者的大拇指最宽部分的尺寸。本书在后面介绍每个穴位的找法中，会经常出现"两指宽""三指宽"等字眼，这是计算穴位位置时的基准，有"同身尺寸"之说。例如，"一指宽"是指大拇指最粗部分的宽度；"两指宽"则是指食指与中指并列，第二关节（指尖算起的第二个关节）部分所量的宽度。当然，每个人手指的大小、宽度，依年龄、体格、性别而有极大的不同。以此法确定穴位位置时，务必以患者的指宽度来找。

穴位上的各种反应

用手指一压，会有痛感（压痛）；	以指触摸，有硬块（硬结）；	稍一刺激，皮肤便会刺痒（感觉敏感）；	出现黑痣、斑（色素沉淀）；	和周围的皮肤产生温度差（温度变化）等。

人人都能学会的穴位刺激

穴位刺激法

按摩	很多人都认为按摩是一种搓揉身体的刺激方法。可是，真正的按摩，五指并用，有"捶""搓""揉""压"等各种按摩法。其中，所谓"压"的手法，就是上面所提到的指压。 一般来说，捶或用力压的是泻法，应用于神经痛等疼痛厉害时使用。轻轻搓、揉等是补法，用于手脚发麻等，按摩时间为5～15分钟以内。
指压	在家庭中进行的穴位刺激中，普遍适用的是指压。指压最主要是利用施力容易的大拇指，或食指、中指。利用指腹部分按压是其诀窍，这样可以加重压力，而且长时间按压也不致疲倦。 值得注意的是，因慢性病等因素而导致身体衰弱时，一般仅予以轻压，这称为补法，即补充能量，是促进器官恢复到正常状态的刺激法；神经亢奋、有强痛时，则予以重压，这称为泻法，此乃抑制过高能量的刺激法。 在实际操作时，应视疾病、症状而有不同指法。

续表

灸术	灸术，是利用艾草给予皮肤热刺激。灸术作为补法，自古以来便被应用于慢性病的治疗上。 在家中进行灸术时，首先在手掌中放置艾草，并将它捻成细长状。然后在其尖端部分，2～3厘米处摘下，制成大约是米粒一半大小的金字塔形灸。 以少许的水弄湿皮肤，在穴位上放置上述的灸。这样艾草才容易立起来。然后点燃线香，引燃艾草，在感到"热"时更换新的艾草。若没有特殊状况，一个穴位上用上述的灸进行三状到五状的治疗（烧完一次艾草，称一状）。此法是在发热之后拿掉艾草，故称为"知热灸"。
线香灸	最简单的灸疗法是线香灸。准备一根线香，点上火，将线香头靠近穴位，一感到热，便撤离。一个穴位反复5～10次。最后要提示大家的是，任何穴位疗法最容易被忽视的是呼吸。似乎很少人知道：呼气时刺激穴位，刺激的传导较佳，可达到治疗的最佳效果。吸气时，肌肉收缩而僵硬。这时，即使指压穴位，也仅是痛，刺激本身并不会被传达。相反，呼气时，肌肉松弛而柔软，此时，若给予刺激，痛感少且刺激传导佳，是非常有效的刺激。因此，要刺激穴位时，请配合呼吸的频率进行。
间接灸	由于灸发热后，会留下痕迹，所以有许多人不喜欢。如果这样，可使用"间接灸（温灸）"。此法是在皮肤上放置大蒜、姜、盐等，再在其上燃烧艾草。依使用原料之不同，可称为蒜灸、姜灸、盐灸等。这种热刺激十分缓和，不会有留下痕迹之虞。

头面部常用穴位速查表

百会	定位：后发际正中直上与两耳尖直上相交处。属督脉。 主治：脱发，头发早白，眼睑下垂。
阳白	定位：眉毛中点上1厘米处。属足少阳胆经。 主治：额纹，眼睑下垂。
四神聪	定位：百会穴前、后、左、右各旁开1厘米处。属经外奇穴。 主治：脱发，头发早白。
头维	定位：额角发际直上0.5厘米。属足阳明胃经。 主治：颞部及额部皱纹，脱发。
攒竹	定位：两侧眉头凹陷中。属足太阳膀胱经。 主治：眼睑下垂。

续表

印堂	定位：两眉头连线中点。属经外奇穴。 主治：额纹，酒渣鼻。
鱼腰	定位：眉毛中点外。属经外奇穴。 主治：眼周皱纹。
素髎	定位：鼻尖中点处。属督脉。 主治：酒渣鼻。
四白	定位：目正视，瞳孔直下，当眼眶下孔凹陷中。属足阳明胃经。 主治：近视，面部蝴蝶斑，雀斑，眼袋。
睛明	定位：目内侧角旁开0.1厘米凹陷中。属足太阳膀胱经。 主治：近视，眼袋，眼周纹。
丝竹空	定位：眉毛外侧端凹陷处。属手少阳三焦经。 主治：鱼尾纹，眼睑下垂。
瞳子	定位：外眼角外0.5厘米凹陷中。属足少阳胆经。 主治：鱼尾纹，近视，黑眼圈。
承泣	定位：目正视，瞳孔直下，当骨性眼眶与眼球之间。属足阳明胃经。 主治：近视，眼袋，黑眼圈，眼周纹。
耳门	定位：耳屏上切迹前，张口呈凹陷处。属手少阳三焦经。 主治：面部皱纹，面肌松弛，雀斑，扁平疣。
风池	定位：后项部，枕骨粗隆直下凹陷处与乳突之间。属足少阳胆经。 主治：眼睑下垂，近视，脱发，面部皱纹。
太阳	定位：眉梢与外眼角连线中点外开1厘米处。属经外奇穴。 主治：鱼尾纹，睑腺炎，眼睑下垂。
下关	定位：耳前方，颧弓下缘凹陷处。属足阳明胃经。 主治：笑纹，面部皮肌松弛，面部黑变病。
颊车	定位：下颌角前上方一横指凹陷中。属足阳明胃经。 主治：笑纹，粉刺，面部皮肤粗糙。
听宫	定位：耳屏前，张口呈凹陷处。属手太阳小肠经。 主治：面容憔悴，面肌松弛，扁平疣。
人中	定位：面部正中，鼻与上唇上缘连线的下1/3处。属督脉。 主治：口臭，面部浮肿，口周皱纹。

续表

上星	定位：前发际正中直上1厘米。属督脉。 主治：脱发，头发早白。
承浆	定位：下嘴唇稍下缘凹陷处正中，属任脉。 主治：口周皱纹，口臭。
夹承浆	定位：承浆穴外侧约1厘米凹陷处。属经外奇穴。 主治：口周皱纹。
地仓	定位：口角旁开0.4厘米。属足阳明胃经。 主治：口周皱纹，口臭。
听会	定位：耳屏与耳垂连接部前，张口呈凹陷处。属足少阳胆经。 主治：扁平疣，面肌松弛，皮肤干燥。
翳风	定位：耳垂后下缘的凹陷中。属手少阳三焦经。 主治：面部皱纹，扁平疣，白癜风。
翳明	定位：翳风后1厘米，乳突下缘处，属经外奇穴。 主治：近视。
迎香	定位：鼻翼外缘中点，旁开0.5厘米。属手阳明大肠经。 主治：笑纹，酒渣鼻，面部皮肌松弛。

颈、胸、腹部常用穴位速查表

颈、胸、腹部汇集着人体全身最多的穴位，了解这三个部位的穴位分布是做好自我按摩的前提。

颈部的脊髓与人的生命中枢延髓相连，支配全身的大部分神经都通过这里，是脑与全身信息传递的枢纽，也是血液上送头部，空气、饮食进入人体的主要通路。做颈部的保健按摩，可改善颈部的血液循环，增加颈部肌肉的力量，保持项韧带的弹性，加强颈椎小关节的稳定性。

长期坚持可令颈部活动灵活，能有效防治落枕、颈椎病、头痛头晕、颈肩臂疼痛麻木等病症。

胸廓由胸椎、胸骨、肋骨和肋软骨构成，形状像个笼子。胸廓内有心肺等

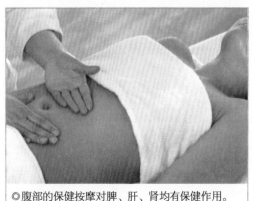

◎腹部的保健按摩对脾、肝、肾均有保健作用。

重要器官，积极有效的保健按摩，不仅能预防局部肌肉、骨骼的异常变化，而且对内脏疾病有一定的防治作用，起到宽胸理气、和胃宁心、有效增强心肺功能的效果。

腹部位居人体中部，全身除心脏和肺外，其余脏器均藏于腹内，全身有诸多经脉循行及汇聚于腹内。

腹部的保健按摩不仅对局部起保护作用，而且对全身各组织器官都起到相互协调的作用，疏肝理气、健脾和胃、益气升阳、补肾固涩、理气调经的功效，对脾、肝、肾均有保健作用。同时，对消化不良、膈肌痉挛、腹部脂肪堆积综合征、月经不调、遗尿、阳痿等疾病均有很好的防治作用。

颈、胸、腹部常用穴位

幽门穴	定位：脐上6寸，任脉旁开0.5寸。 主治：腹痛、呕吐、善哕、消化不良、泄泻、痢疾。
率谷穴（率骨穴）	定位：在头部，当耳尖直上入发际1.5寸，角孙直上方。 主治：常用于偏头痛、眩晕、小儿急惊风、慢惊风的治疗。
地仓穴	定位：口角旁开0.4寸，直对承泣穴处。 主治：常用于口眼歪斜的治疗与保健。
听会穴	定位：在面部，当耳屏间切迹的前方，下颌骨髁突的后缘，张口有凹陷处。 主治：常用于耳聋、耳鸣、牙痛、口眼歪斜、下颌关节疾病的治疗。
期门穴	定位：在乳头直下方，第六肋间中。 主治：胸胁胀满疼痛，呕吐，呃逆，吞酸，腹胀，泄泻，饥不欲食，胸中热，喘咳，奔豚，疟疾，伤寒热入血室。
章门穴	定位：在第十一肋骨游离端下缘处。 主治：腹痛，腹胀，肠鸣，泄泻，呕吐，神疲肢倦，胸胁痛，黄疸，痞块，小儿疳积，腰脊痛。
横骨穴	定位：在耻骨联合上缘，曲骨穴旁开0.5寸。 主治：阴部痛，少腹痛，遗精，阳痿，遗尿，小便不通，疝气。
曲骨穴	定位：在前正中线的耻骨联合上缘，脐下5寸处。 主治：少腹胀满，小便淋沥，遗尿，疝气，遗精阳痿，阴囊湿痒，赤白带下，痛经。
神庭穴	定位：在头正中线上，入前发际0.5寸处。 主治：主要用于治疗头痛、眩晕、失眠、神经衰弱、癫狂等疾病
梁门穴	定位：脐上4寸，任脉旁开2寸。 主治：胃痛，腹胀，泄泻。

续表

乳根穴	定位：在乳头直下，第五肋间。 主治：咳嗽，气喘，呃逆，胸痛，乳痈，乳汁少。
丝竹空穴	定位：在眉尾凹陷中。 主治：常用于头痛及其眼疾病的治疗与美容保健。
大横穴	定位：在脐旁4寸。 主治：泄泻，便秘，腹痛。
天枢穴	定位：在脐中旁开2寸。 主治：腹胀肠鸣，绕脐痛，便秘，泄泻，痢疾，月经不调。
水分穴	定位：在前正中线上，脐上1寸。 主治：腹痛，腹胀，肠鸣。
水道穴	定位：脐下3寸，关元穴旁开2寸。 主治：小腹胀满，小便不利，痛经，不孕，疝气。
归来穴	定位：脐下4寸，中极穴旁开2寸。 主治：腹痛，疝气，月经不调，白带，阴挺。
大巨穴	定位：脐下2寸，任脉旁开2寸。 主治：小腹胀满，小便不利，疝气，遗精，早泄。
中脘穴	定位：在前正中线上，脐上4寸。 主治：胃脘痛，腹胀，呕吐，呃逆，翻胃，吞酸，纳呆，食不化，疳积，膨胀，黄疸，肠鸣，泄利，便秘，便血，胁下坚痛，虚劳吐血，哮喘，头痛，失眠，惊悸，怔忡，脏躁，癫狂，痫证，尸厥，惊风，产后血晕。
关元穴	定位：在前正中线上，脐下3寸。 主治：中风脱证，虚劳冷惫，羸瘦无力，少腹疼痛，霍乱吐泻，痢疾，脱肛，疝气，便血，溺血，小便不利，尿频，尿闭，遗精，白浊，阳痿，早泄，月经不调，经闭，经痛，赤白带下，阴挺，崩漏，阴门瘙痒，恶露不止，胞衣不下。
气海穴	定位：在前正中线上，脐下1.5寸。 主治：绕脐腹痛，水肿鼓胀，脘腹胀满，水谷不化，大便不通，泻痢不禁，癃淋，遗尿，遗精，阳痿，疝气，月经不调，痛经，经闭，崩漏，带下，阴挺，产后恶露不止，胞衣不下，脏气虚惫，形体羸瘦，四肢乏力。
神阙穴	定位：在脐窝正中。 主治：中风虚脱，四肢厥冷，尸厥，风痫，形惫体乏，绕脐腹痛，水肿鼓胀，脱肛，泄利，便秘，小便不禁，五淋，妇女不孕。

续表

鸠尾穴	定位：在胸骨剑突下，当脐上7寸处取穴。 主治：心痛，心悸，心烦，癫痫，惊狂，胸中满痛，咳嗽气喘，呕吐，呃逆，反胃，胃痛。
中极穴	定位：在前正中线上，脐下4寸。 主治：小便不利，遗溺不禁，阳痿，早泄，遗精，白浊，疝气偏坠，积聚疼痛，月经不调，阴痛，阴痒，痛经，带下，崩漏，阴挺，产后恶露不止，胞衣不下，水肿。
膻中穴	定位：在胸骨正中线上，平第五肋间隙，于两乳之间，仰卧取之。 主治：咳嗽，气喘，咯唾脓血，胸痹心痛，心悸，心烦，产妇少乳，噎嗝，膨胀。

背、腰、臀部常用穴位速查表

　　背腰臀部主要是足太阳膀胱经、督脉循行分布的区域，所以背腰部的腧穴皆归属于这两条经脉。

　　督脉循行于背部正中，总督一身之阳经，为阳脉之海，又是足太阳膀胱经下达下肢之行经，诸腧穴汇聚之地。脊椎贯穿于整个背部，按摩背部可促进局部血液循环，改善脊神经营养，通过经络穴位刺激，可增强五脏六腑的功能，对某些内脏疾患及背肌劳损有较好的防治作用。

　　腰部负担了人体70%以上的体重，加上平时工作和生活中的负重，更增加了腰部损伤和慢性退变的可能。同时腰为肾之居所，腰部的保健按摩不仅能预防腰肌劳损和韧带退化，而且对有关脏器的功能亦有一定的促进作用。

　　对于中老年人来说，按摩臀部非常重要。这是因为臀部的穴位能显著增强会阴部肌肉的张力，促进肛门周围的血液回流，有助于解决中老年人排尿和排便中遇到的问题，有利于痔疮的防治。

常用穴位速查表

肺俞穴	定位：在第三胸椎棘突下，旁开1.5寸。 主治：咳嗽，气喘，吐血，骨蒸，潮热，盗汗，鼻塞。
厥阴俞穴	定位：在第四胸椎棘突下，旁开1.5寸。 主治：咳嗽，心痛，胸闷，呕吐。
胆俞穴	定位：在第十胸椎棘突下，旁开1.5寸。 主治：黄疸，口苦，肋痛，肺痨，潮热。

续表

心俞穴	定位：在第五胸椎棘突下，旁开1.5寸。 主治：心痛，惊悸，咳嗽，吐血，失眠，健忘，盗汗，梦遗，癫痫。
肝俞穴	定位：在第九胸椎棘突下，旁开1.5寸。 主治：黄疸，胁痛，吐血，目赤，目眩，雀目，癫狂痫，脊背痛。
脾俞穴	定位：在第十一胸椎棘突下，旁开1.5寸。 主治：腹胀，黄疸，呕吐，泄泻，痢疾，便血，水肿，背痛。
胃俞穴	定位：在第十二胸椎棘突下，旁开1.5寸。 主治：胸胁痛，胃脘痛，呕吐，腹胀，肠鸣。
肾俞穴	定位：在第二腰椎棘突下旁开1.5寸。 主治：补益脑髓，强壮腰肾，止咳定喘，聪耳明目。
长强穴	定位：在尾骨尖端与肛门之间。 主治：泄泻，痢疾，便秘，便血，痔疮，癫狂，脊强反折。
命门穴	定位：在第二腰椎棘突下。 主治：虚损腰痛，脊强反折，遗尿，尿频，泄泻，遗精，白浊，阳痿，早泄，赤白带下，胎屡坠，五劳七伤，头晕耳鸣，癫痫，惊恐，手足逆冷。
大椎穴	定位：在第七颈椎与第一胸椎棘突之间。 主治：热病，疟疾，咳嗽，喘逆，骨蒸潮热，项强，肩背痛，腰脊强，角弓反张，小儿惊风，癫狂痫证，五劳虚损，七伤乏力，中暑，呕吐，黄疸，风疹。
至阳穴	定位：在第七腰椎棘突下。 主治：胸胁胀痛，腹痛黄疸，咳嗽气喘，腰背疼痛，脊强，身热。
神道穴	定位：在第五腰椎棘突下。 主治：心痛，惊悸，怔忡，失眠健忘，中风不语，癫痫，腰脊强，肩背痛，气喘。
身柱穴	定位：在第三腰椎棘突下。 主治：身热头痛，咳嗽，气喘，惊厥，癫狂痫证，腰脊强痛，疔疮发背。
筋缩穴	定位：在第九腰椎棘突下。 主治：癫狂，惊痫，抽搐，脊强，背痛，胃痛，黄疸，四肢不收，筋挛拘急。

上肢常用穴位速查表

上肢常用穴位速查表

内关穴	定位：该穴位于前臂掌侧，当曲泽穴与大陵穴的连线上，腕横纹上2寸，掌长肌腱与桡侧腕屈肌腱之间。 主治：心痛，心悸，胸痛，胃痛，呕吐，呃逆，失眠，癫狂，痫证，郁证，眩晕，中风，偏瘫，哮喘，偏头痛，热病，产后血晕，肘臂挛痛。
外关穴	定位：位于人体前臂背侧，当阳池穴与肘尖穴的连线上，腕背横纹上2寸，尺骨与桡骨之间。 主治：热病，头痛，颊痛，耳聋，耳鸣，目赤肿痛，胁痛，肩背痛，肘臂屈伸不利，手指疼痛，手颤。
合谷穴	定位：位于人体手背，第一、二掌骨间，当第二掌骨桡侧的中点处。 主治：头痛，目赤肿痛，鼻出血，牙痛，牙关紧闭，口眼歪斜，耳聋，痄腮，咽喉肿痛，热病无汗，多汗，腹痛，便秘，经闭，滞产。
尺泽穴	定位：位于肘横纹中，肱二头肌腱桡侧凹陷处。 主治：咳嗽，气喘，咳血，哮喘，潮热，胸部胀满，咽喉肿痛，小儿惊风，吐泻，肘臂挛痛。
曲池穴	定位：位于人体肘横纹外侧端，屈肘，当尺泽穴与肱骨外上髁连线中点。 主治：咽喉肿痛，牙痛，目赤痛，瘰疬，隐疹，热病，上肢不遂，手臂肿痛，腹痛吐泻，高血压，癫狂。
列缺穴	定位：位于人体前臂桡侧缘，桡骨茎突上方，腕横纹上1.5寸，当肱桡肌与拇长展肌腱之间。 主治：伤风，头痛，项强，咳嗽，气喘，咽喉肿痛，口眼歪斜，牙痛。
阳池穴	定位：位于腕背横纹中，当指总伸肌腱的尺侧缘凹陷处。 主治：腕痛，肩臂痛，耳聋，疟疾，消渴，口干，喉痹。
神门穴	定位：位于腕部，腕掌侧横纹尺侧端，尺侧腕屈肌腱的桡侧凹陷处。 主治：心病，心烦，惊悸，怔忡，健忘，失眠，癫狂，胸胁痛。
孔最穴	定位：该穴位于前臂掌面桡侧，当尺泽穴与太渊穴连线上，腕横纹上7寸处。 主治：咳嗽，气喘，咳血，咽喉肿痛，肘臂挛痛，痔疾。
手三里穴	定位：位于前臂背面桡侧，当阳溪穴与曲池穴连线上，肘横纹下2寸处。 主治：牙痛颊肿，上肢不遂。

续表

少冲穴	定位：位于小指末节桡侧，距指甲角0.1寸。 主治：心悸，心痛，胸胁痛，癫狂，热病，昏迷。
落枕穴	定位：位于手背侧，当第二、三掌骨间，指掌关节后约0.5寸处。 主治：落枕，手臂痛，胃痛。
太渊穴	定位：位于腕掌侧横纹桡侧，桡动脉搏动处。 主治：咳嗽，气喘，咳血，胸痛，咽喉肿痛，腕臂痛，无脉症。
中渚穴	定位：位于手背部，当环指本节（掌指关节）的后方，第四、五掌骨间凹陷处。 主治：头痛，目眩，目赤，目痛，耳聋，耳鸣，喉痹，肩背肘臂痛，手指不能屈伸，脊膂痛，热病。

下肢常用穴位速查表

腿是人体运动系统的重要组成部分。人们常说人老先老腿。特别是中老年人随着年龄的增长，发生骨质增生（或疏松）、关节软骨及周围软组织萎缩、滑液减少、增生性或创伤性关节炎的概率逐渐增多，关节疼痛对生活造成影响。因此，做腿部的保健按摩对老年保健有着极其重要的意义。

踝关节是全身六大关节中最下面的一个，也是承受重量最大的关节，故损伤机会也多。中老年人由于足部骨质增生、韧带松弛、弹性减小、肌肉张力降低，再加上体重增加等原因，常使足弓部逐渐塌陷，足部扁平化。若长时间站立或行走，可因足底血管神经受压，引起疼痛、麻木。做足踝部保健按摩不但可有效防治踝关节与足部的劳损、损伤等病症，且通过足部反射区的按摩，对全身各部均有保健和治疗作用。

下肢常用穴位速查表

膝眼穴	定位：屈膝，在髌韧带两侧凹陷处，在内侧的称内膝眼，在外侧的称外膝眼。 主治：各种原因引起的膝关节病，髌骨软化症等。
梁丘穴	定位：屈膝，大腿前面，髂前上棘与髌底外侧端的连线上，髌底上2寸。 主治：膝肿痛，下肢不遂，胃痛，乳痛，尿血。
复溜穴	定位：位于人体小腿内侧，太溪穴直上2寸，跟腱的前方。 主治：泄泻，肠鸣，水肿，腹胀，腿肿，足痿，盗汗，脉微细时无，身热无汗，腰脊强痛。

续表

阴谷穴	定位：位于窝内侧，屈膝时，当半腱肌肌腱与半膜肌肌腱之间。 主治：阳痿，疝痛，月经不调，崩漏，小便难，阴中痛，癫狂，膝股内侧痛。
足三里穴	定位：位于人体小腿前外侧，当犊鼻穴下3寸，距胫骨前缘一横指（中指）。 主治：胃痛，呕吐，噎膈，腹胀，泄泻，痢疾，便秘，乳痈，肠痈，下肢痹痛，水肿，癫狂，脚气，虚劳羸瘦。
承山穴	定位：人体承山穴位于小腿后面正中，委中穴与昆仑穴之间，当伸直小腿或足跟上提时腓肠肌肌腹下出现尖角凹陷处。 主治：痔疾，脚气，便秘，腰腿拘急疼痛。
解溪穴	定位：位于足背与小腿交界处的横纹中央凹陷处，当拇长伸肌腱与趾长伸肌腱之间。 主治：头痛，眩晕，癫狂，腹胀，便秘，下肢痿痹。
阳陵泉穴	定位：位于小腿外侧，当腓骨小头前下方凹陷处。 主治：半身不遂，下肢痿痹、麻木，膝肿痛，脚气，胁肋痛，口苦，呕吐，黄疸，小儿惊风，破伤风。
血海穴	定位：屈膝，在大腿内侧，髌底内侧端上2寸，当股四头肌内侧头的隆起处。 主治：月经不调，崩漏，经闭，瘾疹，湿疹，丹毒。
委中穴	定位：该穴位于横纹中点，当股二头肌腱与半腱肌肌腱的中间。 主治：下肢痿痹，腹痛，吐泻，小便不利，遗尿，丹毒。
三阴交穴	定位：位于小腿内侧，当足内踝尖上3寸，胫骨内侧缘后方。 主治：肠鸣腹胀，泄泻，月经不调，带下，阴挺，不孕，滞产，遗精，阳痿，遗尿，疝气，失眠，下肢痿痹，脚气。

自我按摩的适应证

　　所谓适应证是指目前能够用按摩疗法治疗的病证。一般来说，按摩疗法主要适用于慢性疾病，但对某些疾病的急性期也有良好疗效。

　　按摩疗法的适应证很广，包括骨伤科、内科、妇科、外科、五官科、儿科中的多种病症，而且随着中国传统医学按摩事业的不断发展，以前属于按摩疗法的慎用症和禁忌证也逐渐地转为适应症，如冠心病，以前认为是按摩治疗的禁忌证，现在也成了适应证。一般来说，按摩疗法主要适用于慢性疾病，但对某些疾病的急性期也有良好疗效，如腰椎间盘突出症、急性腰扭伤、梨状肌综合征、急性乳腺炎、小儿消化不良等。

常用按摩疗法治疗的疾病

骨伤科疾病	颈椎病、落枕、腰椎间盘突出症、漏肩风、肱骨外上髁炎、关节软组织扭伤、挫伤、关节脱位、半脱位、关节非感染性炎症及股骨头无菌性坏死等。
妇科疾病	月经不调、痛经、闭经、急性乳腺炎、慢性盆腔炎，产后耻骨联合分离症等。
儿科疾病	小儿发热、小儿腹泻、疳积、惊风、麻疹、百日咳、夏季热、肌性斜颈、小儿麻痹后遗症、呕吐、腹痛、便秘、脱肛、肠套叠、咳嗽、哮喘、遗尿、佝偻病、夜啼等。
外科疾病	腹部手术肠粘连、慢性前列腺炎、慢性阑尾炎、下肢静脉曲张等。
五官科疾病	鼻炎、咽喉炎、声门闭合不全、近视、斜视、耳聋、耳鸣、牙痛等。
内科疾病	冠心病、高血压病、阵发性心动过速、中风后遗症、面神经瘫痪、三叉神经痛、神经衰弱、老年性痴呆症、更年期综合征、上呼吸道感染、慢性支气管炎、肺气肿、慢性胃炎、消化性溃疡、慢性腹泻、便秘、胃下垂、慢性肝炎、慢性胆囊炎、尿潴留、遗尿、阳痿、慢性肾炎、贫血、白细胞减少症、甲状腺功能亢进、糖尿病、类风湿性关节炎等。

自我保健按摩的注意事项

自我保健按摩须知

环境舒适，卫生清洁	房间保持空气新鲜，温度适宜，卫生清洁。按摩床最好是硬板床加一层棉垫为宜。应经常修剪指甲，每次按摩前取下戒指、手表及其他装饰品，洗净双手。气温较低时宜两手对搓，使手掌温暖，以免冷手接触肌肤惊气动血。还要注意按摩部位的清洁。
思想集中，体验感受	按摩时注意力要集中，用意念引导按摩操作，用心体验自己手法的效应和点穴的准确程度，有助于起到疏经活络、调和气血的作用。
体位适宜，配合呼吸	在保健按摩时，采取的体位应使操作部位充分放松，有利于手法操作。同时注意调整呼吸，因为按摩的过程也是一种锻炼的过程，将按摩、锻炼、呼吸有机结合起来，有助于提高疗效。

续表

诊断清楚，使用介质	有的疾病诊断不清或不知是否适于按摩，最好与医生商讨后再做按摩。在做面、足等部位的按摩时，可适当使用滑石粉、活络油等介质，以保护皮肤并增强按摩作用。
根据反应，调整手法	按摩时应注意各种按摩手法操作在局部及整体的反应，对于有明显改善身体状况，出现酸麻胀肿及轻度疼痛的手法可多用；对于出现疼痛加剧，青紫瘀斑等异常的按摩反应的手法则不用。所以，了解按摩时和按摩后机体的反应是随时调整手法的主要依据。
抓住重点，追求实效	中老年保健按摩的目的就是预防和解除病痛，延年益寿。为了这个目的，在按摩中必须抓住重点，针对主要病痛进行手法操作，把握"离穴不离经，离经不离痛"的原则。因为在按摩中发现痛点或异常反应往往是疾病痛过经络在体表的反应，应抓住这些反应点进行由轻到重的反复按摩，一定能取得满意效果。
把握时间，循序渐进	按摩应在自己闲暇时，切不可一边按摩，一边还想着别的事情。一般以清晨、睡前为宜，按摩前应排空二便，饥饿时或刚进食后均不宜按摩。对于疾病的按摩防治，初起时宜，病重时不宜，恢复期多用。此外，每个按摩手法操作的时间长短都要把握好，一般手法以操作15分钟为宜，点穴以1～3分钟一穴为宜，每天1次。每天按摩的时间最好固定。一般来说，按摩最佳时机为早晨起床后和晚上睡觉前，前者有助于提神醒脑；后者则帮助消除疲劳。
持之以恒，贵在坚持	保健按摩是一个循序渐进的过程，不是一下子就能掌握的，必须在实践中逐渐学习和掌握。同时，保健按摩的效果也不是做一两次就能见效的，必须坚持不懈，才能达到防病治病、延年益寿的目的。
使用器械，配合锻炼	对于因双手无法触及或手劲小、刺激力度不够的部位，可适当使用器械，如用自制的拍子拍打后背。对于某些疾病在做保健按摩时，可配合局部锻炼，以提高疗效，如颈椎病可配合颈部前后屈伸和左右旋转等运动，肩周炎可配合手扒墙、拉滑轮等运动。
劳逸结合，练养得当	手法的练习须注意不可过量，如过量则不利于身体健康。亦不可不足，不足则不能提高手法的动力。要做到劳逸结合，练养得当。

按摩主要用于舒筋通络、活血散瘀、消肿止痛，所以最常用于伤科疾病和各种痛症。但也有一些情况不能采用此法，否则会影响病人的身体康复，贻误治疗时机。

不能按摩的病人：

（1）流感、乙脑、脑膜炎、白喉、痢疾以及其他急性传染病的病人。

（2）急性炎症的病人，如急性化脓性扁桃体炎、肺炎、急性阑尾炎、蜂窝组织炎等。

（3）按摩耳穴时，耳朵上患有湿疹、溃疡、冻疮的患者要等到痊愈之后再进行按摩。

（4）某些慢性炎症如四肢关节结核、脊椎结核、骨髓炎。

（5）有心脏病、肝脏病、肾脏病及肺病的人。

（6）血小板减少性紫癜或过敏性紫癜的病人。

（7）恶性肿瘤、恶性贫血、久病体弱而极度消瘦虚弱的人。

（8）大面积的皮肤病人或患溃疡性皮炎病人。

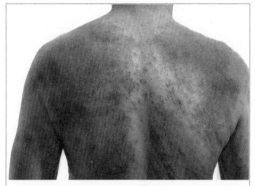

◎大面积的皮肤病人或患溃疡性皮炎病人不适宜按摩。

（9）有脚癣的患者要先涂脚癣药膏后再做按摩。

（10）有脑血管意外先兆者。

（11）情绪不稳定的人。

（12）截瘫初期脚部骨折患者

（13）骨质疏松和严重缺钙的患者

（14）皮肤破损、感染、烫伤或有严重皮肤病的患者，其病损局部禁止按摩。

（15）妊娠期及一些妇科疾病的人不要按摩，月经期间的人不要按摩足部。

（16）出血性疾病或有出血倾向者，如外伤出血、胃肠溃疡性便血、呕血、尿血、子宫出血、恶性贫血、白血病等禁止按摩。

不宜按摩的情形

在上面我们说到有一些人不适合按摩，当出现如下情况时，同样不适合进行按摩治疗。

不适合进行按摩治疗情况：

（1）患者在自我按摩时，应注意空腹、饱食、醉酒及剧烈运动后不宜过于用力按摩。

（2）发生煤气、药物、食物等中毒及被蛇、狗等动物咬伤后也不要按摩脚上的穴位。

（3）化妆后不要立即进行面部按摩，面部按摩一般要在卸妆后半小时进行。

（4）女性月经期及妊娠期不宜按摩。

（5）酒后神志不清时不要按摩。

（6）撞伤、扭伤时不要按摩。

（7）严禁在骨折和关节脱位处、皮肤破损处进行按摩。

（8）对高血压、贫血以及体质虚弱的人也不宜进行按摩。

（9）孕妇不能按摩肩井穴、合谷穴、三阴交穴、昆仑穴、小腹部、腰骶部和髋部。

（10）遇到中风、急性心肌梗死、严重的感染、严重的中毒等疾病时要及时与医院联系，不要随便以掐人中的方式来抢救。

（11）按摩时若出现不良反应，如头晕恶心、脸色苍白、四肢麻木、四肢发凉等现象时要尽快停止，及时去看医生，而一定程度的发热、发冷、困倦则属正常现象。

（12）经灭毒排毒法用药后，腺体里面的病原体逐渐被杀灭，肌体也跟着逐渐修复。不恰当的手法按摩会导致炎症的扩散，刚修复的娇嫩的组织会被破坏。

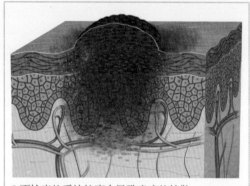

◎不恰当的手法按摩会导致炎症的扩散。

自我按摩前后注意事项

对一般老百姓而言，自我按摩简单易行，只要参考几本书籍、训练几种典型的

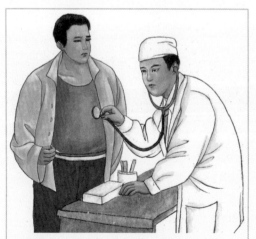

◎慢性疾病无法彻底治愈，需要长期治疗、护理。

手法，便可以在工作间隙或家庭生活中实施。但是在操作时，一定要先把按摩的注意事项搞清楚。

按摩手法有补法、泻法之分，如人们在澡堂中常见的敲背、松骨等，手法较重多为泻法。"快按轻起"为补、"轻按快起"为泻；九阳数为补、六阴数为泻；顺气道为补、迎气道为泻；拿法多为泻；抖法无补泻之分，等等不一而论。该补则补、该泻则泻，如果反方向操作，后果便可想而知。

因为所谓的痛感背后，是调集全身元气来攻克痛点或痛点所对应的脏腑器官不适的，后备资源有限，妄调资源不利于整

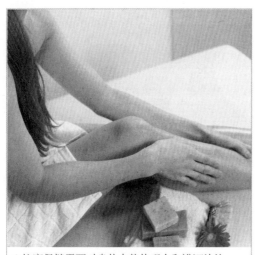
◎按摩保健需要对身体有整体观念和辨证施治。

个身体的维护修理；专家指出，身体太虚条件下，靠药补往往是补不起来，因为身体的消化系统没有能力消化黏滞性的补品，相反，会增加消化系统、肝、脾、肾的负担。由此可以看出科学养生的重要性。比如，已经感到身体不适了，又去洗桑拿，身体近乎虚脱，再画蛇添足地敲打一番，这是无知的举动，慎戒为宜。方法不得当，往往事与愿违。

慢性疾病的保健，总是从恢复脾胃功能和强肾按摩入手，是"保先天、养后天、通气血"思路出发的必然选择。所谓的"保先天"是指压脐和擦涌泉，适合35岁以前；所谓的"养后天"是指按摩足三里，适合35岁以后；所谓的"通气血"是指捏脊，老少皆宜。按摩保健需要对身体有整体观念和辨证施治，有中医的点拨启发，是最好不过的选择。

专家告诫人们：养生并不复杂，但要每天去做，日积月累才行：保持情绪稳定、不生气；好好吃饭；好好睡觉；每天锻炼身体。身体健康是目标，我们要做的是把自我保健养成习惯，持之以恒坚持下去。

按摩前要注意的事项

持之以恒	按摩与体育锻炼一样，贵在坚持，如果心血来潮，三天打鱼两天晒网则不能得到健身之效果。
明确认识	保健按摩是强身健体的方法之一，还要配合适当的体育锻炼、饮食平衡、心理调节等，才能达到健康的目的。
保持清洁	保健按摩时首先要清洁被按摩部位，其次要清洁自己的双手，否则，易引起细菌感染等疾病。
注意时间	保健按摩一般须维持一定时间，时间太短达不到要求，但也不是时间越久越好。一般10分钟左右的按摩即可达到疏通局部经络气血的作用：如局部皮肤微微发红、发热即可。

自我保健按摩效果的好与差直接与手法的选择、熟练程度、选取部位和穴位的准确性以及手法用力的大小及技巧密切相关。

所以，人们在自我按摩时要注意以下几点：

第一，明确诊断，选用穴位，确定手法，做到心中有数，考虑全面，有中心有重点。根据自己的实际情况和需要，选用适宜的按摩方法，并按规定的手法、经络、穴位依次进行。面积狭小的部位，可用手指指腹按摩；面积较大的部位，可用大鱼际或手掌部进行按摩。

第二，根据不同疾病与按摩部位的不同，采用合适的按摩体位。按摩的体位要使病人舒适，方便治疗，有利于各种手法的操作。不论是自我按摩或由别人按摩，都要注意。

在按摩手法上，应先轻后重、由浅入深，循序渐进，使体表有个适应的过程；切勿用力过大，以免擦伤皮肤；同时要注意双手清洁，勤剪指甲，讲究手部卫生，并且要保持双手有一定的温度。

第三，按摩的操作程序、强度、时间，需根据治疗中病人的全身与局部反应及治疗后的变化随时调整。并应掌握急则治"标"，缓则治"本"的原则。

在按摩时，应全身肌肉放松，呼吸自然，宽衣松带；做四肢、躯干、胸腹按摩时，最好直接在皮肤上进行或隔着薄衣，以提高效果。做腰背和下腹部的按摩，应先排空大小便。病人在过饥、过饱以及醉酒后均不适宜按摩，一般在餐后2小时按摩较妥。

第四，操作时最好在空气流通、温度适宜的室内进行，每日可做1～2次，每次20～30分钟。

第五，妇女怀孕期间，最好不要按摩自己的肩井、合谷、三阴交、昆仑等穴位以及小腹、腰骶部（月经期亦如此），以防早产、流产、月经紊乱等不良反应发生。

第六，患有各种疾病，特别是严重的心、肝、肾等疾病，应慎用或禁用，必要时在医生指导下使用。

第七，患有以下传染病的，如肝炎、肺结核、流感、流脑、性病等，最好忌用。癌症患者不宜使用。

第八，在按摩结束之后，被按摩者应感到全身轻松舒适，原有症状改变。有时会有不同程度的疲劳感，这是常见反应。按摩后要注意适当休息，避免寒凉刺激，更不要再度损伤。应配合治疗，保持治疗效果。

按摩常用的检查诊断方法

视诊与触诊是按摩常用的检查诊断方法，所以在此只介绍视诊与触诊的内容，其他检查诊断方法则不予论述。按摩常用的检查诊断方法如下。

头面部

1.视诊

额骨及颞骨双侧凸出，顶部扁平，呈方形，俗称方头，多见于佝偻病患儿。不自主的头部震颤，见于震颤麻痹患者或老年人。头轻度前倾位，姿势牵强，多为落枕、颈椎病。小儿头倾向患侧，颜面转向健侧，呈倾斜状态，大多见于小儿肌性斜颈。一侧不能闭眼，额部皱纹消失，做露齿动作时，口角斜向健侧，鼻唇沟消失，多为面神经麻痹（中枢性的面瘫主要表现为面下半部瘫痪，口角歪向健侧）。下颌关节强直，如发于单侧，则颏部偏斜于患侧，面部不对称，患侧丰满，健侧扁平。如病发于双侧，自幼得病者，则整个下颌骨发育不良，颏部后缩，形成下颏畸形。成年得病者，则畸形不显著，但张口困难。

2.触诊

头面部触治主要有：

（1）婴儿囟门检查：两手掌分别放在左右颞部，拇指按在额部，用中指和食指检查囟门。正常的前囟门可触及与脉搏一般的跳动，囟门与颅骨平齐，稍有紧张感，一般闭合是在出生后12～18个月。当前囟隆起（排除小儿哭闹），多见于高热、颅内出血及颅内压增高的疾病。前囟门凹陷，多见于吐泻后津液大伤的患儿。

（2）张口度测定：张口时，正常者上下颌牙齿之间的距离，相当于自己中、食、无名指三指并拢时末节的宽度。如下颌强直，则宽度减少或牙关紧闭。

（3）落枕、颈椎病患者，常可在颈项部触摸到肌肉强硬痉挛。

踝部

1.视诊

观察有无足下垂（马蹄足）、跟足（仰趾足）、内翻足、外翻足、扁平足和高弓足等畸形。有无肿胀、皮下瘀血等。如内、外踝处肿胀、背屈剧痛可能为踝骨骨折。如踝下凹陷消失、跟骨增宽、跟腱止点处疼痛，可能为跟骨骨折。如内、外踝下方及跟腱两侧的正常凹陷消失，兼有波动感，可能为关节内积液或者血肿。肿胀局限于一侧，多见于侧副韧带损伤。足后部肿胀多属跟腱炎、滑囊炎、骨质增生等。

踝部软组织较薄，往往压痛点就是病灶的位置，根据压痛点的位置推断疼痛在某一组织，然后再做自动和被动运动检查，结合运动检查所引起的疼痛，就可基本确定疼痛发生的部位。如压痛点在外踝，踝内翻时外踝部疼痛，而外翻时不痛，则病变在外踝的韧带上；如果压痛点在跟腱上，可能是腱本身或腱旁膜的病变；压痛点在跟腱的止点处，可能是跟腱后滑囊炎；跟骨的足面正中偏后处有压痛，可能是跟骨棘或脂肪垫的病症，靠前部可能是跖腱膜的病症；压痛点在跟骨的内外侧，可能是跟骨本身的病变；压痛点在跟骨两侧靠内。外踝的直下方，则可能是距下关节病变。肿胀一般多有压痛，检查时应注意有无波动感和实质感。软性肿块常属滑膜、腱鞘病变；硬性肿块常为骨病变。此外，足背和胫后动脉的触诊对了解血液循环情况有重要的临床意义。

2.活动检查

踝关节有背伸和跖屈的功能。跖屈时尚有内翻和外翻活动。

胸腹部

1.视诊

胸部皮肤发红、肿胀多为炎症。乳房红肿变硬有明显压痛，并伴有发热者，多为乳腺炎所致。扁平胸（其胸廓前后径比左右径小得多，呈扁平形）见于体格消瘦者，或慢性消耗性疾病如肺结核等。桶状胸（其胸廓的前后径增大，以致与左右径几乎相等；外形像桶状）见于肺气肿、支气管哮喘发作、老年及肥胖体型的人。

鸡胸（又称佝偻病胸炎，其胸骨特别是下部显著前突，胸廓前后径增大，模径缩小，左右两侧塌陷，形状似鸡胸）见于佝偻病。胸廓单侧或局限性凹陷见于肺不张、肺萎缩、肺纤维化、广泛肺结核及胸膜粘连等。

胸廓单侧隆起见于一侧大量积液、气胸及胸腔内肿瘤。脊柱畸形可引起胸廓变化。如脊柱结核或老年驼背造成脊柱后凸，使胸廓变短，肋骨互相接近或重叠，胸廓牵向脊柱。如发育畸形。脊柱的某些疾患或者脊柱旁一侧肌肉麻痹，使脊柱侧凸，脊柱突起的一侧胸廓膨隆，肋间隙加宽，而另一侧胸廓下陷，肋骨互相接近或重叠，两肩不等高。

弥漫性腹部膨隆，多见于肠梗阻、中毒性肠麻痹所引起的胃肠胀气，也可见于肝硬化晚期、巨大的卵巢囊肿等。

局限性腹部膨隆，多见于肝肿瘤、肝大、尿潴留等。全腹凹陷见于显著消瘦、恶病质及严重失水病人。

腹部呼吸运动减弱或消失，见于腹膜炎、膈肌麻痹或大量腹水。正常人腹部看不到蠕动波（极度消瘦的病人和腹壁松弛且菲薄的产妇除外），但幽门梗阻或肠梗阻时，则出现明显的胃与肠的蠕动波，并伴有胃型和肠型。站立时，如见上腹凹陷，而脐部及下腹部隆起，多见于胃下垂。

2.触诊

胸腹部触诊要注意压痛点。一般来说，按照某一脏器的解剖位置，其病变在相应的体表上会有疼痛反应及压痛。胸壁有皮下气肿，多因胸部外伤后，使肺或气管破裂，气体逸至皮下所致。此时手按压可有握雪或捻发感。胸部的压胸试验，目的是检查肋骨是否骨折。方法是：患者坐位或站立位，检查者将一手掌按住其背部正中，另一手掌按住胸骨，然后两手轻轻对压，如有肋骨骨折，则骨折部位出现疼痛，有的可伴有骨擦音。上腹部压痛，多源于胃、十二指肠、肝、胆、胰及横结肠等上腹部脏器的病变。此外，胸膜炎、心肌炎、心肌梗死及肋间神经痛等胸部疾病，亦可产生上腹部压痛。脐部压痛，主要见于小肠病变，如胸梗阻、急性肠炎等。下腹部压痛，常见于膀胱疾病、盆腔炎、阑尾炎或女性生殖器病变。

胃溃疡压痛区在上腹部正中和偏左，范围较广。十二指肠溃疡压痛区在上腹部偏右，常有明显的局限压痛点。

胆囊点，位于右侧腹直肌外缘与肋弓交界处。在胆囊病变时，此点常有触痛。

阑尾点，位于右髂前上棘至脐部所引直线的外1/3与内2/3交界处。阑尾炎患者此点常有压痛。

胃肠穿孔等急性腹膜炎患者，腹壁紧

张，有压痛及反跳痛，为腹膜刺激征。触治时，腹壁强硬如板，称为板状腹。

腹部的神经反射检查法是患者仰卧，下肢屈曲，腹肌放松。按摩者用钝尖物轻快地划其两侧季肋部。脐平面和髂部腹壁皮肤。划的方向是由外向内，正常者可见腹肌收缩。

脊柱部

1.视诊

首先要注意脊柱的生理曲线是否改变，有无畸形。正常人脊柱有四个弯曲部位，称为生理弯曲。即颈椎稍向前凸，腰椎有较明显的前凸，胸椎稍向后凸，骶椎有较大的后凸。在直立位时正常脊柱无侧突。检查脊柱时，一般取站位和坐位。坐位检查可排除下肢畸形对脊柱曲线的影响。

脊柱前凸，多由于姿势不良，小儿麻痹症，髋关节结核以及先天性髋关节脱位等原因所致。脊柱后凸，若小儿脊柱后凸，多为佝偻病引起。

青少年脊柱后凸（表现为成角畸形），多为胸椎结核引起。青少年胸椎下部及腰椎过度后凸，多为发育期姿势不良或患脊软骨炎所致。

成年胸椎呈弧形（或弓形）后凸，脊柱强直固定，仰卧时脊柱亦不能伸平，见于类风湿性脊柱炎。老年人脊柱后凸，多发生在胸椎上半部，为骨质退行性病变，胸椎椎体被压缩而成。

脊柱侧弯，根据发生的部位不同可分为胸部侧弯、腰部侧弯和胸腰部联合侧弯。根据病变性质可分为姿势性侧弯和器质性侧弯两种。姿势性侧弯见于儿童发育

期坐位姿势不良，一侧下肢较短，椎间盘脱出症，脊髓灰质炎后遗症等病变，姿势性侧弯早期，脊柱曲度不固定，改变体位可使侧弯消失。器质性侧弯，见于佝偻病、胸膜肥厚及粘连、肩部畸形等病变，改变体位不能使侧弯得到纠正。

2.触诊及活动检查

检查时取站位或卧位，沿棘突、棘间、椎旁寻找压痛点。首先要了解脊柱的正常生理位置。肩胛骨内上角相当第二胸椎平面，肩胛骨下角相当第七胸椎平面，第十二肋与胸椎交角相当第十二胸椎，髂嵴最高点的连线相当第四腰椎棘突，髂后上棘连线相当腰骶关节。骶髂关节在髂后上棘下方，相当第二骶椎平面。检查脊柱部压痛点，要分别运用浅压痛、深压痛和间接压痛检查法。浅压痛表示棘上、棘间韧带等浅层组织发生病变，深压痛和间接压痛表示椎体、小关节和椎间盘等深层组织发生病变。腰背部的软组织损伤，大多能在病变部位找到肌肉痉挛和压痛，如棘间韧带劳损在棘突之间有压痛、棘上韧带劳损在棘上有压痛。腰筋膜劳损多在第三腰椎横突旁有压痛和肥厚感，或见肌痉挛，或见索状结节。腰背肌劳损该肌可有痉挛，在该部肌肉的附着区有压痛。颈、腰椎间盘纤维环破裂症，在病变椎间盘的棘突间及两旁有深压痛和放射痛。如果腰部只有酸痛，压痛点不明确，或者根本没有压痛点，用拳叩击腰背反觉舒适，往往是子宫后倾、肾下垂、神经衰弱等症状性腰痛。心脏疾患可在右侧心俞处有压痛。肝、胆病患者也可

在右侧肝、胆俞处有压痛。因此，腰背部的压痛点就应注意区别是否为内脏疾病在腰背部的反射性疼痛点。

3.活动检查

正常脊柱有前屈。后伸、左右侧屈及旋转的功能。如果发生病变，在其做主动或被动前屈，后伸、侧屈、旋转时，可因疼痛等原因而使运动受限，检查时做好记录。

肩部

1.视诊

肩部的视诊必须两侧对比检查。检查时，两肩都要裸出，对比两肩外形是否对称，高低是否一致，有无畸形、肿胀、窦道、肿块及静脉怒张，有无肌肉萎缩等情况。另外，在肩部视诊时不仅要视其静态，也要视其动态，即借助肩关节主动活动或被动活动来观察其肌肉及关节的形态和功能状况。肩关节的肿胀较轻时不易看出，正常锁骨的外下方凹陷，肿胀时则该处平满或膨隆。若肩胛骨高耸，多为先天性肩胛骨高耸症。若肩胛骨内缘向后突起，尤在用手抵墙时更为明显，称为翼状肩，见于前锯肌瘫痪的病人。斜方肌瘫痪表现平肩。

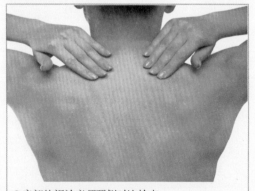

◎肩部的视诊必须两侧对比检查。

对于急性损伤患者，如果在肩后部有明显肿胀，则提示可能有肩关节脱位或肩胛骨骨折。三角肌膨隆消失，肩峰突出而形成"方肩"，多提示肩关节脱位。对比两侧，看锁骨外端是否高突。患肩是否向下、前、内移位，前者说明肩锁关节脱位或锁骨外端骨折，后者则为胸锁关节脱位或锁骨骨折。

2.触诊及活动检查

首先要了解肩部的正常解剖结构、活动幅度及其骨性标志。肩峰在肩外侧最高点骨性突出处；其下方的骨性高突处为肱骨大结节，肩峰前方为锁骨外端，锁骨外、中1/3（交界处的下方一横指、肱骨头内上方为喙突。肩部触诊，不仅要注意局部皮肤温度，有无肿胀，硬度如何，而且更要详细地按压检查，寻找压痛点，并注意关节结构是否正常，活动时有无异常状态及摩擦音等，并应注意排除骨折。对肩部压痛点，须和肩关节功能检查结合，来判断病变部位。如压痛点在肩峰前下方，一般是肱骨小结节附近的病变。压痛点在肩峰外侧，则可能是肱骨大结节附近的病变。在视诊时如发现两侧上肢不等长，肌肉萎缩，需进行测量。上肢的长度一般测量从肩峰至肱骨外髁或尺骨茎突的距离，两侧对比。测量上肢周径时一般选择两臂相应的部位，并标明该部位距肩峰或尺骨鹰嘴突的长度。

3.活动检查

病人站立位或坐位，先做主动运动。检查时要注意其运动方式、幅度，有无疼痛、受限，尤其注意其肩胛骨的动态。

肘部

1.视诊

需两肘裸出两侧对比检查。不仅要观察肘关节的轮廓有无肿胀和变形，也要测其携带角。轻度肿胀时，仅见鹰嘴侧窝鼓起。严重肿胀时，整个肘部粗大，甚至肘横纹消失。棱形肿胀，多属慢性关节炎症。一侧肿胀常因肱骨内上髁或外上髁骨折所致。神经麻痹时，可引起广泛的肌萎缩。

肘关节的形态如有改变，应注意是否为骨折或脱位。如患肢处于半屈肘位时，则提示肘关节脱位或髁上骨折。鹰嘴后突明显时，则提示肱骨髁上伸直型骨折或肘关节后方脱位。小儿桡骨小头半脱位者，以前臂旋前畸形多见。

2.触诊及活动检查

首先要掌握肘关节的骨性标志。肱骨内髁、外髁和尺骨鹰嘴是肘关节重要的骨性标志。此三点所构成的"肘直线"和"肘三角"有无改变，对鉴别肘关节脱位和骨折非常重要。触诊时要注意压痛点位置。肱骨外上髁压痛明显时，多为肱骨外上髁炎（网球肘）。鹰嘴部有压痛或肥厚感多为骨折或滑囊炎。桡骨头可于肘后桡

侧窝处触及，同时旋转前臂，可触到桡骨头转动的感觉，骨折时此窝鼓起并有压痛。尺骨喙突在肘前不易摸到，需要以拇指在肘前深压，骨折时该处可有压痛。尺神经位于肘后尺侧，如局部有肥厚感，并且该部位有压痛和串麻等现象，则提示尺神经病变。肱骨外上髁、内上髁、桡骨小头和鹰嘴部位如有压痛并触到摩擦感和异常活动时，则提示该部位骨折。肘关节如有异常的处展和内收活动，则有脱位或骨折病变。

3.活动检查

肘关节活动以屈伸为主，活动的关节主要在肱尺关节。前臂的旋转则依赖于尺桡上，下关节和骨间膜的相互活动。肱桡关节虽参与屈伸和旋转活动，但处于次要

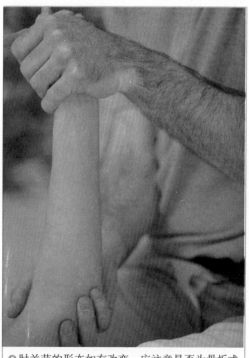

◎肘关节的形态如有改变，应注意是否为骨折或脱位。

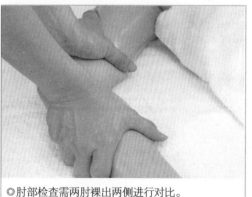

◎肘部检查需两肘裸出两侧进行对比。

位置。对肘关节的屈伸和旋转动作的检查。如果检查神经麻痹或肌腱疾病时，需做主动运动。如果检查骨关节疾病时，只做被动运动即可。检查疼痛时，需做主动运动和被动运动的结合检查。检查旋转运动时，肘关节必须紧胸壁并与对侧对比检查，否则肩的活动可以部分代偿，这一点应值得注意。

腕掌指部

1.视诊

手的自然体位（休息位）是自然半握拳状态，犹如握茶杯姿势，手部各组拮抗肌张力相互平衡。拇指处于对掌位，轻度外展，指腹接近或触及食指远侧指间关节的桡侧缘。其他各指的掌指关节和指间关节均呈半屈位，食指轻度向尺侧倾斜，小指轻度向桡侧倾斜。当手部受伤时，由于肌力不平衡，即可出现手部功能异常。腕掌指部视诊，要注意两侧对比检查，观察有无畸形、肿胀、异常动作等，并做具体记录。

畸形，桡骨远端骨折可见到银文状或枪刺状畸形。尺桡远侧关节脱位，则尺骨茎突向背侧或尺侧凸出。非急性损伤的常见畸形为神经、血管损伤所致。桡神经损伤后，出现腕下垂。正中神经损伤后，拇指不能做对掌动作，拇指和食指不能弯曲，大鱼际萎缩，呈猿手畸形。尺神经损伤后，拇指不能内收，其余四指不能做内收和外展运动，第四、五手指指掌关节不能屈曲，远端关节不能伸直，骨间肌、鱼际肌萎缩，呈爪形手。此外，前壁屈肌群缺血坏死，疤痕挛缩所引起的缺血性挛缩

患者也可有爪形手畸形。

肿胀：注意软组织肿胀和肿块的部位与范围。鼻烟窝处饱满多为舟状骨骨折。两侧腕及近侧指间关节呈对称性梭形肿胀，多为类风湿性关节炎。

腱鞘炎或肌腱周围炎，多表现为沿肌腱的肿块。腕部局限性肿块，稍能顺肌腱的垂直方向移动，但不能与其平行移动，通常为腱鞘囊肿。远端指节呈杵状膨大称为杵状指，常见于支气管扩张、发泄型先天性心脏病、亚急性细菌性心内膜炎等疾患。异常动作：手足抽搐多因缺钙引起，手指震颤多见于甲状腺功能亢进、震颤麻痹、慢性酒精中毒等疾病。

2.触诊及活动检查

应注意压痛点、肿块和叩击痛。鼻烟窝处压痛和肿胀，见于腕舟骨骨折。桡骨茎突处压痛，多为拇短伸肌、拇长展肌腱鞘炎。掌指关节掌侧处压痛，多见于第1、2、3、4指腱鞘炎。掌侧腕横纹中央区压痛且伴有手指放射痛和麻木感，为腕管综合征，提示正中神经受压。下尺桡关节处压痛，尺骨茎突高凸且有松弛感，为下尺桡关节分离。远侧和近侧指间关节侧方压痛或伴有侧向活动，为侧副韧带损伤。腕掌部的骨折多在骨折断端有明显肿胀、压痛、畸形和骨擦音、轴心叩击痛，临床上应仔细检查。

3.活动检查

腕关节有内收、外展、背伸和掌屈的功能。腕及手部的活动功能检查，多数需做主动运动和被动运动两种检查。掌筋膜挛缩，可引起手指（多见于4、5指）进行

性无痛性屈曲畸形，屈腕时，手指不能伸直，触摸其挛缩的掌筋膜如紧带状。"扳机指"是屈指肌腱狭窄性腱鞘炎的特征，掌指关节掌侧有压痛及硬结，弯曲和伸直时，患指突然停留在半弯曲状态，不能再屈曲和伸直，需用力或用另一手帮助扳动患指，直到"格嗒"一声，并感到疼痛才能完全屈曲或伸直。

髋部

1.视诊

需让患者脱去外裤行走。首先从前面观察，要注意两侧髂前上棘是否在同一水平线上，两侧髂部是否对称。然后观察下肢有无过度内收、外展和短缩等畸形。侧面要注意大腿有无屈曲畸形，特别是有无腰椎过度前凸。如不注意腰椎过度前凸，就很容易忽视髋关节轻度前屈畸形。视后面时，可先嘱患者健侧下肢负重，另一侧下肢屈曲抬起。正常情况下，由于负重侧的髋关节外展肌群的收缩，使另一侧骨盆向上倾斜高于负重侧。臀中肌麻痹或髋关节脱位（陈旧性）患者，当患侧下肢负重，健侧下肢屈曲抬起时，不但不能使健侧骨盆向上倾斜，反而低于负重侧，称站立屈髋。

髋部视诊还应注意肿胀和肿块。如腹股沟饱满，则说明髋关节肿胀。臀部异常丰满，常是髂骨本身的病变。髋关节外上方突起，多因先天性脱位或半脱位引起。髋关节外下方肿胀多属大转子病变或因腰骶部感染脓液流注所致。大腿内上方肿胀，除耻骨或小转子病变外，也应考虑流注脓肿。婴幼儿双侧臀纹皱囊不对称，常提示先天性髋脱位。

2.触诊及活动检查

病人仰卧位，检查者用两拇指以同样的力量触压两腹股沟韧带中点下，或用拳击大转子或足跟，观察病人的反映。若引起髋关节痛，则提示大转子滑囊炎。对髋关节活动痛要仔细检查，判断其疼痛的确切位置。其检查方法，一种是髋关节伸直旋转试验，另一种是髋关节屈曲旋转试验。前者用以检查关节面摩擦痛，后者用以检查关节面摩擦痛以及髂腰肌等软组织的病变。当髋关节屈曲位时，髂腰肌松弛，如有轻微旋转即出现疼痛，则为关

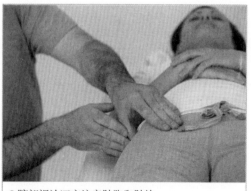

◎髋部视诊还应注意肿胀和肿块。

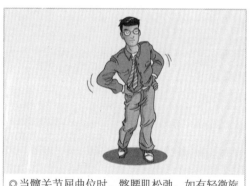

◎当髋关节屈曲位时，髂腰肌松弛，如有轻微旋转即出现疼痛，则为关节面摩擦痛。

节面摩擦痛，可以排除髂腰肌的牵扯痛；如小幅度旋转无疼痛，幅度增大可出现疼痛，提示髂腰肌等软组织的病变：下肢长度测量方法，长度测量应从髂前上棘至股骨内髁或内踝的距离；周径的测量应取两肢相应的部位，写明该部位距髌骨上缘或下缘的长度，并做两侧对比。

3.活动检查

髋关节有屈曲、后伸、内收、外展、内旋和外旋的活动功能。

膝部

1.视诊

观察膝部有无畸形。其次应观察膝关节是否肿胀。轻度肿胀表现为两侧膝眼饱满，严重肿胀时髌上滑囊及整个膝周均隆起肿大。髌上滑囊区的肿块可能是滑囊炎、关节积液。胫骨和股骨髁部及干骺端的肿大可能是骨肿瘤。窝肿块一般为窝囊肿。观察肌肉有无萎缩及张力状态，特别是股四头肌内侧头。由于股四头肌内侧头力量最强，是完成伸膝动作的主要肌肉，任何膝关节疾患，只要引起膝关节运动障碍，股四头肌内侧头便很快萎缩。因此，此肌萎缩与否对判断膝关节有无病变有较大意义。此外，还需注意小腿有无静脉曲张和浮肿。

2.触诊及活动检查

（1）内侧副韧带损伤的压痛点。

（2）外侧副韧带损伤的压痛点。

（3）半月板损伤的压痛点。

（4）髌下脂肪垫损伤的压痛点。

（5）髌韧带损伤的压痛点。

（6）髌上囊的压痛点。

一般地说，膝关节伸直痛是关节面的病变，屈曲痛是膝关节水肿或滑囊炎的表现。膝关节向内翻时，外侧疼痛是外侧副韧带的疼痛；膝关节向外翻时，内侧疼痛是内侧副韧带的疼痛。当膝关节处于向外翻的压力下，并做膝的伸屈动作时，若产生外侧疼痛，则证明股骨外髁或外侧半月板有摩擦痛。反之，内翻同时有屈伸痛者，则病变在股骨内髁或内侧半月板。

膝关节表面软组织较少，压痛点的位置往往就是病灶的位置。因此，检查压痛点对定位诊断有很大意义。髌骨下缘的平面正是关节间隙，关节间隙的压痛点可以考虑是半月板的损伤处或有骨赘之处；内侧副韧带的压痛点在股骨内髁结节处；外侧副韧带的压痛点在腓骨小头上方的索条上；髌韧带的压痛点在胫骨粗隆上方；髌下脂肪垫的病变，压痛点在髌韧带两侧；髌骨上方的压痛点提示为髌上囊的病变。

3.活动检查

检查膝关节时应先查自动运动，后查被动运动，并对比两侧幅度。如有疼痛，应注意疼痛出现的角度和部位。

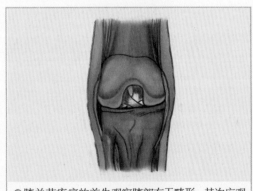

◎膝关节疼痛的首先观察膝部有无畸形。其次应观察膝关节是否肿胀。

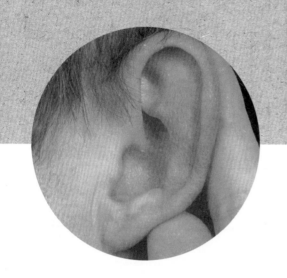

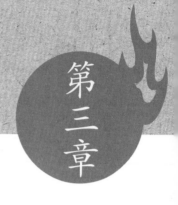

第三章

人体反射区按摩
功效解说

●我们身上有一些防治疾病的全息胚，如耳朵、小腿、足部、手部、腹部等。这些全息胚上都有很多与五脏六腑相对应的反射区。当你用特定的手法刺激这些反射区，就能增强相应脏腑的功能。五脏六腑健康，身体才健康。人体的每一处反射区，都是外面的"私人保健医生"，一定要好好善待它。

足部反射区

人体各器官和部位在足部有着相对应的区域，可以反映相应脏腑器官的生理病理信息，这就是所谓的"足部反射区"。

运用按摩手法刺激这些反射区，可以调节人体各部分的功能，取得防病治病、自我保健的效果，医学上将这种疗法称为"足部反射区健康法"。

足部反射区具有如下特点：

（1）足部反射区不同于呈点状的穴位，面积大而呈片状，定位稍有偏离也能产生效果。

（2）足部反射区位于膝部以下，遍布于足的足底、足背、内侧、外侧以及小腿，而不仅限于足底。因此把足部按摩一概称为足"底"按摩是不确切的。

（3）足部反射区的排列与人体各器官的解剖位置基本相一致。当于坐位或卧位，双足并拢两下肢前伸时，相当于他们面对着你坐着。

足部反射区是人体最大的秘密

足部在人体循环系统中的远端，用一个形象的比喻，它相当于"泵"的作用。有人将足部称作是人体的第二心脏，这种认识并不完全正确。人类的足部，其实身体的所有脏腑器官在整个足部有规律地排列并对应相应的反射区域。

自古以来，中医学就曾有过"头痛医脚"的说法。在人们感叹医学神奇的同时，医学研究发现"人类的衰老首先从下肢开始"，而足部又是下肢运动最频繁、最关键的部位。人们的双足，是每天行走的工具。若将双足底并拢放置时，就会构成屈腿盘坐向前俯伏的投影人形，因此又称足部是人体的缩影、人体最敏感的"全息胚"。

近年来，人们非常重视研究反射区治疗法。就是说不在病变局部治疗，而是治疗相应的反射区，使其出现好的疗效，即反射区疗法。刺激那么小的足部，用于调整全身的功能，能受得住吗？人类赖以行走、站立、支撑的双足，足底是有一定韧性和坚硬度的，适量地刺激足底反射区不仅无痛苦，反而更有治疗效果。

中医的经络学既古老又神奇，通过刺激经络上的穴位点来预防和治疗疾病，因安全、有效、无毒副作用，已被世人所接受。中医经络理论认为，人体有十二经脉和奇经八脉，其中足太阴脾经、足厥阴肝经、足少阴肾经和阴维脉、阴跷脉均起于足部，而足阳明胃经、足少阳胆经、足太阳膀胱经和阳维脉、阳跷脉又都终止于足部，可见足部与经络的关系十分密切。经络又与脏腑相通，故通过按摩足部的腧穴，可疏通经络，运行气血，调节脏腑功能，从而达到防病治病的作用。

按摩足部在血液循环中起着血泵的作用，足是人体离心脏最远的部位，是血液循环的末梢，即使血液本身压力很大，让血液在体内循环到足，也是比较困难的。而全身的脏腑器官在足底有相应的反射区，当身体的某部位有异常改变时，血液循环就差，在足底就会有反应，按压最痛的部位，也就是疾病的反应部位，常可收到奇效。

在下面，我们分部位来介绍足部反射区的神奇效果。

足底反射区的神效

足底的反射区排列，呈现出的是人体全息示意图。双足并拢在一起，在足底就可反映出人体各部分器官的全息图，如同一个屈腿盘坐的人体。

双足是人体一个理想的全息胚。双足揭示的人体器官信息实际上也是人体的一个缩影。拇指部是头部；足跟部是臀部；接近正中线的器官的反射区在足内侧，如脊柱、子宫、前列腺等；远离正中线的器官和部位的反射区在足外侧，如肩部、卵巢、睾丸等。

在这里，我们可以清晰地看到人体全身各脏腑器官在脚部的全部信息。因此，当人体某一脏器有了疾病，在脚上相对应的反射区就会有敏感的压痛点。换言之，在脚上某一反射区有了异常反应，如压痛感或气泡、颗粒、条索、结节或小硬块，就可显示对应的器官发生了疾病。

如今，"脚底是第二心脏"等说法非常流行，但严谨地说，"脚底是身体的全部"更为准确。脚底集合了身体的全部器官，身体的整个部分在脚上均有反射区。

对于足底反射区的妙用，中医有以下口诀："脾司造血在心下，免疫强身好器官。胃痛胃胀及胃酸，点揉胃区可消炎。胰区加强要重按，糖尿顽症防在先。十二指肠胰区下，消化不良多点按。四指屈刮小肠，胀气腹泻防肠炎。横降乙直大肠全，便秘腹泻肺疾患。肛门独在左脚底，可治痔瘘和便秘。足跟中央稍靠前，生殖系统定点按。"

在此所说的足底反射区，即为身体整个的构造被反射投影，缩小至某一部分。也就是说人体的头、内脏、肌肉等，身体的全部器官均和脚有密切的关系，而在左

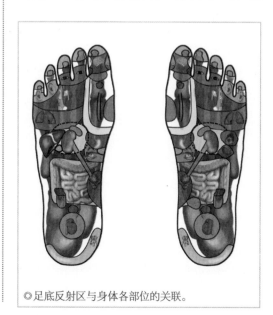

◎足底反射区与身体各部位的关联。

右脚的某部位均有反射（对应）的部分。因此，身体某些部位发生病变时，其脚的对应部分也呈现症状。所以，一般皆认为经由刺激脚的某些部分，即能治疗身体的一些疾病。

简单地说，不直接治疗身体生病部分，而是治疗对应部分的反射区，令其产生疗效的方法，这就是反射区治疗法。除了脚之外，人体的手和耳也是反射区，可以治疗相应的疾病。但是结合现在的研究，通过脚反射区进行治疗具有显著的效果。

由此可以得出，足部是健康的晴雨表。我们的双足和内脏及其他器官有着极为密切的关联。而将它们的功能相连接，成为"人"这个有机体的管道的，便是经络。

中医经络学认为，人体五脏六腑在脚上都有其相应的穴位。以脚趾来说，就汇集了六条经脉。大脚趾趾甲后方为肝经所循行，内侧为脾经所属，第二趾、第三趾为胃经所循行，第四趾是胆经所属，第五趾为膀胱经所属。

洗脚后除擦摩脚背、脚底外，逐一抻拉脚趾，不仅能刺激足部穴位，还对强身保健有益。例如：刺激大脚趾对眼睛、肝、脾有益；刺激第二趾、第三趾对食道、咽、肠胃有益；刺激第四趾对胆和提高吸收功能有益；刺激第五趾对膀胱、肾有益。

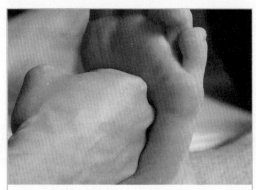

◎多揉揉脚下的胃区，不管是胃痛、胃胀，还是胃酸，就会舒服很多。

足底反射区与病症治疗

足底健脾反射区	脾的功能是什么呢？《黄帝内经》上是这么说的："脾胃者，仓廪之官，五味出焉。"意思是说脾胃是个管仓库的官员，你吃进嘴里的饭，先到胃里面，然后脾再推动运化，再分配到我们身体的各个地方。 脾统管着血，要是血不听话，自己出来了，跟脾这个统帅绝对脱不了干系。脾反射区就在心脏反射区下面。一些病人胃口不好或消化不好，只要给重点做一下这个反射区，就能很快恢复。
足底肘部反射区	一些人有网球肘，有没有可以按摩的反射区呢？当然有。人体的几乎任何器官的病变都会在脚上有反映，"头痛医脚"是有道理的。治网球肘就要用脚上的肘反射区，按揉这个反射区对于肘关节损伤、肘关节炎、网球肘、手臂酸痛等都有很好的缓解作用。

续表

足底胰腺反射区	能够改善糖尿病状况的这个反射区就是胰反射区，糖尿病患者经常揉搓这里，体内的血糖就会慢慢降下来。
足底健胃反射区	胃是吃进去的东西到达的第一站，这个站的问题并不少。 在饭桌上，主人都会劝说："大家吃好喝好。"其实，现在生活条件好了，都不愁吃不饱，吃不好了。但是要想健康，如果吃得好，消化不好，那吃了也白吃。所以，消化好才是真正吃好，而我们脚下就有最好的"健胃消食片"。 很多人都有胃痛、胃胀、胃酸的毛病，有的是暂时的，有的是长期耗出来的。其实，只要多揉揉脚下的胃区，不管是胃痛、胃胀，还是胃酸，就会舒服很多。 用胃反射区来治胃病，疗效持久而不会出现反复，不会是今天治好了，明天又犯了，它能改善甚至根治胃的很多毛病。另外，通过按摩胃反射区还能缓解胃下垂、慢性胃炎等症。
足底十二指肠反射区	胰区下面就是十二指肠反射区。这个反射区跟胃反射区的作用差不多，对于消化不良足底小肠反射区。
足底小肠反射区	很多人都碰到过胀气这种情况？坐下来，多揉揉小肠反射区，胀气就消失了。除了治疗胀气之外，小肠反射区对其他像慢性肠炎和营养不良带来的疾病也有一定的疗效。
足底大肠反射区	什么是便秘？有些人说是拉稀，也有人说是拉不下。其实，便秘的表现是粪便干、拉不尽。要治疗这个病就得按摩脚上的反射区了。横结肠和降结肠能够吸收营养，并且运送肥料；乙状结肠和直肠就是运送废料的，多按摩这几个区，就可以有效缓解便秘、息肉等病。
足底生殖反射区	对于生殖系统的疾病，病人除了要少吃肉外，要知道多给自己按摩按摩。每天抽十几分钟时间揉搓一下脚后跟的生殖反射区，对于像性功能障碍、痛经、前列腺疾病、更年期综合征等这些病都很有效。 "跟上踝后生殖腺"，因为是脚外侧，那就是脚的外踝了，外踝靠后下方这一块骰骨前后两点，治疗上肢必选。
足底肩胛骨反射区	治疗上面肩反射区中提到的几种病症，还有一个可以调节的反射区，那就是肩胛骨反射区。此反射区是紧挨肩反射区，在它后面三四厘米的一个长形的区域。经常用大拇指推按这个区域也可以有效缓解肩周炎、肩部酸痛、手麻无力等症。
足底肩部反射区	肩反射区在小脚趾根部外侧靠下的地方。它不仅可以用来治疗肩周炎，对肩酸痛、手臂无力、手麻等症也有明显的治疗效果。

续表

足底髋关节反射区	脚内侧踝关节下方是髋关节反射区，那么脚外侧踝关节下也是髋关节反射区。如果髋关节痛、腰背痛、坐骨神经痛，就要同时按摩脚内侧和外侧的踝关节反射区。
足底妇科反射区	踝后上下四指宽的区域是下腹反射区，这个反射区是女性的幸福区，月经不调、痛经及其他下腹部疾患都可以在这里得到很好的治疗。
足部甲状腺反射区	足部甲状旁腺反射区能够治疗因甲状旁腺功能失调、钙磷不平衡引起的筋骨酸痛、骨质疏松等，并且能加强胃肠的蠕动。另外，像家里有癫痫病人的，一定要记住这个反射区。突然犯病时，家里人要双手按住两脚上的甲状旁腺反射区，使劲点按几分钟，他就能安静下来，舒服很多。
足底肛门反射区	俗话说"十人九痔"，意思就是说十个人有九个人都会得痔疮。痔疮最明显的表现就是便血。一般根据便与血的先后可以看出是内痔、外痔还是混合痔。有的人一劳累就会便血，还有的人严重点，经常便血，这就要非常注意了，它很有可能起贫血。要缓解甚至治愈痔疮，那你就要多按摩肛门反射区。

足背反射区的神效

足背蹞指上下颌，横纹上下内外端。趾骨两侧扁桃体，对症治疗很灵验。气管食管蹞外缘，趾蹞关节喉头点。一二跖骨缝隙间，胸部淋巴深点按。内耳迷路在四五，头昏耳鸣晕车船。足背二四一大片，胸部乳房推压全。

足背反射区与病症治疗

足背上下颌反射区	"牙疼不是病，疼起来要人命"，想必大家都听过这个说法。牙疼很难受，让人吃不下去饭，饿着流口水。通过调理脚趾，就能治疗牙疼。趾甲后面的骨头上下的带状区域，管着上下颌。治疗口腔溃疡、牙痛、牙周痛、流鼻涕、打鼾等这些症状都可以按摩这个区域。在按摩的时候要顺着一个方向按。人有了口鼻的毛病都可以推刮上下颌反射区。
足背内耳迷路反射区	内耳迷路反射区，名字起的很好听，也很有意思，就是说耳朵迷路了。这个反射区在四五脚趾指根下的两厘米的区域内。虽然区域小，但很管事儿，对治疗身体的很多毛病都有疗效，对付头晕、晕车，高血压、美尼尔综合征等都得用它。美尼尔综合征是一个医学名词，其实就是我们常说的经常感觉晕，不舒服。

续表

足背扁桃体反射区	扁桃体反射区在哪呢？就在大脚趾根部那根筋两边，它能够有效缓解感冒引起的扁桃体发炎，肿胀，化脓，扁桃体肥大，咽喉痛等症。
足背横膈膜反射区	在脚面上有一条横膈膜反射区，像打嗝、呃逆、恶心、腹痛等这些小毛病都得向它求救。这个反射区是一个长条形，那么就得用大拇指横着来推了。但是，得用补泻一步法，顺着一个方向横着推，不能来回推。
足背胸部乳腺反射区	现在乳腺疾病比较多。治疗乳房病的反射区在哪呢？脚二三四趾的下面长2～3厘米、宽2～3厘米的这个圆形区域内，它对于胸痛、胸闷、乳腺炎、乳腺增生等都有疗效，可以说是妇女同志的福区。
足背胸淋巴结反射区	胸淋巴结反射区在喉和气管、食管反射区旁边，是一个三四厘米的带状区。按揉这个区对气管、支气管有很大好处。另外，这个反射区对于胸痛或者有炎症、肿瘤的病人也是一味好药。
足背肋骨反射区	对于肋骨像胸闷、岔气、肋膜炎、肋间神经痛、肩背酸痛等各种问题，在这个肋骨反射区按一按，揉一揉，都有好处。
足背上下身淋巴结反射区	淋巴结反射区分为上身淋巴和下身淋巴，双脚外踝骨前下方凹陷处是上身淋巴反射区。这个反射区对于各种炎症、发烧、囊肿、肌瘤、蜂窝组织炎等都有很好的治疗效果。下身淋巴和上身淋巴反射区所治疗的病症差不多，就是位置不太一样，下身淋巴结反射区在双脚内踝骨前下方的那个凹陷处。

右脚反射区的神效

右脚肝区四五趾，养肝保肝做在先。肝区下包是胆区，预防结石胆囊炎。盲肠阑尾跟前缘，专治腹痛阑尾炎。点罢阑尾点回盲，促进排泄健大肠。小肠区外升结肠，左转相连横结肠。

右脚反射区与病症治疗

右脚胆囊反射区	顾名思义，胆囊反射区应该对胆囊病的治疗有效果，它对于胆囊炎、胆结石、黄疸病及其他胆疾患都很有疗效。
右脚结肠反射区	升结肠就在右脚外侧脚掌至脚跟往里一厘米，上下长三厘米左右的一个带状区域，横结肠是与这个区域垂直的一个横向的长条。这个区域对腹泻、腹痛、便秘及肺部疾患等都有疗效。身体突然有这些毛病，或者有这些疾病病史的人，每天揉搓、推按升结肠和降结肠反射区15分钟。

续表

右脚盲肠阑尾反射区	在盲肠阑尾反射区上方是回盲瓣反射区，这个反射区与盲肠反射区一起用，就可以对消化系统的一些疾病进行调理。 　　盲肠是大肠的一部分，人们吃进去的食物基本上已经在小肠那儿给消化完了，留下点儿渣渣给了大肠。大肠拿过来一看，发现这些渣渣里面还有好东西就再吸收一部分，吸收完了，剩下的就成了粪便。如果出现了拉肚子、便秘等，就可以用这个反射区了，比吃很多药都管用。

脚心反射区的神效

　　首先点按肾上腺，消炎退烧管戒断。腹腔神经刮压全，腹胀腹泻得安然。排泄四区成一线，肾管膀胱紧相连。足跟内侧一斜线，阴道尿道居中间。

脚心反射区与病症治疗

脚心肾上腺反射区	当有人突然晕倒、发热或有炎症的时候，点按脚心的肾上腺反射区5分钟，能有很好的效果。另外，用这个反射区帮助人戒烟、喝醉酒后催吐等也很有效果。 　　喝酒多伤肝，而且喝多了也很难受。这时候，可以用双手点肾上腺反射区，用点儿强力，点按5分钟左右。这时候人就轻松多了。 　　肾上腺反射区虽好，但也不是什么人都能用的，血压高的人就要少点按它，因为它有一个升压的作用。而血压低的人平时多点按这个反射区就能很好地调整自己的血压。
脚心腹腔神经反射区	腹腔反射区也在脚心，肾反射区的两侧，也就是我们平常说的涌泉穴的位置。如果平时突然出现肚子胀或者拉肚子，用两个手使劲儿点按腹腔神经丛10分钟，肚子立马就舒服多了。女性在经期腹痛，其实可以平时多点按这个区，尤其是在月经来之前的半个月，每天每只脚点按10分钟，坚持一段时间就会有明显的效果。
脚心肾反射区	肾反射区在肾上腺反射区下，脚掌人字形交叉下凹陷处；输尿管反射区是连接肾与膀胱的一条弧线；膀胱反射区位于脚掌底面与脚掌内侧交界处，足跟前方。 　　有肾炎、肾结石或者尿急、尿频、尿痛等症状的人，一定要把这几个反射区高度重视起来。
脚心尿道阴道反射区	尿道和阴道反射区在脚内侧，治尿频、尿急、阳痿、早泄、阴道炎等，效果非常好。

足趾反射区的神效

前额就在五趾端，我们的五官就是被这五个脚趾头管着。它"管着"我们看的、吃的、闻的、尝的，还有休息的好坏。这里说的前额就是脚趾趾肚的前端。一个人要是胃口不好、眼睛不舒服、鼻子不透气、听力有毛病或者睡不着觉，就应该在五趾端上点点，经常做能让人神清气爽。

足趾反射区与病症治疗

足趾脑垂体反射区	大踇指正中间这个位置是脑垂体反射区，它是内分泌系统的司令官，调节着人的内分泌。皮肤干燥起皮、长痘痘、容易发脾气、女性月经不正常等，都是内分泌出现了问题。另外，脑垂体反射区还管长个儿、睡眠以及生活节律。很多人都头疼倒时差这个事儿，那么就可以在出门的时候多按扭这个区域，十分钟就能起到一个很好的调节作用。
足趾三叉神经反射区	踇指外侧的地方就是三叉神经，它管着人的面门。像偏头疼、眼干眼痛，觉得脸上的肉不灵活，或者老年人中风，嘴巴歪倒一边去，都得多按一下这里。 踇指内侧是鼻区，感冒、鼻子不透气，怎么办？右边鼻子不透气，找左脚的这个位置，按20分钟，很快就会清爽，比吃任何药都省事。
足趾大脑反射区	高血压是中老年人最头疼的事，糖尿病、心脏病、脑血栓这些个毛病也都跟这个高血压脱不了干系。有高血压的人，每天睡觉前就多点按大脑反射区，坚持下去，血压就会降下来了。
足趾小脑脑干反射区	老年痴呆恐怕大家都不陌生。建议儿女们每天让父母多按按小脑脑干反射区，中老年人没事儿自己也多按按，也可以预防老年痴呆。

按摩足部的疗效和特点

足部反射区按摩是中医自我按摩中的一个组成部分，也是按摩的基础。它以特定手法有效地刺激足部反射区，通过调节人体功能达到防病、治病的目的。

有一种说法叫作是足是人的第二心脏。因为足离心脏最远，当人行走或按摩的时候，足部的运动能促进血液循环，减轻心脏的负担。

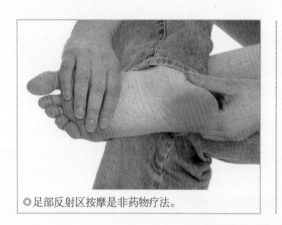

◎足部反射区按摩是非药物疗法。

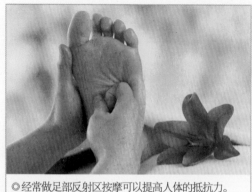

◎经常做足部反射区按摩可以提高人体的抵抗力。

足部反射区按摩的特点

全面按摩、突出重点。每次按摩时要对整个足部进行按摩，在按摩中间对有病的部位进行重点按摩。因为只有对反射区全面按摩，才能从整体上改善足部的血液循环，促进整体健康状况的改善。这里的足部包括足底、足内侧、足外侧、足背及小腿等部的反射区。

足部反射区按摩对解除疲劳、止痛、调节内分泌系统、增强免疫系统，儿童的厌食、多动症、夜尿，青少年的失眠、过度紧张，美容，中老年的保健、脑血管病、糖尿病、前列腺肥大等往往具有意想不到的效果。

足部反射区按摩是一种理想的保健法。经常做足部反射区按摩可以提高人体的抵抗力，增强体质。对一些须进行药物或手术治疗的病人也可以起到配合作用，提高疗效，加快康复。

足部反射区按摩是非药物疗法，仅靠双手即可。简单易学，无须很多的医学知识，无须费用，无副作用。

不受任何时间、空间的限制，是自助、助人最简易有效的方法。

按摩足部需要注意的问题

按照生物全息理论，人体各个器官在足部都有相应的反射区，足部有60多个穴位，因此足又称为人体的"第二心脏"。但按摩足部时也要遵循一些原则。

有目的地刺激相应的反射区能够调节神经反射、改善血液循环、调节内分泌，改善人体各部位器官组织的运转，增强免疫功能，提高对疾病的抵抗力和自我康复能力，具有防病治病的功效。

足部反射区按摩时注意事项：

（1）饭前半小时及饭后1小时内不宜做按摩。

（2）老年人骨骼脆弱，关节僵硬，按摩时不可用力过度。

（3）心脏病严重者、危重病及出血性疾病患者禁止按摩。

（4）治疗时应避开骨骼突起处及外伤部位，以免挤伤骨膜。

（5）按摩结束后饮300～500毫升温开水以促进血液循环。

小腿反射区的特效

小腿和足、手、耳一样，都是人体的全息元。小腿的反射区可以帮助我们了解身体各脏腑器官的功能，对小腿反射区的刺激，有助于调节各脏腑器官的功能。

小腿是足三阴经、足三阳经必经的经脉，存在许多重要的穴位，与反射区相重叠。通过观察、触压反射区（穴位）能够取得保健和辅助治病的效果。小腿反射疗法与足部反射疗法结合起来运用，可收到更好的功效。小腿反射区诊断同样可以配合其他全息元的诊断。

小腿内侧反射区的功效

小腿内侧腹股沟反射区	腹股沟反射区对于治疗生殖系统疾病患者和腹股沟疝等疾病见效非常快。
小腿内侧头部反射区	如果有头疼、鼻炎之类的疾病就每天多揉揉这个区域，找到痛点，重点按揉。
小腿内侧脾反射区	脾反射区在头面部反身区下方，小腿胫骨内侧后缘，脾脏有疾病的人就该每天多揉揉这个区。
小腿内侧胰反射区	胰反射区在脾的下面，像糖尿病这种因为胰脏疾病患者或糖代谢紊乱引起的病，在这个区按揉都会有酸痛的感觉。
小腿内侧肾反射区	肾反身区在小腿胫骨内侧后缘，大概是三阴交穴的位置，这个区域主要治疗泌尿系统的疾病。这是个比较敏感的区，通过按揉这个区来诊病都有明显的效果。
小腿内侧直肠肛门反射区	像直肠炎、痔疮、便秘、脱肛等这些病都属于难言之隐，不好跟别人说，还特别难受。这个时候，可以借助小腿上的直肠肛门反射区，有了这些疾病，对这个区敲敲打打，或者揉揉捏捏，有很大的作用。
小腿内侧脊柱反射区	在腿胫骨内侧缘，自上而下分别为：颈椎、胸椎、腰椎及骶尾骨反射区。颈椎病、脖子不舒服、胸椎的毛病、腰疼、老年人的坐骨神经痛等都可以利用这个反射区。

小腿外侧反射区的功效

在小腿外侧，主要有胃、肠、盲肠及阑尾、小肠、大肠等反射区。胃小盲大腿外区，肝胆胫后长区域，腓后上肩与膝下，下腹踝后两寸余。

小腿外侧反射区的功效

小腿外侧大肠反射区	在小腿外侧前方形成了一条线，平时消化系统不太好的人或者是突然之间吃得不太好，便秘、腹泻，就用大拇指用力搓这条线，从上到下，或者从下到上都可以。需要注意的是，在做的时候，一定不要来回搓，如果用大拇指太费力的话就用拳头搓，或手背外侧刮，或者干脆直接用按摩棒都可以，总之，要顺着一个方向。另外，如果有阑尾炎的话，按压这几个消化系统反射区时痛感会十分强烈。而大肠反射区对急慢性肠炎的治疗效果显著。
小腿外侧肝胆反射区	除了大肠反射区，在小腿外侧腓骨小头下方，胫骨与腓骨之间凹陷处有一个条状的区域，这个地方是肝胆的反射区，主要治疗肝胆上的毛病。小腿上的肝胆反射区就在阳陵泉下二寸。现在很多人都受胆方面的疾病困扰，尤其是胆结石。建议人们平时多揉揉小腿胆区。
小腿外侧肩膝反射区	小腿外侧，还有两个反射区也非常重要：一个是胃反射区下一横指，小腿外侧最宽处的肩反射区，它是调理肩部和上肢毛病的必选反射区。另一个是肩反射区下方，调理膝关节痛等膝部及下肢疾患的膝反射区。
小腿外侧下腹部反射区	小腿外侧还有一个女性会非常喜欢的反射区，就是下腹部反射区。它是主要治疗女性的痛经、月经不调等生殖系统毛病的。跟脚上的反射区一样，在男性相应的部位就是前列腺反射区了。

小腿背面反射区的功效

小腿的背部，虽然只有腰背部和髋部两个反射区，却是中老年人必须知道的重要反射区。

小腿背面反射区

小腿部的腰背部反射区	位置：小腿背面，横纹中点（委中穴）至小腿腓肠肌中部（承山穴）。 手法：用食指指间关节顶点按压。因肌肉层较厚，可用较重的力度。 适应证：主要治疗髋部疾患及坐骨神经痛等腰背及下肢的疾患。
小腿部的髋部反射区	位置：小腿背面的下方，跟腱上方。 手法：用食指指间关节顶点按压。因肌肉层较厚，可用较重的力度。 适应证：髋部疾患，坐骨神经痛等。

手部反射区的神效

人体的双手分布有丰富的神经与血管系统，中医学认为手部是手经经脉的起止交会点，分布有二十多个人体重要的经穴，还有更多的经外奇穴与有效刺激点，可治疗多种疾病。

手是人体状况的缩影

手是人体接触和改造外部世界最直接、最敏感的部位，外部世界反馈到脑的信息大部分是从手获得的。

从整体上看，手部是一个倒置的人体缩影：从手掌根部至整个手掌，相当于人体的颈部和躯干，反映了胸、腹腔中各个脏腑、器官的健康状况；拇指、小指则代表上肢；食指、无名指则代表下肢；中指代表了头面、五官。手背部则代表人体的背侧面以及四肢的关节伸侧。

通过对手部不同区域的色泽、质地、凹陷等变化诊察，可以测知及诊断相应的脏腑、器官以及机体各系统的疾病。手的手指、掌色、掌纹、指甲等形态的变化与神经传导功能、血液循环情况、人体微循环情况有着密切的关系。

通过观察手部，我们可以了解到身体各方面的状况。手掌是人体外在的一个"显示屏"。手部血管神经分布密集，所以手是人体信息相对集中的部位，各种正常和异常的信息都可在手上显示。

总之，手是人体最直观的健康地图，详细的解读手部密码，能第一时间把握健康动态。读懂了手部反映的信息就能了解身体的健康状况。而按摩手掌上不同的点、穴、区，就能改善人体相应部位的功能。

五指端有六条经络相联系

十二经脉中有六条经脉直接循行于手部，分别是手太阴肺经、手厥阴心包经、手阳明大肠经、手少阳三焦经、手太阳小肠经。

足六经虽不直接和手相连，但手足同名经均可交会流注。从而可以让手部与全身的各脏组织、器官均有密切的关系。手是人体感觉最敏感的部位，它是接收大脑指令采取行动和向大脑反馈感觉的最频繁部位。手与人身所有的经脉都有密切的关系，手包涵着人体的全部信息，因此人体一旦发生病变，疾病的信号就会通过经脉反映到手上，这样我们便可通过望手来诊断病症，协助诊断。

人们习惯于将手称之为"内脏的温度计"，是因为手部是反应疾病的先兆的镜子。因此当人体发生病证时，手掌部的相关部位会有相关的结节、疱疹、皮肤颜色改变等，这样就可以用于疾病的诊断了。而当治疗有效时，相关的变化也同样就会消失。

细数手部反射区

本节中主要介绍手部反射区的基本概念与具体定位，供读者参考使用。

大鱼际处有肺经，沿上肢内侧前边到达手掌大鱼际缘等，沿着拇指桡侧到达指端。大鱼际上有青筋就和肺部有关系。

如果小鱼际上有青筋，不仅是肺，还要考虑心经和小肠经因素。心经在上肢循行沿前臂内侧后缘，到掌后豌豆骨部进入掌内后边，沿小指的桡侧出于末端。心主血，肺主气，主要是肺气和心血的关系，血的运行有赖于气的推动，气的运行有赖于血的运载。心肺相互配合，保证气血正常运行。肺气虚弱，则宗气不足，无力推动心血，血行不畅，心主血脉功能减退，血行不畅，也会影响肺气的宣发和肃降。

大鱼际肺脏反射区望诊异常，要联系肺经、大肠经。若靠近肺经循行线上有斑点，就要调理肺经上的穴位，找敏感点。若靠近大肠经循行线上有斑点，要调理大肠经上的穴位。

小鱼际肺脏反射区异常，就得考虑心经、小肠经，选择心经、小肠经上的穴位调理，并要检查心脏、小肠、脏腑功能是否正常。若在小鱼际发现包块，颜色变化，并有气喘、干咳、小便发黄、颜面发热等病状，要调理心经、小肠经和肺经。

掌中有心包经循行，沿前臂内侧中线，过腕部，入掌中，沿第三掌骨、中指桡侧，出中指桡侧端。中指指肚中间为脑垂体反射区，掌中有子宫、宫颈、阴道、膀胱、前列腺及气管、食道等反射区，治疗这些组织器官时要相应地调理心包经和心脏。哮喘及食道出现问题时都要同时调理心包经。

女性妇科、男性前列腺有毛病，心脏功能大多不理想，在手部可用刮板刮掌面中心（心脏、妇科、前列腺反射区和心包经），离心方向从腕部刮到指肚，效果很好。包括有内分泌紊乱、老年性阴道炎、卵巢囊肿、更年期综合征等都要做好心脏调理。

心主汗液，"汗为心之液"。有很多人不出汗，憋得很难受，有的人风湿，体内潮气大有水。不出汗，体内水出不来，可在手掌调理，用另一手的食、中、无名、小指指腹（肝、心、肺、肾）在掌心抚摸法旋揉七圈，再反掌用指背从掌跟向指尖推一下（推心包经），做七遍。

左右手都做，左手顺时针、右手逆时针向大拇指方向旋转。注意动作要缓慢、速度要均匀。推心包经，就调理了心脏，推了马上出汗，起到排毒作用。对心律不齐，心动过速、过缓等症状，调理效果都很好。

左手脾脏反射区在大肠经循行线上，右手肝脏反射区和大肠经也有关系。大肠经循行，从食指桡侧端开始，沿着食指的桡侧缘，向上经过第一、第二掌骨之间，进入拇长伸肌腱和拇短伸肌腱的中间沿上肢外侧前缘上行。

左手肝脏反射区在三焦经循行线上，右手脾脏反射区也在三焦经循行线上。手少阳三焦经起于无名指尺侧端，向上沿无名指尺侧至手腕背面，上行尺骨、桡骨之间。循行线上有骶骨、妇科等反射区。

肝、脾都是气血生化之源，都是促进水液代谢的脏腑器官。肝藏血、主疏泄，若失疏泄，气机不通；脾统血、主运化水液传输，脾运水液功能减退，必导致水液停滞，生湿生痰，甚至水肿。而三焦经是气血循环、水液升降出入的通路，主持清气，通行水道。肝、脾功能正常与否和三焦经的通畅有密不可分的关系。

无名指是下肢的反射区，桡侧有血糖反射区，三焦经循行于尺侧。有很多人经常外出，走路多腿疼，在手部无名指，用另一手拇指向心推指掌面，从指肚推到掌部，直至发热。推21次，调理下肢气血循环。也可在腿部推摩，用掌心下肢小肚、窝、大腿内侧，从小腿部向大腿部推摩，发热为度。

很多人特别是女性经常感到下肢发冷，两脚冰凉，这是因为腿部距离心脏远，气血循环慢，三焦不通畅，这时可以在手部调理三焦经。用另一手拇指指腹面在无名指指背向指尖方向推，调通上焦；在指腹面向心方向推，调通下焦；用拇指、中指在无名指两侧来回推摩，调理中焦。以七为基数做七的倍数。双手都要做。

脊柱反射区，颈椎反射区与手太阴肺经，胸椎反射区与手阳明大肠经，腰椎反射区与手厥阴心包经，骶骨反射区与手少阳三焦经，尾骨反射区与手少阴心经、手太阳小肠经它们都有密切的关系，在反射区诊断、调理、治疗时，要仔细观察经络循行向上的斑点、颜色、形态等的变化，并做相应的调理。

胸椎不舒服背部痛，在大肠经上找穴位调理，关键是找敏感点。可点按在商阳或迎香穴上然后活动胸椎，体验经脉与脊柱的关系。手阳明大肠经循行起于食指末端（商阳）经指掌桡侧、前臂前方、上臂外侧前缘、肩胛上部、颈项前外侧通过面颊止于鼻孔对侧（迎香），共二十穴。

腰椎不舒服，可在手厥阴心包经上找敏感点调理。内关穴尤其调理第三腰椎效果好。轻轻地掐在内关穴上，轻力度向心方向施力，患者可以动动腰部体会感觉。注意方向和力度，力度一定轻，方向是关键。若离心方向点按，腰椎马上就有疼痛感觉。

骶胯部和三焦经有密切的关联，

有的人不小心脚脖子崴了，只注意脚，不想骶胯部，脚不痛了但骶胯部有问题。脚部反射区是三焦经的起始点，骶胯部疼痛，三焦经也会有问题。手部调理方法：患者手背向上，男先左手女先右手，施术者中指垫在患者无名指指肚下，拇指和食指掐在指肚两侧，三指同时用力掐（三角力）。掐左手治左侧，掐右手治右侧。三焦经有问题在手部骶骨反射区按揉，同样可以调理。

尾骨反射区与小肠经、心经、生殖系统、泌尿系统也有关联。小肠经循行经过第五掌骨尺侧，心经循行经过第四、五掌骨间，尾骨有问题，还要调理小肠经、心经。尾骨尖后勾，可采用板直小指远节指骨段的方法调理。

心脏问题（心梗、冠状动脉问题等）可掐按尾骨反射区找敏感点调理。在尾骨反射区上下按压揉动，可调理心脏病，调整血压。在尾骨反射区中点（少府）上下对压揉动81次，调整血压。

按摩手部需要注意的问题

人体上的穴位是对称的，因此手上的反射区也是对称的，所以在自我按摩的时候，必须双手都做才会达到效果。

如果治疗中出现某一侧疼痛明显，就重点做那一侧。手部由于角质层相对较厚，力度也可以稍重一些。每次治疗的时间最好安排在晚上睡觉前。做手部按摩时，如果遇到高温、剧烈运动后、醉酒、手部有皮肤病、外伤等情形都不适合做手法。特别是孕妇、月经期，注意不宜刺激合谷、三阴交、昆仑等穴位，以防引起流产。

手部按摩时，也要因人而异，掌握好时间和次数，应长则长，该短则短。反射区的按摩，以每个反射区治疗时间不少于1分钟，不超过3分钟为宜。一般是双手按摩时间为30～40分钟，每天1次为宜，半个月为1个疗程。

◎手部按摩可以防治脑动脉硬化、降低血脂，可以使消化系统保持通畅。

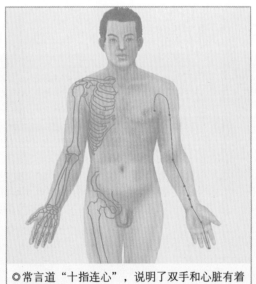

◎常言道"十指连心"，说明了双手和心脏有着特殊的关系。

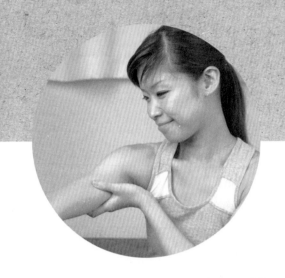

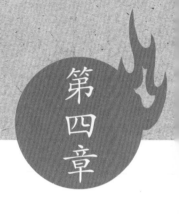

第四章

日常多发病的快速
按摩疗法

●日常生活中，我们经常会被一些常见的多发病困扰，例如头痛、失眠、牙痛等。类似这样的疾病，通过简便的快速按摩就能取得很好的治疗效果，既省去了去医院排队看病的时间，也省去了一些不必要的麻烦。需要注意的是，在针对疾病进行按摩时，首先要确定病人是否适合按摩，否则即使对症，也不能进行按摩。

糖尿病的快速按摩疗法

糖尿病是由遗传因素、免疫功能紊乱、微生物感染及其毒素、自由基毒素、精神因素等各种致病因子作用于机体导致胰岛功能减退、胰岛素抵抗等而引发的糖、蛋白质、脂肪、水和电解质等一系列代谢紊乱综合征。

【按摩部位及取穴】胰俞、肝俞、脾俞、肾俞、胃俞、中脘、气海、关元、大椎、曲池、三阴交、涌泉等穴。

【按摩手法】一指禅推、按、揉、擦、振法等。

临床上以高血糖为主要特点，典型病例可出现多尿、多饮、多食、消瘦等表现，即"三多一少"症状。

糖尿病分为1型糖尿病和2型糖尿病。在糖尿病患者中，2型糖尿病所占的比例约为95%。其中1型糖尿病多发生于青少年，因胰岛素分泌缺乏，依赖外源性胰岛素补充以维持生命。2型糖尿病多见于中老年人，其胰岛素的分泌量并不低，甚至还偏高，临床表现为机体对胰岛素不够敏感，即胰岛素抵抗。胰岛素是人体胰腺B细胞分泌的体内唯一的降血糖激素。胰岛素抵抗是指体内周围组织对胰岛素的敏感性降低，外周组织如肌肉、脂肪对胰岛素促进葡萄糖的吸收、转化、利用发生了抵抗。

糖尿病症状可总结为"三多一少"，所谓"三多"是指"多食、多饮、多尿"，"一少"指"体重减少"。

糖尿病症状的"三多一少"

多食	由于大量尿糖丢失，如每日失糖500克以上，机体处于半饥饿状态，能量缺乏需要补充引起食欲亢进，食量增加。同时又因高血糖刺激胰岛素分泌，因而病人易产生饥饿感，食欲亢进，老有吃不饱的感觉，甚至每天吃五六次饭，主食达1~1.5千克，副食也比正常人明显增多，还不能满足食欲。
多饮	由于多尿，水分丢失过多，发生细胞内脱水，刺激口渴中枢，出现烦渴多饮，饮水量和饮水次数都增多，以此补充水分。排尿越多，饮水也越多，形成正比关系。
多尿	尿量增多，每昼夜尿量达3000~5000毫升，最高可达10000毫升以上。排尿次数也增多，一二个小时就可能小便1次，有的病人甚至每昼夜可达30余次。糖尿病人血糖浓度增高，体内不能被充分利用，特别是肾小球滤出而不能完全被肾小管重吸收，以致形成渗透性利尿，出现多尿。血糖越高，排出的尿糖越多，尿量也越多。

续表

体重减轻	由于胰岛素不足，机体不能充分利用葡萄糖，使脂肪和蛋白质分解加速来补充能量和热量。其结果使体内碳水化合物、脂肪及蛋白质被大量消耗，再加上水分的丢失，病人体重减轻、形体消瘦，严重者体重可下降数5千克，以致疲乏无力，精神不振。同样，病程时间越长，血糖越高；病情越重，消瘦也就越明显。

糖尿病可导致感染、心脏病变、脑血管病变、肾功能衰竭、双目失明、下肢坏疽等而成为致死致残的主要原因。糖尿病高渗综合征是糖尿病的严重急性并发症，初始阶段可表现为多尿、多饮、倦怠乏力、反应迟钝等，随着机体失水量的增加病情急剧发展，出现嗜睡、定向障碍、癫痫样抽搐、偏瘫等类似脑卒中的症状，甚至昏迷。

预防糖尿病的一般按摩方法

抱腹颤动	双手抱成球状，两个小拇指向下，两个大拇指向上，两掌根向里放在大横穴上（位于肚脐两侧一横掌处）；小拇指放在关元穴上（位于肚脐下4指宽处）；大拇指放在中脘穴上（位于肚脐上方一横掌处）。手掌微微往下压，然后上下快速地颤动，每分钟至少做150次。此手法应在饭后30分钟，或者睡前30分钟做，一般做3~5分钟。这种方法不仅能降糖、降血压，还可以治疗便秘。
叩击左侧肋部	轻轻地叩击肋骨和上腹部左侧这一部位，约为2分钟，右侧不做。
按摩三阴交	三阴交穴位于脚腕内踝上3寸处，用拇指按揉，左右侧分别做2~3分钟。

以上疗法每天做1~2次。
已患糖尿病的人也可以通过自我按摩可以达到调整阴阳、调和气血、疏通经络、益肾补虚、清泄三焦燥热、滋阴健脾等功效。

糖尿病患者的自我按摩以胸腹部、腰背部、上下肢等部位的经络、穴位为主。一般采用先顺时针按摩30~40次，再逆时针按摩30~40次的方法进行。

糖尿病患者的按摩部位

按摩肾区	清晨起床后及临睡前，取坐位，两足下垂，宽衣松带，腰部挺直，以两手掌置于腰部肾俞穴（第二腰椎棘突下离开1寸半），上下加压摩擦肾区各40次，再采用顺旋转、逆旋转摩擦各40次。以局部感到有温热感为佳。

续表

按摩腹部	清晨起床后及临睡前，取卧位或坐位，双手叠掌，将掌心置于下腹部，以脐为中心，手掌绕脐顺时针按摩40圈，再逆时针按摩40圈。按摩的范围由小到大，由内向外可上至肋骨，下至耻骨联合。按摩的力量，由轻到重，以患者能耐受、自我感觉舒适为宜。
按摩下肢	按摩部位以脾经、肾经为主，手法以直线做上下或来回擦法为主，可在足三里（外膝眼下3寸，胫骨前嵴外1横指处）、阳陵泉（腓骨小头前下方凹陷中）、阴陵泉（胫骨内侧髁下缘凹陷中）、三阴交（内踝高点上3寸，胫骨内侧面后缘）等穴位上各按压、揉动3分钟。
按摩上肢	按摩部位以大肠经、心经为主，手法以直线做上下或来回擦法为主，可在手三里（肘部横纹中点下2寸处）、外关（腕背横纹上2寸，桡骨与尺骨之间）、内关（腕横纹上2寸，掌长肌腱与桡侧腕屈肌腱之间）、合谷（手背，第一、二掌骨之间，约平第二掌骨中点处）等穴位上各按压、揉动3分钟。
按摩劳宫穴	该穴定位于第二、三掌骨之间，握拳，中指尖下。按摩手法采用按压、揉擦等方法，左右手交叉进行，每穴各操作10分钟，每天2~3次，不受时间、地点限制。也可借助小木棒、笔套等钝性的物体进行按摩。
按摩涌泉穴	该穴定位于足底（去趾）前1/3处，足趾跖屈时呈凹陷处。按摩手法采用按压、揉擦等方法，左右手交叉进行，每穴各操作10分钟，每天早晚各1次。也可借助足按摩器或钝性的物体进行自我按摩。

【病症自我保健】

糖尿病人饮食注意

饮食注意事项

不适宜吃精粮；动物内脏、蟹黄、鱼卵、鸡皮、猪皮、猪肠；花生、瓜子、核桃、松子、甘蔗、水果、土豆、芋头、甘薯、藕、淀粉、荸荠等。
烹饪方式最好是清炖、水煮、凉拌等，不可太咸，食盐摄入量6克以下为宜。
忌辛辣；戒烟限酒。

糖尿病的取穴与按摩

特效1：阳池穴

▶ 功能主治

阳池穴 属手少阳三焦经穴位	可治疗妊娠呕吐、女性汗毛过长。
	治疗腕关节及周围软组织风湿等疾患，以及腕痛无力、肩臂痛不得举症状。
	对耳鸣、耳聋、眼睛红肿、咽喉肿痛等五官疾病有较好疗效。
	对糖尿病（消渴症）、子宫不正（前屈或后屈）等病症，长期按摩会有很好的调理保健效能。

▶ 标准取穴

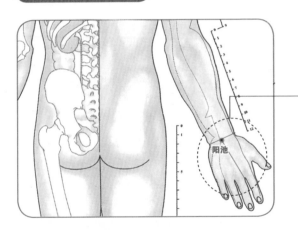

即腕背横纹上，前对中指、无名指指缝。或在腕背横纹中，当指伸肌腱的尺侧缘凹陷处。

◇ 配伍治病

前臂疼痛麻木：
阳池配外关和曲池
糖尿病：
阳池配胃脘下俞、脾俞和太溪
功用：生发阳气，沟通表里

▶ 取穴技巧及按摩手法

正坐，手平伸，屈肘向内，翻掌，掌心向下，用另一手轻握手腕处，四指在下，大拇指在上，弯曲大拇指，以指尖垂直按手腕横纹中点穴位即是。

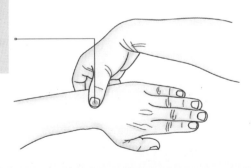

程度	指法	时间/分钟
重		1~3

特效2：神门穴

► 功能主治

神门穴	此穴具有安神、宁心、通络之效能。
	主治心烦失眠、心悸，心绞痛、多梦、健忘等症，对神经衰弱等症，针灸此穴有特效。
属手少阴心经穴位	神门是精气神的进入处，因此也是治疗心脏疾病的重要穴位。
	对糖尿病、扁桃体炎、腕关节运动障碍等病症，长期按压此穴也有很好的调理保健效能。

► 标准取穴

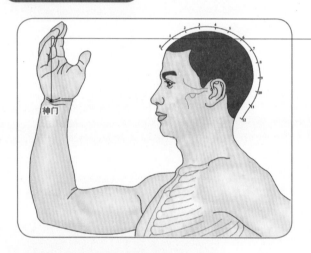

神门

腕横纹尺侧端，尺侧腕屈肌腱的桡侧凹陷处即是。

◇ 配伍治病

健忘失眠、无脉：
神门配支正
癫狂：
神门配大椎、丰隆
功用： 安神、宁心、通络

► 取穴技巧及按摩手法

正坐，伸手、仰掌，屈肘向上约45度，在无名指与小指掌侧向外方，用另手四指握住手腕，弯曲大拇指，指甲尖所到的豆骨下、尺骨端凹陷处即是。

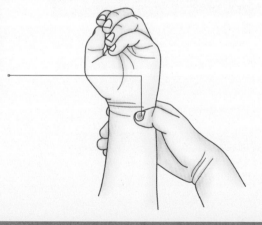

程度	指法	时间/分钟
适度		3～5

糖尿病人推荐食谱

早餐	1.主食：高纤维馒头或饼等高纤维主食。 2.副食： （1）煮鸡蛋或荷包蛋一个。 （2）淡豆浆、牛奶或小米粥可任选一种。
午餐	1.主食：高纤维大米饭、高纤维馒头、高纤维面条或其他高纤维主食 2.副食： （1）瘦肉、鱼、鸡、鸭可根据情况选择。 （2）清炒蔬菜、凉拌蔬菜、豆制品等。
晚餐	1.主食： （1）高纤维馒头、高纤维大米饭等高纤维主食。 （2）喜欢喝粥者可根据个人习惯选择小米粥、绿豆粥、红小豆粥等。 2.副食： （1）蔬菜、豆制品等。 （2）鸡、鸭、肉、鱼等可根据个人喜爱情况选择。 （3）晚上睡觉前喝纯牛奶一杯，约300毫升。
说明	（1）每日主食必须吃够，不得少于300克（干品）。 （2）每日所食蔬菜必须依照"糖尿病饮食治疗规则"上指定的品种进行选择，必须吃够500克以上。 （3）每日所食蔬菜品种和副食要多样化，不要单调。 （4）食盐不超过6克，食用油用植物油，不超过18克为宜。 （5）每日主食做到大米、面粉混合食用才有益健康，即一天两顿大米主食、一顿面主食；或一顿大米主食、二顿面主食。 （6）中医养生学认为"汗要出透，水要喝够，便要排清，才能长寿"，所以说糖尿病人在科学合理饮食的基础上，每天的水要喝够，不要等渴了才暴饮。

高血压的快速按摩疗法

高血压病是指病人在静息状态下动脉收缩压和/或舒张压增高，即大于等于140/90mmHg，常伴有脂肪和糖代谢紊乱以及心、脑、肾和视网膜等器官功能性或器质性改变，以器官重塑为特征的全身性疾病。

【按摩部位及取穴】太阳、攒竹、内关、百会、天柱。风池、肩井、大椎、肝俞、心俞。肾俞、曲池、足三里穴。

【按摩手法】按、压、揉法等。

一般来说，当病人休息5分钟以上，2次以上非同日测得的血压大于等于

140/90mmHg就可以诊断为高血压。

高血压的病因除了跟病人的遗传因素相关外，也与病人的环境，包括饮食上和精神应激上的相关。另外，高血压的发生与病人的体重，睡眠及年龄有较大的关系。一般来说，肥胖者发病率高。在日常饮食中，摄入食盐多者，高血压发病率高，经常服用避孕药也容易导致高血压。

高血压是一种以体循环动脉收缩压或舒张压升高为特征的临床综合征。大多数高血压患者有头痛、头晕、失眠、烦躁、易疲劳、手指麻木和僵硬等症状。

高血压患者在药物治疗的同时，也不妨采用自我按摩疗法来进行防治。通过按摩可以调节大脑皮层功能，改善脑内血液循环，使微血管扩张，血液增加，不仅能降低血压，还能防止动脉硬化。这有效地防止了药物的毒副反应，而且效果明显。

针对高血压疾病，病人可以根据自身的实际情况采取不同的按摩方法。下面我们就介绍一下头部按摩法、足部按摩法、特殊穴位按摩法以及足浴疗法。

中医称"头为诸阳之会"，人体十二经脉和奇经八脉都聚会于头部，而且头部有几十个穴位。正确的按摩和一些日常的良好习惯对高血压患者可以起到意想不到的保健作用。

头部按摩法

中医称"头为诸阳之会"，人体十二经脉和奇经八脉都聚会于头部，而且头部有几十个穴位。正确的按摩和一些日常的

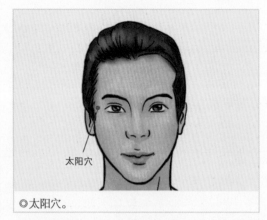
◎太阳穴。

良好习惯对高血压患者可以起到意想不到的保健作用。

梳头

梳头可以促进头部血液循环，起到疏通经脉、流畅气血、调节大脑神经等作用，对治疗眩晕、失眠、高血压、动脉粥样硬化等疾病也有较好的疗效。

每天早、中、晚各梳头一次，用力适中，头皮各部全部梳理一遍，每次2～3分钟。

推发

两手虎口相对分开放在耳上发际，食指在前，拇指在后，由耳上发际推向头顶，两虎口在头顶上会合时把发上提，反复推发10次，操作时稍用力。两掌自前额像梳头样向脑部按摩，至后颈时两掌手指交叉以掌根挤压后颈，有降压的作用。

叩头

双手五指分开成半屈状，用指端由前发际向后叩击，反复叩击12次，叩时要用力均匀并稍用力。

足部按摩法

足部与全身脏腑经络关系密切，承担

身体全部重量，故有人称足是人类的"第二心脏"。

有人观察到足与整体的关系类似于胎儿平卧在足掌面。头部向着足跟，臀部朝着足趾，脏腑即分布在跖面（脚掌）中部。根据以上原理和规律，刺激足穴可以调整人体全身功能，治疗脏腑病变。

中医经络学认为，脚心是肾经涌泉穴的部位，手心是心包经劳宫穴的部位，经常用手掌摩擦脚心，有健肾、理气、益智、交通心肾，使水火相济，心肾相交，能防治失眠、多梦等功效。对高血压病也有很好的疗效。

人体解剖学表明，脚上的血管和神经比其他部位多，无数的神经末梢与头、手、身体内部各组织器官有着特殊的联系。所以，通过对足部进行按摩，就能治疗许多疾病。其中治疗高血压病有很好的疗效。

治疗高血压的足部按摩法如下：

按摩涌泉穴

此法简单、实用，具体方法为取坐位于床上，用两手拇指指腹自涌泉穴推至足根，出现局部热感后再终止操作，每日1～2次。

根据按摩者的不同坐位可以分为不同的手法。

坐位：将一条腿放在另一条腿上，同侧手托住脚踝，对侧手用小鱼际部在涌泉穴做上下推擦，直到脚心发热为止，再换另一条腿。

坐床上：两脚心相对，用两手拇指指腹自脚跟往前推至涌泉穴，由上而下反复

36次，推至脚心发热为止。

按摩涌泉穴动作要缓和、连贯，轻重要合适。刚开始速度要慢，时间要短，等适应后再逐渐加快按摩速度。在按摩脚心的同时，还要多动动脚趾。

拿捏大脚趾

大脚趾是血压反射区所在，随至用手上下左右旋转揉搓即可。在血压突然升高时，立即用手的指甲掐住在大脚趾与趾掌关节横纹正中央，血压便会下降。

进行足部按摩时应保持室内清静、整洁、通风，按摩前用温水洗净足部，全身放松。按摩结束后30分钟内患者应饮一杯温开水，这样有利于气血的运行，从而达到良好的按摩效果。

特效穴位及经络按摩法

特效穴位指的是：太阳、攒竹、内关、百会、天柱。风池、肩井、大椎、肝俞、心俞。肾俞、曲池、足三里穴等。

特效经络为：督脉、手阳明大肠经、足少阳胆经、足太阳膀胱经、足阳明胃经等。

按摩疗法

（1）用双手拇指指腹按揉太阳、攒竹、百会穴，每穴每次各2分钟。

（2）用按摩棒按压、摩擦风池、曲池、内关穴，每穴每次各2分钟。

（3）将双手五指分开成爪形，由前发际向后发际抹动，如十指梳头状，反复30次，或用木梳代替手指。

（4）用拇指和食指捏住耳郭，从上向下按揉，左右各50次。

足浴疗法

中医学认为，人体五脏六腑在脚上都有相应的投影，脚部是足三阴经的起始点，又是足三阳经的终止点，踝关节以下就有六十多个穴位。如果经常用热水泡脚，能刺激足部穴位，促进血脉运行，调理脏腑，从而达到强身健体、祛除病邪、降压疗疾的目的。

足浴时，水的温度一般保持在40度左右，太高太低都不好；水量以能没过脚踝部为好，双脚放热水中浸泡5～10分钟，然后用手按摩脚心。

【病症自我保健】

高血压的食疗法

高血压病人的饮食治疗，是以减少钠盐、减少膳食脂肪并补充适量优质蛋白、注意补充钙和钾，多吃蔬菜和水果、戒烟戒酒、科学饮水为原则。

饮食宜清淡

提倡素食为主，素食方式可使高血压患者血压降低。因此高血压患者饮食宜清淡，宜高维生素、高纤维素、高钙、低脂肪、低胆固醇饮食。提倡多吃粗粮、杂粮、新鲜蔬菜、水果、豆制品、瘦肉、鱼、鸡等食物，提倡植物油，少吃猪油、油腻食品及白糖、辛辣、浓茶、咖啡等。

降低食盐量

吃钠盐过多是高血压的致病因素，而控制钠盐摄入量有利于降低和稳定血压。临床试

验表明，对高血压病人每日食盐量由原来的10.5克降低到4.7～5.8克，可使收缩压平均降低4～6毫米汞柱。

戒烟、戒酒

烟、酒是高血压病的危险因素，嗜烟、酒有增加高血压并发心、脑血管病的可能，酒还能降低病人对抗高血压药物的反应性。因此对高血压病人要求戒烟戒酒，戒酒有困难的人也应限制饮酒。

饮食有节

做到一日三餐饮食定时定量，不可过饥过饱，不暴饮暴食。每天食谱可做以下安排：碳水化合物250～350克（相当主食6～8两）；新鲜蔬菜400～500克；水果100克；食油20～25克；牛奶250克（毫升）；高蛋白食物3份（每份指：瘦肉50～100克，或鸡蛋1个，或豆腐100克，或鸡、鸭100克，或鱼虾100克。其中鸡蛋每周4～5个即可）。

科学饮水

水的硬度与高血压的发生有密切的联系。研究证明，硬水中含有较多的钙、镁离子，如果缺乏，易使血管发生痉挛，最终导致血压升高，因此对高血压患者要尽量饮用硬水，如泉水、深井水、天然矿泉水等。

有益于降压的食物

下面我们所介绍的保健食物，应该说既是大众喜爱食用，容易找到的食物，对高血压具有某些治疗功效的食物。大致概括起来，有这么几类：

叶菜类

芹菜、茼蒿、苋菜、韭菜、黄花菜、

荠菜、菠菜等；

根茎类

茭白、芦笋、萝卜、胡萝卜、荸荠、马蹄；

瓜果、水果类

西瓜、冬瓜、西红柿、山楂、柠檬、香蕉、红枣、桑葚；

花、种子、坚果类

菊花、罗布麻、芝麻、豌豆、蚕豆、绿豆、玉米、荞麦、花生、西瓜子、核桃、葵花子、莲子心；

水产类

海带、紫菜、海蜇、海参、海藻、牡蛎、鲍鱼、虾皮、银鱼；

动物类及其他

牛奶（脱脂）、猪胆、牛黄、蜂蜜、食醋、豆制品、黑木耳、白木耳、香菇。

降血压药粥

①胡萝卜粥：用鲜胡萝卜120g切碎，同粳米100g煮粥食用。

②芹菜粥：连根芹菜90g切碎，同粳米100g煮粥食用。

③大蒜粥：大蒜30g放入沸水中煮1分钟后捞出，再取粳米100g放入煮蒜水中煮成稀粥后，重新放入大蒜再煮一会儿食用。

④荷叶粥：用鲜荷叶一张煎汤代水，同粳米100g煮粥经常食用。

⑤葛根粉粥：用葛根粉30g，粳米100g同煮为粥，作为早餐食用。

降压小偏方

海带爆木耳

【原料】水发黑木耳250克，水发海带100克，蒜1瓣，调料适量。

【做法】

①将海带、黑木耳洗净，各切丝备用。

②菜油烧热，爆香蒜、葱花，倒入海带、木耳丝，急速翻炒，加入酱油、精盐、白糖、味精，淋上香油即可。

【功效】安神降压，活血化瘀。适用于高血压。

低血压的快速按摩疗法

低血压是指体循环动脉压力低于正常的状态。低血压的诊断尚无统一标准，一般认为成年人肢动脉血压低于90/60mmHg即为低血压。

【按摩部位及取穴】神门穴、太阳穴、大陵穴。

【按摩手法】按、压、揉。

低血压指由于血压降低引起的一系列症状，如头晕和晕厥等。低血压可以分为急性低血压和慢性低血压。无论是由于生理或病理原因造成血压收缩压低于100mmHg，那就会形成低血压。平时我们讨论的低血压大多为慢性低血压。慢性低血压据统计发病率为4%左右，老年人群中可高达10%。

低血压大略可分为原因清楚的二次性低血压与原因不明的本能性低血压及突然站起会感到目眩的起立性低血压三种。

另外，有些人认为血压低，所以需要喝酒，这是错误的，希望尽可能避免。酒会使血压升高，完全是没有科学依据的，现代医学观大多数的见解是酒会使血压下降。另外，在饮食方面，应避免酸辣等刺激物。

治疗低血压还应该在科学原则的指导下进行。具体方法如下：

床上仰卧，双臂自然放于体侧，闭目，全身放松，排除杂念，吸气时默念"安静"，呼气时默念"放松"，反复2～5分钟。

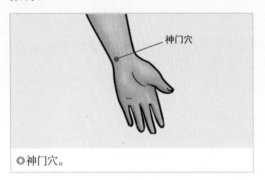

◎神门穴。

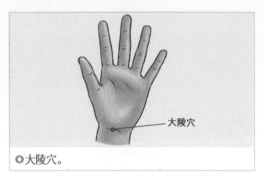

◎大陵穴。

自我按摩方法

步骤	（1）双手十指微屈稍分开，放在头顶，按摩整个头部2～3分钟。 （2）先用两手掌从前额中间向两鬓角按摩30秒钟，再以双手的中指各自在左右鬓角按摩6～8次。 （3）轻闭双眼，用手指从鼻梁根部经过上眼睑按摩到眼外角。重复4～5次。 （4）微抬起下巴，左手掌放在右侧颈部，由下颌角经颈部至锁骨推摩8～10次。右手按上法按摩左侧。 （5）拇指放在同侧颈动脉搏动处，轻轻按压5～6秒钟，休息10～15秒，重复做3～4次，然后做另一侧。 （6）两手指放在前额部，向两侧颈部推摩，然后用掌根揉按两侧颈部，重复8～10次。 （7）双手中指点压太阳穴，由轻到重，持续5～6秒，重复5～6次。 （8）吸气，同时两手掌用力按压胸廓下部（两胁），然后缓缓从半闭的嘴呼气。重复4～5次。
按摩法	（1）用大拇指用力按压两只手掌心的"心包区"3～5分钟，每日1～3次； （2）晨起后，取橡皮筋两根在双手中指和无名指第一个关节处各绕几圈，一分钟后取下，每日1～3次； （3）用拇指按压双手上的神门穴（位于掌心手腕线下小指侧）、大陵穴（位于掌心手腕线下面中央），各5分钟，每天3次。

【病症自我保健】
低血压食疗法

莲子蒸红参	用莲子15枚，红参片6克，冰糖30克。将莲子洗净，用清水泡发后，放碗中，加入红参片和冰糖，加适量水，上笼蒸一个小时即可；用法是每日或隔日食1次；此款的功效是补气、壮阳、温中、散寒、益肺、养心。适用于血压偏低、久病气虚、年老体衰、头晕眼花、动则气喘、心悸失眠等症。
黑豆炖狗肉	用黑豆100克，狗肉500克，料酒、葱段、生姜、大葱、花椒、肉桂、精盐、味精、胡椒粉适量。将黑豆淘洗干净，泡发备用；将狗肉洗净，切块，下沸水锅，焯一下捞出。锅烧热，加油，油热，将生姜、葱段一起入锅煸炒一会，然后倒入黑豆共炒，加适量清水，入狗肉，沸后改小火炖至豆烂肉熟，再入胡椒粉、味精调味即成。用法是早晚佐餐。分4次，2日食完，连续食用1个月。此款的功效是安五脏、暖腰膝、壮肾阳、补胃气。适用于低血压、身体虚弱、阳痿早泄、腰酸腿软等病。
莲子炖猪肚	用莲子50粒，猪肚1个。将莲子去心，猪肚洗净，莲子装入猪肚，缝合后置锅中，加水清炖，熟后放冷。食时切成肚丝，同莲子放入盘中，加芝麻油、精盐、蒜、姜丝、味精等调料即可。用法是佐餐，连续食用1个月。此款的功效是滋阴补肾、健脾和胃。适用于血压偏低、头晕目眩、病后体虚等症。
葡萄酒浸桂圆肉	用红葡萄酒750毫升，桂圆肉120克。将桂圆肉加入葡萄酒中，浸泡半个月后饮用。会饮酒者加入优质低度白酒更好。用法是泡红葡萄酒者，每晚佐餐，饮25毫升。泡白酒者，每次饮15毫升。饮完后，桂圆渣可食。此款的功效是滋阴补脾，健骨强身，增进食欲，舒筋活血，益气安神。
山参薏米大枣粥	用鲜山药200克，太子参20克，薏米50克，大枣15枚。山药洗净，刮皮，切块；薏米淘洗干净，待用；太子参用水冲洗后，用适量清水泡胀；大枣洗净。然后一同入砂锅，加水1000毫升，沸后改小火煮至薏米烂熟即成。用法是佐餐，早晚各1次。此款的功效是补气养血，健脾生津，养肝益肾。适用于低血压，脾胃虚弱，食欲不振，肺虚咳嗽，贫血乏力，精神倦怠等症。
阿胶糯米粥	用阿胶30克，紫糯米100克，红糖30克。将糯米淘洗干净，锅中加水800毫升，沸后，将糯米倒入，再沸几滚后，改小火煮粥，直至米烂，再将阿胶和红糖入粥中，继续煮至溶化拌匀即可。用法是每日1次，连服1月。此款的功效是补血，滋阴，益气，养肝，止血，润燥，调经。适用于妇女及老年低血压，虚弱贫血，头晕目眩，心悸失眠，食欲不振，各种出血、咽干津少等症。

日常注意事项

预防事项	平时养成运动的习惯，均衡饮食，培养开朗的个性，及足够的睡眠。低血压患者，应过规律的生活。 低血压患者入浴时，要小心防范突然起立而晕倒，泡温泉也尽量缩短时间。对血管扩张剂、镇静降压药等慎用。 有直立性低血压的人可以穿弹性袜。夜间起床小便或早晨起床之前先宜活动四肢，或伸一下懒腰，这样活动片刻之后再慢慢起床，千万不要一醒来就猛然起床，以预防短暂性大脑缺血。也可以在站立之前，先闭合双眼，颈前屈到最大限度，而后慢慢站立起来，持续10～15秒钟后再走动，即可达到预防直立性低血压的目的。 晚上睡觉将头部垫高可减轻低血压症状，常淋浴以加速血液循环或以冷水温水交替洗足，加强营养，多食易消化蛋白食物，如鸡蛋、鱼、乳酪、牛奶等，多喝汤多饮水增加盐分摄入。
保健食品	低血压饮食宜：荤素搭配。桂圆、莲子、大枣、桑葚等，具有健神补脑之功，宜经常食用，增强体质；由失血及月经过多引起的低血压，应注意进食提供造血原料的食物，如富含蛋白质、铜、铁元素的食物——肝类、鱼类、奶类、蛋类、豆类以及含铁多的蔬菜水果等，有助于纠正贫血。 低血压病人宜选择高钠（食盐每日宜12～15克）、高胆固醇的饮食，如动物脑、肝、蛋黄、奶油、鱼子等，使血容量增加，心排血量也随之增加，动脉紧张度增强，血压将随之上升。 忌食生冷及寒凉、破气食物，如菠菜、萝卜、芹菜、冷饮等。忌吃玉米等降血压食物。

心律失常的快速按摩疗法

心律失常是指心脏收缩的频率和节律失常。正常人安静状态下的心跳次数在每分钟60～100次范围内，当心动次数超出这一范围或出现心动秩序的改变，即属心律失常。

【按摩部位及取穴】神门、大陵、劳宫、少府、虎口、中泉。

【按摩手法】按、揉、掐、推、点。

心律失常的临床表现为期前收缩、窦性心动过速或过缓、阵发性室上性心动过

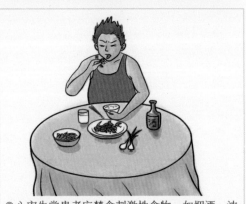

◎心率失常患者应禁食刺激性食物，如烟酒、浓茶、浓咖啡、辣椒等。

速、房室传导阻滞等，常见症状有心悸、胸闷、头晕、乏力等。

心律失常患者应保持愉悦的情志，避免情绪激动；进行适当的锻炼，劳逸结合；禁食刺激性食物，如烟酒、浓茶、浓咖啡、辣椒等。

对于心律失常不同的按摩手法

手部按摩法	1.穴位选择 揉按神门、大陵、劳宫、少府、虎口、中泉等穴位。 2.反射区选配 按摩心、胸、肾上腺、大脑、胸腔呼吸器官、肾、膀胱、输尿管、甲状腺等反射区，尤其是心、胸、肾上腺反射区。 3.注意事项 在用手部按摩治疗心律失常时，用力要轻，时间相对要短。严重心律失常者更要谨慎细心，注意患者病情变化。对器质性心律失常者，应查明原因，采取相应的治疗方法。 病人可以根据心律失常的不同临床表现来选择不同的按摩手法。 （1）期前收缩 用一手拇指和食指按掐住另一手的神门穴，用重掐法进行掐揉，约5分钟后再按掐另一手的神门穴5分钟；或用一手的拇指指腹按住另一手的内关穴，进行点按揉，约5分钟后再按另一手的内关穴约5分钟。 对神门、内关穴反复点掐按揉，直至心慌、胸闷等症状消失或明显减轻为止。 （2）阵发性心动过速 可在颈部喉头软骨旁，用右手触到颈动脉搏动时稳稳地将颈动脉压至后方的颈椎横突，使颈动脉搏动消失。10秒钟后再换左手拇指从外向内同样压左侧颈动脉搏动消失10秒钟。若此方法应用得当，常能使心率减慢。需要注意的是不能同时按压双侧颈动脉，按压时间应小于15秒钟。 另外也可以通过按摩眼球，使迷走神经兴奋，反射性心率减慢。具体方法是，患者平卧闭目后用双手中指和无名指由内向外，以适当的压力、缓慢地压摩眼球3～5次，一次持续10～20秒。青光眼和高度近视者禁用此法。 （3）房室传导阻滞 取心俞、膈俞、至阳、灵台或神道等背部穴位，另加臂部内关穴。如果这些穴位不敏感，可以在其周围去找敏感反应点，然后采用点、揉、按等手法在上述穴位进行刺激，手法由轻到重，每日一次，每次15分钟，10次为1疗程。

【病症自我保健】

心律失常食疗法

心律失常食疗方

西红柿2个，绿豆20克。将绿豆煮烂，用其汤送西红柿，一次吃完。每日2～3次，饭前空腹服用可防治心悸。

续表

	大枣30克，粳米100克，冰糖适量。煮至烂熟成粥，加入冰糖，搅拌均匀即可食用，用于心悸症。
	莲子30克，粳米50克。加水800毫升，煮粥吃，每日1～2次，用于气短。

心律失常预防保健

自我监测	在心律失常不易被查出时，病人自己最能发现问题。有些心律失常常有先兆症状，若能及时发现及时采取措施，可减少甚至避免再发心律失常。心房纤颤的病人往往有先兆征象或称前驱症状，如心悸感，摸脉有"缺脉"增多，此时及早休息并口服一些药物可防患于未然。 有些病人对自己的心律失常治疗摸索出一套自行控制的方法，当发生时用以往的经验能控制心律失常。如阵发性室上性心动过速病人，发作后立即用刺激咽喉致恶心呕吐，或深呼吸动作，或压迫眼球可达到刺激迷走神经，减慢心率的目的，也能马上转复。
预防诱发因素	一旦确诊后病人往往紧张、焦虑、忧郁，严重关注，频频求医，迫切要求用药控制心律失常，而完全忽略病因、诱因的防治，常造成喧宾夺主，本末倒置。 常见诱因：吸烟、酗酒、过劳、紧张、激动、暴饮暴食，消化不良，感冒发烧，摄入盐过多，血钾、血镁低等。病人可结合以往发病的实际情况，总结经验，避免可能的诱因，比单纯用药更简便、安全、有效。
稳定的情绪	保持平和稳定的情绪，精神放松，不过度紧张。精神因素中尤其紧张的情绪易诱发心律失常。所以病人要以平和的心态去对待，避免过喜、过悲。过怒，不计较小事，遇事自己能宽慰自己，不看紧张刺激的电视，球赛等。
定期检查身体	定期复查心电图，电解质、肝功、甲功等，因为抗心律失常药可影响电解质及脏器功能。用药后应定期复诊及观察用药效果和调整用药剂量。
生活要规律	养成按时作息的习惯，保证睡眠。因为失眠可诱发心律失常。运动要适量，量力而行，不勉强运动或运动过量，不做剧烈及竞赛性活动，可做气功、打太极拳。 洗澡水不要太热，洗澡时间不宜过长。养成按时排便习惯，保持大便通畅。饮食要定时定量。节制性生活，不饮浓茶不吸烟。避免着凉，预防感冒。不从事紧张工作，不从事驾驶员工作。
合理用药	心律失常治疗中强调用药个体化，而有些病人往往愿意接收病友的建议而自行改药、改量。这样做是危险的。病人必须按医生要求服药，并注意观察用药后的反应。有些抗心律失常药有时能导致心律失常，所以，应尽量少用药，做到合理配伍。

头痛的快速按摩疗法

头痛是临床上常见的症状之一，通常是指局限于头颅上半部，包括眉弓、耳轮上缘和枕外隆突连线以上部位的疼痛。

【按摩部位及取穴】太阳、风池、百会、委中、风门、印堂、合谷。

【按摩手法】按、揉、掐、推。

头痛之因多端，但不外乎外感和内伤两大类。外感头痛多因起居不慎，感受风、寒、湿、热等外邪，而以风邪为主。内伤头痛与肝、脾、肾三脏关系密切。

因头痛的原因不一，故临床表现各异：

外感风寒头痛：痛连项背，遇风尤剧，且有寒象；

风热头痛：头痛如裂，发热恶风，面红目赤；

风湿头痛：头痛如裹，肢体困重，胸闷纳呆；

内伤肝阳头痛：头痛而眩，心烦易怒；

痰浊头痛：头痛昏蒙，脘闷泛恶；

瘀血头痛：经久不愈，痛如锥刺。

用不同的手法按摩不同的经络穴位可达各种治疗目的。临床上治疗头痛的原则，大致上外感引起者，当以祛风为主，佐以散寒，清热，祛湿等；内伤引起者较复杂，有虚有实，或虚实夹杂，当根据头痛之短暂、性质、特点及部位之不同，辨别虚实，进行辨证施治。

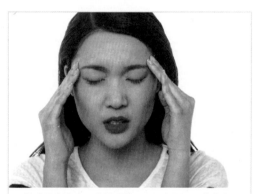

◎外感风寒头痛：痛连项背，遇风尤剧，且有寒象。

不同头痛的按摩疗法

风寒头痛	（1）取坐位，家人用拇指指腹端按揉其两侧太阳穴、风池穴各1分钟，按揉百会穴2分钟。 （2）取俯卧位，家人用手掌自上而下推擦两侧膀胱经，重复进行10次；再用拇指指腹端按揉两侧肺俞、风门穴各1分钟；最后用弹法弹其两下肢委中穴各30次。
风热头痛	（1）取坐位，家人用拇指指腹从印堂穴开始向上沿前额发际至头维、太阳穴往返推揉10次；再用手掌横擦其后项部2分钟，以皮肤微热、微红为度；最后用拇指指端持续按压两手合谷穴2分钟。 （2）取俯卧位，家人用手掌拍两侧膀胱经，自上而下反复操作3分钟；再用拇指指腹端按揉两侧肺俞各1分钟，按揉大椎穴2分钟。

续表

风湿头痛	（1）取坐位，家人用拇指指腹端按揉大椎穴2分钟，按揉两侧太阳穴、曲池穴各1分钟；再用拇、食指对拿两侧肩井穴各1分钟；最后用双手拇、食指同时揉搓两侧耳郭1分钟。 （2）取仰卧位，家人用掌按法按中脘3分钟，以热传双下肢为度。 （3）取俯卧位，家人用拇指指端按压两下肢丰隆、三阴交、阳陵泉穴各2分钟。
肝阳头痛	（1）取坐位，家人用拇指指腹端按揉百会穴2分钟。 （2）取仰卧位，家人用拇指指腹端按揉两下肢太冲、行间穴各1分钟。 （3）取俯卧位，家人用手小鱼际擦其两足底涌泉穴各2分钟。
痰浊头痛	（1）取坐位，家人用拇指指腹端按揉百会穴2分钟。 （2）取仰卧位，家人用掌摩法顺时针、逆时针摩其上腹部各60次。 （3）取俯卧位，家人用拇指指腹端按揉其背部两侧脾俞、胃俞及两下肢足三里、丰隆穴各1分钟。
血虚头痛	（1）取坐位，家人用拇示（食）指捏拿其印堂处肌肉，一提一松，反复进行30次。 （2）取仰卧位，家人用掌摩法顺时针、逆时针摩其小腹各60次；再用拇指指腹端按揉其两下肢足三里、三阴交各2分钟。 （3）取俯卧位，家人用指擦法自上而下擦其背部督脉3分钟，以皮肤微红、微热为度。
肾虚头痛	（1）取坐位，家人用拇指指腹端按揉百会穴2分钟。 （2）取仰卧位，家人用指摩法摩其小腹气海、关元穴各1分钟。 （3）取俯卧位，家人用拇指指腹端按揉其背部两侧肾俞、关元俞及两下肢足三里、三阴交穴各1分钟；再用手小鱼际擦其两足底涌泉穴各2分钟。

【病症自我保健】

头痛食疗法

头痛食疗方

三汁饮 （民间方）	原料：生藕汁100～250克，西瓜汁200～250克，雪梨汁50～150克。 用法：将三汁混合，慢慢饮服。若在冰箱冷藏后服用，效果更佳。
草鱼青香汤 （民间方）	主治：风虚头痛。 原料：草鱼1条，青葱一把，香菜125克。 用法：将草鱼、青葱、香菜同煮食之。 按注：一方单用草鱼或取草鱼头治之也效。

续表

猪脑蒸红糖 （民间方）	主治：脑震荡后遗症之头痛、头昏等。 原料：猪脑一具，红糖30克。 用法：两者同蒸熟后，切块服食。
薄荷糖块 （民间方）	原料：薄荷粉30克（或食用薄荷油5毫升），白糖500克。 用法：将白糖放入锅内加水少许，以文火煎熬至较稠厚时，加入薄荷粉调匀，继续前熬，至挑起即成丝状而不粘手时，离火将糖放在涂有食用油的大瓷缸中，待稍冷，将糖分割成100块左右即可，不拘时食用。
羊肉麦片汤	主治：偏头痛。 原料：羊肉1000克，大麦粉1000克，豆粉1000克，草果5克，生姜10克，胡椒适量。 用法：先将草果、生姜、羊肉三者加适量清水，用大火煮沸后改用文火，将羊肉炖烂，将大麦粉、豆粉加水和面，按常规做成面片，放入羊肉汤内煮熟，加胡椒、食盐、味精调味。正餐食用。
芹菜根炒鸡蛋 （民间方）	主治：头风痛。 原料：芹菜根5个，鸡蛋1只。 用法：芹菜根洗净捣烂，炒鸡蛋吃。
桃仁煎	主治：偏头痛。 原料：核桃仁15克。 用法：将核桃仁用水煎，再加适量白糖冲服，每日2次。 按注：一方加黄酒。
山药杞子炖猪脑（民间方）	主治：头痛、眩晕。 原料：猪脑1只，枸杞子10克，怀山药50克，精盐、味精、料酒适量。 用法：将猪脑洗净，与怀山药及枸杞子同放砂锅内加适量水及料酒炖至熟。加入适量的精盐及味精调味服食。
白菜姜糖茶 （民间方）	原料：干白菜1块，生姜3片，红糖60克。 用法：上三味加水煎汤，饮服。
葵花子鸡汤	主治：头痛，眩晕。 原料：葵花子适量，母鸡一只。 用法：将葵花子去壳，和母鸡炖汤服用。 按注：一方不用鸡也可。
鸡蛋芹菜根	主治：头风痛。 原料：芹菜根适量，鸡蛋2只。 用法：将芹菜根洗净捣烂，并煮入鸡蛋吃。

眩晕的快速按摩法

眩晕是指眼花头晕，眩是眼花，晕是头晕，二者常同时并见。现代医学认为，眩晕是人体对于空间的定向感觉障碍或平衡感觉障碍，是多种疾病的一种症状，最常见于梅尼埃病、贫血、高血压、动脉硬化、颈椎病、神经官能症等。

【按摩部位及取穴】百会、风池、天柱、完骨、大敦、至阴、窍阴、足三里、丰隆穴。

【按摩手法】推、按、揉法等。

中医认为，本病虚者居多，如阴虚则肝风内动，血少则脑失所养，气虚则清阳不升，精亏则髓海不足，均易导致眩晕。当然如肝阳上亢化风，痰浊壅遏，或化火上蒙亦可形成眩晕。

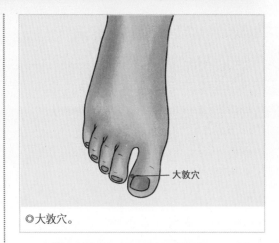

大敦穴

◎大敦穴。

眩晕的常见症状是头晕旋转，两目昏黑，泛泛欲吐，甚至昏眩欲仆，如处舟楫之中。

眩晕的治疗，临床上较为棘手，穴位按摩疗法则是取效甚捷的一种方法。

快速按摩法

头部按摩	有效穴位：百会、风池、天柱、完骨等，及神门、交感、枕、心、太阳等耳穴。 按摩手法： （1）双手指按压头顶的百会穴30～50次，力度轻缓，此穴对眩晕所产生的不适症状很有效果。 （2）揉按天柱、风池、完骨穴各10～30次，力度以酸痛为宜，风池穴对眩晕很有疗效。 （3）棒推耳部的神门、交感、枕、太阳、心等各穴3分钟，频率每分钟75次，力度轻重兼施，以轻柔为宜。
足部按摩	有效穴位：大敦、至阴、窍阴、足三里、丰隆等穴位。 按摩手法： （1）大敦、窍阴、至阴穴处各掐按5～10次，力度适中。 （2）足三里、丰隆穴处各按揉10～30次。 有效反射区：垂体、大脑、眼、肝、肾、肾上腺等。 按摩手法：大脑、小脑、垂体、眼、肝、肾、肾上腺反射区扣拳各推压30～50次，力度适中为宜。

续表

手部按摩	有效穴位：曲池、手三里、合谷、劳宫等穴。 按摩手法：按揉以上穴位30～50次，力度稍重。

除了按摩治疗外，患者应在生活上多加注意，要保持心情舒畅，避免劳累过度，注意饮食营养。

【病症自我保健】

眩晕症食疗法

眩晕症食疗方

芝麻	性平，味甘，能补肝肾、润五脏。《本经》中说它："补五内，益气力，填脑髓。"《食疗本草》亦载："润五脏，填骨髓，补虚气。"现代《中药大辞典》记载："黑芝麻治肝肾不足，虚风眩晕。"对眩晕属虚者，无论是肝肾不足的眩晕，还是气血亏损的眩晕，皆宜食用芝麻。
桑葚	既能补肝肾，又能益气血，虚证眩晕者宜常食之。尤其是对用脑过度、神经衰弱的眩晕症患者，更为适宜。历代医家对桑葚补肝肾之功，颇多赞誉。《滇南本草》中说："桑葚益肾脏而固精，久服黑发明目。"《随息居饮食谱》亦云："桑葚滋肝肾，充血液，熄虚风，清虚火。"这里所说"熄虚风"，正是指肾精亏损和气血不足的眩晕症。
胡桃	对体质虚弱、气血不足、肝肾亏损的慢性眩晕症患者，宜常吃胡桃肉。《本草纲目》记载："胡桃补气养血。"《医林纂要》说它"补肾固精。"所以，肾虚眩晕者更为适宜。
淡菜	有补肝肾、益精血的功效，对虚证眩晕尤为适宜。老年头晕、阴虚阳亢者，民间常用淡菜300克，焙干研细末，再用陈皮150克，共研，蜂蜜拌和做成赤豆大小丸子，每次吃3～6克，1日2次。高血压耳鸣眩晕者，用淡菜15克，焙干研细末，松花蛋1个，蘸淡菜末，每晚1次吃完，连吃5～7天。
旱芹	俗称香芹、药芹。性凉，味甘苦，有平肝清热、祛风利湿的作用，对非旋转性眩晕，尤其是高血压眩晕者，最为适宜。如《本草推陈》载："治肝阳头昏，面红目赤，头重脚轻，步行飘摇等症。"也就是说，根据中医辨证，旱芹适宜肝阳上亢型眩晕者食用。
猪脑	虚证眩晕患者最宜食用。《别录》载："猪脑主风眩、脑鸣。"《四川中药志》认为猪脑"补骨髓，益虚劳，治神经衰弱，偏正头风及老人头眩。"其中还载有一方，"治老人头眩耳鸣：猪脑髓，明天麻，枸杞，共蒸汤服。"猪脑补虚，不单老人，凡男女小儿属虚弱眩晕者，均宜服食。民间常用猪脑1个，用冷开水洗去血，水煎30分钟，全部吃下，每日1个，连食7天为1疗程。

续表

海蜇	有清热、化痰作用，适宜淡浊中阻所致的眩晕和肝阳上亢眩晕患者食用。对高血压头昏脑涨眩晕者，宜用海蜇60~90克，漂洗去咸味，同荸荠等量煮汤服食。
白菊花	性凉，味甘苦，能疏风、清热、平肝。《神农本草经》早有记载："主诸风头眩。"《药性论》中亦说："能治热头风旋倒地。"民间对高血压头昏，或肝阳上扰的眩晕症患者，常用白菊花三五朵，泡茶频饮。
松花粉	有祛风、益气的作用，可治疗头旋眩晕病。《元和纪用经》中有一松花酒方，是医治"风眩头晕"，就是单用松花粉适量，绢袋盛，酒浸7~10天，每次饭后饮服少量。
松子仁	有养液、熄风的功效，体虚眩晕者宜食。《药海本草》云：松仁"主诸风"。《开宝本草》亦载："主头眩。"虚弱眩晕者宜用松子仁同胡桃仁等量，捣研和匀后空腹食用。
枸杞子	性平，味甘，能补肝肾、明耳目，适宜肾精亏损眩晕者食用。《本草述》就有记载："枸杞子疗肝风血虚，治中风眩晕。"对血虚眩晕或肾虚眩晕，民间习惯选用枸杞子30克，羊脑1副，加清水适量，隔水炖熟，调味服食。也有用枸杞子30克，红枣10个，鸡蛋1个，同煮，鸡蛋熟后去壳再煮15分钟，吃蛋喝汤，对眩晕患者颇宜。
天麻	俗称水洋芋、赤箭芝。性平，味甘，善治各种眩晕症。古代医家张元素说它"治风虚眩晕头痛。"《本草汇言》亦载："主头风，头晕虚眩。"明代李时珍还说："眼黑头眩，风虚内作，非天麻不能治。"由于天麻有平肝熄风的作用，所以对眩晕、目花发黑、天旋地转、面色通红、头重脚轻等肝阳上亢和风痰上扰引起的眩晕症，最为适宜。对虚证眩晕，民间常用天麻同老母鸡，或瘦猪肉煨食，亦颇适宜。
何首乌	有补肝肾和养血的作用，对肾虚血虚头晕目眩、腰膝酸软、面色萎黄者，宜用何首乌粉，经常调服。亦可用首乌粉和山药粉一同食用。
紫河车	大补元气、养血益精，凡体质虚弱、气血不足，或贫血，或白细胞减少所致的眩晕症，最为适宜。对肝肾不足、神经衰弱的眩晕症，也十分有益。
人参	有大补元气，治疗一切虚损的功效。对气血不足的眩晕症患者，最为适宜。《本草纲目》中就曾记载："人参治男女一切虚症，……眩晕头痛。"但对肝阳上扰的眩晕，或是肝肾阴虚的眩晕，则不相宜。
龙眼肉	有补气血、益心脾的作用，气血不足的眩晕症，宜食之；贫血及神经衰弱的眩晕患者，亦颇适宜。痰浊眩晕及肝火眩晕者忌食。

续表

牛肉	是一种高蛋白低脂肪食品，中医认为它有补脾胃、益气血的作用。《韩氏医通》指出："黄牛肉补气，与绵黄芪同功。"《医林纂要》中还说："牛肉味甘，专补脾土，脾胃者，后天气血之本，补此则无不补矣。"对气血不足眩晕之人，常食颇宜。
牛肚	为甘温益气之品。能补虚、益脾胃，气血两虚型眩晕者，宜常食之。《食疗本草》中曾记载，牛肚"补五脏，主风眩"，实指气血不足眩晕症而言。
狗肉	有补中益气，温肾助阳作用，唐代食医孟诜说它"补血脉，填精髓"。《日华子本草》也认为狗肉"补虚劳，益气力"。凡身体虚弱者眩晕症，皆宜食之。
萝卜	有化痰热、消积滞的作用。《本草经疏》还说它"去痰癖，化痰消导"。痰浊中阻眩晕者，食之则宜。
海参	能补肾、益精、养血。《食物宜忌》中就说它"补肾经，益精髓"，《随息居饮食谱》亦称其"滋阴，补血"，凡体虚年迈之人，无论是气血不足眩晕，或是肾精亏损眩晕者，皆宜经常服食。
鳙鱼	俗称黑鲢、花鲢，能补虚弱、暖脾胃。《本草求原》中还说："暖胃，去头眩，益脑髓。"因此，凡体虚眩晕者，宜食之。
荸荠	性寒，味甘，有清热、化痰的作用。《本草再新》也说它"清心降火，补肺凉肝，消食化痰"。对实证眩晕，尤其是肝阳上亢眩晕及痰浊中阻眩晕者，食之尤宜。
阿胶	性平，味甘，有补血养血的功效。元代医家朱丹溪认为："虚劳失血者宜用。"凡贫血之人头晕目眩者，用阿胶与大枣或龙眼肉一同蒸食，更为适宜。
橘饼	能化痰、宽中、下气，痰浊中阻眩晕之人宜食之。另外，橘皮、橘红、橘络皆有化痰利气的作用，对痰湿偏重之人眩晕者，食之皆宜。
金橘	能理气、解郁、化痰。《随息居饮食谱》说它"醒脾，辟秽，化痰"。《中国药植图鉴》还说"治胸脘痞闷作痛，心悸亢进。"这对痰浊中阻眩晕症者，食之为宜。
荷叶	能清暑利湿、升发清阳。《医林纂要》中记载："荷叶，多入肝分，平热，去湿，以行清气。"《滇南本草》还说它"上清头目之风热，止眩晕。"对高血压病，高脂血症之人眩晕者，或是夏季炎热中暑头昏眩晕者，食之颇宜。

续表

发菜	俗称竹筒菜、龙须菜。性寒，能清热、软坚、化痰，痰浊中阻眩晕症，或高血压之肝阳上亢的眩晕症患者，尤宜食之。
灵芝	《神农本草经》中记载："灵芝保神，益精气，坚筋骨"。《本草纲目》说它能"疗虚劳"。后人多认为灵芝益心气，补精气，并常用于治神经衰弱。因此，凡体虚之人眩晕者，皆宜食之。
马兰头	性凉，能凉血、清热、利湿。对高血压之人头痛眩晕者，中医辨证属肝阳上亢眩晕症，食之颇宜，有平肝凉血的效果。
白首乌	主产山东，又称山东何首乌。性微温，味苦甘涩，无毒，有滋养、强壮、补血以及收敛精气、乌须黑发的作用。据《山东中药》介绍："泰山何首乌对某些虚弱病者的强壮作用，较之蓼科的何首乌为优。"因此，对气血不足眩晕和肾精亏损眩晕者，常食为宜。
决明子	能清肝热。《湖南药物志》中说它能"治昏眩"。尤其是对肝阳上亢眩晕者，包括高血压病、高脂血症所引起的昏眩，最为适宜。民间也常用以炒黄，水煎代茶饮。
鱼鳔	又称鱼胶、鱼肚。有补肾益精和滋补强壮的作用，这对肾虚眩晕和产后血晕以及脑震荡后遗症的头昏眩晕者，食之最宜。如《岁时广记》曾介绍："治产后血晕：鳔胶存性，酒和童子小便调服三五钱。"《常见药用动物》中亦载："脑震荡后遗症出现的头晕耳鸣：制鱼鳔25克（豆油炸），白菊花15克，蔓荆子15克，水煎服，日服2次。"
菊花脑	性凉，有清热凉血的作用，也能降血压。尤其是在春夏季节，血压偏高，肝火偏旺的眩晕者，食之尤宜。既可炒食，更宜煎汤食用。

此外，虚证眩晕者还宜选食银耳、蜂乳、燕窝、猪心、猪肾、乌骨鸡、乌贼鱼、石首鱼、牡蛎肉、蚌肉、大枣、山药、荠菜、牛奶以及禽蛋类、鱼类、瘦肉类、豆制品类、食用菌类等；实证眩晕者还宜选食丝瓜、冬瓜、瓠子、黄瓜、莴苣、绿豆芽、金针菜、空心菜、茭白、槐花等。

胸闷的快速按摩疗法

胸闷是一种主观感觉，即呼吸费力或气不够用。轻者若无其事，重者则觉得难受，似乎被石头压住胸膛，甚至发生呼吸困难。它可能是身体器官的功能性表现，也可能是人体发生疾病的最早症状之一

【按摩部位及取穴】内关、攒竹、睛明、四白、太阳、膻中。

【按摩手法】刮、按、揉等。

胸闷表现为，患者主观上感觉气不够用或者是呼吸比较费力，严重的患者举得有重物压住胸膛。胸闷可能是疾病的早期症状之一，也可能是身体器官的功能性表现，如果出现了胸闷的症状，需要及时去医院检查，确定胸闷的原因。

胸闷是一种自觉胸部闷胀及呼吸不畅的感觉，轻者可能是神经官能性的，即心脏、肺的功能失去调节引起的。

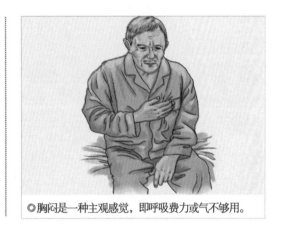

◎胸闷是一种主观感觉，即呼吸费力或气不够用。

不同类型胸闷的症状表现

病理性胸闷	病理性胸闷也称有器质性病变的胸闷。胸闷不仅可以是生理性的，也可以是由于身体内某些器官发生疾病而引起的，如呼吸道受阻：气管支气管内长肿瘤、气管狭窄等。
功能性胸闷	该胸闷患者在门窗密闭、空气不流通的房间内逗留较长时间，或遇到某些不愉快的事情，甚至与别人发生口角、争执，或处于气压偏低的气候中，往往会产生胸闷、疲劳的感觉。经过短时间的休息、开窗通风或到室外呼吸新鲜空气、思想放松、调节情绪，很快就能恢复正常。像这一类的胸闷可以说是功能性的胸闷，不必紧张、也不必治疗。

平时如果感到心慌胸闷，可以试着按按内关穴。

内关穴是心脏的保健要穴，能够宁心安神，理气止痛，属手厥阴心包经。中医里面的心包位于心脏外面，形象地比喻为心的围墙。当有外界邪气侵犯心脏时，心包能替心受邪。尤其老年人是心血管病的高发人群，经常按一按内关穴能起到很好的保健作用。

胸闷的穴位按摩法

内关穴位置	手掌朝上，当握拳或手掌上抬时就能看到手掌中间有两条筋，内关穴就在这两条筋中间，腕横纹上两寸。
按摩手法	按揉内关穴力道要适当，不可太强，以酸胀为佳；以左手拇指螺纹面按右手内关，以右手拇指螺纹面按左手内关，交替进行，平时可以边走边按，也可以在工作之余进行揉按，按揉2~3分钟就可以了。

续表

注意事项	按摩时要注意指甲不宜过长，否则会掐到穴位。如果时间比较充裕，场所也合适，最好再加按足三里，也可以揉前胸、后背，这些都能够起到疏通经络，预防保健的作用。

胸闷的其他按摩方法

腰部按摩法	（1）揉腰眼（奇穴，第四腰椎棘突下旁开3～4分凹陷处）：双手握拳，用拇指指掌关节，紧按腰眼，做旋转用力按揉，以酸胀发热为度。 （2）擦腰：双手掌根紧按腰部，用力上下擦动，动作要快速有劲，以里边发热为止。 （3）腰部活动：腰部前俯后仰，并做旋转运动。 （4）拔腰：双手十指交叉外翻，用力上举，拔伸腰部。以上方法具有壮腰健肾，利于腰身挺拔。
宽胸理气按摩法	（1）按揉胸部：以一手中指指腹螺纹面，沿锁骨下，肋间间隙，由内向外，顺序由上而下，适当用力按揉，酸胀为度。 （2）拿胸肌：一手拇指紧贴胸前，食指和中指紧贴腋下相对用力提拿，一吸一呼，一提一拿，慢慢由里向外松之，10次左右。 （3）拍胸：五指轻轻并拢，用虚掌拍击胸部（在拍击时勿屏气），10次左右。 （4）擦胸：一手大鱼际紧贴胸部，往返用力擦，防止破皮，发热为度。 （5）擦胁：以双手的掌根小鱼际同时来回斜擦双侧胁肋部，以发热为度。 （6）点按膻中穴。
眼部按摩法	（1）揉攒竹：以双手拇指指腹螺纹面，分别按压攒竹穴并轻揉之，以酸胀感为度。 （2）按睛明：以右手拇指和食指的指腹螺纹面。按在目内眦的上方1分凹陷处。先向下按，然后再向上挤，一按一挤，反复进行。以酸胀感为度。 （3）按揉四白：以双手食指指腹的螺纹面，分别按在目下四白穴，以酸胀感为度。 （4）刮眼眶：以双手食指屈成弓状。以第二指节的桡侧面紧贴上眼眶，自内向外，先刮上眼眶，后刮下眼眶。重复进行，酸胀为宜。 （5）揉按太阳：以中指提腹螺纹面按揉太阳穴。以上方法具有保护视力、缓解视力疲劳的作用。

【病症自我保健】
胸闷食疗法

鲜百合、鲜藕、枇杷（去核）各30克，淀粉、白糖各适量。将鲜藕洗净切片，与鲜百合、枇杷肉一起放入锅内共煮，待熟时放入适量淀粉调匀，服时加少许白糖即可。

百合能补中润肺、镇静止咳；枇杷肉可润燥清肺、止咳降逆；莲藕则有补心生血、健脾养胃之功效。

此粥对肺水肿伴咳嗽、胸闷、气急、心累、食欲下降等症状，有一定缓解作用。

胸闷的预防

预防感冒和及时防治各种呼吸系统疾病，如反复感冒，可定期注射丙种球蛋白，并适当备一些补养肺痛的中药，以提高机体的抗病能力。

在风和日暖的天气，要外出晒太阳，散步和做一些力所能及的体育活动，可增强肺功能，最好每天能坚持30分钟的呼吸锻炼和深呼吸运动，这样，既可促进支气管的通气功能，又可增强肺泡的弹性和血液供给。

注意卫生，合理营养、戒烟、避免停留在尘埃多的地方，并避免接触对气管和支气管有刺激作用的烟气、毒气等。

感冒的快速按摩疗法

感冒是一种自愈性疾病，总体上分为普通感冒和流行感冒。普通感冒在中医上又称为"伤风"，是由多种病毒引起的一种呼吸道常见病，其中30%～50%是由某种血清型的鼻病毒引起。

【按摩部位及取穴】印堂穴、太阳穴、迎香穴、攒竹穴、百会穴、夹脊穴。

【按摩手法】掐、按、揉、拿、捏。

普通感冒虽多发于初冬，但任何季节，如春天、夏天也可发生，不同季节的感冒的致病病毒并非完全一样。

流行性感冒，是由流感病毒引起的急性呼吸道传染病。病毒存在于病人的呼吸道中，在病人咳嗽、打喷嚏时经飞沫传染给别人。

人们感冒后，喜欢打针吃药甚至静脉点滴。虽然治疗感冒的药物名目繁多，

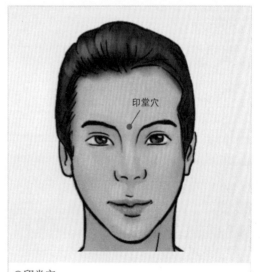

◎印堂穴。

但仍没有特效药，难以"药到病除"。比较起来，针对感冒的按摩手法最为实用有效，简便易行，既可自己操作又可替他人治疗。

按摩身体的不同部位治疗感冒的方法

搓手	用温水洗净双手，合掌对搓，上下交替，每次1~2分钟，直至发红、发热为止，注意力着眼于"大鱼际"部位，因手太阴肺经循行于此，常搓能宣肺解表，增强呼吸系统功能。
捏脊	用双手拇指和食指拿捏脊柱两旁（夹脊穴）部位，自下而上，3~5遍。捏脊有退热补虚、祛风解表、宣肺利气等功效，可治咳嗽、气喘、胸闷、咽痛、发热及周身酸痛等症。
掐头	先用单手拇指掐按两眉间（印堂穴），然后用拇指、食指按揉眉端（攒竹穴），再用双手拇指掐按两侧（太阳穴）各2~3分钟，最后按揉头顶部（百会穴）20~30次，可减轻、消除头痛症状。
摩脚	用一只脚脚底摩擦另一只脚脚背30~50次，直至有温热感，然后互换。摩脚有泄热降火、醒脑安神、通全身血脉的功效。若患风寒感冒，用热水持续烫脚直至周身出汗，对风寒头痛等症疗效十分显著。
揉鼻	以双手食指揉按鼻翼两侧凹陷处（迎香穴），并做旋转动作20~30次，有散风清热、通利肺窍的作用，并可消除鼻塞。如果蘸上葱姜汁揉按，对风寒鼻塞效果更佳，如果鼻塞症状严重，可辅以稀释的食醋（5%）滴鼻，每日3~4次，每次2~3滴，疗效显著。

感冒的穴位按摩法

擦迎香	早晨起床或晚上睡觉前，用双手大鱼际（拇指掌侧肌肉丰厚处）在鼻翼两旁的迎香穴处反复擦动200次。
擦涌泉	取坐位，用小鱼际（小指掌侧肌肉丰厚处）在脚心的涌泉穴摩擦1分钟。
摩百会	取坐位，用掌心盖在头顶中央的百会穴上，慢慢摩动2分钟左右。
浴面	取坐位或仰卧位，用掌根在面部上下擦动100次。

【病症自我保健】

感冒的食疗法与预防

风寒感冒的食疗	宜多吃发汗散寒食品，如辣椒、葱、生姜、大蒜、豆腐、鲜生姜加红糖水等。鸡汤能帮助人驱走流感，喝鸡汤有助于将病毒排出体外。鸡汤中含有人体所需的多种氨基酸可以有效地增强人体的抵抗能力，感冒时喝鸡汤适宜于身体很虚弱的人，而本来非常结实以及过于肥胖的人不宜进食带温补性质的鸡汤等食物，否则病情可能会加重。

续表

风热感冒的食疗	宜多吃有助于散风热、清热的食品，如绿豆、萝卜、白菜、白菜根、薄荷、茶叶等，可以用鲜梨汁与大米适量煮粥趁热食用。感冒期间应尽量少吃或不吃高脂肪、高蛋白及辛辣刺激的食物，不要喝酒类饮料，否则容易导致病情加重。梨在中医上属于寒凉性质的食物，适用于风热感冒引起的咳嗽、胸痛、痰多等症状。
胃肠型感冒的食疗	菊花、龙井茶，绿豆加红糖代茶饮。同时多吃富含钙、锌元素及维生素的蔬菜、水果，如萝卜、梨、猕猴桃及各种蘑菇，均能缓解感冒症状。 感冒后应该多喝开水，因为足量的水分能稀释血液中的毒素，加速代谢物的排泄，从而减轻感冒的症状，缩短病程。
表里两感型的食疗	饮食宜清淡不油腻，既满足营养的需要，又能增进食欲。如多吃小米粥、小豆粥等。还要保证水分的供给，可多喝酸性果汁，如山楂汁、猕猴桃汁、红枣汁，增进食欲。醋、柠檬汁、乌梅干等酸味食品也有明显的增进食欲作用。

影响感冒早愈的原因

未按规定服药	有的患感冒后也及时服药，但症状刚轻了一点儿就停服，实际上感冒还未除根，以为症状加重再去服药，会使感冒反复不愈，拖长病程。治疗感冒要连续用药，一鼓作气，斩草除根。
未及时治疗	不少人认为感冒是小毛病，扛扛就过去了，往往拖上两三天严重后才采取措施治疗，这样就不易早愈。实践证明，对付感冒，用药治疗越早则效果越高，好得就越快。
用药不得法	感冒是病毒感染，早期使用抗菌药一般不起作用。如刚患上感冒，可用抗病毒剂或其他抗病毒的中西药物。另外，可根据病人症状，再给予对症药物治疗。如感冒4天仍未好，说明有继发细菌感染，这时应以抗菌治疗为主。
诱发其他疾病	有些病人原来就患有慢性气管炎、支气管扩张、肺气肿、咽喉炎、副鼻窦炎等，感冒后往往诱发原来的疾病，这样就要同时治疗原来的疾病，才能使感冒病程缩短，早日痊愈。
不习惯局部用药	感冒拖延不愈，最多见的继发感染是化脓性鼻炎。这时感冒病人鼻涕变厚或流黄脓涕，最后的办法是局部使用抗菌剂滴鼻。如仍服药，而不加以局部治疗，效果就差。

续表

不注意劳逸结合	有时不注意休息，削弱了身体的抵抗力，这也可导致感冒久治不愈。

咳嗽的快速按摩疗法

咳嗽是人体清除呼吸道内的分泌物或异物的保护性呼吸反射动作，是肺系统疾病的主要症状之一。有声无痰为咳，有痰无声为嗽，因一般多以痰声并见，所以称为咳嗽。

【按摩部位及取穴】孔最、膻中、大杼、风门、肺俞、肾俞、天突穴。

【按摩手法】点、按、推、捏、揉、搓。

咳嗽虽然对人体有有利的一面，但长期剧烈咳嗽可导致呼吸道出血。病人需要正确区分一般咳嗽和咳嗽变异性哮喘，以免误诊。

咳嗽是由于"皮毛先受邪气"所致，外邪犯肺或脏腑功能失调，病及于肺，均能导致咳嗽。咳嗽病分为外感、内伤两大类。

外感咳嗽：六淫外邪，侵袭肺系，多因肺的卫外功能减退或失调，或天气冷

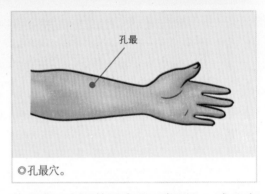

◎孔最穴。

热失常，六淫外邪或从口鼻而入，或从皮毛而受，常以风先导，夹有寒、热、燥等邪，以风夹寒较为多见。

内伤咳嗽：因脏腑功能失调，内邪肝肺所致。如因情志刺激，肝失调达，气郁化火，气火循经上逆犯肺，或饮食不当，嗜烟好酒，熏灼肺胃，或过食肥厚辛辣。或脾失健运，痰浊内生，上干于肺而咳，或肺脏自病，肺脏虚弱，阴伤气耗，肺的气功能失常，肃降无权而气逆为咳。

咳嗽的不同类型

风寒袭肺	主证：咳嗽声重，气急，咽痒，咳痰稀薄色白，常伴鼻塞，流清涕，头痛，肢体酸痛，恶寒发热，无汗等表证。 分析：风寒袭肺。肺气壅寒不得宣通，故咳而声重，气急；风寒上受，肺窍不利，则鼻塞流涕，咽喉作痒；寒邪郁肺，气不布津，凝聚为痰，故咳痰稀薄色白；风寒外束肌腠，故伴有头痛身重，寒热无汗等表寒证。舌苔薄白，脉浮或浮紧，为风寒之表证。

续表

风热犯肺	主证：咳嗽频剧，气粗或咳声哑，喉燥咽痛，咳痰不爽，痰黏稠或稠黄，咳时汗出，常伴鼻流黄涕，口渴，头痛，身热等表证，舌苔薄黄，脉浮数或浮滑。 分析：风热犯肺，肺失清肃而咳嗽气粗，或咳声哑；肺热伤津则口渴，咽燥咽痛，肺热内郁，蒸液成痰，故痰吐不爽，稠黏色黄，鼻流黄涕；风热犯表，卫表不和而见出汗等表证热证。苔薄黄，脉浮数皆数风热在表之征。
痰湿咳嗽	由于脾阳不振，痰湿内盛，症见咳嗽痰多，咳痰白黏，咳声重浊，胸闷气滞，比较重的出现眼睑浮肿，呼吸不畅，饮食少，口里发黏，舌苔白腻，脉濡滑。
虚劳咳嗽	肺脾气虚的，咳嗽痰多而稀薄，吐白沫，呼吸气短，面黄，疲倦嗜睡，怕冷，消化不好，有时心跳速，舌淡白，脉沉缓。肺肾阴虚者，久咳不愈，声音发哑，吐痰胶黏，或脓痰带血，喉咙干痛，潮热，盗汗，睡眠不好。舌红没有苔，脉数细。
燥热咳嗽	由于燥邪伤肺，肺阳耗伤，症见咳嗽痰少，或干咳无痰，或痰黏咳不出来，有时咳吐的痰液里带有血丝，咳嗽厉害时胸部疼痛。面色发红，心里发烦，鼻孔和喉咙都觉得干燥，嘴唇发焦。大便秘结，小便少发黄。舌尖红，舌苔薄黄，脉数大。

治疗咳嗽应区分咳嗽类型，西药、中药皆可，另外，通过对身体一些按摩可以较好辅助治疗咳嗽。

急、慢性咳嗽自我按摩方法

点按腧穴	选肺俞、风门、太渊、尺泽，用拇指指腹置于风门穴，先叩点10~20次，然后按揉1~2分钟；肺俞穴用中指指尖叩击10~20次，然后按揉1~2分钟，太渊、尺泽用按揉的方法分别按1~2分钟，每日一次。 若外感风寒咳嗽加外关、列缺，按揉一分钟；外感风热咳嗽加曲池、合谷，按揉1分钟。内伤咳嗽，痰湿蕴肺者加脾俞、丰隆、足三里，分别按揉半分钟；内伤咳嗽肝火犯肺者加太冲、行间、经渠，分别按揉半分钟。
捏天突	将食指、中指、无名指并拢与拇指相对应，捏于天突穴部位的皮肤及皮下组织，由天突向廉泉穴循序挤压，要均匀而有节律，一般10~20遍局部发红为度。
推胸骨	用两手指尖放在胸骨上从下至上，从上至下竖立着做回旋形动作进行推摩10~20遍。然后，在胸骨上做顺时针方向由上而下揉按1~2分钟。

续表

揉搓胸胁	右手掌放在胸腔下部边缘，朝左臂方向做直线型揉搓，逐步向上移动抵达锁骨，重复3~5次。然后用右手掌根在同样部位揉捏并做圆圈形推摩，重复三至五遍。女性按摩时绕过乳房。另一侧用同样方法操作。

咳嗽的穴位按摩法

配穴	孔最、膻中、大杼、风门、肺俞、肾俞、天突穴、膀胱经。
治法	（1）拇指点按孔最、膻中穴3~5分钟。双拇指同时揉按大杼、风门、肺俞、肾俞穴各2分钟，点按天突，天突穴2分钟。 （2）从大椎穴两侧沿膀胱经，用掌推法各10~15次。根据病情，可每日或隔日推拿1次。

【病症自我保健】

咳嗽食疗法

因为咳嗽有外感咳嗽和内伤咳嗽之分，而外感咳嗽又分风寒咳嗽和风热咳嗽，不同类型的咳嗽在用药上是完全不同的，食疗的方法也就不同。

风寒咳嗽可用杏仁10克、生姜3片、白萝卜100克水煎服。

风热咳嗽可用藕汁、梨汁各半盅合服。

痰热咳嗽不妨用新鲜熟木瓜一个，去皮蒸熟，加少量蜜糖吃。

痰湿咳嗽用薏米煮粥，有助于治疗咳嗽和喉中噜噜痰声；或用橘皮30克煎取浓汁，去渣，然后加入粳米50~100克煮粥。

肺气虚久咳或阴虚久咳，用柚核二十多粒，加冰糖、水煎服，一日三次，对久咳有利。也可用百合30克加蜂蜜蒸熟吃，有利于久咳和口干。

咳嗽食疗方

止咳食疗方	白果鸡肉粥 原料：白果、鸡脯肉、干虾仁、大米粥、姜丝、葱花，调料各适量。 做法：将鸡脯肉剁细成鸡肉糜，加生抽、花生油、料酒、胡椒粉、姜丝拌匀，腌好备用；煮一锅白粥，煲粥时可放少许干虾仁，待粥快成时加入白果继续煮10分钟，再放入鸡肉糜煮熟，起锅加适量盐、香油，撒上葱花即可。 功效：鲜美营养，止咳平喘。白果可润肺益气，宜熟食，不宜长期服用。 对于小儿咳嗽，家长可以观察孩子的舌苔。如果舌苔是白的，则是风寒咳嗽，说明孩子寒重，咳嗽的痰也较稀、白黏，并兼有鼻塞流涕，这时应吃一些温热、化痰止咳的食品；如果孩子的舌苔是黄、红，则是风热咳嗽，说明孩子内热较大，咳嗽的痰黄、稠、不易咳出，并有咽痛，这时应吃一些清肺、化痰止咳的食物。

续表

风寒咳嗽食疗方	**1.生姜+红糖+大蒜** 孩子患了风寒感冒，喝温热的生姜红糖水能起到很好的治疗作用，如果孩子同时还伴有咳嗽，可在生姜红糖水里再加2～3瓣大蒜一起煮，要用小火煮10分钟，把蒜头的辣味煮掉，这样孩子才肯喝。 **2.蒸大蒜水** 取大蒜2～3瓣，拍碎，放入碗中，加入半碗水，放入一粒冰糖，把碗加盖放入锅中去蒸，大火烧开后改用小火蒸15分钟即可。当碗里的蒜水温热时喂给孩子喝，大蒜可以不吃。一般一天2～3次，一次小半碗。大蒜性温，入脾胃、肺经，治疗寒性咳嗽、肾虚咳嗽效果非常好，而且方便简单。 **3.烤橘子** 将橘子直接放在小火上烤，并不断翻动，烤到橘皮发黑，并从橘子里冒出热气即可。待橘子稍凉一会，剥去橘皮，让孩子吃温热的橘瓣。如果是大橘子，孩子一次吃2～3瓣就可以了，如果是小贡橘，孩子一次可以吃一个。最好配合大蒜水一起吃，一天2～3次。橘子性温，有化痰止咳的作用。吃了烤橘子后痰液的量会明显减少，镇咳作用非常明显。
风热咳嗽食疗方	**1.梨+冰糖+川贝** 把梨柄部横断切开，挖去中间核后放入2～3粒冰糖，5～6粒川贝（川贝要敲碎成末），把梨拼对拼好放入碗里，上锅蒸30分钟左右即可，分两次给孩子吃。此方有润肺、止咳、化痰的作用。因为现在的孩子普遍贪凉，热了就吹空调，一年四季都在吃寒凉的水果，所以现在患风热咳嗽的宝宝明显减少。 **2.煮萝卜水** 白萝卜洗净，切4～5薄片，放入小锅内，加大半碗水，放火上烧开后，再改用小火煮5分钟即可。等水稍凉后再给孩子喝，此方治疗风热咳嗽、鼻干咽燥、干咳少痰的效果是不错的，2岁以内的孩子收到的效果更好。 此外还可以给孩子吃下列食物 （1）柿子：性大寒，能清热、化痰、止咳。但孩子一次只能吃一个，吃多了肚子会不舒服。 （2）西瓜：性寒，能治一切热症。孩子在夏天如患了风热咳嗽，可给他多吃西瓜。 （3）枇杷：性凉，能润肺化痰止咳。适宜热性咳嗽吐黄脓痰的孩子吃。 （4）荸荠：性寒，荸荠水能化痰、清热。取2～3只荸荠去皮，切成薄片，放入锅中，加一碗水，在火上烧5分钟即可。此方对热性咳嗽吐脓痰者效果好。 孩子患风热咳嗽时，还可以给他吃冬瓜煨汤、炒丝瓜、炒藕片、炒苦瓜，这同样起到消内热、祛火、止咳的作用。辛辣、容易上火的食物禁止食用，如羊肉、狗肉、乌骨鸡、鱼、虾、枣、桂圆肉、荔枝、核桃仁、辣椒、樱桃、蚕蛹。

续表

内伤咳嗽食疗方	内伤咳嗽指长期的、反复发作的慢性咳嗽。或是因感冒发烧引起的咳嗽，虽然感冒发烧的症状已消失，但咳嗽却一直好不了。 反复咳嗽的宝宝由于使用消炎药和止咳药较多，胃口较差、没有食欲，舌苔几乎是白苔。因此父母首先要调理孩子的脾胃，提高宝宝的身体素质。具体食疗法如下： 1.山药粥 把山药去皮，切成小块放入食品粉碎机内，再加半碗水，将山药加工成糊状。然后倒入锅中，放火上，同时要不停地搅动，烧开即可。孩子最好在空腹时食用，一碗山药粥可以分2～3次喂孩子。山药健脾胃、补肺气、益肾精。需要注意的是，山药煎煮的时间不宜过久，否则其中所含的淀粉酶就会分解，丧失滋补功效。 2.红枣+白果 此方适合2岁以上的孩子食用。取红枣3粒、白果3粒放入小锅中，加上大半碗水，中火烧10分钟即可。每晚临睡前给孩子服用。红枣性温、益气补气，健脾胃；白果性平敛肺气，定咳喘，并有固肾的作用，所以对一些久咳不愈、反复感冒、咳嗽、发烧的患儿很有效果，同时它还可以治疗遗尿症。 需要注意的是，红枣和白果的量一定要掌握好，只限于3粒，量多了会导致孩子上火、气滞。 3.核桃+芝麻+红枣+蜂蜜 核桃仁250千克，黑芝麻100克，红枣250千克，把它们碾碎后放入大碗中搅拌均匀，再放入1勺蜂蜜、3勺水（由于蜂蜜难搅拌均匀，所以可先将蜂蜜和水在火上加热）。把大碗加盖，放入大锅中蒸，大火烧开后改用小火蒸40分钟即可。每天早晚给孩子吃一勺。 此方最适合儿童服用，不但能治小儿久咳、支气管炎、哮喘，而且对小儿的便秘也有非常好的效果。此方如果长期食用的话，能增强孩子的体质。

腹泻的快速按摩疗法

腹泻是一种常见症状，是指排便次数明显超过平日习惯的频率，粪质稀薄，水分增加，每日排便量超过200克，或含未消化食物或脓血、黏液。

【按摩部位及取穴】中脘、章门、天枢、气海、关元、足三里、阴陵泉。

【按摩手法】按、摩、擦、揉、推。

腹泻常伴有排便急迫感、肛门不适、失禁等症状。腹泻分急性和慢性两类。

急性腹泻发病急剧，病程在2～3周之内。慢性腹泻指病程在两个月以上或间歇期在

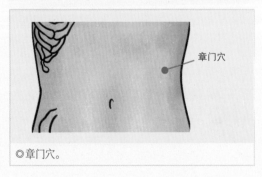

章门穴

◎章门穴。

2～4周内的复发性腹泻。

　　由于腹泻病因复杂，治疗方法所以不能一概而论，但是自我按摩对慢性腹泻有比较好的疗效。

腹泻的快速按摩疗法

按穴位	取中脘、章门、天枢、气海、关元、足三里、阴陵泉。将右手中指伸直，其余四指轻握拳，左手抓住右拳背，然后用右手中指分别点按上述穴位，由上而下逐个进行。急性泄泻加上巨虚、内庭、公孙；慢性泄泻加脾俞、肾俞、大肠俞。每穴点按1～2分钟。
摩腹部	仰卧位，左右手重叠，右手掌心在下放置于中脘穴处，左掌心叩放在右手掌背，然后，两手均匀用力做顺时针旋转摩动，正中由中脘开始，向下到耻骨，再沿胃经向下推拿至耻骨，以腹部舒适为宜。
擦腰骶	坐位，先两手掌面相对擦热，用两手掌根部，贴附在腰脊柱两侧，从肾俞至大肠俞，做自上而下，自下而上往返推擦，用力宜大，推擦要快，擦至局部出现湿热感为宜。
揉尾端	取俯卧位或膝胸卧位，充分暴露尾骶部，右手中指指尖放于尾骨尖端下方长强穴位，做勾揉按摩动作，用力由轻渐重，一般2～3分钟为宜。
推胁腹	用两手大鱼际及手掌掌面，贴附在两胁部，然后两手从胁至小腹往返推擦，推至小腹时，两手鱼际稍做用力，动作宜快，以胁及小腹出现热感为好。

【病症自我保健】

腹泻食疗法

腹泻食疗方

红枣山药泥	原料：山药10克，红枣5个。 做法：先将挑选出来的红枣用清水洗净，然后用水煮烂，把红枣去皮、去核，用干净纱布滤去水；山药去皮蒸烂，用小勺背压成泥；将红枣泥和山药泥混合一起即成。 功效：此食疗方不仅软烂甜润，容易消化，还具有健脾补虚，祛湿止泻功效，可以帮助治疗脾虚引起的腹泻。
栗子香米粥	原料：栗子仁15个，粳米（大米）60克。 做法：先将栗子除去外皮和仁皮，将其风干后磨成细粉；锅里放入适量水，将粳米洗净后入锅烧开，加入栗子粉后改用小火一起熬煮，直至烂熟，出锅即成。 功效：此食疗方软糯黏稠，口味香甜，宝宝很喜欢吃。栗子味甘、咸、性温，具有益脾胃、止腹泻的功效，营养也很丰富，适合脾胃虚弱、久泻不止、便溏泄泻的患者食用。

续表

山楂甜米粥	原料：新鲜山楂60克或干山楂30～40克，粳米（大米）60克，白砂糖少许。 做法：先把山楂用清水反复进行清洗，然后将山楂放入砂锅里，用小火慢慢熬煮，熬好后去渣，取出汁水，加入洗净的粳米、砂糖继续熬煮，直至煮熟出锅。 功效：此食疗方味酸而甘甜，微温而不热，可以帮助腹泻患者开胃消食，化滞消积，活血化瘀，收敛止泻，可用于治疗食积停滞、腹痛的便泻。
胡萝卜烂米粥	原料：取新鲜胡萝卜1根，粳米（大米）适量。 做法：先将胡萝卜去掉根部，顶部，然后用清水洗干净；把胡萝卜切成块，放在笼屉上蒸至烂熟；将粳米淘洗干净，放到锅里慢火煮至烂熟；往熟粥里加入胡萝卜泥，搅匀后再稍微煮煮，出锅即成。 功效：此食疗方清香微甜，软烂易消化，不仅可以健脾助消化，其中富含的果胶还具有吸附作用。腹泻者吃了能够抑制肠蠕动，对消化不良、乳食所引起的腹泻更为合适。

消化不良的快速按摩疗法

消化不良是一种临床症候群，是由胃动力障碍所引起的疾病，也包括胃蠕动不好的胃轻瘫和食道反流病。

【按摩部位及取穴】中脘、气海、关元、内关、足三里。

【按摩手法】揉、推、按、点。

消化不良主要分为功能性消化不良和器质性消化不良。功能性消化不良属中医的脘痞、胃痛、嘈杂等范畴。

消化不良的快速按摩疗法

配穴方一：中脘、气海、关元、内关、足三里	1.揉中脘 用双手重叠紧贴于中脘穴，先以顺时针方向旋转按揉1～2分钟，再逆时针方向旋转按揉1～2分钟，使局部有温热舒适感止。 2.揉气海、关元穴 双手掌重叠贴于小腹的气海、关元穴，先以顺时针方向旋转按摩1～2分钟，再逆时针方向旋转按揉1～2分钟。 3.推揉内关 用拇指指峰紧贴于内关穴上，推揉1～2分钟，左右两臂穴位交替进行。频率不宜过快，指力逐步深透。 4.推揉足三里 取坐位，用右手拇指指峰贴于左侧足三里按揉1～2分钟，再用左手拇指指峰贴于右侧足三里，按揉1～2分钟。使局部有酸胀麻的感觉为止。 每日按摩1次，10次为1疗程。

配穴方二：上腹部、足三里、天枢、两肋	1.摩上腹 上腹是指肚脐以上的腹部，即上腹部，患者取仰卧位，以中脘穴为圆心，用掌根在上腹部轻轻摩动，约3分钟，以腹内觉温热为宜。这种方法具有温健作用，多用于脾胃虚寒的病症。 2.点按足三里 足三里是足阳明胃经的合穴，五行属土，与脾胃相应；足三里又属胃络脾，根据"经脉所通，主治所及"的原理，用于脾胃病的治疗，故有"肚腹三里留"之称。 实践证明经常在足三里穴点按，可协调阴阳，保健和胃，增强体质，防治疾病。现代实验研究也证明足三里可增强肠蠕动，促进消化酶的分泌，还可增加人体的备解素，从而灭活某些病毒，亦可增加白细胞的吞噬能力，加强免疫力。 患者取坐位或仰卧位，用拇指抵住双侧足三里穴，用力揉捻，以酸胀感向足背传导为宜，约3分钟。 3.揉天枢 患者取坐位或仰卧位，双手食指分别抵住腹部的天枢穴，开始稍稍用力揉按，渐渐加力，以能忍受为度，约3分钟。 4.举手抚肋 端坐伸腰，举左手仰掌，以右手抚按右肋，以鼻吸气，连续呼吸7次，再用右手仰掌，抚按左肋，同上法操作。 每日或隔日治疗1次，每次按摩15～20分钟。

【病症自我保健】

消化不良食疗法

消化不良食疗方

白萝卜粥	将一个白萝卜切片，洗净，先煮20分钟，再加米同煮。煮熟后，加红糖适量即可服用。有健胃理气作用。适用于孩子消化不良，腹胀。
将军蛋	先将一个鸡蛋顶端敲出一个小孔，去蛋皮，放入大黄细末，用筷子搅匀，然后用白面和水封闭小孔，放入水锅中，煮熟即成。对于小儿胃热湿疹，大便干结或自秘者食之有效。
玉米粥	将水烧开，徐徐加入玉米粉并搅拌成糊状，待熟后加入糖或盐温服。调中开胃，健胃宽肠。
山药小米粥	将山药切成小块，小米与山药煮成稀饭，加少量糖服用。有调补脾胃的作用。适用于孩子面黄肌瘦，食欲不振。

8种食物改善消化不良

大麦及大麦芽	含有维生素A、B族维生素、维生素E和淀粉酶、麦芽糖、葡萄糖、转化糖酶、尿囊素、蛋白质分解酶、脂肪和矿物质等。大麦中的尿囊素可促进胃肠道溃疡的愈合。
橘皮	橘皮对消化的促进作用主要是其中含有的挥发油对消化道有刺激作用，可增加胃液的分泌，促进胃肠蠕动。
酸奶	酸奶除含有牛奶的全部营养素外，突出的特点是含有丰富的乳酸，能将奶中的乳糖分解为乳酸。 对于胃肠道缺乏乳酸酶或喝鲜牛奶容易腹泻的人，可改喝酸奶。乳酸能抑制体内霉菌的生长，可预防使用抗生素类药物所导致的菌群失调。乳酸还可以防止腐败菌分解蛋白质产生的毒物堆积，因而有防癌作用，酸奶有轻度腹泻作用，可防止老年人便秘。
苹果	苹果既能止泻，又能通便。其中含有的鞣酸、有机碱等物质具有收敛作用，所含果胶可吸收毒素。对单纯性的轻度腹泻，单吃苹果可止泻。苹果中含纤维素可刺激肠蠕动，加速排便，故又有通便作用。
西红柿	含有丰富的有机酸如苹果酸、柠檬酸、甲酸，可保护维生素C，使之在加工烹饪过程不被破坏，增加维生素的利用率。西红柿中还含有一种特殊成分——番茄红素，有助于消化、利尿，能协助胃液消化脂肪，番茄红素还能抑制细菌和真菌的生长，可治疗口角炎。
鸡肫皮	又称鸡内金，为鸡胃的内壁。 鸡肫含有胃激素和消化酶，可增加胃液和胃酸的分泌量，促进胃蠕动。胃激素遇高热易受破坏，故以生食为佳。
番木瓜	未成熟的番木瓜含有番木瓜蛋白酶，可分解脂肪为脂肪酸，可促进食物的消化和吸收。
白菜	含有大量的粗纤维，可促进胃肠道蠕动，帮助消化，防止大便干结。

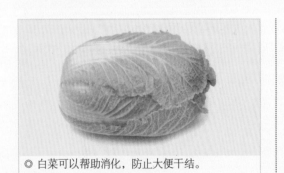

◎ 白菜可以帮助消化，防止大便干结。

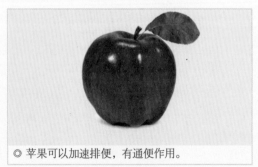

◎ 苹果可以加速排便，有通便作用。

颈椎病的快速按摩疗法

颈椎病又称颈椎综合征，是颈椎骨关节炎，增生性颈椎炎、颈神经根综合征、颈椎间盘脱出症的总称，是一种以退行性病理改变为基础的疾患，主要由于颈椎长期劳损、骨质增生，或椎间盘脱出，韧带增厚，致使颈椎脊髓、神经根或椎动脉受压，出现一系列功能障碍的临床综合征。表现为颈椎间盘退变本身及其继发性的一系列病理改变。

【按摩部位及取穴】风池、天鼎、曲池、合谷。

【按摩手法】揉、擦、拿、点、叩。

颈椎病的患者轻则常常感到头、颈、肩及臂麻木，重则可导致肢体酸软无力，甚至出现大小便失禁及瘫痪等。颈椎病常见于中老年。

随着信息时代的发展，办公自动化

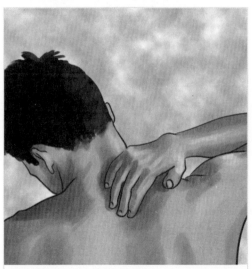

◎颈椎病的患者轻则常常感到头、颈、肩及臂麻木等。

的普及，都市人长时间操作电脑，使颈椎病发病率越来越高，且发病年龄越来越年轻。据有关资料统计，该病的发病年龄提前到了30～40岁。另外，现在人们工作压力大，业余时间少，难以从事体育运动，也是造成颈椎病增多的原因之一。

针对颈椎病的快速按摩方法，可在症状加重时随时加以应用，但最好在早晨醒后进行。因为经过一夜的休息，颈背部的肌肉处于相对放松状态，有利于增强按摩的效果。

具体手法如下：

进行脸部按摩：用两手手掌分别搓脸的正面、侧面及耳后各10次，然后五指分开如梳头状自前向后10次；

左、右手揉擦：分别用左、右手揉擦对侧前颈各10次，揉拿对侧肩井穴各10次；

擦后颈部：擦后颈部10次，并上下移动、抓拿后颈部，依次用拇指点揉左、右风池穴及天柱、天鼎穴，用拇指对颈背部痛点按揉；

最后一手托枕部，一手反掌托下颌，进行轻柔的头部上仰位旋转运动数次。

此外，头晕症状者，可将两手五指分开，用指尖轻叩头部；手臂麻木者，可沿上臂、前臂顺序揉搓，并配以曲池、合谷穴点按，以加强疗效。

自我按摩可每日进行1次，每次5～10分钟，坚持1～2个月以上可有较好疗效。

颈椎病自我按摩步骤

1.用健侧的拇指或手掌自上而下按揉患侧肩关节的前部及外侧，时间1~2分钟，在局部痛点处可以用拇指点按片刻。	2.用健侧手的第2~4指的指腹按揉肩关节后部的各个部位，时间1~2分钟，按揉过程中发现有局部痛点亦可用手指点按片刻。
3.用健侧拇指及其余手指的联合动作揉捏患侧上肢的上臂肌肉，由下至上揉捏至肩部，时间1~2分钟。	4.还可在患肩外展等功能位置的情况下，用上述方法进行按摩，一边按摩一边进行肩关节各方向的活动。
5.最后用手掌自上而下地掌揉1~2分钟，对于肩后部按摩不到的部位，可用前面介绍的拍打法进行治疗。	

【病症自我保健】

颈椎病食疗法

颈椎病治疗方法很多，包括锻炼、药枕、牵引、推拿、理疗、贴膏药、服药及手术等。此外，还可配合食疗。

颈椎病食疗除遵循一般饮食原则，如搭配合理、营养均衡、饮食有节、饥饱有度、清洁卫生外，还要辨证进食。如风寒湿痹阻者可食葛根、狗肝菜、干姜、樱桃；气滞血瘀者可食用蛇肉、黄鳝，适量饮酒；痰湿阻络者可食梨、扁豆、赤豆、薏米；肝肾不足者可食黑豆、香菇、黑芝麻、枸杞子、狗肉、羊肉、鹿肉、鱼虾、韭菜；气血亏虚者可食红枣、黑枣、葡萄、桂圆肉、桑葚、阿胶等。

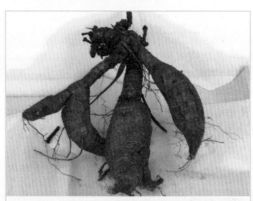

◎葛根五加粥适应风寒湿痹阻型颈椎病，颈项强痛。

常用颈椎病食疗方

葛根五加粥	原料：葛根、薏米仁、粳米各50克，刺五加15克。 做法：原料洗净，葛根切碎，刺五加先煎取汁，与余料同放锅中，加水适量。武火煮沸，文火熬成粥。可加冰糖适量。 功效：祛风除湿止痛。 适应证：风寒湿痹阻型颈椎病，颈项强痛。

续表

清炖乌蛇	原料：乌蛇1条，葱、姜、黄酒、清水适量。 做法：将乌蛇去皮、内脏，洗净，切成长5厘米段块，入砂锅，加葱、姜、黄酒、清水。武火煮沸后，文火炖至熟透，再加盐即成。分次服食。 功效：祛风通络。 适应证：颈椎病肢体疼痛麻木者。
山丹桃仁粥	原料：山楂30克，丹参15克，桃仁（去皮）6克，粳米50克。 做法：原料洗净，丹参先煎，去渣取汁，再放山楂、桃仁及粳米，加水适量，武火煮沸，文火熬成粥。 功效：活血化瘀，通络止痛。 适应证：气滞血瘀型颈椎病。
芎归蚕蛹粥	原料：川芎10克，当归、蚕蛹各15克，粳米50克。 做法：原料洗净，加水适量，先煎川芎、当归，去渣取汁，再加蚕蛹、粳米，武火熬成粥。 功效：养血活血。 适应证：气滞血瘀型颈椎病，体质虚弱者。
薏米赤豆汤	原料：薏米、赤豆各50克，山药15克，梨（去皮）200克。 做法：原料洗净，加水适量，武火煮沸后文火煎，加冰糖适量即可。 功效：化痰除湿。 适应证：痰湿阻络型颈椎病。

风湿病的快速按摩疗法

　　风湿病是一组侵犯关节、骨骼、肌肉、血管及有关软组织或结缔组织为主的疾病，其中多数为自身免疫性疾病。发病多较隐蔽而缓慢，病程较长，且大多具有遗传倾向。

　　风湿病，中医称之为痹病，因为由于受风、寒、湿、热等邪气，阻滞经脉，影响关节屈伸不利，筋脉拘急，局部或肿或胀，有时触之发冷觉寒，或潮湿有汗，或干燥皲裂，或者湿热火欣红。

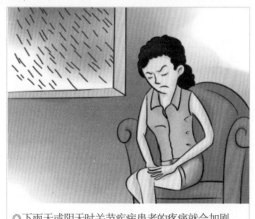

◎下雨天或阴天时关节疾病患者的疼痛就会加剧。

【按摩部位及取穴】脾胃经、三焦经、大肠经、肺经的穴位。

【按摩手法】推、揉、搓、按。

风湿病的成因一般是风寒、湿热，另外也还有痰、瘀、燥、毒。最常见的症状有肿胀、疼痛、僵直（拘挛变形）、麻木不仁、屈伸不利、风湿结节、关节畸形。

根据风湿病所发部位的不同，除选用上面每个证候中所介绍的穴位外，可根据病情的轻重缓急，在局部选择穴位进行治疗，或循本经经脉走向点穴治之，亦可依病发部位所属脏腑的表里关系，选择其所属经脉的穴位点按之。

在治疗中，要注意扶正培本，以增强机体的抗病能力。酌情选择脾经、胃经、肾经、肝经、膀胱经的穴位，以培后天、充先天，提高机体防御功能。

按摩有循经按摩、点穴按摩之别。一般产后体质较弱，采取循经按摩为宜。且

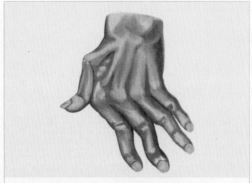

◎风湿病最常见的症状有肿胀、疼痛、僵直（拘挛变形）、麻木不仁、关节畸形等。

手法不宜过重，以防对产后骨质疏松者引起不良反应。

在循经按摩中，以太阳膀胱经为主，依经脉自上而下的循行方向及病发部位推、揉、搓、按。在疼痛明显的部位，手法可稍重，用力要均匀，让指力、掌力达到患部一定深度，方有治疗作用。

在四肢、脾胃经、三焦经、大肠经、肺经及肩背处，用力皆可稍重，但在胸背一定要力量适度，以防过重时伤及内脏。

风湿病按摩的操作要求

上肢部	（1）患者仰卧势：两手臂自然伸直置于身体两旁。按摩者可先在右侧用接法掌背面向上沿腕背、前臂至肘关节。往返3～5遍，然后患者翻掌再以揉法施治，并配合肋、腕、掌。 （2）接上势，在肘、腕部以按揉法1～2分钟并配合肘关节的伸屈和腕关节的摇动。然后以捻法，捻每一手指关节与掌指关节并配合小关节的摇动，最后再摇肩关节，搓上肢3～5次。左右相同。
下肢部	（1）患者俯卧势：按摩者先用揉法施于臀部再向下沿大腿后侧、小腿后侧，直至跟腱，往返2～3次。 （2）患者仰俯势：按摩者站于旁，用揉法施于大腿前部及内外侧，再沿膝关节向下到小腿前外侧、足背，直至趾关节。同时配合踝关节屈伸及内、外翻的被动运动。

风湿病药食疗法

下面介绍几种治湿、祛风、清热、化瘀、消肿的药食两用之品，主副兼宜。

风湿病药食疗法

薏苡仁（又称苡米）：有清热祛湿、疏筋、缓解拘挛、除痹的功效。民间用于熬粥，食后清爽可口，既能清热，又能利湿通络，利关节，适用于关节肿痛，拘挛不利，长服久服，确有与用药有相辅相成的效果。每周服2～3次，治疗坐骨神经痛、骨膜炎等。
山药（古名薯蓣）：健脾胃、祛湿，可熬粥、制糕、做饼，既可清夏季热邪（热中夹湿），又能调理脾胃。《金匮要略》一书中有"薯蓣丸"一方，又名"大山药丸"，就是以山药为主药的一张方子，既可祛风除湿，又能扶正补虚，此方补中寓散，补而不腻，对于虚劳夹风诸症有较好效果，治疗"风气百疾，虚劳诸不足"。
百合：润肺清心、养五脏、祛风湿，用于风湿病清其余邪，扶正安神，调整气血不足，属于平补，可制羹、糕粥、菜肴等膳食。
地龙（又称蚯蚓）：清热、通络、利湿、化瘀、消肿，可外用，可内服，化瘀消栓，促进血行，祛湿消肿。外用可捣成泥，外敷局部，可消肿、清热利湿，内服可制成菜肴。
白芥子（又称芥菜籽）：可以制成芥末，菜蔬调味，善走散，长于豁痰利气、祛痰，兼消肿散结，治风湿肿癣，内服外用皆宜，为软化痰核、消肿胀食药两用之品。

睡觉落枕的快速按摩疗法

落枕或称"失枕"，是一种常见病，好发于青壮年，以冬春季多见。落枕的常见发病经过是入睡前并无任何症状，晨起后却感到项背部明显酸痛，颈部活动受限。这说明病起于睡眠之后，与睡枕及睡眠姿势有密切关系。

【按摩部位及取穴】鱼际穴、风池穴、肩井穴、肩外俞、后溪穴、风池穴、悬钟穴。

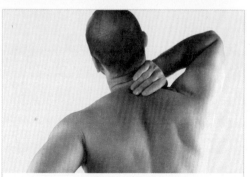

◎落枕或称"失枕"，是一种常见病，好发于青壮年，以冬春季多见。

【按摩手法】按、摩、叩、揉。

落枕病因：

一是肌肉扭伤：如夜间睡眠姿势不良，头颈长时间处于过度偏转的位置；或因睡眠时枕头不合适，过高、过低或过硬，使头颈处于过伸或过屈状态，均可引起颈部一侧肌肉紧张，使颈椎小关节扭错，时间较长即可发生静力性损伤，使伤处肌筋强硬不和，气血运行不畅，局部疼痛不适，动作明显受限等。

二是感受风寒：如睡眠时受寒，盛夏贪凉，使颈背部气血凝滞，筋络痹阻，以致僵硬疼痛，动作不利。

对于落枕，一些人会通过热敷来帮助

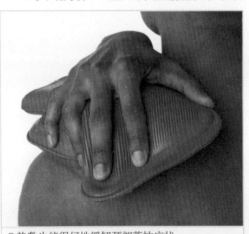

◎热敷也能很好地缓解颈部落枕症状。

患者减轻痛苦，其实按摩也是一种有效的治疗方法。

具体方法：立落枕者身后，用一指轻按颈部，找出最痛点，然后用一拇指从该侧颈上方开始，直到肩背部为止，依次按摩，对最痛点用力按摩，直至感明显酸胀即表示力量已够，如此反复按摩2～3遍，再以空心拳轻叩按摩过的部位，重复2～3遍。重复上述按摩与轻叩，可迅速使痉挛的颈肌松弛而止痛。

此外还有另一种按摩治疗法：

（1）将左手或右手中、食、无名指并拢，在颈部疼痛处寻找压痛点（多在胸锁乳突肌、斜方肌等处），由轻到重按揉5分钟左右。可左右手交替进行。

（2）以拇指或食指点按落枕穴（手背第2、3掌骨间，指掌关节后5分处），待有酸胀感觉时再持续2～3分钟。

（3）用小鱼际由肩颈部从上到下，从下到上轻快迅速击打两分钟左右。

（4）用拇指和食指拿捏左右风池穴、肩井穴1～2分钟。

（5）最后进行头颈部前屈、后仰、左右侧偏及旋转等活动，此动作应缓慢进行，切不可用力过猛。

腰痛的快速按摩疗法

腰痛是以腰部一侧或两侧疼痛为主要症状的一种病证。

【按摩部位及取穴】命门穴、肾俞穴、志室穴、委中穴、环跳穴。

【按摩手法】按、揉、推、捏。

引起腰痛病的原因很多，约有数十种，比较常见的有肾虚、腰部骨质增生、骨刺、椎间盘突出症、腰椎肥大、椎管狭窄、腰部骨折、椎管肿瘤、腰部急慢性外伤或劳损、腰肌劳损、强直性脊柱炎等。

腰背部是人体用力最多的部位，为人体提供支持并保护脊柱，对长期在办公室久坐而缺少运动的人，或是因为工作需要久站的人，长时间维持一个体位或姿势太久，就容易造成腰背部的疼痛并引发腰骶部慢性骨筋膜间隔综合征，也有的是在重复性损伤后积累发病。

很多慢性腰痛病人与慢性骨筋膜间隔综合征有关，原因可能是骨筋膜间隔内压升高导致腰背筋膜下间隙消失，肌肉血流量下降，疏松脂肪组织变性。由于这种损害，造成了患者无论是多走、多坐还是多卧，都会腰疼，即长时间保持一种姿势容易产生腰疼。这是慢性骨筋膜间隔综合征的重要临床特征。

腰痛已经成为一种常见病，男女均有发生，其中女性居多。常见原因主要有以下几种：

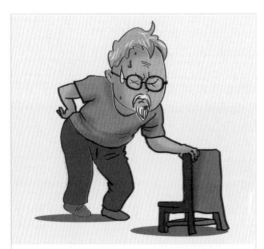

◎腰痛是以腰部一侧或两侧疼痛为主要症状的一种病证。

1.腰肌劳损

长期从事站立操作诸如纺织、印染、理发、售货等工作的妇女，由于持续站立，腰部肌腱、韧带伸展能力减弱，局部可积聚过多的乳酸，抑制了腰肌的正常代谢，也可导致腰肌劳损而引起的腰痛。经常背重物，腰部负担过重，易发生脊椎侧弯，造成腰肌劳损而出现腰痛。

2.泌尿系统感染

由于女性的尿道短而直，且尿道外口靠近肛门，常有大肠杆菌寄生，加之女性生理方面的特点，尿道口污染的机会较多，若忽视卫生，则容易发生泌尿系感染。腰痛以急、慢性肾盂肾炎所致者为多，表现为腰部胀痛、严重者沿输尿管放射至会阴部。除泌尿系统感染外，泌尿系结石、结核等疾患，亦会引起腰痛。

3.生殖器官疾病

女性的生殖器官在一生中要行经四百次左右，还负担着怀孕、分娩等使命；有的妇女还经历流产、节育手术等。故生殖器官炎症的发病率较高，如输卵管炎、盆腔炎等。这些炎症容易并发腰痛，子宫后倾、后屈，也是女性腰痛的原因之一，子宫肌瘤、子宫颈癌、卵巢囊肿等严重生殖器官疾患，都会引起压迫性牵连性腰痛。

4.受凉、创伤、罹患风湿、类风湿关节炎

这种妇女，多因在月经期、分娩和产后受风、湿、寒的侵袭，导致脊椎长骨刺而诱发腰痛。若腰部曾扭伤，可能发展为椎间盘脱出，出现较重的腰痛，甚至影响脊椎的屈伸和转动。

5.孕期及产褥期劳累

怀孕期间，随着胎儿逐渐长大，孕

妇腰骶及盆腔各关节韧带松弛，同时子宫重量亦随着胎龄的增长而增加，致使身体重心前移。为了保持身体平衡，腰部多向前挺起，若不注意休息，则易引起腰痛。妊娠期间，胎儿发育需要充足的钙、磷等营养物质，若膳食中摄入量不足，可造成孕妇骨质软化脱钙，亦会引起腰痛。产褥期出血过多，或劳动过早、过累以及受凉等，也可造成腰痛。

6.腰椎病变

多见于老年妇女，随着年龄的增长，腰椎神经的压迫症状也会随之增多。因退行性病变引起的假性脊椎柱滑脱是较常见的一种病变，容易引起腰椎管狭窄，压迫

脊髓和神经根，导致腰痛和下肢放射痛，往往是因骨质疏松所致的椎体塌陷性骨折。老年人的骨赘形成可引起脊椎僵硬，也可导致持续性腰痛。

另外，更年期妇女由于自主神经功能紊乱，也可能引起腰痛，其特点是晨起活动后减轻。还有月经不调、痛经或情绪危机等因素，亦易发生腰痛。

腰痛可因感受寒湿、湿热，或跌仆外伤，气滞血瘀，或肾亏体虚所致。其病理变化常表现出以肾虚为本，感受外邪，跌仆闪挫为标的特点。通过以下按摩方法，可以有效防治腰痛。

腰痛按摩方法

擦腰	站立，两脚分开如肩宽。两手握拳，握拳的拇指和食指侧贴着腰部用力上下擦动。擦动从骶部开始，从下往上，尽可能高，擦动的速度宜快。擦至觉得皮肤发热为止。
按命门穴	站立或坐位，用一手或两手拇指按住命门穴（第二腰椎棘突下的凹陷处），至有酸胀感时再揉动数十次。
揉臀	站立，两脚分开如肩宽。用一只手掌的大鱼际（手掌正面拇指根部明显突起的部位）处贴着同侧臀部，顺时针或逆时针方向揉动数十次，然后用另一只手揉另一侧臀部。
弯腰捏腿部	站位，也可坐在床上。两腿伸直，慢慢向前弯腰，同时用两手捏大腿和小腿前面的肌肉，捏到尽可能低，最好到足背处，反复5～10次。向前弯腰时，头要昂起。
推腰臀腿部	先左弓箭步站立，用右手掌，虎口分开，拇指在前，推住同侧腰部，然后用力向下推，经臀一直推到大腿和小腿为止，身体也随着向右侧弯。然后右弓箭步站立，用左手推左侧腰臀腿部。交替推4～10次。
揉肾俞穴	站立或坐位，用一只手的拇指按住肾俞穴（第二腰椎棘突下，命门穴外侧约两个手指宽处），至有较强的酸胀感时再揉动数十次。然后用另一只手按另一侧肾俞穴并揉动。

续表

推腰部	站位，两脚分开如肩宽。两手叉腰，拇指在前，先用右手掌从右腰部向前和向左推；然后用左手掌从左腰部向后和向右推。推数十次，也可向反方向推。
捶腰	站位，两脚分开如肩宽。两手握空心拳，用拳眼轻轻捶击两侧腰部，由上而下，再由下而上，共20～30次。

以上动作，每日1～2次。有些动作，如弯腰捏腿等做起来比较困难，可先不做，待锻炼有基础后再做，或动作的幅度先做得小一些，以后再慢慢增大。

腰痛病的穴位按摩法

取穴	（1）肾俞：第14椎椎棘突下，旁开二横指。 （2）志室：第二腰椎棘突下，旁开3寸处。 （3）环跳：臀部，大转子后上方凹陷中。 （4）委中：窝横纹正中处。 （5）昆仑：外踝后方与跟腱之间。 （6）天应：即阿是穴，疼痛的部位。
手法	让患者卧床上，按摩者用前臂尺侧腕屈肌（即胳膊肚）在患者的患部自左而右或自右而左一个方向地旋转，不可乱用力，至局部发热，越热越好，不热无效，旋转图形越圆越好。

【病症自我保健】
治疗腰痛食疗法
腰痛食疗方

杞地山药粥	取生地黄20克，山药、杞果各50克，大米100克。 将生地黄切碎，山药捣碎，和杞果、大米共放锅内加水适量煮粥，代早餐食。每日1次。 此法适用于偏肾阴虚的肾虚腰疼。
茴香炖猪肾	取小茴香20克，猪腰1对，葱、姜、盐、酒各适量。 先将猪腰（即猪肾）洗净后，在凹处剖一破口，将茴香、盐装入猪腰剖口内。用白线缝合剖口后，放入锅内，加葱、姜、酒、清水适量，用文火炖熟后食用。 此法适用于偏肾阳虚的肾虚腰疼。
小枣桂圆莲子汤	取小枣7粒，桂圆7粒，莲子14粒，加少许水煮沸，放凉后，将汤和小枣、桂圆、莲子一同服用。 此法冬夏皆可，早晚皆宜，且可长期服用。尤其是中年女性。

续表

清蒸小公鸡	将啼叫的小公鸡（成年公鸡不能用），按常规宰杀洗净切成鸡块，放油锅内略炒数分钟。再往锅内加入500克米醋（不要加白开水），在火上炖焖到尚剩小半杯醋（注意别使锅干糊了），以鸡肉炖烂而不剩醋为宜。 炖烂的鸡肉当菜食用，而吃的口味感到越酸越好。嫌难吃可适当放些红糖。每只鸡一日3次，一天内吃完，不要中断，连吃6只小公鸡为一个疗程。

失眠的快速按摩疗法

失眠，指无法入睡或无法保持睡眠状态，导致睡眠不足。又称入睡和维持睡眠障碍，祖国医学又称其为"不寐""不得眠""不得卧""目不瞑"，是以经常不能获得正常睡眠为特征的一种病证，为各种原因引起入睡困难、睡眠深度或频度过短（浅睡性失眠）、早醒及睡眠时间不足或质量差等。

【按摩部位及取穴】印堂、太阳、风池、百会、神门、足三里、三阴交。

【按摩手法】按、揉、擦、摩。

适当服用催眠药是解决失眠问题的成功方法。避免失眠还应少喝妨碍睡眠的咖啡和茶，同时也要少喝酒。

失眠会引起人的疲劳感、不安、全身不适、无精打采、反应迟缓、头痛、注意力不能集中，它的最大影响是精神方面的，严重一点儿会导致精神分裂和抑郁症、焦虑症、自主神经功能紊乱等功能性疾病，以及各个系统疾病，如心血管系统、消化系统等。

随着生活压力的增大，节奏变快，很多人被失眠困扰，通过按摩可以有效摆脱这方面的困扰。

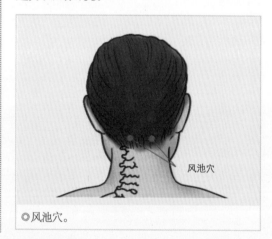

◎风池穴。

治疗失眠的5种按摩法

方法一	患者仰卧位，术者坐于患者头部上方，以右手食、中二指点按睛明穴3~5次后，以一指或双拇指推法，自印堂穴向两侧沿眉弓、前额推至两太阳穴处，操作5~10分钟。然后双手拇指分别抵于两侧太阳穴，换用余下四指推擦脑后部风池穴至颈部两侧重复两遍，再以双拇指尖点按百会穴。

续表

方法二	患者坐位，术者站于患者右侧，用右手五指分别置于头部督脉、膀胱经及胆经上，自前发际推向后发际5~7次，然后术者站在患者之后，沿两侧之胸锁乳突肌拿捏，拿肩井3~5次。
方法三	每晚临睡前先揉足三里、三阴交，每穴一分钟，再掐按内关、神门穴一分钟，再用双手掌根部揉擦背部，以有热感为宜，重点按揉心俞、脾俞、肝俞。最后平卧闭目养神，不生杂念，用拇、食指按揉双侧睛明穴，连续揉按3~5分钟即可产生睡意。 　　需要注意的是，用按摩疗法治疗失眠，不宜用叩砸、提弹等手法，应采用有镇静安神作用的缓慢轻柔的表面按摩或深部按摩。
方法四	自我按摩：可在每晚睡觉前，坐于床上进行如下按摩： （1）揉百会50次。 （2）擦拭肾俞50次。 （3）摩脐下气海、关元50次。 （4）揉按足三里、三阴交各50次。 （5）擦涌泉100次。 （6）仰卧于床上做细而均匀的深呼吸30次，全身放松意守丹田即可入睡。
方法五	患者俯卧位：术者在背部用滚法，操作3~5分钟。心脾亏损者，可多按揉心俞、脾俞；肾虚者，可多按揉肾俞（腰部两侧），关元俞，最后再点按神门、足三里、三阴交。

　　如果失眠比较严重，只靠按摩等仍不能缓解时，要及时到医院治疗，不要在家中盲目服用安眠药，以免导致药物成瘾性，而让失眠成为生活的绊脚石。

严重失眠的按摩疗法

仰卧揉腹	每晚入睡前，仰卧床上，意守丹田（肚脐），先用右手按顺时针方向绕脐稍加用力揉腹，一边揉一边默念计数，揉计120次；再换用左手逆时针方向同样绕脐揉120次。对上半夜进入深睡有良好作用。下半夜如再不能入睡，可按上述方法各揉腹60次，对睡眠也有一定作用。 　　由于揉腹能使胃肠蠕动，特别是年岁大的人，消化功能减弱，胃肠道的气体就会成倍增加，常把大肠膨得胀胀的。一经揉腹，大肠受到刺激，就把气体挤出来而出现放屁，便于安然入睡；若不揉腹，屁放不出来，大肠膨胀，影响入睡。
按摩健神穴	失眠与脑部充血、神经兴奋有关，所以治疗失眠时，必须放松精神、解除脑部充血，睡前用手指指腹或指甲尖用力刺激健神穴20分钟，效果十分显著。健神穴位于劳宫穴下面离手腕1分处。

续表

卧位气功法	取右侧卧位，枕头适中，全身轻松自然，双目闭合，舌尖顶上腭，意守丹田。由鼻孔慢慢吸气，使整个腹部膨胀，再从鼻孔徐徐呼出，至全腹收缩。连续坚持2周，一般失眠即愈。
拍打涌泉穴	每晚睡前洗脚后，端坐床上，先用右手掌拍打左脚涌泉穴120次，再用左手掌拍打右脚涌泉穴120次，每次力度均以感到微微胀痛为宜。即可驱除失眠，安然入睡。
踏豆按摩	用绿豆500克，置铁锅中文火炒热，倒入脸盆中，同时将双脚洗净擦干，借盆中绿豆余温，用双脚踩踏绿豆，边踩边揉。每天睡前1小时开始踩踏，每次30分钟左右。
足底按摩治疗失眠	人的足底的穴位映射人体大脑部位，也就是说可以通过摁压相应的穴位来治疗和改善失眠的状况。

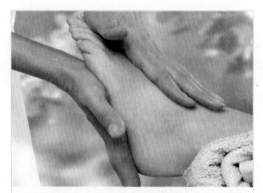

◎拍打涌泉穴力度均以感到微微胀痛为宜。即可驱除失眠，安然入睡。

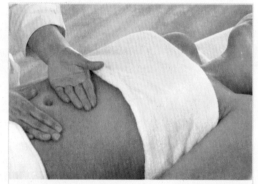

◎揉腹，大肠受到刺激，就把气体挤出来而出现放屁，便于安然入睡。

映射失眠的穴位

第一失眠点	如果把人脚跟看成圆，这个圆最靠近前面5个脚趾的那一点就是失眠点。睡觉前洗完脚，用手指用力按压这个部位1分钟左右。
第二失眠点	人在站立情况下，5个脚趾的最前端。用手指依次从大脚踇趾的相应部位摁压到小脚踇趾，再从小脚踇趾按压回来，这样反复做10次。
第三失眠点	整个大脚踇趾的足底部分，用手指按压1分钟即可。

【病症自我保健】
失眠食疗法

失眠食疗方

糖水	原料：白糖适量。 做法：冲水饮。 　　睡前服用。引起睡眠的是大脑中的一种血清在起作用，人喝了糖水以后，在体内产生一系列化学反应，最后生成大量的血清素，使大脑受到抑制而进入睡眠状态。
小米粥	原料：小米40克。 做法：用水熬成粥。 　　中医认为小米性微寒，味甘入脾胃，肾脏。其功用在于健脾，和胃，安脏，因此具有一定的安神作用。用小米加水煮成粥，其淀粉可以得到充分糊化，其他营养成分都成水溶状态，生津和胃，易消化吸收。
食醋	原料：食醋一汤匙，冷开水一杯。 做法：可在临睡前将一汤匙食醋倒入一杯冷开水喝下，不仅很容易睡，而且睡得很香。
蜂蜜鲜百合	原料：鲜百合50克，蜂蜜1～2匙。 做法：将鲜百合加蜂蜜拌和，蒸熟。 临睡前服。
莲子百合汤	原料：莲子30克，百合15克，冰糖适量。 做法：将莲子，百合共煮成汤，加冰糖调味。 临睡前服，每日2次。
酸枣仁粥	原料：酸枣仁30克，粳米100克，大枣5枚。 做法：将酸枣仁捣碎用纱布袋包扎，与粳米同入砂锅内，加水500毫升，煮至米烂汤稠停火，然后取出纱布袋不用。加红糖，盖紧盖，焖5分钟即可。 每晚临睡前1小时，温热服。
小麦大枣粥	原料：小麦30克，粳米100克，大枣5枚。 做法：将小麦洗净，加水煮熟，捞出小麦取汁，再入粳米，大枣同煮，或先将小麦捣碎，同枣、粳米煮粥。 每天温热食2～3次，3～5日为一疗程。

牙痛的快速按摩疗法

牙痛是指牙齿因各种原因引起的疼痛，是一种常见的口腔疾病。西医根据疼痛部位及原因的不同，将其称之龋齿、牙髓炎、根尖周围炎和牙本质过敏等。遇冷、热、酸、甜等刺激时牙痛发作或加重，属中医的"牙宣""骨槽风"等。

【按摩部位及取穴】合谷、颊车、内庭、太溪。

【按摩手法】点、揉、按、掐。

俗话说"牙痛不是病，痛起来要人命"，中医将牙疼分为虚实两种。其中，实火牙疼比较剧烈，不敢吃热东西，牙龈红肿明显；虚火疼痛不太明显，隐隐作痛，但持续时间比较长，牙龈红肿不太明显。这两种牙疼都可以通过按压穴位治疗。

缓解牙疼需要按摩的主穴都是合谷穴和颊车穴。

合谷穴位于虎口处，用一手拇指的第一个关节横纹正对另一手的虎口边，拇指屈曲按下，指尖所指处就是合谷穴。用拇指指尖进行按摩，由轻渐重按压1~2分钟，可以起到疏风解表、活络镇痛的作用。

颊车穴位于颌骨边角向鼻子斜方向约1厘米处。当咀嚼时咬肌隆起，按之凹陷处就是颊车穴。用双手拇指放于同侧面部颊车穴，由轻渐重按压1~2分钟，可以起到解痉止痛、活血消肿的作用。

如果是实火牙疼可以配以内庭穴，此穴位于足背第二、三趾间缝纹端。虚火牙疼配太溪穴，位于内踝尖与跟腱之间的中点凹陷处。

采用以上方法，每天坚持按摩3~4次，牙疼症状就可得到缓解。牙疼患者要少吃甜食和辛辣食物，注意口腔清洁。

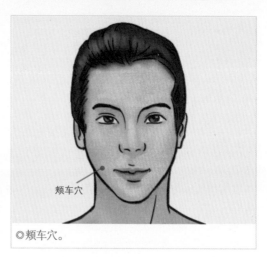

颊车穴

◎颊车穴。

牙痛的足部按摩法：

口腔炎、牙痛：也可以用简单有效的足部按摩法来缓解，按摩足部反射区：上下颚（左边痛按右边，右边痛按左边）。

上下颚（反射区有交叉）：在双脚脚背大踇趾关节处，关节上方是上颚，下方是下颚。按摩时按住关节下方或上方后，由外侧往内侧扣按。

上身淋巴结：位脚背双脚内侧，踝关节上方，用手触摸时有一凹陷的感觉。按摩时要从外侧往内侧方向推。按摩上身淋巴结对肚脐以上器官所有发炎现象均可达到消炎止痛效果。

小儿牙痛按摩方法

常用手法	（1）患儿仰卧，家长以两手拇指紧贴患儿前额部，由中间向两边摩动、反复操作1分钟。 （2）以两手拇指指腹点揉太阳穴，先轻后重约1分钟。然后用手掌反复挟提颈项部肌肉约1分钟。 （3）以两手五指微屈、彼此张开，指端着力，由前额部向后枕部按摩，反复操作2~5分钟。 （4）按揉下关、合谷、内庭穴，每穴施术1分钟。 （5）掐揉足三里、三阴交、涌泉穴，每穴约半分钟。
小儿牙痛随症加减	（1）下牙痛者，加按揉合谷、颊车、翳风穴各1分钟。 （2）上牙痛者，加按揉下关、迎香、人中穴各1分钟。
小儿牙痛按摩方法	（1）患儿坐位或卧位，家长以拇指或中指点揉风池、风府穴各1分钟。 （2）按揉双侧合谷、内庭穴各1~3分钟。 （3）患儿坐位，家长站其身后，以双手中指指腹按压双侧缺盆穴1分钟，然后慢慢把手松开，如此，反复操作2~5遍。 （4）提拿肩井穴3~5遍，手法操作时要轻柔。

在我们的双足有牙齿的反射区，大踇趾的外侧对应正中大门牙，食趾、中趾、无名趾的内、外侧和小趾的内侧依次对应大门牙旁的第2、3、4、5、6、7、8颗牙，将脚趾屈伸，靠趾端部为上牙，靠趾根部为下牙。因神经在颈髓有个"锥体交叉"的缘故，右边牙的反射区在左足，左边牙的反射区在右足。

如在右脚无名趾外侧部位区域有触痛，便可断定患者左下第七颗牙出了问题，只需按摩这个反射区和右脚的下颌反射区即可解除左下第七颗牙痛之苦。

牙痛的按摩疗法

预备式	坐位或站位，全身放松，双眼平视微闭，呼吸调匀，静息1~2分钟。
指掐合谷穴	用拇指指尖，按于对侧合谷穴，其余四指置于掌心。适当用力由轻渐重掐压0.5~1分钟。 功效：疏风解表，活络镇痛。
按揉下关穴	用双手中指或食指指腹，放于同侧面部下关穴，适当用力按揉0.5~1分钟。 功效：疏风清热，解痉止痛。

续表

按压颊车穴	用双手拇指指腹，放于同侧面部颊车穴，适当用力，由轻渐重按压0.5～1分钟。 功效：解痉止痛，活血消肿。
按揉风池穴	用双手拇指指尖，分别放在同侧风池穴，其余四指附在头部两侧，适当用力按揉0.5～1分钟。 功效：祛风散寒，提神醒脑。
指掐少海穴	用拇指指尖，放在对侧少海穴，适当用力掐0.5～1分钟。 功效：祛风散寒，通络止痛。
按揉阳溪穴	用拇指指腹，放在对侧阳溪穴，适当用力掐0.5～1分钟。 功效：通腑泄热，清热止痛。
掐牙痛穴	用拇指指尖放在对侧牙痛穴，适当用力掐0.5～1分钟。 功效：活血止痛，通络解痉。
揉按面颊部	用双手掌掌心，分别放在同侧面颊部，适当用力揉按0.5～1分钟，以面颊部发热为佳。 功效：活络散寒，缓痉止痛。
推行间穴	用一手拇指指腹放在对侧行间穴，适当用力上下推动0.5～1分钟。 功效：消肿止痛，通经活络。

自我按摩可在疼痛时操作：

面部按摩时，用力可逐渐加重至有酸胀感窜至痛处为佳，以按摩患侧面部为主。肢体按摩可取双侧穴位。平时还应注意口腔卫生。

【病症自我保健】
牙痛食疗法

牙痛是较常见的疾病之一。引起牙痛的原因很多，但以龋齿（俗称虫牙）牙痛最为多见，内服外搽药均暂止一时，不能根治，且经常发作，必须由牙科医生做根治。如果牙痛时不能马上就医，在自家厨房也可寻得止痛妙药。

龋齿牙痛者，可将一粒花椒或胡椒放在龋齿上用力咬住，或将花椒研成细末，塞入龋齿洞内，稍候便可止痛。也可将大蒜一瓣捣烂如泥，塞入龋齿洞内，不仅可以消炎止痛，还可杀菌防腐。

牙痛较重，伴有牙龈红肿、齿缝流血者，可用醋60毫升，花椒15克，共煎10分钟，待温含漱。或用豆腐500克，黄瓜250克，煮汤代茶饮。亦可用生苦瓜1根，捣烂如泥，加糖60克捣匀，两小时后将水滤出，1次冷服。

牙痛缓缓，齿浮或摇者，猪腰子2只（焙干），葫芦巴2克，共研细末，分两次开水冲服，一日服完，3～5天见效。

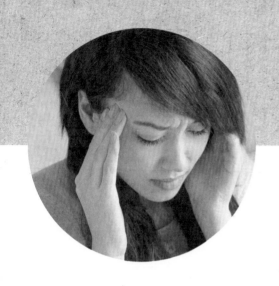

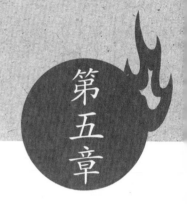

第五章

内科常见病的
自我按摩疗法

●一些内科疾病，如高脂血症、贫血、痛风等已经变得很常见。人们也时常被这些疾病困扰，去医院诊治。其实，在去医院治疗、药物治疗之外，自我按摩也是一种很好的辅助治疗。而且，对一些内科疾病的并发症，如中风等，自我按摩的辅助治疗效果更为明显。

高脂血症的自我按摩疗法

简单地说，高脂血症就是由于体内脂质代谢紊乱而形成的血浆脂质中一种或多种成分的浓度超过正常高限的一种病症。

【按摩部位及取穴】曲池、足三里、丰隆、内关、三阴交、中脘。

【按摩手法】按、摩、揉、点。

高脂血症是中老年人常见的疾病之一。一般来说，血脂代谢发生紊乱；脂肪代谢或转运异常；血浆中一种或几种脂质浓度，包括血浆TC及TG水平过高或血浆HDL水平过低；人体血浆中TC、TG和各种脂蛋白含量高于同龄正常值者均称高脂血症。

高脂血症的临床症状的表现主要包括以下两大方面：

（1）脂质在真皮内沉积所引起的黄色瘤；

（2）脂质在血管内皮沉积所引起的动脉粥样硬化，产生冠心病和周围血管病等。

由于高脂血症时，黄色瘤的发生率并不十分高，动脉粥样硬化的发生和发展则需要相当长的时间，所以多数高脂血症患者并无任何症状和异常体征发现。而患者的高脂血症则常常是在进行血液生化检验（测定血胆固醇和甘油三酯）时被发现。

高脂血症的危害性应引起人们的足够重视。高脂血症的危害是隐匿、逐渐、进行性和全身性的。高脂血症最重要的也是直接的损害是加速全身动脉粥样硬化，因为全身的重要器官都要依靠动脉供血、供氧，一旦动脉被粥样斑块堵塞，就会导致严重后果。

动脉硬化引起的肾功能衰竭等，都与高脂血症密切相关。相关研究资料显示，高脂血症是脑卒中、冠心病、心肌梗死、心脏猝死等的危险因素。

此外，高脂血症还可导致脂肪肝、肝硬化、胆石症、胰腺炎、眼底出血、失明、周围血管疾病、跛行、高尿酸血症。有些原发性和家族性高脂血症患者还可出现腱状、结节状、掌平面及眼眶周围黄色瘤、青年角膜弓等。

因此，治疗和预防高脂血症对人的健康具有重要的意义。在药物治疗之外，按摩可以作为一种不错的辅助疗法。高脂血症的自我按摩疗法可以分为穴位按摩法和一般按摩法。

高脂血症的穴位按摩法和一般按摩法

穴位按摩法	（1）按摩阳明经穴的曲池、足三里、丰隆穴。 每穴20分钟，每天1次，连续30天； （2）按摩内关穴、三阴交穴及中脘穴。 每穴20分钟，每天1次，连续30天。

续表

一般按摩法	在进行一般按摩法之前，首先要调整呼吸，调心、调身、调息降脂，然后才可以进行以下按摩治疗。具体步骤如下： （1）干梳头 将十指指尖腹部贴于前发际，先梳前发际经头顶至后发际，再梳两侧头部，每次坚持20～30次。 （2）鸣天鼓 双手捂耳，手指贴于枕部，食指叠中指上，向下滑动敲于枕部两侧，耳中有"咚"声即可，每次坚持20～30次。 （3）干洗面 双手搓热，掌心贴于额部，沿鼻旁、下颌、下颌角、耳前、目外眦、额角擦动，每次坚持20～30次。

【病症自我保健】

高血脂的生活注意事项

限制高脂肪食品	严格选择胆固醇含量低的食品，如蔬菜、豆制品、瘦肉、海蜇等，尤其是多吃含纤维素多的蔬菜，可以减少肠内胆固醇的吸收。 减少胆固醇的吸收并不是限制高脂肪的摄入，对于人体来说，摄入一些必需脂肪酸对身体是有益的。适量摄入含较多不饱和脂肪酸（控制饱和脂肪酸）的饮食是合理的。 各种植物油类，如花生油、豆油、菜籽油等均含有丰富的多不饱和脂肪酸，而动物油类，如猪油、羊油、牛油则主要含饱和脂肪酸。食物的胆固醇全部来自动物油食品，蛋黄、动物内脏、鱼子和脑等，含胆固醇较高，因此应忌用或少用。
戒烟，少饮酒	适量饮酒，可使血清中高密度脂蛋白明显增高，低密度脂蛋白水平降低。因此，适量饮酒可使冠心病的患病率下降。 酗酒或长期饮酒，则可以刺激肝脏合成更多的内源性甘油三酯，使血液中低密度脂蛋白的浓度增高引起高胆固醇血症。因此，中年人还是以不饮酒为好。嗜烟者冠心病的发病率和病死率是不吸烟者的2～6倍，且与每日吸烟支数呈正比。
限制甜食	糖可在肝脏中转化为内源性甘油三酯，使血浆中甘油三酯的浓度增高，所以应限制甜食的摄入。
改变做菜方式	做菜少放油，尽量以蒸、煮、凉拌为主。少吃煎炸食品。
加强体力活动和体育锻炼	体力活动不仅能增加热能的消耗，而且可以增强机体代谢，提高体内某些酶，尤其是脂蛋白酯酶的活性，有利于甘油三酯的运输和分解，从而降低血中的脂质。

续表

减轻体重	对体重超过正常标准的人，应在医生指导下逐步减轻体重，以每月减重1～2千克为宜。降体重时的饮食原则是低脂肪、低糖、足够的蛋白质。
避免过度紧张	情绪紧张、过度兴奋，可以引起血液中胆固醇及甘油三酯含量增高。凡有这种情况，可以应用小剂量的镇静剂，在服用镇静剂时需严格遵守医嘱。
药物治疗	通过上述方法仍不能控制的高脂血症患者应加用药物治疗。药物的选择请在咨询专业医生之后，由医生根据具体病因，病情做出选择。

冠心病的自我按摩疗法

冠状动脉粥样硬化性心脏病简称冠心病，是由于冠状动脉功能性或器质性病变导致冠脉供血和心肌需求之间不平衡所致的心肌损害，又称缺血性心脏病。冠心病最常见的原因是动脉粥样硬化，占90%左右。其他少见的原因，包括结缔组织病、风心病、川崎病、梅毒性心血管病、冠脉栓塞、冠脉畸形、外伤等。

冠心病是一种最常见的心脏病，是指因冠状动脉狭窄、供血不足而引起的心肌功能障碍或器质性病变，故又称缺血性心

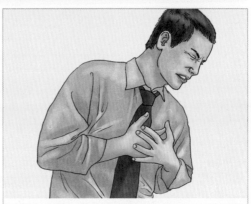

◎冠心病的症状表现为胸腔中央发生一种压榨性的疼痛，并可迁延至颈、颌、手臂、后背及胃部。

脏病。

【按摩部位及取穴】内关、灵道、膻中、肺俞、心俞、厥阴俞。

【按摩手法】点、按、揉、摩。

冠心病的症状表现为胸腔中央发生一种压榨性的疼痛，并可迁延至颈、颌、手臂、后背及胃部。发作的其他可能症状有眩晕、气促、出汗、寒战、恶心及昏厥。患有严重冠心病的患者在发病时可能因为心力衰竭而死亡。

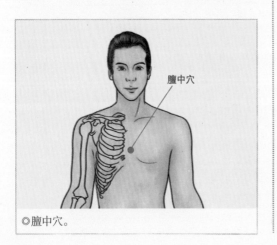

◎膻中穴。

膻中穴

冠心病的类型

心绞痛型	具体表现为胸骨后的压榨感，闷胀感，伴随明显的焦虑，持续3到5分钟，常发散到左侧臂部、肩部、下颌、咽喉部、背部，也可放射到右臂。 　　有时可累及冠状动脉粥样硬化性心脏病。用力、情绪激动、受寒、饱餐等增加心肌耗氧情况下发作的称为劳力性心绞痛，休息和含化硝酸甘油缓解。有时候心绞痛不典型，可表现为气紧、晕厥、虚弱、嗳气，多见于老年人中间。 　　心绞痛型冠心病根据发作的频率和严重程度分为稳定型和不稳定型心绞痛。稳定型心绞痛指的是发作一月以上的劳力性心绞痛，其发作部位，频率，严重程度，持续时间，诱使发作的劳力大小，能缓解疼痛的硝酸甘油用量基本稳定。 　　不稳定型心绞痛指的使原来的稳定型心绞痛发作频率、持续时间、严重程度增加，或者新发作的劳力性心绞痛（发生1个月以内），或静息时发作的心绞痛。不稳定性心绞痛是急性心肌梗死的前兆，所以一旦发现应立即到医院就诊。
心肌梗死型	梗死发生前一周左右常有前驱症状，如静息和轻微体力活动时发作的心绞痛，伴有明显的不适和疲惫。 　　梗死时表现为持续性剧烈压迫感，闷塞感，甚至刀割样疼痛，位于胸骨后，常波及整个前胸，以左侧为重。部分病人可沿左臂尺侧向下放射，引起左侧腕部、手掌和手指麻刺感，部分病人可放射至上肢、肩部、颈部、下颌，以左侧为主。疼痛部位与以前心绞痛部位一致，但持续更久，疼痛更重，休息和含化硝酸甘油不能缓解。 　　有时候表现为上腹部疼痛，容易与腹部疾病混淆。伴有低热，烦躁不安，多汗和冷汗，恶心，呕吐，心悸，头晕，极度乏力，呼吸困难，濒死感，持续30分钟以上，常达数小时。发现这种情况应立即就诊。
无症状性心肌缺血型	很多病人有广泛的冠状动脉阻塞却没有感到过心绞痛，甚至有些病人在心肌梗死时也没感到心绞痛。 　　部分病人在发生了心脏性猝死，常规体检时发现，心肌梗死后才被发现。部分病人由于心电图有缺血表现，发生了心律失常，或因为运动试验阳性而做冠脉造影才发现。这类病人发生心脏性猝死和心肌梗死的机会和有心绞痛的病人一样，所以应注意平时的心脏保健。 　　心脏性猝死可发生在那些看似健康的人身上，这里主要说的是冠心病中的一个类型，叫作不稳定斑块，因为冠状动脉粥样硬化斑块很小，没有堵塞血管，所以平时没有任何症状，但是，斑块会突然破裂，破裂以后，会在局部形成血小板、红细胞组成的血栓很大，而且同时冠状动脉痉挛缩窄，出现严重缺血。然后大面积心肌梗死，失去生命。
猝死型	指由于冠心病引起的不可预测的突然死亡，在急性症状出现以后6小时内发生心脏骤停所致。主要是由于缺血造成心肌细胞电生理活动异常，而发生严重心律失常导致。

冠心病的按摩治疗法

穴位按摩法

1.点按内关穴

内关为手厥阴心包经之合穴，手厥阴心包经起于胸中，旁络三焦，其经络循行路线起于乳旁，外走上臂内侧，下行至中指指端。

中医学认为，心经为本经，心包络经则与心经互相联络，心脏有邪，心包络直受其过，若心脏有病，可以反映于心包络经，内关是手厥阴心包络经的重要合穴，所以能治冠心病等心脏病。当心绞痛、心律失常发作时，用力不停点按内关穴，每次3分钟，间歇1分钟，能迅速止痛或调整心律。

2.揉灵道穴

灵道为手少阴心经的经穴，位于小指内侧腕关节上1寸（指中医的同身寸法）处。

约91%的冠心病患者，左侧灵道穴有明显的压痛。冠心病犯病时，可用拇指先轻揉灵道穴1分钟，然后重压按摩2分钟，最后轻揉1分钟，每天上下午各揉1次，10天为一疗程，间歇2～3天，可进行下一疗程。经观察，揉按治疗后心绞痛症状明显减轻，心电图亦有改善。

3.膻中或背部膀胱经之肺俞、心俞等穴

用拇指作按揉法，腕推法，一指禅点按法，每次15分钟，每天1次，15次为一疗程，治疗期间，停服强心药及其他药物。治疗一疗程后随访观察一些冠心病伴左心功能不全者，结果，胸痛心悸、气短乏力、阵发性呼吸困难均有不同程度的改善。

中医学认为：人体经络内联脏腑，外络肢节。冠心病患者在手少阴心经、手厥阴心包经的循经穴位，以前胸部的膻中穴，背部的心俞穴，均有较为敏感的压痛点，按摩这些穴位，能起到疏通气血，强心止痛的效果。特别是重按内关穴对于缓解冠心病心绞痛，心律失常，心肌梗死的危急状态，及时救治病人有重要意义。

一般按摩法

1.抹胸

以一手掌紧贴胸部由上向下按抹，两用手交替进行，按抹4×8次，按摩时不宜隔衣。

2.压内关

以一手拇指指腹紧按另一前臂内侧的内关穴位（手腕横纹上二指处，两筋之间），先向下按，再作向心性按压，两手交替进行。

对心动过速者，手法由轻渐重，同时可配合震颤及轻揉；对心动过缓者，用强刺激手法。平时则可按住穴位，左右旋转各10次，然后紧压1分钟。

心绞痛甚者，可加按心俞、膻中，以宽胸理气止痛；气急、胸闷者，可加按肺俞、定喘穴，以宣肺降气；脉微沉细者或慢性心衰浮肿者，可加按复溜、阴陵泉，以利水消肿；阳亢者可加按合谷、太冲穴，以平肝潜阳。

3.拍心

用右手掌或半握拳拍打心前区，拍打6×8次，拍打轻重以患者舒适能耐受为度。

在进行以上按摩时，要求腹式呼吸，思想集中，用意识引导按摩活动，并尽可能与呼吸相配合，每天按摩1次，1月为1疗程，连续3个月。

按摩对冠心病病人症状的消除和缓解有一定作用。压内关对减轻胸闷，心前区不适和调整心律均有帮助，抹胸和拍心对于消除胸闷，胸痛均有一定效果。腹式呼吸时，横膈运动帮助改善胸腹腔血液循环，对心脏可起到按摩作用，从而改善心脏本身的营养和供血，对心电图也有一定的改善作用。

【病症自我保健】
冠心病食疗法

冠心病食疗方

绿豆粥	原料：绿豆适量，北粳米100克。 做法：先将绿豆洗净，后以温水浸泡2小时，然后与粳米同入砂锅内，加水1000克，煮至豆烂米开汤稠。 用法：每日2～3次顿服，夏季可当冷饮频食之。 功效：清热解毒，解暑止渴，消肿，降脂。可预防动脉硬化；适用于冠心病、中暑、暑热烦渴、疮毒疖肿、食物中毒等。 宜忌：脾胃虚寒腹泻者不宜食用，一般不宜冬季食用。
蜜饯山楂	原料：生山楂500克，蜂蜜250克。 做法：将生山楂洗净，去果柄、果核，放在铝锅内，加水适量，煎煮至七成熟烂、水将耗干时加入蜂蜜，再以小火煮熟透收汁即可。待冷，放入瓶罐中贮存备用。 用法：每日3次，每次15～30克。 功效：开胃，消食，活血化瘀。适用于冠心病以及肉食不消腹泻。
豆浆粥	原料：豆浆汁500克，粳米50克，砂糖或细盐适量。 做法：将豆浆汁、粳米同入砂锅内，煮至粥稠，以表面有粥油为度，加入砂糖或细盐即可食用。 用法：每日早晚餐，温热食。 功效：补虚润燥。适用于动脉硬化、高血压、高脂血症、冠心病及一切体弱患者。
玉米粉粥	原料：玉米粉、粳米各适量。 做法：将玉米粉加适量冷水调和，将粳米粥煮沸后入玉米粉同煮为粥。 用法：可供早晚餐温热服。 功效：降脂，降压。对动脉硬化、冠心病、心肌梗死及血液循环障碍有一定的治疗作用；高脂血症病人常服也有效。

心绞痛的自我按摩疗法

心绞痛是冠状动脉供血不足，心肌急剧的、暂时缺血与缺氧所引起的以发作性胸痛或胸部不适为主要表现的临床综合征。

【按摩部位及取穴】内关穴、膻中穴。

【按摩手法】点、按、揉、摩、拍。

心绞痛特点为阵发性的前胸压榨性疼痛感觉，可伴有其他症状，疼痛主要位于胸骨后部，可放射至心前区与左上肢，常发生于劳动或情绪激动时，每次发作持续3～5分钟，可数日一次，也可一日数次，在患者休息或用硝酸酯制剂后消失。

心绞痛多见于男性，多数病人在40岁以上，劳累、情绪激动、饱食、受寒、阴雨天气、急性循环衰竭等为常见诱因。

心绞痛的自我按摩疗法

按摩膻中穴法	膻中穴位于胸前两乳房连线的正中。用大拇指点按在穴位上先顺时针方向轻轻按揉30次，再逆时针方向轻轻按揉30次，动作要求缓慢均匀，时间约3分钟。
梳刮胸胁法	两手食、中、无名和小指指背呈梳子状，放在肋前的胸骨中央，然后，双手4指向两侧沿肋骨间隙平推刮肋20弓次。动作缓慢，指间用力，需时约2分钟。
揉按内关穴法	内关穴位于掌腕横纹正中直上6厘米处。先用右手拇指点按左前臂内侧的内关穴，轻揉30～40次，再用左中拇指点按右前臂内侧的内关穴30～40次，共需时约3分钟。
轮转两臂法	肩部和上肢放松，静立2～3分钟，随着均匀深长的呼吸，将双臂自前向后缓慢轮转10～15次，约1分钟。
轻拍后背法	双手放松，用手背轻轻拍击胸背部20～30次，需时约6分钟。

【病症自我保健】

心绞痛食疗法

心绞痛食疗方

心绞痛食疗一	粳米100克煮粥，粥半熟时加入韭白10～20克，同煮熟一起食用。 功效说明：有宽胸、行气、止痛的作用，适用于冠心病、胸闷不适或心绞痛，慢性肠炎菌痢等症。
心绞痛食疗二	将玉米粉加适量冷水调和，将粳米粥煮沸后加入玉米粉共同煮开为粥。早晚温热服用，一天一至两次。 功效说明：降脂，降压。对动脉硬化、冠心病、心肌梗死及血液循环障碍有一定的治疗作用；高脂血症病人常服也有效。
心绞痛食疗三	鲜荷叶一大张，洗净煎汤，去渣，加粳米100克，共同小火煮粥，可供早晚服用。 功效说明：现代营养学证明，荷叶含有荷叶碱、莲碱等成分，具有清泻解热、降脂减肥及良好的降压作用。适用于高血压、高血脂患者，可以改善动脉粥样硬化，降低心绞痛的发生率。

脂肪肝的自我按摩疗法

脂肪肝又称肝内脂肪变性，是指由各种原因引起的肝细胞内脂肪蓄积过多，脂肪含量超过肝重量（湿重）的5%（最高可达40%~50%），或在组织学上超过肝实质30%时，称为脂肪肝。

【按摩部位及取穴】足三里、阳陵泉、太冲穴、行间穴、期门穴、中脘穴、肝俞穴、涌泉穴。

【按摩手法】按、揉、压、摩。

脂肪肝的临床表现多样，轻度脂肪肝的症状有的仅有疲乏感，而多数脂肪肝患者较胖，故更难发现轻微的自觉症状。中重度脂肪肝有类似慢性肝炎的表现，可有食欲不振、疲倦乏力、恶心、呕吐、体重减轻、肝区或右上腹隐痛等。

脂肪肝通常引发的五种常见病

消化系统疾病。	动脉粥样硬化和心脑血管疾病。
影响性功能。	影响视力。
肝硬化和肝癌。 脂肪肝长期得不到治疗会引起肝细胞缺血坏死，从而诱发肝纤维化和肝硬化等多种恶性肝病。脂肪肝患者并发肝硬化、肝癌的概率是正常人的150倍。	

在药物治疗之外，患者也可以通过按摩来进行辅助治疗。

按摩治疗脂肪肝，主要采用腹部按摩和循经取穴法，并根据病患情况加减手法与穴位。每次治疗20分钟左右，十次为一个疗程，隔日一次。一般治疗一至三个疗程即可。治疗前后可行B超和血脂检查以检验疗效。

绝大多数病人经过按摩治疗，消化功能都能提高，相关的不适症状减轻或消失，B超显示脂肪肝减轻或消失，甘油三酯、胆固醇、转氨酶等生化指标恢复正常或降低等效果。同时，对便秘、失眠、糖尿病、肥胖也有良好的辅助治疗作用。

脂肪肝按摩的穴位定位与按压方法

足三里	定位：人体足三里穴位于小腿前外侧，当犊鼻穴下3寸，距胫骨前缘一横指（中指）。 现代实验研究发现，按压患胃炎、胃溃疡或胃癌病人的足三里，可见胃电波增加且胃癌病人不规则的波形变得规则。长期按摩足三里，还可以降低血脂、血液黏度，预防血管硬化，预防中风发生。足三里穴的作用非常广泛。每天每侧按揉30~50次，酸胀为度。持之以恒，对于防治脂肪肝有极大的益处。

续表

阳陵泉	定位：在小腿外侧，当腓骨头前下方凹陷处。正坐屈膝垂足位，在腓骨小头前下方凹陷处取。 现在的中医学家之所以将阳陵泉列为脂肪肝治疗的要穴，亦与其主治有关。如《灵枢·邪气藏府病形篇》："胆病者，在足少阳之本末，亦视其脉三陷下者灸之，其寒热者，取阳陵泉。"此是治疗胆腑病症，而这些症状与现在的脂肪肝临床症状多有相同。另外由于中医理论有肝胆相表里的说法。所以，阳陵泉在临床上就被用来作为脂肪肝治疗的要穴，效果明显。
行间	定位：足背，第一、二趾间的趾蹼缘上方纹头处。 行间穴为人体足厥阴肝经上的主要穴道之一。为足厥阴肝经之荥穴，在五行中属火，所以具有泄肝火，疏气滞的作用。严重的脂肪肝患者在生活中常有胁痛，胁痛是一侧或两侧胁肋疼痛的一种自觉症状，如情志郁结，肝气失于调达或湿热内郁，疏泄失常或胁肋挫闪，经脉受损等，都可引起胁痛，症见胁部胀痛，胸闷不舒，喜怒不寐，烦躁，口苦，舌质红，苔黄腻，脉弦。
太冲	定位：在足背部，当第一跖骨间隙的后方凹陷处。太冲穴是肝经的原穴，原穴的含义有发源，也有原动力的意思，也就是说肝脏所表现的个性和功能，都可以从太冲穴找到表现。 用拇指指尖对穴位慢慢地进行垂直按压。一次持续5秒钟左右，进行到疼痛缓解为止。什么样的脂肪肝患者用太冲穴最好呢？最适合那些爱生闷气、郁闷、焦虑、忧愁难解的人。但如果你是那种随时可以发火、不加压抑、发过火后又可以谈笑风生的人，太冲穴对你就意义不大了。揉太冲穴，从太冲穴揉到行间，将痛点从太冲转到行间，效果会更好一些。
期门	定位：仰卧位，先定第四肋间隙的乳中穴，并于其下二肋（第六肋间）处取穴。对于女性患者则应以锁骨中线的第六肋间隙处定取。 期门为肝经募穴，是人体一个十分重要的穴位，《标幽赋》曰："穴出云门，抵期门而最后"。该穴是足太阳、厥阴、阴维之会，位于两乳头直下，第六肋间隙，具有良好的临床治疗作用，可用于治疗多种疑难病症。医圣张仲景早在《伤寒论》中就多处应用到期门穴。
中脘	定位：脐上4寸（胸骨下端至脐连线之中点）。 本穴为治疗消化系统病证常用穴，具有健脾益气，消食和胃的功效。现多用于脂肪肝、胃炎、胃溃疡、胃下垂、胃痉挛、胃扩张、子宫脱垂等病症的治疗。 中脘穴按揉的方法是手掌按压在中脘穴上，手指按压在建里与下脘穴上，吸气时，两手由右往上向左揉按。呼气时，两手由左往下向右揉按。一吸一呼为一圈，即为一次，可连续做8～64次，然后，再按相反方向揉按，方法与次数同上。最后，做3次压放吸呼动作，方法同上。

【病症自我保健】
脂肪肝食疗法

脂肪肝食疗方

何首乌粥	取何首乌20克，粳米50克，大枣2枚。将何首乌洗净晒干，打碎备用，再将粳米、红枣加清水600毫升，放入锅内煮成稀粥，兑入何首乌末搅匀，文火煮数沸，早晨空腹温热服食。
赤小豆鲤鱼汤	取赤小豆150克，鲤鱼1条（约500克），玫瑰花6克。将鲤鱼活杀去肠杂，与余两味加水适量，共煮至烂熟。去花调味，分2～3次服食。
灵芝河蚌煮冰糖	取灵芝20克，蚌肉250克，冰糖60克。将河蚌去壳取肉，用清水洗净待用。灵芝入砂锅加水煎煮约1小时，取浓汁加入蚌肉再煮，放入冰糖，待溶化即成，饮汤吃肉。
菠菜蛋汤	取菠菜200克，鸡蛋2只。将菠菜洗净，入锅内煸炒，加水适量，煮沸后，打入鸡蛋，加盐、味精调味，佐餐。

慢性胆囊炎的自我按摩疗法

【按摩部位及取穴】天枢、梁门、京门、期门、章门、胆囊穴、足三里。

【按摩手法】按、压、擦、推。

慢性胆囊炎的临床表现为右上腹部或心窝部隐痛，食后饱胀不适，嗳气，进食油腻食物后可有恶心，偶有呕吐。另外，还有胆源性消化不良，上腹部闷胀、胃部灼热等，与溃疡病或慢性阑尾炎近似。患者的胆囊区可有轻度压痛或叩击痛；若胆囊积水，常能扪及圆形、光滑的囊性肿块。

按摩能疏肝理气，或健脾化湿、疏利气机，或消食导滞、疏理肝胆，治疗各型慢性胆囊炎。按摩治疗胆囊炎可以从经络、穴位入手，由医生为胆囊炎患者按摩，也可以家人之间互相按摩或自行按摩。

慢性胆囊炎的自我按摩疗法

肝郁气滞者按摩法	（1）取仰卧位，施术者用掌擦法擦两胁肋2分钟；再用拇指指端按压章门、期门、胆囊穴、足三里穴各1分钟。 （2）取左侧卧位，左腿伸直，右腿屈曲，家人站其背后，用双手提拿右季肋2分钟。 （3）取俯卧位，用拇指指端按压肝俞、胆俞、膈俞及背部阿是穴各2分钟。

续表

脾虚湿阻者按摩法	（1）取仰卧位，家人用手掌快速推抚右胁肋部1分钟；再用双手掌相叠逆时针按上腹部30下；最后用拇指指端压梁门、章门、胆囊穴、足三里、丰隆穴各1分钟。 （2）取左侧位，左腿伸直，右腿屈曲，家人站其背后，用双手提拿右季肋2分钟。 （3）取俯卧法，用拇指指端按压肝俞、胆俞、脾俞、三焦俞及背部阿是穴各1分钟。
胃虚食滞者按摩法	（1）取仰卧位，用手掌按揉腹部2分钟；再用拇指指端按压天枢、京门、期门、足三里、胆囊穴、手三里穴各1分钟。 （2）取左侧位，左腿伸直，右腿屈曲，家人站其背后，双手提拿右季肋2分钟。 （3）取俯卧位，用禅推法推肝俞、胆俞、脾俞、膈俞及背部阿是穴各1分钟。
经穴自我按摩	（1）大拇指按揉足三里、胆囊穴，每穴2分钟。 （2）大鱼际揉法施于期门、章门、膻中、中脘、气海穴，每穴2分钟。 （3）顺时针方向摩腹5分钟。 （4）一指禅推法施于肝俞、胆俞、膈俞穴，每穴2分钟。 （5）擦法擦背部膀胱经第一侧线，以温热为度。
自我按摩法	（1）临睡前顺时针方向摩腹5分钟。 （2）每日2次按揉胆囊穴、足三里、太冲，每穴1分钟。
胆囊炎的点穴按摩疗法	（1）拇指按揉右侧阳陵泉及阳陵泉直下1寸处（胆囊穴），每穴2分钟。 （2）一指禅推法施于两侧太冲穴、胆俞穴，每穴2分钟。 （3）一指禅推法施于肝俞、胆俞穴，每穴2分钟。

[病症自我保健]

慢性胆囊炎食疗法

慢性胆囊炎是指胆囊慢性炎症性病变，大多为慢性结石性胆囊炎，占85%～95%，少数为非结石性胆囊炎，如伤寒带菌者。一些急性胆囊炎反复发作也可以导致慢性胆囊炎。

慢性胆囊炎是临床上胆囊疾病中最常见的一种。临床表现为上腹不适或钝痛，常于进食油腻食物后加剧，还可有恶心、腹胀及嗳气。因此，在吃上，患者需多加注意。通过一些食疗，可以有助于慢性胆囊炎的治疗。

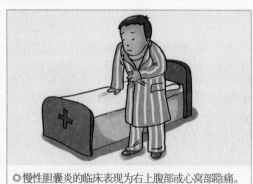

◎慢性胆囊炎的临床表现为右上腹部或心窝部隐痛。

慢性胆囊炎食疗方

疏肝利胆汤	柴胡、白芍各15克，枳实、黄芩、大黄、元胡、川楝子、郁金、半夏各12克，甘草6克。每日1剂。服药期间禁食辛辣油腻之品，切勿饮酒。
理胆汤	木香、黄芩、赤白芍各12克，柴胡、枳壳各9克，金钱草、郁金、山楂各15克，蒲公英50克，海金沙18克。 加减法：若脾虚湿滞，苔白腻，加党参、白术、薏苡仁；若气滞化火，苔黄燥，大便秘结，加龙胆草、生大黄、黄连、虎杖。水煎服，每日1剂。
蒿芩茵陈清胆汤	青蒿、茵陈、地骨皮各15克，黄芩、栀子、竹茹、枳壳、元胡、郁金（或姜黄）各9克，黄连、大黄（后下）各3～9克。水煎服，每日1剂。 加减法：呕吐者，加重郁金15～31克，大黄15克（后下），加半夏、茯苓各9克；腹胀者，加陈皮、豆蔻各3～9克；黄疸或便秘者，加重大黄、茵陈用量，加元明粉31克（冲服）；虫积者，加槟榔15克，乌梅、川楝子各9克。

应当注意一点的是慢性胆囊炎没有非常满意的治疗方法，中药能有效降低复发的可能，但得有一定的疗程，至少一个月，而中药大都用疏肝利胆的药，应特别注意不要伤阴。

中风后遗症的自我按摩疗法

中风是以突然昏倒、意识不清、口渴、言謇、偏瘫为主症的一种疾病。它包括现代医学的脑出血、脑血栓、脑栓塞、短暂脑缺血发作等病，是一种死亡率较高的疾病。对于中风后遗症，必须抓紧时间积极治疗。

【按摩部位及取穴】解溪、昆仑、仆参、太溪、行间、太冲。

【按摩手法】按、揉、摩。

中风之后，脏腑虚损，功能失调，病邪稽留日久，正气定必耗损，临床上本虚标实。中风偏瘫留下的最常见的后果就是病人会产生"三偏"、言语障碍、吞咽障碍、认知障碍、日常活动能力障碍以及大小便障碍。

中风后遗症的按摩疗法：

按摩刺激做到：三位置、三条线，整体调理，重点加强。

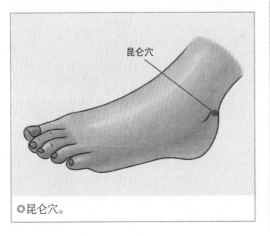

○昆仑穴。

（1）全身选好刺激位置，打通经络一条线，整体调理，重点加强：沿十四条经络运行路线，特别是任督二脉循行路线，从头到脚的顺序，运用不同的手法在穴位上给予患者能够承受得了的不同强度刺激，在每条经脉上重点按三个穴位，起、终和中间穴位；如手太阴肺经起穴中府，中穴尺泽，终穴少商；重点中的重点是各条经脉通过头部的穴位，要多按颈丛、肩丛、腹腔神经丛，特别是骶丛要多按；有九个必按穴位要延时重点按，即解溪、冲阳、昆仑、仆参、太溪、行间、太冲、下昆仑、大趾聚毛，打通全身经络，活化沉睡的各种细胞，特别是神经细胞，促进机体各种循环，调其整体平衡，调动机体潜能去战胜疾病。

（2）在足部上选反射区，从远端足部一条线，实施全足按摩，重点加强，整体调理，促其机体相对平衡；重点也是神经、循环、消化、排泄和免疫系统。

（3）尾椎直肠全息按摩：这是一种正在探索诊治疾病的新的疗法，临床验证治中风后遗症，疗效显著。

施术方法步骤：让患者排空大小便，卧跪式于床上，施术者右手带上经消毒的胶囊手套，中、食指涂上运滑油，将肛门及其周围进行严格消毒后，将中指或食指缓慢插入肛门直肠头部，按专家已总结出的直肠头部内肠壁内不同位置和脏腑关系，用中指的远端指腹，在直肠内壁上做点、摩、推按，力度不能痛，患者有舒服和传导感，刺激直肠壁上的壁膜、壁肌、神经、毛细血管和直肠壁外相连的组织，使刺激所发出的电传信号，传遍脏腑相对应的各处，并通过脊柱的交感神经的转换器，将刺激信号，上行传入大脑、有肿胀、热感，传到面部、双眼、唇部，传到手指自动，下行传到脚趾自动；从而活化各组织中的细胞，扩张管道，使血液畅通，分解梗死、血栓，解脱神经被压部位，使病各部位逐步恢复正常生理功能，中风也就逐步好转。

每日做一次，一小时左右，七天为一个疗程，三种刺激方法交替进行，有时根据病需要，还可补以火疗、刮痧、拔罐，告知患者自我按摩。

【病症自我保健】

中风后遗症食疗法

中风后遗症在医学上包括脑出血、脑血栓形成、脑栓塞、脑血管转筋和蛛网膜下腔出血等病种，主要体现为肢体风瘫、掉语、口眼歪斜、吞咽坚苦、思维迟钝、遐想坚苦、影像减退、烦躁忧闷等。

高血压、心脏病，慢性糖尿病、抽烟、酗酒、血脂异样、肥胖、无症状型颈动脉狭小，父母有类似病史者等人易患中风。

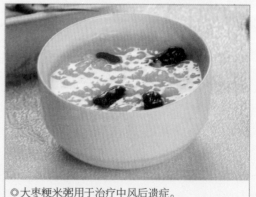

◎大枣粳米粥用于治疗中风后遗症。

中风后遗症食疗方

四味粳米粥	取天麻9克（以布包好），枸杞15克，红枣7枚，人参3克，加水烧沸后用文火煎煮约20分钟。去天麻、枣核，下入粳米50～100克共煨粥。每日2次。用治中风后偏瘫伴高血压者。
乌鸡汤	取乌骨母鸡1只，去毛及肠杂，洗净切块后加入清水、黄酒等量，文火煨炖至骨酥肉烂时即成。食肉饮汤，数日食毕。适用于中风后言语寒涩、行走不便者。高血压患者需同服降压药，密切观察血压变化。
大枣粳米粥	以黄芪、生姜各15克，桂枝、白芍各10克，加水浓煎取汁，去渣。取粳米100克，红枣4枚加水煨粥。粥成后倒入药汁，调匀即可。每日1次。可益气通脉、温经和血，用于治中风后遗症。
豆淋酒	取小黑豆适量炒焦，冲入热黄酒50毫升。趁热服。服后温覆取微汗。用治中风后遗症以及产后（产后食品）中风、四肢麻木等。
羊脂葱白粥	取葱白、姜汁、花椒、豆豉、粳米各10克，羊脂油（油食品）适量，加水共煨粥。每日1次，连服10日。用于预防偏瘫。
三味粟米粥	取荆芥穗、薄荷叶各50克，豆豉150克，水煎取汁，去渣后入粟米（色白者佳）150克，酌加清水共煨粥。每日1次，空腹服。适用于中风后言语寒涩、精神昏愦者。
羊肚山药汤	取羊肚1具，去筋膜后洗净切片，加水煮烂后下入鲜山药200克，煮至汤汁浓稠，代粥服。适用于中风后体质虚弱者。
蓖麻油饮	取蓖麻油500毫升，加入黄酒100毫升，混匀后静置1日。每日1次。用沸水烫温后慢慢饮服，每次服15毫升。用治偏瘫。
蚯蚓散	取活蚯蚓60克置新瓦上，文火焙干研末后装入胶囊。日服2次，每服2粒。适用于脑血栓形成，脑梗死，偏瘫者。

痛风的自我按摩疗法

【按摩部位及取穴】昆仑、膻中、内关、复溜、太冲、行间。

【按摩手法】按、揉、点、按。

痛风的发生是因为人体内嘌呤的新陈代谢发生了紊乱，尿酸的合成增加或排出减少，造成高尿酸血症，当血尿酸浓度过高时，尿酸即以钠盐的形式沉积在关节、软组织、软骨和肾脏中，引起组织的异物

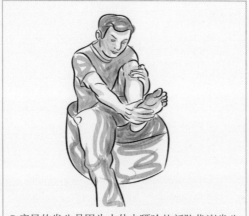

◎痛风的发生是因为人体内嘌呤的新陈代谢发生了紊乱，按摩脚部能预防和缓解痛风的发生。

炎性反应。

痛风的一般发作部位为大趾关节，踝关节，膝关节等。

痛风的患者多数都有肠胃的问题，肠胃的问题会导致心包积液过多，心包积液过多会使心脏泵血的能力低落，血液无法送到处于微血管末梢的关节，造成关节部位垃圾的堆积，堆积的垃圾主要是尿酸晶。

尿酸晶的形成则和肝热有密切的关系，肝热的人小便特别黄而味重，小便中尿酸的比例特别高，这些尿酸堆在关节中

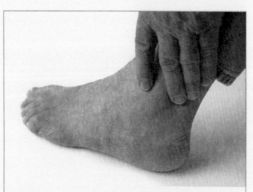

◎痛风的一般发作部位为大趾关节，踝关节，膝关节等。

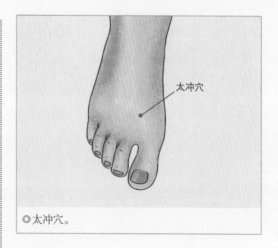

◎太冲穴。

会造成痛风，堆在肾脏里则成为肾结石，非常恼人。因此，当这种现象出现时，就应该特别注意保养了。

明白了痛风的原因，治起来就不难。由于这种病痛起来要人命，因此，缓解疼痛的方法非常重要。疼痛发作时尿酸晶已经存在关节里，要缓解其疼痛，首先要将其排出，至少使之离开原来的位置。通过按摩心包经，使心脏恢复正常的能力，将血液送至关节，使尿酸晶移动，甚而排出，症状即能缓解。

按摩具体步骤：

（1）先按昆仑，接着按膻中，再按内关，以及心包经其他的穴位，最后敲一敲胆经。

（2）按摩小腿脾经，再加上肾经的复溜穴，以缓解肝脏的负担，达到补肝的目的。

（3）按一下太冲穴，从太冲揉到行间穴就能将体内一些垃圾排出体外。

需要注意的是，当痛风发作时，还可以利用热水泡脚缓解肝热，按摩或针灸太冲穴也是消除肝热很好的方法之一。

痛风患者的饮食注意

痛风又称"高尿酸血症"，是一种因嘌呤代谢障碍，使尿酸累积而引起的疾病，属于关节炎的一种，又称代谢性关节炎。

痛风是一种与饮食密切相关的疾病，过去曾被认为是"酒肉病""富贵病"。现代医学证明，它是由嘌呤代谢障碍、血尿酸增高引起的疾病，它的患病率与饮食高蛋白有关，营养学上称之为限制嘌呤饮食。

痛风患者的饮食注意事项

限制蛋白质的摄入，多选用牛奶、奶酪、脱脂奶粉和蛋类，它们所含嘌呤少；但不要喝酸奶，因为它含乳酸较多，对痛风患者不利。尽量别吃肉、禽、鱼类，如一定要吃，应将肉煮沸后弃汤食用。这是因为嘌呤易溶于水，汤中含量很高。	控制每天总热能的摄入，少吃碳水化合物。此外，还要少吃蔗糖、蜂蜜，因为它们含糖量很高，会加速尿酸生成。蔬菜中的嫩扁豆、青蚕豆、鲜豌豆含嘌呤量高，也要限制食用。
多吃碱性食品，如蔬菜、马铃薯、水果等，可以降低血和尿液的酸度。西瓜和冬瓜不但是碱性食品，而且具有利尿作用，对痛风患者更有利。	保障尿量充沛。平时应多喝白开水、茶水、矿泉水、汽水和果汁，不要喝浓茶、咖啡、可可等有兴奋自主神经系统作用的饮料，它们可能引起痛风发作。
避免饮酒。酒精具有抑制尿酸排泄的作用，长期少量饮酒还可刺激嘌呤合成增加，尤其是喝酒时再吃肉禽类食品，会使嘌呤的摄入量加倍。	辣椒、咖喱、胡椒、花椒、芥末、生姜等调料均能兴奋自主神经，诱使痛风发作，应尽量少吃。

贫血的自我按摩疗法

贫血是指全身循环血液中红细胞总量减少至正常值以下。贫血属中医"劳""血虚""血证"范畴。贫血是血液携氧功能不足为共同表现的一类血液系统疾病的总称。贫血又可分再生障碍性贫血和缺铁性贫血两大类。

【按摩部位及取穴】大椎、脾俞、肾俞、大肠俞、足三里、百会、神门、大陵。

【按摩手法】按、揉、压。

贫血患者按摩治疗手法

头部颈部按摩法	（1）从耳朵上方起，沿着眼睛上方的额头一直按摩到太阳穴。 （2）用同样的方法，从眼睛的上方，沿着额头一直按摩到太阳穴。 （3）从额头到脑后。 （4）从额头中心位置起，沿着头顶中心线一直到脑颅顶，再到后脖颈。将这样一套按摩法，每个小节各进行3分钟。随着血液循环的顺畅，贫血症也会随之而消除。
穴位按摩疗法	贫血患者可以通过不同的配穴进行治疗。 配穴方一：脊柱两旁自尾椎、大椎穴、脾俞、肾俞、大肠俞、肚脐、腹部、天枢、足三里。 治法：按摩分三步。 第一步：由尾椎两旁开始沿脊椎向上捏至大椎穴两旁。共10遍；然后分别在脾俞、肾俞及大肠俞按揉81次。 第二步：以肚脐为中心，顺时针、由小到大揉腹81次；后在天枢穴（双）揉压81次。 第三步：每次在足三里穴交替进行揉压5分钟。手法要柔和，先轻后重。每次按摩15～20分钟。每日1次。适用于小儿或成人缺铁性贫血。 配穴方二：百会、足三里、神门、大陵，脚心肾、心、脾、肝穴（位于足底涌泉穴及周围1.5～3厘米）。 治法：按揉百会穴3分钟。按揉足三里、神门、大陵各2分钟。按揉脚穴（肾、心、脾、肝穴）各2分钟。每日按摩1次，15次为1个疗程。 适用于贫血。加减：睡眠多梦者，加揉双侧神门穴各2分钟。阴虚内热者，临睡前用手掌擦涌泉穴100次，使之发热。 配穴方三：足三里、三阴交、血海、脐周、神门、涌泉、肝俞、脾俞、胃俞。 治法：患者取仰卧位，用拇指指腹揉按足三里、三阴交、血海、神门穴各30～50次；环形揉按脐周5～6遍；搓擦双侧涌泉穴，以透热为度。 患者转取俯卧位，按揉肝俞、脾俞、胃俞穴各50～100次。手法宜适中，不可过重。每日按摩1次，每次按摩20～30分钟，20次为1个疗程。 适用于再生障碍性贫血。本法仅可作为辅助之用。治疗本病，应以药物治疗为主，本法与其他疗法相辅，综合治疗，效果尤佳。
足部按摩法	足部按摩主要通过对反射区的刺激增加身体的抗病能力和自我修复能力，加快血液循环，增加营养物质的吸收，调节机体的失衡状态从而达到对贫血的辅助治疗作用。 （1）整体按摩双足； （2）重点按摩腹腔神经丛、脾脏、肾脏、甲状腺、心脏、肝脏、胃、胰、小肠、大肠、上身淋巴结、下身淋巴结等反射区。 进行足部按摩时，首先须用热水泡足15～20分钟，然后才可开始按摩。因为腹腔神经丛的按摩范围要大，所以足心的整个范围都要按摩到位，按摩的时间要长。 足部按摩在协助治疗女性及老年人的贫血症状时具有很大的作用。

【病症自我保健】

贫血患者的饮食注意

贫血患者应多吃的食物

莴苣	莴苣中碳水化合物的含量较低，而无机盐、维生素则含量较丰富，尤其是含有较多的烟酸。烟酸是胰岛素的激活剂，糖尿病人经常吃些莴苣，可改善糖的代谢。莴苣中还含有一定的微量元素锌、铁，莴苣中的铁元素很容易被人体吸收，经常食用新鲜莴苣，可防治缺铁性贫血。
干枣	干枣里最为推崇的是黑枣和蜜枣，它们每100克含铁量在3.7～3.9毫克之间，也算是补血食物中的佳品，干枣中还含有丰富的维生素C，维生素C是促进铁离子吸收的重要因子，让机体对铁的吸收事半功倍。但干枣含有丰富的膳食纤维，不利消化，所以每日不宜多食，而且最好是煲汤、煮粥食用。
桑葚干	桑葚干是目前水果及其制品中含天然铁最丰富的，每100克含铁42.5毫克，无愧于水果中"补血果"的称号。一般建议将桑葚干煮粥吃，每日食用一碗桑葚粥不但可以补血，还可以美容，但孕妇慎用。
紫葡萄干	紫葡萄是很好的补血水果。将葡萄晒制成干后，每100克含铁量在9.1毫克。而且葡萄在晒制过程中，最大限度地保留了葡萄皮（葡萄皮的营养含量远远高于果肉），也有利于葡萄干中一些稳定营养素的保留，如铁、锌、锰、蛋白质、抗氧化物质等。
黑豆	我国古时向来认为吃豆有益，多数书上会介绍黑豆可以让人头发变黑，其实黑豆也可以生血。黑豆的吃法随每人喜好，如果是在产后，建议用黑豆煮乌骨鸡。
桂圆肉	桂圆肉中每100克含铁量大约是3.9毫克，在水果中也属含铁量相当丰富的，可用于贫血的食疗中，一般煲汤、煮粥为宜。但桂圆肉属于温热食物，对于孕妇、儿童不适合。
胡萝卜	胡萝卜含有很高的维生素B、维生素C，同时又含有一种特别的营养素——胡萝卜素，胡萝卜素对补血极有益，用胡萝卜煮汤，是很好的补血汤饮。不过许多人不爱吃胡萝卜，还可以把胡萝卜榨汁，加入蜂蜜当饮料喝。
面筋	这是种民间食品。一般的素食馆，卤味摊都有供应，面筋的铁质含量相当丰富，而补血必须先补铁。

续表

南瓜	南瓜的营养价值主要体现在它不仅含有丰富的维生素，还含有一定量的铁和磷。其中，南瓜含有丰富的维生素A、B族维生素、维生素C及矿物质，人体必需的8种氨基酸和儿童必需的组氨酸，可溶性纤维、叶黄素和磷、钾、钙、镁、锌、硅等微量元素，这些物质对维持机体的生理功能有重要作用。另外，最近还发现南瓜中有一种"钴"的成分，食用后有补血效果。
甘蔗	甘蔗是人们喜爱的冬季水果之一，其含糖量十分丰富，为18%～20%。值得一提的是，甘蔗的糖分是由蔗糖、果糖、葡萄糖三种成分构成的，极易被人体吸收利用。甘蔗还含有大量的铁、钙、磷、锰、锌等人体必需的微量元素，其中铁的含量最多，每千克可达9毫克，位居水果之首，故甘蔗还有"补血果"的美称。

贫血食疗方

人参粥	人参末（或党参末15克），冰糖少量，粳米100克煮粥常食，治疗贫血有一定作用。
牛乳粥	粳米100克煮粥，将熟时加入鲜牛奶约200克，食之。可辅助防治妊娠贫血。
甜浆粥	用鲜豆浆与粳米100克煮粥，熟后加冰糖少许。可辅助治疗贫血。
菠菜粥	先将菠菜适量放入沸水中烫数分钟后，切碎，放入煮好的粳米粥内食之，防治贫血有一定效果。
鸡汁粥	先将母鸡一只煮汤汁，取汤汁适量与粳米100克煮粥食。孕妇常食，可辅助防治贫血症。
香菇红枣	取水发香菇20克，红枣20枚，鸡肉（或猪瘦肉）150克，加姜末、葱末、细盐、料酒、白糖等，隔水蒸熟，每日1次。
大枣粥	大枣10枚，粳米100克，煮粥常食，防治妊娠贫血有一定作用。
芝麻粥	黑芝麻30克，炒熟研末，同粳米100克，煮粥食之。孕妇常食，能辅助治疗妊娠贫血。
枸杞粥	枸杞子30克，粳米100克，煮粥。孕妇常食，可辅助治疗妊娠贫血。

中暑的自我按摩疗法

中暑是指在高温环境下人体体温调节功能紊乱而引起的中枢神经系统和循环系统障碍。中暑为主要表现的急性疾病。除了高温、烈日曝晒外，工作强度过大、时间过长、睡眠不足、过度疲劳等均为常见的诱因。

【按摩部位及取穴】水沟、极泉、承山。

【按摩手法】按、拿、推、掐。

根据临床表现的轻重，中暑可分为先兆中暑、轻症中暑和重症中暑，而它们之间的关系是渐进的。

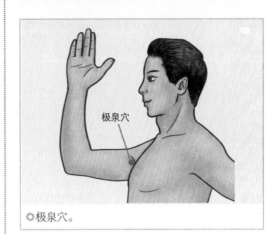

◎极泉穴。

中暑分类

先兆中暑	高温环境下，出现头痛、头晕、口渴、多汗、四肢无力发酸、注意力不集中、动作不协调等症状。体温正常或略有升高。如及时转移到阴凉通风处，补充水和盐分，短时间内即可恢复。
轻症中暑	体温往往在38度以上。除头晕、口渴外往往有面色潮红、大量出汗、皮肤灼热等表现，或出现四肢湿冷、面色苍白、血压下降、脉搏增快等表现。如及时处理，往往可于数小时内恢复。
重症中暑	重症中暑症状是中暑中情况最严重的一种，如不及时救治将会危及生命。 　　（1）热痉挛症状：多发生于大量出汗及口渴，饮水多而盐分补充不足致血中氯化钠浓度急速明显降低时。这类中暑发生时肌肉会突然出现阵发性的痉挛疼痛。 　　（2）热衰竭症状：这种中暑常常发生于老年人及一时未能适应高温的人。主要症状为头晕、头痛、心慌、口渴、恶心、呕吐、皮肤湿冷、血压下降、晕厥或神志模糊。此时的体温正常或稍微偏高。 　　（3）日射病症状：正像它的名字一样，该中暑是因为直接在烈日的曝晒下，强烈的日光穿透头部皮肤及颅骨引起脑细胞受损，进而造成脑组织充血、水肿；由于受到伤害的主要是头部，所以，最开始出现的不适就是剧烈头痛、恶心呕吐、烦躁不安，继而可出现昏迷及抽搐。

续表

（4）热射病症：这种中暑是在高温环境中从事体力劳动的时间较长，身体产热过多，而散热不足，导致体温急剧升高。发病早期有大量冷汗，继而无汗、呼吸浅快、脉搏细速、躁动不安、神志模糊、血压下降，逐渐向昏迷伴四肢抽搐发展；严重者可产生脑水肿、肺水肿、心力衰竭等。

中暑的按摩疗法

一般按摩方法	1.掐水沟 适应于重症中暑，先把病人平放在阴凉通风的地方，家人用右手拇指指甲用力掐按水沟穴一至二分钟，直至病人有反应或清醒为止。 2.拿极泉 一手将上臂抬起分开腋窝，另一手的拇指和食指拿起腋窝下的大筋，连续提拿数次，可缓解中暑症状。 3.推承山 卧位或坐位，将两手拇指指腹分别放在小腿肚的上缘从委中推到承山，再由承山推至足跟，由上向下往返五至七遍，可预防和治疗中暑所引起的腓肠肌痉挛。
足部按摩	1.按摩足底部反射区 反射区：脑垂体、小脑及脑干、鼻、颈项、肺及支气管、甲状旁腺、心、肾上腺、肾、输尿管、膀胱、胃、盲肠（阑尾）、回盲瓣、升结肠、横结肠、降结肠、乙状结肠及直肠、小肠、肛门。 手法：拇指指端点法，食指指间要害环节点法、钳法，食指要害环节刮法、拳刮法、拇指推法、擦法、拍法等。 2.按摩足内侧反射区 反射区：颈椎。 手法：拇指推法等。 3.按摩足背部反射区 反射区：扁桃体、胸部淋巴结（胸腺）、上身淋投合、下身淋投合。 手法：拇指指端点法、食指指间要害环节点法、食指推法、拇指推法等。

【病症自我保健】

对中暑的防护措施

预防中暑应从根本上改善劳动和居住条件，隔离热源，降低车间温度，调整作息时间，供给含盐0.3%清凉饮料。还要宣传中暑的防治知识，特别是中暑的早期症状。

中暑的防护措施

出行躲避烈日	夏日出门记得要备好防晒用具，最好不要在10点至16点时在烈日下行走，因为这个时间段的阳光最强烈，发生中暑的可能性是平时的10倍。如果此时必须外出，一定要做好防护工作，如打遮阳伞、戴遮阳帽、戴太阳镜，有条件的最好涂抹防晒霜；准备充足的水和饮料。 此外，在炎热的夏季，防暑降温药品，如十滴水、人丹、风油精等一定要备在身边，以防应急之用。外出时的衣服尽量选用棉、麻、丝类的织物，应少穿化纤品类服装，以免大量出汗时不能及时散热，引起中暑。 老年人、孕妇、有慢性疾病的人，特别是有心血管疾病的人，在高温季节要尽可能地减少外出活动。
别等口渴了才喝水	不要等口渴了才喝水，因为口渴表示身体已经缺水了。最理想的是根据气温的高低，每天喝1.5至2升水。出汗较多时可适当补充一些盐水，弥补人体因出汗而失去的盐分。另外，夏季人体容易缺钾，使人感到倦怠疲乏，含钾茶水是极好的消暑饮品。
饮食注意也能防中暑	夏天的食的蔬菜，如生菜、黄瓜、西红柿等的含水量较高；新鲜水果，如桃子、杏、西瓜、甜瓜等水分含量为80%～90%，都可以用来补充水分。另外，乳制品既能补水，又能满足身体的营养之需。其次，不能避免在高温环境中工作的人，应适当补充含有钾、镁等元素的饮料。
保持充足睡眠	充足的睡眠，可使大脑和身体各系统都得到放松，既利于工作和学习，也是预防中暑的措施。最佳就寝时间是22时至23时，最佳起床时间是5时30分至6时30分。

盗汗的自我按摩疗法

盗汗是中医的一个病证名，是以入睡后汗出异常，醒后汗泄即止为特征的一种病征。盗汗有生理性和病理性之分。

【按摩部位及取穴】少冲、极泉、阴谷、肾俞、曲池、天柱、风池。

【按摩手法】按、摩、揉、点。

根据盗汗病人的临床表现，可分为轻型、中型和重型三种。

轻型盗汗的病人，多数在入睡已深，或在清晨5时许或在醒觉前1～2小时汗液易出，出汗量较少，仅在醒后觉得全身或身体某些部位稍有汗湿，醒后则无汗液再度泄出。一般不伴有不舒适的感觉。

中型盗汗的病人，多数入睡后不久汗液即可泄出，甚则可使睡装湿透，醒后汗即止，擦拭身上的汗液后，再入睡即不再出

163

汗。这种类型的盗汗，病人常有烘热感，热作汗出，醒觉后有时出现口干咽燥的感觉。

重型盗汗的病人，汗液极易泄出。入睡后不久或刚闭上眼即将入睡时，即有汗液大量涌出，汗出后即可惊醒，醒后汗液即可霎时收敛。再入睡可再次汗出。轻型与中型盗汗，对身体损伤不会太大，但重型盗汗病人，时间久了常会使病情恶化，向"脱症"发展，严重威胁着患者的健康与生命安全。

在穴位按摩中应选取改善新陈代谢，清热去浊的穴位。

特效穴位：少冲、极泉、阴谷、肾俞、曲池、天柱、风池。

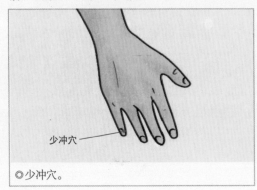

少冲穴

◎少冲穴。

盗汗穴位按摩法

按摩少冲穴	功效特点：清热提神、疏风解表。 按摩方法：端坐，用拇指指端掐压少冲穴，力度可逐渐加大但不要过量，一掐一放连续做20下，然后用同样方法换用另一只手按摩。每天1～2次。 特别提示：按摩少冲穴位对因心火上升而发热出汗有很好的疗效。
按摩极泉穴	功效特点：缓解因心神慌乱不安而造成的盗汗。 按摩方法：站立，身体放松，左臂抬起，用右手中指和食指用按压左臂腋窝中的极泉穴，每下持续3秒钟，15下即可，之后用同样的方法按压右腋窝下的腋窝穴。每天2～3次。 特别提示：这种按摩方法可以缓解手臂麻木、肩部酸痛、手臂不能上抬等病症。

【病症自我保健】

盗汗食疗法

中医运用脐疗的方法治疗盗汗效果非常显著，盗汗病人应注意自我养护，加强体育锻炼，合理食疗调养。

盗汗食疗方

泥鳅汤	用泥鳅120克，热水洗去黏液，剖腹去除肠脏，用油煎至金黄色，加水2碗煮至半碗，放入精盐少许调味，饮汤吃肉，每天1次，小儿则分次饮汤，不吃肉。连服3～5天。有补气益阴之效。适用于盗汗者食用，民间常用治疗小儿盗汗，功效显著。

续表

豆豉酒	取豆豉250克、米酒1千克，先把豆豉炒香，放入米酒中浸泡3～5天后饮用，每次2汤匙，每天2次。有和血益气、解烦热等功效。适用于盗汗者饮用。
糯米煲猪肚	每次用糯米500克、猪肚1个，把米放入猪肚内，用线结扎，加水适量，共煲1小时，调味后吃猪肚喝汤，再将糯米晒干捣碎，分10次煮粥食用，每天1次。有补中益气、剑阴止汗等功效。适用治疗盗汗、自汗。
乌豆煲塘虱	每次用乌豆100克、塘虱鱼2条，去内脏及鳃，加水适量煲之，豆熟时加盐、油食用。有养血益阴、滋肾调中等功效。民间用于治疗盗汗、自汗，病后体虚、血虚头痛、耳鸣、疲倦乏力等症。
韭菜炒鲜虾	每次用韭菜150克、鲜虾250克去壳，加油急火共炒，熟后，加盐调味食用，每天1次。有补虚助阳、固泄等功效。可适用于治疗盗汗、阳痿、遗尿、遗精等疾患。
红枣乌梅汤	取红枣15枚、乌梅10枚，水煎服，每天1次。有益气敛阴、止汗之效。连服10天，对盗汗有疗效。
生地黄乌鸡药膳	生地黄150克，肉乌鸡1只，饴糖100克。将生地黄切碎与饴糖拌匀，放入鸡腹内蒸熟即成。生地黄味甘，性寒，滋阴凉血。乌鸡味甘、性平，补虚劳亏损，治消渴，恶心腹痛。此方具有滋阴止盗汗的作用。
黄芪粳米粥	黄芪20克、粳米50克、白糖适量。将黄芪煎汁，用汁煮米为粥，放入白糖调味温服。黄芪味甘，性微温。具有补气升阳，固表止汗的作用。

尿失禁的自我按摩疗法

尿失禁，是由于膀胱括约肌损伤或神经功能障碍而丧失排尿自控能力，使尿液不自主地流出。

【按摩部位及取穴】气海、关元、中极、阴陵泉、肾俞、命门。

【按摩手法】按、揉、摩、点。

尿失禁按照症状可分为充溢性尿失禁、无阻力性尿失禁、反射性尿失禁、急迫性尿失禁及压力性尿失禁5类。

尿失禁的病因可分为下列几项：①先

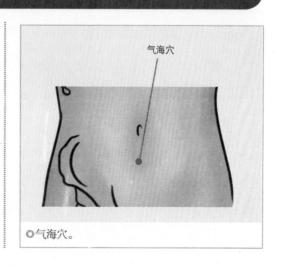

◎气海穴。

天性疾患，如尿道上裂。②创伤，如妇女生产时的创伤，骨盆骨折等。③手术，成人前列腺手术、尿道狭窄修补术等；儿童后尿道瓣膜手术等。④各种因引起的神经源性膀胱。

尿失禁可以发生在任何年龄及性别，尤其是女性及老年人。尿失禁除了令人身体不适，更重要的是，它会长期影响患者的生活质量，严重影响着患者的心理健康，被称为"不致命的社交癌"。

尿失症的按摩防治方法

一般按摩法	（1）病人仰卧，家人用双手提拿小腹部的皮肤和肌肉。 　　然后用手指尖点按气海（脐下1.5寸）、关元（脐下3寸）、中极（脐下4寸）等穴位，并轻轻震颤，加强刺激量，以酸胀感向会阴部传导时为佳。 　　（2）用手掌按揉下肢内侧，然后点按此处的阴陵泉（胫骨内侧髁下缘凹陷处）、三阴交（在足内踝高点向上3寸）、行间（足第一、二趾缝纹头处）等穴位。 　　（3）病人俯卧，家人用手掌按揉其腰骶部。 　　然后再点按腰背部的肾俞（第二腰椎棘突下，命门旁开1.5寸）、命门（第二腰椎棘突下）、膀胱俞（平第2骶后孔，后正中线旁开1.5寸）等穴位，让酸胀感向会阴部传导。 　　以上按摩可以补益肾气，提高膀胱和尿道括约肌的紧张度，因而可以约束膀胱，控制排尿，防治尿失禁。 　　需要注意的是在锻炼或者做按摩治疗之前，要先排尿，做到身体放松，然后再开始锻炼和治疗。
自我锻炼法	（1）取站位或坐位，收缩会阴部的肌肉，坚持5~10秒之后再慢慢放松。 　　每天练习数遍，这样可以加强会阴部的肌肉力量。 　　（2）每天练习原地跳高，或经常跳绳。 　　在收腹上跳的过程中，可以锻炼腹肌的力量，从而防治尿失禁。 　　（3）每日早晚用手掌搓小腹部，腰骶部，以及足底部，坚持做5分钟，局部发热时即可。

【病症自我保健】
尿失禁食疗法

尿失禁食疗方

山药甲鱼汤	原料：山药15克，枸杞10克，甲鱼一只，生姜、盐、黄酒适量。 做法：甲鱼宰杀清洗干净后与山药、枸杞一同炖煮，熟后加入生姜、盐、黄酒调味即可。 功效：滋阴补肾，益气健脾。适用阴虚体弱的尿失禁患者。
羊肉粳米粥	原料：羊肉50克，豌豆100克，粳米200克，盐、味精、胡椒适量。 做法：羊肉洗净切成小块，加豌豆、粳米及适量清水，用武火烧沸后，转用文火炖煮至熟烂，放入盐、味精、胡椒粉调味即可。 功效：补中益气。可预防及治疗中气虚弱的尿失禁。

续表

党参核桃汤	原料：取党参20克，核桃肉15克。 做法：加水适量煲汤，1日服完。 功效：具有益气固肾之功效，对因肾虚小便失禁的老年患者效果较佳。
党参苏叶汤	原料：党参20克，苏叶10克，陈皮7克。 做法：加适量水，煎取其汁，加少许白糖代茶1日饮完。 功效：具有补肺缩尿、顺气宽胸之功效，对肺气虚弱、咳嗽且尿失禁的老年患者有很好的疗效。
桂圆枣仁芡实汤	原料：桂圆肉20克，炒枣仁15克，芡实12克。 做法：加水适量，煎取其汁1日饮完。 功效：具有养血安神、益肾固精及缩尿的功效，对肾阳亏虚，气化失常的小便不禁的老年患者有较好疗效。

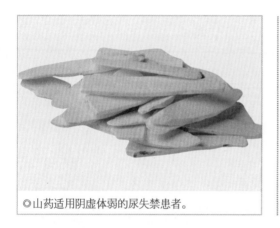

◎山药适用阴虚体弱的尿失禁患者。

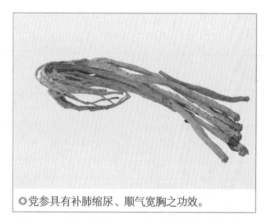

◎党参具有补肺缩尿、顺气宽胸之功效。

胆结石的自我按摩疗法

胆结石病又称胆系结石病或胆石症，是胆道系统的常见病，是胆囊结石、胆管结石（又分肝内、肝外）的总称。

【按摩部位及取穴】曲池、内关、阳陵泉、丘虚、太冲、期门。

【按摩手法】点、按、揉、摩。

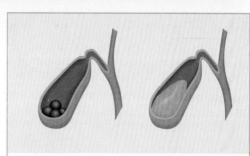

◎胆结石病又称胆系结石病或胆石症，是胆道系统的常见病。

易患胆结石人群

饮食偏荤喜甜者，其脂肪和胆固醇摄入多，易形成胆固醇结石。甜食过多又促进胰岛素分泌，会加速胆固醇沉积。	蛔虫感染者，不注意饮食卫生感染蛔虫病者，蛔虫逆流至胆道产卵或死亡后，就会成为结石核心，生成结石。
肝硬化者，肝硬化病人胆结石的发生率明显高于正常人，这与肝硬化病人身体中对雌激素灭活功能降低，身体中雌激素灭活功能降低，身体中雌激素水平较高，以及又有慢性溶血，胆囊收缩功能低下，胆囊排空不畅，胆道静脉曲张，血中胆红素升高等多种因素有关。	胆结石病人中女性占70%，且怀孕次数越多，发病率越高。 肥胖者体重超过正常标准15%者，胆结石的发病率比正常人高5倍，20～30岁的肥胖女性胆结石发生率比正常体重的同龄人高6倍，60岁以上的肥胖女性40%有胆囊疾病和胆结石。其原因是肥胖者大多脂肪和胆固醇摄入过多，加之肥胖者大多活动少，易生胆结石。
经常不吃早餐会使胆酸含量减少，胆汁浓缩，利于结石形成。	

胆结石患者，发生急性胆绞痛时，有明显的右上腹痛或中上腹痛，多为阵发性绞痛，轻者不久能减轻或缓解，严重者腹痛难忍，以下按摩可以起到解除痉挛、缓解疼痛的作用。

胆结石的自我按摩疗法

按摩曲池	用手的拇指按顺时针方向按揉30～40圈，约1分钟。
按摩内关	用手的拇指按顺时针方向按揉30～40圈，约1分钟。
点按阳陵泉	患者自己用拇指指端点按穴位，力量可稍重一些，按1～2分钟，穴位处出现酸胀感即可。
点按丘墟	患者自己用拇指指端点按穴位，力量可稍重一些，按揉1～2分钟，穴位处出现酸胀感即可。
点按太冲	患者自己用拇指指端点按穴位，力量可稍重一些，按揉1～2分钟，穴位处出现酸胀感即可。
点按期门	患者自己用拇指指端点按穴位，力量可稍重一些，按揉1～2分钟，穴位处出现酸胀感即可。
揉按腹部	病人仰卧或坐位，右手紧贴在右上腹，在前臂和腕关节的带动下，环形连续并有节奏地按摩，方向呈顺时针，用力要均匀，平均每分钟80～100次，按摩时间为15分钟左右，腹痛缓解即可停止。

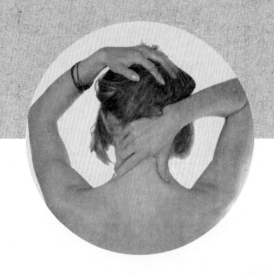

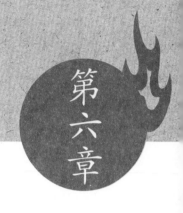

第六章

呼吸系统病症的
自我按摩疗法

●打鼾就说明你睡得香吗？吸烟对健康的危害真的很大吗？为什么会对花粉敏感？人们对一些呼吸系统的疾病了解得并不多。鼻子，咽喉，肺部，这些地方是当下人们发病的高危地带。鼻炎、咽喉肿痛、肺气肿等常见于各个年龄段的人。呼吸系统的疾病不分男女、年龄的大小，因此，我们更应该重视自己的呼吸系统。

哮喘的自我按摩疗法

哮喘是由多种细胞特别是肥大细胞、嗜酸性粒细胞和T淋巴细胞参与的慢性气道炎症。

【按摩部位及取穴】天突、内关、列缺、曲池。

【按摩手法】拿、按、揉、擦。

哮喘相关的症状为咳嗽、喘息、呼吸困难、胸闷、咳痰等。典型的表现为发作性伴有哮鸣音的呼气性呼吸困难，严重者可被迫采取坐位或呈端坐呼吸，干咳或咯大量白色泡沫痰，甚至出现发绀等。

治疗哮喘，无论是中医还是西医，均提倡预防发作为主，控制发作为辅。西医治疗缓解期的哮喘，主要建议患者进行体育锻炼以增强体质，并配合服用抗过敏、增强体质的药物；避免与过敏物质接触。

中医认为过敏性哮喘是由于本身肺、脾、肾三脏具有虚弱的基础，造成肺里始终有"一块痰"。这痰很难靠自己身体清除，一旦感受外界邪气刺激，痰就会阻塞气道出现喘憋。

中医临床上运用按摩手法对哮喘的防治，治疗以补益肺、脾、肾为大法，在这个基础上化痰、宣肺、平喘，取得了一定的疗效。为了方便哮喘患者在生活中自我保健治疗，中医专家将专业的按摩手法进行了改变，设计了一套自我按摩防治哮喘的手法。

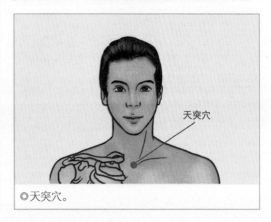

天突穴

◎天突穴。

治疗哮喘的常用按摩手法

拿法	用手掌和五指，像抓一把豆子那样用力提拿一定的身体部位。拿法并不是我们通常的拿东西，而要进行一松一紧地提拿，而不是拿住不放。在治疗时，每个治疗部位拿20次为佳。需要注意的是，进行拿法治疗的过程中，不能出现"掐"的动作，并以局部微微发热为宜。
按揉法	按揉法主要用拇指在治疗部位上逐渐用力按压后，再做顺时针或逆时针方向的旋转揉动。揉的时候注意按压的力量不可减弱，以局部感觉酸胀为佳。每个穴位按揉1分钟为宜。方向顺时针或逆时针均可。
擦法	用手掌附着在治疗区域，进行直线的往返运动。操作时，手要紧贴皮肤，压力要保持但是不可过大。擦法速度要掌握在每分钟来回各50次为好，以皮肤发红微热为佳。

治疗哮喘擦法的不同穴位自我按摩

家人协助直擦背部督脉经及膀胱经	穴位：肾俞穴位于腰部，第2腰椎棘突下，旁开1.5寸。 命门穴位于在腰部，后正中线上，第2腰椎棘突下凹陷处。 作用：此二穴具有很强的补肾作用。需要注意的是，此二穴要经常使用擦法，也可使用按揉法。 穴位：背部督脉经及膀胱经主要是从肩膀开始到腰眼，从中间向两边各延伸到肩胛骨内侧缘的长方形区域。 作用：督脉经和膀胱经是人体强壮的重要经络，可以让患者趴在床上，露出后背，家人用手掌从上向下或从下向上直线擦动，注意要使局部发热发红，但不要擦破。
按揉重点穴位	天突穴、内关穴、列缺穴、曲池穴。 穴位：天突穴位于颈部，前正中线上胸骨上窝中央。 内关穴位于前臂掌侧，曲泽与大陵的连线上，腕横纹上2寸，掌长肌腱与桡侧腕屈肌腱之间。 列缺穴位于前臂桡侧缘，桡骨茎突上方，腕横纹上1.5寸，肱桡肌与拇长展肌腱之间。 曲池穴位于肘横纹外侧端，屈肘，尺泽与肱骨外上髁连线中点。 作用：这四穴是推拿治疗哮喘急性发作期的关键用穴，使用按揉法，再辅助药物，可以有效缓解哮喘发作时出现的喘憋。在哮喘缓解期，此四穴同样可以用来强身健体，预防哮喘发作。
家人协助按揉脾俞穴、肺俞穴、定喘穴	穴位： 脾俞穴位于背部，第11胸椎棘突下，旁开1.5寸。肺俞穴位于背部，第3胸椎棘突下，旁开1.5寸。 定喘穴位于背部，第7颈椎棘突下凹陷，旁开0.5寸。 作用： 此三穴为背部膀胱经治疗哮喘缓解期的重点应用穴。中医谈到的哮喘，根源在一个"痰"字上面，化痰是治疗哮喘的核心。痰的生成与肺、脾关系密切，按揉脾俞穴和肺俞穴是补益脾肺的首选，配合定喘穴，效果非常好。
按揉膻中穴、关元穴、丰隆穴	穴位： 膻中穴位于胸部，前正中线上，平第4肋间，两乳头连线的中点。关元穴位于下腹部，前正中线上，脐中下3寸。丰隆穴位于小腿前外侧，外踝尖上8寸，条口外，距胫骨前缘二横指（中指）处。 作用： 经常按揉膻中穴，会感到呼吸顺畅。按揉关元穴则能培元固本，增加体内抗炎物质的分泌。按揉关元穴也可以用手掌进行掌揉。而按揉丰隆穴是专门针对"化痰"这一功效，它是人体治痰的最有效穴位。

续表

掌擦胸胁、拿胸部穴位	穴位: 中府穴位于胸外侧部,云门下1寸,平第一肋间隙处,距前正中线6寸。 云门穴位于胸外侧部,肩胛骨喙突上方,锁骨下窝凹陷处,距前正中线6寸。 作用: 用手掌推擦胸肩部及两胁20～30次,以微有热感为宜。之后,拿胸肩部的云门穴、中府穴,此二穴为治喘良穴。
按揉风池穴,拿颈项部	穴位: 风池穴位于项部,枕骨之下,与风府相平,胸锁乳突肌与斜方肌上端之间的凹陷处。 作用: 具有预防外感风寒的作用。如果天天做5～6次,每次1分钟,能有效提高免疫力,防止哮喘加重。注意应用此二手法时,要闭眼并放松。

简便的哮喘按摩疗法

搓擦涌泉	盘膝而坐,双手掌对搓发热后,从三阴交过踝关节至踇趾根外一线往返摩擦至透热,然后左右手分别搓擦涌泉穴至发热为止。
擦腰骶	身体微前倾,屈肘,两手掌置于两侧腰骶部,以全掌或小鱼际着力,向下至尾骶部做快速地往返摩擦,以透热为度。
摩肾俞	两手掌紧贴肾俞穴,双手同时做环形抚摩,共32次(顺转为补,逆转为泻。肾俞穴宜补不宜泻)。如有肾虚腰痛诸症者,可适当增加次数。
震双耳	先用双手掌按于耳上做前后推擦各32次,然后双手拇、食指捏住两耳垂抖动各32次,再将两食指插入耳孔,做快速的震颤数次后,猛然拔出,重复操作8次。
揉命门	以两手的食、中两指点按在命门穴上,稍用力做环形的揉动,顺、逆各32次。
擦少腹	双手掌分别置两胁下,同时用力斜向少腹部推擦至耻骨处,往返操作以透热为度。
摩丹田	用左或右掌以丹田穴为轴心,做顺、逆时针方向的摩动各32次,然后随呼吸向内向下按压丹田穴1分钟。
缩二阴	全身放松,用腹式呼吸法(即吸气时腹部隆起,呼气时腹部收缩),并在呼气时稍用力收缩前后二阴,吸气时放松,重复32次。

【病症自我保健】

哮喘患者的饮食注意

哮喘患者在日常饮食中应遵循的原则

注意营养饮食，配合每日适量锻炼，健强身体是消除哮喘的首要条件。	平时注意保持心平气和，切勿神经紧张。过度生气、忧郁、兴奋都无好处。
忌食寒凉发物，如虾、蟹、鱼及有异性蛋白质的食物。	对可能引起患者过敏反应的食物及气味，应尽量避免接触。
最好穿着圆领衣，领口不要过紧但要足以护卫喉咙及前胸。	严禁纵欲。纠正不良作息，早睡早起。戒除烟酒。
切勿过度疲劳，避免剧烈活动。	减少盐分的摄入量。

对哮喘患者有食疗功用的食物

核桃仁	取核桃仁1000克研细，补骨脂500克为末，蜜调如饴，晨起用酒调服一大匙。不能饮酒者用温开水调服，忌羊肉。适用于肺虚久嗽、气喘、便秘、病后虚弱等症。
杏仁粥	杏仁10克去皮，研细，水煎去渣留汁，加粳米50克，冰糖适量，加水煮粥，每日两次温热食。能宣肺化痰、止咳定喘，为治咳喘之良药。
糖水白果	取白果仁50克，小火炒熟，用刀拍破果皮，去外壳及外衣，清水洗净切成小丁。锅洗净，入清水一碗，投入白果，上旺火，烧沸后转小火焖煮片刻，入白糖50克，烧至沸滚，入糖桂花少许，即可食用。
蜜饯双仁	炒甜杏仁250克，水煮一小时，加核桃仁250克，收汁，将干锅时，加蜂蜜500克，搅匀煮沸即可。杏仁苦辛性温，能降肺气，宣肺除痰。本方可补肾益肺、止咳平喘润燥。

打鼾的自我按摩疗法

打鼾，医学上称之为鼾症、打呼噜、睡眠呼吸暂停综合征，是一种普遍存在的睡眠现象。

【按摩部位及取穴】中脘、阴陵泉、天枢、丰隆。

【按摩手法】按、揉、压。

在日常生活中，有人把打呼噜看成睡得香的表现。其实，这种观点是错误的，打呼噜是健康的大敌。打呼噜会使睡眠呼吸反复暂停，造成大脑、血液严重缺氧，形成低氧血症，从而诱发高血压、脑心病、心律失常、心肌梗死、心绞痛。夜间呼吸暂停时间超过120秒容易在凌晨发生猝死。

打鼾不仅可导致打鼾者白天嗜睡、疲惫，而且可能与某些呼吸系统疾病和高血压、冠心病、脑血管意外等心血管疾病的发生有关。有打鼾情况的人不能掉以轻心。

除了治疗外，在日常生活中可以采取下列办法减轻打鼾症状：

睡觉采取侧卧位，改变习惯的仰卧位睡眠。

睡前尽量不要饮酒，不要喝浓茶、咖啡，也不要服用某些药物，因为酒精、镇静剂、安眠药以及抗过敏药物都会使呼吸变得浅而慢，并使肌肉比平时更加松弛，导致咽部软组织更容易堵塞气道。

自我按摩疗法

打鼾按摩疗法一	治疗打鼾，当从宣肺祛痰入手。按揉中脘、阴陵泉、天枢、丰隆这4个穴位就可以。每天早晚各1次，每个穴位按摩5分钟，可以按照阴陵泉—丰隆—中脘—天枢的顺序来做。 中脘在上腹部，肚脐上4寸。 天枢在腹中部，离肚脐眼正中2寸。取穴的时候从肚脐眼正中向左或者右量2横指即是。 阴陵泉是脾经的五输穴里的合穴，善于调节脾脏的功能。阴陵泉在小腿内侧，胫骨内侧髁后下方凹陷处。 丰隆更是一个祛痰、止咳的著名穴位，丰隆很好找，它在小腿外侧，外踝尖上8寸。
打鼾按摩疗法二	先按摩第1至第10胸椎线路10分钟； 再按摩胸骨上端至下端线路10分钟，每天12次（最好临睡前按摩1次）。

【病症自我保健】

打鼾者的生活提醒

增强体育锻炼，保持良好的生活习惯。	对于肥胖者，要积极减轻体重，加强运动。
避免烟酒嗜好，因为吸烟能引起呼吸道症状加重，饮酒加重打鼾、夜间呼吸紊乱及低氧血症。尤其是睡前饮酒。	多吃清淡食物，例如蔬菜瓜果，少抽烟，不喝酒。早睡早起。体育运动能减轻鼾症病症。
睡前禁止服用镇静、安眠药物，以免加重对呼吸中枢调节的抑制。	手术后的患者要以软食为主，勿食过烫的食物。避免剧烈活动。

咽喉肿痛的自我按摩疗法

咽喉肿痛是口咽和喉咽部病变的主要症状，以咽喉部红肿疼痛、吞咽不适为特征，又称"喉痹"。咽喉肿痛见于西医学的急性扁桃体炎、急性咽炎和单纯性喉炎、扁桃体周围脓肿等。

【按摩部位及取穴】神庭、上星、百会、通天、风池。

【按摩手法】揉、按、捏、摩。

中医认为咽喉肿痛与肺、胃积热，虚火上延，外感风邪，体质虚弱等因素有关：感冒、咽喉部炎症也可导致咽喉肿痛。本病有时还伴有畏寒、发热、声音嘶哑等。

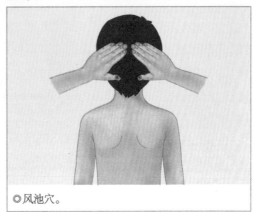

◎风池穴。

咽喉肿痛的自我药疗法

局部治疗	可选用华素片等口含片。
对症治疗	可适当采用解热止痛药物，如复方阿司匹林等。也可用漱口药保持口腔卫生，如复方硼砂溶液或甲硝唑漱口液等，每日多次漱口。
中医治疗	中医中药对治疗咽喉肿痛有独到之处，也是自我药疗的一个重要组成部分，尤其对急性咽炎或慢性咽炎有良好效果。

咽喉肿痛穴位按摩法

分别用左手掌捂住神庭穴、上星穴，右手掌捂住百会穴、通天穴，先顺时针按摩72次，再两手换位逆时针按摩72次。转速应稍快有力。

两手轻握拳，拇指微曲，用拇指背侧沿鼻翼沟向上推，经鼻通穴、睛明穴直抵眉骨，推上拉下为1次，共做36次。动作不要过重。

用右手中指指腹按摩天突穴72次，同时用左手拇指顶舌根部的廉泉穴按摩72次，再两手换位做反方向动作。

用两手拇指指腹按摩印堂穴、太阳穴，每穴正反各按摩36次。印堂穴宜重，太阳穴宜轻。

续表

	两拇指分别置于枕骨两大筋外侧凹陷处的风池穴，食指、中指置于两大筋中沟里，两拇指与食中指分别捏住两条大筋，从枕骨根部推下去拉上来，一上一下为1次，共做36次。推拉要柔和，挤、掰要重。
	用两手中指指腹按摩中府穴（腋下往上约一指、乳头外约两寸的位置）、云门穴（胸前壁外上方，肩胛骨喙突上方，锁骨下窝凹陷处），每穴正反各按摩72次。大人宜重，小孩宜轻。

一般按摩法

颤喉头	以一手拇指与余四指分开，置于喉结两侧及其周围，慢慢地用力向上、下、左、右做颤动并按压2～3分钟。
拿气管	以一手拇、食指分置于喉部及气管两侧，自上而下轻轻提拿9次。
揉咽穴	以一手拇、食指指端点揉人迎穴（位于颈部，前颈喉结外侧大约3厘米处）1分钟，以拇指指腹按揉廉泉穴1分钟，以中指指端勾揉天突穴1分钟，以中指指腹按揉膻中穴1分钟，最后以拇指按揉合谷穴3分钟。

【病症自我保健】
咽喉肿痛食疗法

咽喉肿痛常是感冒引发的症状之一，也有部分患者因气候干燥，或饮水太少，或过食咸甜辛辣之物引起。合并感冒者，可参照感冒调治，仅表现为咽喉肿痛者，可辅以下述方法。

咽喉肿痛食疗方

双花9克，麦冬12克，胖大海2枚，沸水冲泡，代茶饮。	秋梨白藕汁：秋梨去皮、核，白藕去节，各等量，切碎，用纱布包榨汁，频服。
无花果（干品）7枚，金银花15克，水煎，频服。	绿茶、橄榄各6克，胖大海3枚，蜂蜜1匙。先将橄榄放入适量水中煎煮片刻，然后冲泡绿茶、胖大海，闷盖1～2分钟，调入蜂蜜，频饮。
雪梨川贝饮：大雪梨1个，去皮挖心，装入川贝末3克，冰糖15克，隔水蒸熟后食用。	荸荠数个，洗净绞汁，生萝卜1个，洗净绞汁，二汁相合，频饮。
鲜丝瓜研汁频服。	梨汁、荸荠汁、甘蔗汁、藕汁和匀，频服。用于伴口渴者。

续表

萝卜姜糖饮： 　生萝卜洗净，捣烂取汁24克，和姜汁30克拌匀，然后加白糖30克，水煎频饮。	桑叶蜜： 　桑叶20克，蜂蜜50克。先将桑叶煎煮片刻，取药汁兑服蜂蜜。
芹菜膏： 　芹菜1~1.5千克，蜜少许。芹菜洗净捣汁，加蜜少许，文火熬成膏，每天半匙，开水冲服。	家庭常备中成药： 　喉症丸、银黄口服液、银黄含片、草珊瑚含片、西瓜霜含片、金嗓子喉宝、小儿咽扁合剂、黄栀花口服液、复方功劳去火片等。

肺炎的自我按摩疗法

肺炎是指终末气道，肺泡和肺间质的炎症。其症状表现为：发热，呼吸急促，持久干咳，可能有单边胸痛，深呼吸和咳嗽时胸痛，有小量痰或大量痰，可能含有血丝。

【按摩部位及取穴】太阳、风池、肩井、丰隆、中脘。

【按摩手法】按、揉、点、压。

肺炎由可由细菌、病毒、真菌、寄生虫等致病微生物，以及放射线，吸入性异物等理化因素引起。

细菌性肺炎采用适当的抗生素治疗后，7~10天之内，多可治愈。

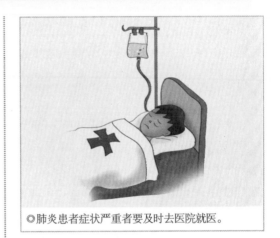

◎肺炎患者症状严重者要及时去医院就医。

病毒性肺炎的病情稍轻，药物治疗无功效，但病情持续很少超过七天。

肺炎分类

病理形态学的分类	将肺炎分成大叶肺炎、支气管肺炎、间质肺炎及毛细支气管炎等。
根据病原体种类	包括细菌性肺炎，常见细菌有肺炎链球菌、葡萄球菌、嗜血流感杆菌等。病毒性肺炎，常见病毒如呼吸道合胞病毒、流感病毒、副流感病毒、腺病毒等。另外还有真菌性肺炎、支原体肺炎、衣原体肺炎等。
根据病程分类	分为急性肺炎、迁延性肺炎及慢性肺炎，一般迁延性肺炎病程长达1~3月，超过3个月则为慢性肺炎。

肺炎按摩方法

肺炎按摩法一	（1）固定患者上肢，清肺经、退六腑各300次，推三关100次。 （2）患者俯卧位，分推肩胛骨100次，按揉肺俞、大椎各1分钟。 （3）按揉膻中、丰隆穴各2分钟。 随症加减： （1）风热犯肺型：发热恶寒、汗少，头痛，口微渴，咳嗽气急，痰黏色白量少，胸胁隐痛，舌边尖红，苔薄黄。常用手法加： ①推太阳30次，推三关300次。 ②拿风池、肩井穴各10次。 （2）痰热壅肺型：高热面赤，倾渴欲饮，咳嗽痰黄而黏，或夹血丝，或为铁锈色痰，胸闷气粗，胸痛，舌质红，苔黄腻。常用手法加： ①退六腑300次，清心经100次。 ②加揉丰隆50次，揉中脘3分钟。 （3）热入心营型：发热不退，夜间加重，烦躁不安，时而谵语，甚至神志不清，气急，喉中痰鸣，痰中带血，手足抽动，口唇干燥，舌苔焦黄。常用手法加： ①推六腑、清天河水各500次，清心经、清肝经各300次。 ②按揉曲池1分钟，推涌泉300次。
肺炎按摩法二	（1）按揉掌小横纹200次，清肺经300次。 （2）清肝经300次，逆运内八卦100次。 （3）点揉天突、膻中、丰隆穴各1分钟。 随症加减： （1）头痛、鼻塞加揉膊阳池50次。 （2）高热不退，挤捏天突至剑突及两侧和大椎至第1腰椎及两侧，至皮下轻度瘀血为止。

【自我按摩保健】

肺炎患者的饮食注意

肺炎患者日常饮食原则

忌辛辣油腻食物	肺炎属急性热病，消耗人体正气，影响脏腑功能，易于导致消化功能降低，食物应以高营养、清淡、易消化为宜，不要吃大鱼、大肉、过于油腻之品，以免中焦受遏，运化不利，营养反而不足。油腻之品大多性属温热，可以生内热，湿滞为痰，不利于肺炎的早日康复。 　　辛辣食品性质温热，易化热伤津，而肺炎又属热病，两热相加，犹如负薪救火，使病情加重。所以，肺炎患者在膳食中不应加入辣椒、胡椒、芥末、川椒等调味品。

续表

水果要适量也要选择品种	肺炎患者适量的多饮水和进食水果对疾病的康复是有利的。多数水果对本病有益，但不宜吃甘温的水果，如桃、杏、李子、橘子等，以免助热生痰。即使是一些寒性水果，也非多多益善。如果过量地吃一些寒凉性质的水果，可损伤到脾胃的阳气，有碍运化功能，不利于疾病的康复。
多食用菌菇类食物	在饮食上要多食用一些菌菇类的食品和黄芪等中草药，水果，蔬菜等绿色食品也有不错的增强免疫力的效果。每天喝一杯酸奶或一碗鸡汤，多喝水或绿茶，将积聚在喉咙的病菌冲走。蘑菇、猴头菇、草菇、黑木耳、银耳、车养、百合等都有明显增强免疫的作用。
饮食保持乐观心情	保持乐观情绪乐观的态度可以维持人体于一个最佳的状态，巨大的心理压力会导致对人体免疫系统有抑制作用的荷尔蒙成分增多，所以容易受到感冒或其他疾病的侵袭。

肺炎食疗方

芹菜熘鲤鱼	原料：鲤鱼250克，鲜芹菜50克，淀粉、姜丝、蒜丝、酱油、白糖、醋、精盐、味精、黄酒、泡酸辣椒、菜油适量。 做法：将鲤鱼切成丝，芹菜切段，把酱油、白糖、醋、味精、黄酒、盐、淀粉，上汤调成汁。炒锅置旺火上，下油烧至5成热，放入鱼丝熘散，沥去余油，放姜丝、泡酸辣椒。芹菜段炒出香味，而后烹入芡汁，放入亮油，起锅即可。 功效：鲤鱼有清热解毒、利尿消肿、止咳下气等功效；芹菜有平肝清热、祛风利湿、养神益气等功效。鲤鱼芹菜合食，适用于急慢性肺炎的辅助治疗。
兔肉蘑菇丝	原料：熟兔肉100克，蘑菇50克，葱白25克，辣椒油、酱油、醋、白糖、香油、芝麻酱、花椒粉、味精适量。 做法：将熟兔肉、葱白分别切丝，蘑菇煮熟。葱、蘑菇垫底，兔丝盖面，盛入盘内。用酱油把芝麻酱分次调散，香油调匀成味汁，淋于兔丝上即可食用。 功效：兔肉有清热解毒、益气健脾、祛湿凉血、利便等功效，蘑菇有解毒润燥、益气补脾、化湿止泻等功效。兔肉蘑菇合食，适用于治疗急性肺炎。
瘦肉白菜汤	原料：瘦肉、大白菜心各100克，姜、蒜、盐、味精、鸡油少许。 做法：瘦肉切丝，白菜洗净、切丝，放入沸水中，刚熟时捞出，放清水漂净，滤干水分待用；锅置于旺火上，下鸡油烧五成热，放入蒜，炒金黄色，再加瘦肉合炒，加入细盐，入汤煮熟，再加白菜心煮沸，放入味精即可食用。 功效：瘦肉有补中益气、生津润肠功效；大白菜性平，味甘，有清热解毒、化痰止咳、除烦通便等功效。瘦肉、白菜合食，适应于急慢性肺炎。

急性支气管炎的自我按摩疗法

急性支气管炎是病毒或细菌等病原体感染所致的支气管黏膜炎症。是婴幼儿时期的常见病、多发病，往往继发于上呼吸道感染之后，也常为肺炎的早期表现。本病多同时累及气管、支气管，故正确命名应为急性气管支气管炎。临床以咳嗽伴（或不伴）有支气管分泌物增多为特征。

急性感染性支气管炎往往先有急性上呼吸道感染的症状：鼻塞，不适，寒战，低热，背部和肌肉疼痛以及咽喉痛。

剧烈咳嗽的出现通常是支气管炎出现的信号，开始时干咳无痰，但几小时或几天后出现少量黏痰；稍后出现较多的黏液或黏液脓性痰，明显的脓痰提示多重细菌感染。有些病人有烧灼样胸骨后痛，咳嗽时加重。

严重并发症通常仅见于有基础慢性呼吸道疾病的病人，这些病人的急性支气管炎可致严重的血气异常（急性呼吸衰竭）。

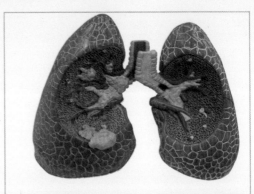

◎急性支气管炎是病毒或细菌等病原体感染所致的支气管黏膜炎症。

急性支气管炎的自我按摩疗法

穴位按摩法一	（1）治疗原则以宣通肺气，止咳化痰为主，辅以补益脾肾。 （2）常用穴位及部位中府、云门、膻中、中脘、尺泽、鱼际、肺俞、脾俞、肾俞、丰隆等穴，及背部正中。 （3）常用手法按揉法、摩法、分法、擦法、捏脊法等。 （4）操作方法 基本操作：患者取仰卧位，医生坐于其右侧，先在中府，云门穴处施以指摩法各2～3分钟，继而在膻中穴施以指摩法2～3分钟。 继以上体位，用掌根按揉中脘穴2～3分钟。然后用双手拇指沿肋间隙做自上而下，由中间向两侧的分法，如此反复2～3遍。以拇指按揉尺泽、丰隆穴各1～2分钟。 患者取俯卧位，医生坐于其体侧，食、中两指分开以其指端螺纹面分别置于肺俞、脾俞、肾俞等穴上做双指揉法，每穴各1～2分钟。最后在背部膀胱经、督脉经施以小鱼际擦法，以热为度。 辨证治疗：对病久体弱者可加背部捏脊法3～5遍，按揉足三里穴1～2分钟。 对咳喘甚者可加双指按揉定喘穴（大椎穴旁开0.5寸）和指揉鱼际穴各1～2分钟。

续表

穴位按摩方法二	（1）推摩胸廓，以左手全掌推摩右侧胸廓，做自上而下，由中间向外侧的推摩，反之以右手全掌推摩左侧胸廓；左右各2～3分钟。 （2）揉摩中脘，以全掌置于上腹中脘部做顺时针方向揉摩2～3分钟。 （3）按揉中府，以鱼际部位置：于中府穴上按揉1分钟。左手操作右侧穴位，右手操作左侧穴位。 （4）呼吸训练，任何体位均可，关键是全身肌肉要放松，形态自然，思想集中，要做到"深吸慢呼"，即缓慢地深吸气而后再缓慢地呼气。一呼一吸为1次，每次可做30～50次。 以上方法，可每日早、晚各1次。

饮食注意事项

饮食调整	体重正常的病人给予平衡饮食，以增强呼吸道的抵抗能力；体重低于正常者，应供给高热能、高蛋白饮食，以利于受损伤的支气管组织修复。病人由于消化道细胞缺氧而使得食欲减退，应采用少量多餐的进餐方式，每天可分为6次。供给易于消化吸收的食物，蛋白质供给量为1.2～1.5克/千克体重，应以动物蛋白和大豆蛋白等优质蛋白为主。
适量限奶类制品	奶制品易使痰液变稠，使感染加重，应避免食用。因奶制品是钙的主要来源，在不食用奶制品时，应注意每天补充钙1000毫克。
补充维生素	为增强机体免疫功能，减轻呼吸道感染症状，促进支气管黏膜修复，应补充足够的维生素A和维生素C。
增加液体摄入量	大量饮水，有利于痰液稀释，保持气管通畅；急性支气管炎患者每天饮水量至少2000毫升。
咀嚼障碍应给予软食	若呼吸困难影响咀嚼功能时，应供给软食，以便于咀嚼和吞咽。
忌刺激性食物	过冷、过热，或其他有刺激性的食物，可刺激气管黏膜，引起阵发性咳嗽，应尽量避免。

急性支气管炎食疗方

五味子250克，鸡蛋10个。五味子放进瓦器内，加水煮沸半个小时，待药汁冷透后，放进鸡蛋，置阴凉处浸泡7天即成。每天早上吃鸡蛋1个。该方比较适用于入冬遇冷即发的支气管炎。	白菜（热水烫熟后晾干）100克，豆腐皮50克，红枣10枚。 各味和盐等调味品一起炖汤服用，1天一剂。对秋、冬天肺燥性支气管炎咳嗽者比较适宜。

急性支气管炎的家庭应急处理

休息、保暖、多饮水。	全身应用磺胺类或青霉素类等抗生素。
发热时可服用阿司匹林0.3~0.6克，或吲哚美辛（消炎痛）25毫克，每日3次。	伴哮喘时可口服氯茶碱0.1~0.2克或沙丁胺醇（舒喘灵）2~4毫克，每日3次。
咳嗽频繁且无痰时，可服喷托维林（咳必清）25毫克，每日3次。	痰黏稠不易咯出时，可口服必嗽平16毫克，每日3次。

慢性支气管炎的自我按摩疗法

慢性支气管炎是由于感染或非感染因素引起气管、支气管黏膜及其周围组织的慢性非特异性炎症。其病理特点是支气管腺体增生、黏液分泌增多。

【按摩部位及取穴】中府、肺俞、膻中、尺泽、列缺。

【按摩手法】按、揉、推、摩、搓。

慢性支气管炎的病因极为复杂，迄今尚有许多因素还不够明了。

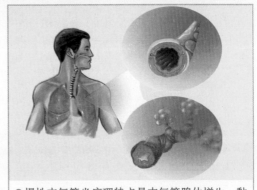

◎慢性支气管炎病理特点是支气管腺体增生、黏液分泌增多。

慢性支气管炎发生的因素

大气污染	化学气体如氯、氧化氮、二氧化硫等烟雾，对支气管黏膜有刺激和细胞毒性作用。其他粉尘如二氧化硅、煤尘、棉屑、粉尘等也刺激支气管黏膜，并引起肺纤维组织增生，使肺清除功能遭受损害，为细菌入侵创造条件。
感染	呼吸道感染是慢性支气管炎发病和加剧的另一个重要因素。据国内外研究，目前认为肺炎链球菌、流感嗜血杆菌和莫拉卡他菌可能为本病急性发作的最主要病原菌。 病毒对本病的发生和发展起重要作用。在慢性支气管炎急性发作期分离出的病毒有鼻病毒、乙型流感病毒、副流感病毒、黏液病毒、腺病毒、呼吸道合胞病毒等。病毒感染造成呼吸道上皮损害，有利于细菌感染，引起本病的发生和反复发作。肺炎支原体与慢性支气管炎发病的直接关系，至今不明。

续表

过敏因素	过敏因素与慢性支气管炎的发病有一定关系，初步看来，细菌致敏是引起慢性支气管炎速发型和迟发型变态反应的一个原因。尤其是喘息型慢性支气管炎患者，有过敏史的较多，对多种抗原激发的皮肤试验阳性率高于对照组，痰内组胺和嗜酸粒细胞有增高倾向；另一些患者血清中类风湿因子高于正常组，并发现重症慢性支气管炎患者肺组织内IgG含量增加，提示与Ⅲ型变态反应也有一定关系。变态反应使支气管收缩或痉挛、组织损害和炎症反应，继而发生慢性支气管炎。

慢性支气管炎按摩疗法

预备式	取坐位，腰微挺直，双脚平放与肩同宽，右手掌心与左手背重叠，轻轻放在小腹部，双目平视微闭，呼吸调匀，全身放松，静坐1~2分钟。
搓涌泉穴	左（右）下肢平放在对侧膝上，用右（左）手掌心按在涌泉穴，反复搓擦0.5~1分钟，以足心发热为佳。双下肢交替进行。功效：补肾纳气、醒脑安神。
按揉丰隆穴	左（右）下肢放在对侧膝上，用右（左）手中指指腹放在丰隆穴上，拇指附在对侧，适当用力按揉0.5~1分钟，以酸胀为佳。双下肢交替进行。具有健脾除湿、化痰止咳。
按揉中府穴	左（右）手拇指指腹放在对侧中府穴上，适当用力按揉0.5~1分钟，以酸胀为佳。 　　功效：补气益肺、宣肺止咳。
按揉肺俞穴	用左（右）上肢绕过肩后，将中指指腹放在同侧肺俞穴上，适当点揉0.5~1分钟。以酸胀为佳。功效：宣肺化痰、降气止咳。
掌揉膻中穴	右手手掌放在膻中穴，适当用力按揉0.5~1分钟。 　　功效：理气散瘀、宽胸利膈。
揉按尺泽穴	左（右）手拇指放在对侧尺泽穴上，其余四指环抱肘后，适当用力揉按0.5~1分钟，以酸胀为佳。双手交替进行。 　　功效：顺气化痰、通络止咳。
揉按列缺穴	左（右）手拇指指腹按在对侧列缺穴上，其余四指附在腕对侧，适当用力揉按0.5~1分钟。两手交替进行。 　　功效：宣肺止咳、镇静止痛。
团摩上腹	左手掌心叠放在右手背上，右手掌心放在上腹部，适当用力做顺时针环形摩动0.5~1分钟。以上腹部发热为佳。 　　功效：宽胸理气、健脾和胃。

续表

分推肋下	双手四指并拢，分别放在同侧剑突旁，沿季肋分推1～3分钟。 功效：疏肝和胃、降气止咳。
按揉脾俞穴、胃俞穴	双手握拳，将拳背第二、三掌指关节放于脾俞穴、胃俞穴上，适当用力揉按0.5～1分钟。 功效：健脾和胃、调理气血。
揉按肾俞穴	两手腰，将拇指按在同侧肾俞穴，其余四指附在腰部，适当用力揉按0.5～1分钟。 功效：温肾纳气止咳。
\	以上方法每日早晚各做1次。同时还应戒烟、戒酒、少食辛辣肥腻之品，保持心情舒畅，适当参加体育锻炼。急性发作期要及时进行抗感染治疗。 　　按摩办法：每天早起后，在左手掌心涂上3～4滴风油精，按摩（顺时针方向）咽喉部位20～30次。2～3个月后，病情可大为好转，一年后基本康复。

【病症自我保健】

慢性支气管炎食疗法

临床出现有连续两年以上，每持续三个月以上的咳嗽、咳痰或气喘等症状即可判定为慢性支气管炎。早期症状轻微，多在冬季发作，春暖后缓解；晚期炎症加重，症状长年存在，不分季节。疾病进展又可并发阻塞性肺气肿、肺源性心脏病，严重影响劳动力和健康。

慢性支气管炎是一种呼吸系统常见的疾病，慢性支气管炎是由于感染或非感染因素引起气管、支气管黏膜及其周围组织的慢性非特异性炎症。

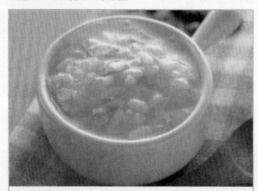

◎百合麦冬粥适用于稳定期肺肾阴虚者。

慢性支气管炎食疗方

百合麦冬粥	鲜百合30克，麦门冬9克，粳米50克。加水煮成粥，食时加适量冰糖。适用于稳定期肺肾阴虚者。
人参胡桃汤	人参3克、胡桃肉30克，水煎服，每日一剂。适用于稳定期脾肾阳虚者。
苏子粥	苏子30克（捣成泥），陈皮10克（切碎），粳米50克，红糖适量，加水煮成粥。早晚温服。适用于急性加重期及慢性迁延期咳嗽气喘、痰多纳呆、便秘的病人。

续表

海蜇芦根汤	海蜇100克，鲜芦根60克，洗净共煎吃汤。适用于急性加重期及慢性迁延期咳嗽痰黄、胸闷气急、口干便秘患者。
黄芪党参粥	黄芪40克，党参30克，山桃30克，半夏10克，白糖10克，粳米150克。黄芪、党参、半夏煎汁去渣代水，与山桃、粳米同煮为粥，加入适量白糖，连服数月有补益脾肺之功。用于稳定期肺脾气虚者。

除了选择上述食疗方外，慢性支气管炎患者在生活中起居要有规律，在饮食上一定要注意，不要吃有刺激性的食物，多吃清淡的，易消化的食物。

大叶性肺炎的自我按摩疗法

大叶性肺炎主要是由肺炎链球菌引起，病变累及一个肺段以上肺组织，以肺泡内弥漫性纤维素渗出为主的急性炎症。病变起始于局部肺泡，并迅速蔓延至一个肺段或整个大叶。

【按摩部位及取穴】肾、输尿管、膀胱反射区、肾上腺、腹腔神经丛反射区。

【按摩手法】按、揉、点。

临床上起病急骤，常以高热、恶寒开始，继而出现胸痛、咳嗽、咳铁锈色痰，呼吸困难，并有肺实变体征及外周血白细胞计数增高等。病程大约一周，体温骤降，症状消失。该病多发生于青壮年男性。疾病常见诱因有受凉、劳累或淋雨等。属于中医"风温""肺痈"等范畴。

当机体受寒、过度疲劳、醉酒、感冒、糖尿病、免疫功能低下等使呼吸道防御功能被削弱，细菌侵入肺泡通过变态反应使肺泡壁毛细血管通透性增强，浆液及纤维素渗出，富含蛋白的渗出物中细菌迅速繁殖，并通过肺泡间孔或呼吸细支气管向邻近肺组织蔓延，波及一个肺段或整个肺叶。大叶间的蔓延系带菌的渗出液经叶支气管播散所致。

大叶性肺炎临床症状

起病急骤，寒战、高热、胸痛、咳嗽、咳铁锈色痰。病变广泛者可伴气促和发绀。	部分病例有恶心、呕吐、腹胀、腹泻。
重症者可有神经精神症状，如烦躁不安、谵妄等。亦可发生周围回圈衰竭，并发感染性休克，称休克型（或中毒性）肺炎。	急性病容，呼吸急促，鼻翼翕动。部分患者口唇和鼻周有固有疱疹。
早期肺部体征不明显或仅有呼吸音减低和胸膜摩擦音。实变期可有典型体征，如患侧呼吸运动减弱，语颤增强，叩诊浊音，听诊呼吸音减低，有湿罗音或病理性支气管呼吸音。	

大叶性肺炎的足部按摩

　　肾、输尿管、膀胱；肾上腺、腹腔神经丛、肺及支气管、甲状旁腺、心、内耳迷路、喉与气管及食管、胸部淋巴结、上身淋巴结、下身淋巴结。
　　治法：以轻、中度力度手法刺激肾、输尿管、膀胱反射区各5～10次，约10分钟，以中度手法刺激肾上腺、腹腔神经丛反射区各3分钟；以重度手法刺激肺及支气管、甲状旁腺、心、内耳迷路反射区各5分钟；揉按喉与气管及食管反射区3分钟；推压各淋巴反射区各15～30次。均用重手法。以患者出现明显得得气感为宜。每日按摩1次，每次按摩40分钟。
　　主治：肺炎（肺炎链球菌性肺炎）
　　此法对于该病的早期，症状典型者有一定的疗效。按摩完毕后，嘱患者用热水浸足，并在半小时内喝完200～500毫升温开水。若合并中毒性休克性肺炎要及时送中西医抢救治疗。

　　肾上腺、肾、输尿管、膀胱、肺及支气管、喉与气管及食管、脾、上身淋巴结、胸部淋巴结、额窦。
　　治法：以轻度手法刺激肾上腺、肾、输尿管、膀胱反射区各5次，约8分钟，以重度手法刺激肺与支气管、喉与气管及食管、胸部淋巴结、上身淋巴结、脾反射区各10～15次，约15分钟；以按陷额窦反射区10次，用重度手法刺激。按摩时以患者有得气感为度。每日按摩1次，每次按摩30分钟，10次为1疗程。
　　主治：大叶性肺炎及支气管肺炎。
　　用于该病早期轻症有较好的疗效。若属重症，应配合其他疗法，此法仅作为辅助疗法。按摩完毕后，患者应以热水浸足，并在半小时内喝完200～500毫升温开水。体质较弱伴有发热的中老年患者应以卧床休息为主，病情缓解期可在早晨室外散步，以不觉疲劳为度。年老及婴幼儿患者手法力度要适度。患者饮食宜多食有营养、易消化的食品，多食水果蔬菜。保持足够睡眠，室内空气流通，温度适宜。

大叶性肺炎食疗方

双花饮	原料：金银花50克，菊花50克，山楂50克，蜂蜜50克。食用香精数滴。 做法：将金银花择净，用水泡开，放入锅内；山楂洗净，如山楂果要打碎，放入锅内，加清水适量，武火烧沸后，文火继续煎熬半小时，取出药汁；将蜂蜜倒入干净锅内，用文火加热，保持微沸，待蜂蜜全部溶化后，有纱布过滤去渣即可饮用。 服法：每日2～3次，每次50～100克。 功效：清热、解毒。
苦瓜鸽蛋汤	原料：青苦瓜150克（干苦瓜片20克），鸽蛋10个，植物油、食盐、味精适量。 做法：苦瓜去瓜子，瓜瓤切片（干苦瓜片洗净发胀）备用；鸽蛋去壳捣烂，将菜油倒入热锅中烧沸，将蛋汁倒入煎成薄片，入苦瓜片，翻炒几下，加水适量，武火煮至瓜熟，入食盐、味精起锅。 服法：配餐菜肴。 功效：清热、解毒。

大叶性肺炎的取穴与按摩

特效1：大包穴

▶ 功能主治

大包穴	主治全身疲乏，四肢无力、颇有功效。
属足太阴脾经穴位	对于肺炎、气喘、胸膜炎、胸胁痛、膀胱麻痹、消化不良等，都有很好的保健调理作用。

▶ 标准取穴

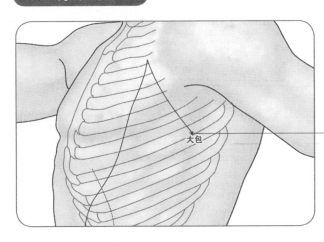

大包

胸侧部，腋中线上，当第六肋间隙处即是。

◇ 配伍治病

四肢无力：
大包配足三里
功用：通络健脾、理气安神

▶ 取穴技巧及按摩手法

正坐或仰卧，右手五指并拢，指尖朝上，将中指指尖放于左腋窝下中下线处，则手腕横线外缘所对的位置即是该穴。

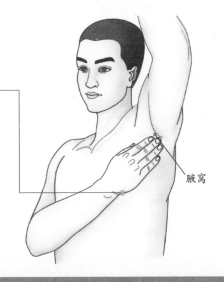

腋窝

程度	指法	时间/分钟
适度		1~3

特效2：尺泽穴

▶ 功能主治

尺泽穴

属手太阴肺经穴位

- 此穴对治疗无名腹痛有特效。
- 还可治疗咳嗽、气喘、肺炎、支气管炎、咽喉肿痛。
- 尺泽穴是最好的补肾穴之一，通过降肺气而补肾，最适合上实下虚的人，高血压患者多是这种体质。
- 对肘臂肿痛、皮肤痒、过敏等病症，长期按压此穴，会有很好的调理保健功效。

▶ 标准取穴

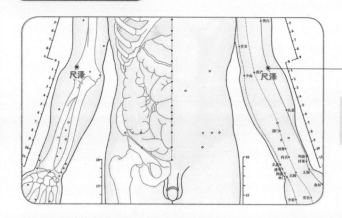

肘横纹中，肱二头肌腱桡侧凹陷处。

▶ 取穴技巧及按摩手法

伸臂向前，仰掌，掌心朝上。微微弯曲约35度。以另手手掌由下而上轻托肘部。弯曲大拇指，指腹所在的肘窝中一大凹陷处即是。

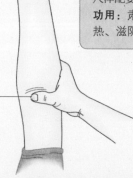

◇ 配伍治病

咳嗽、气喘：
尺泽配列缺、中府
急性吐泻：
尺泽配委中
功用： 肃降肺气、清泄肺热、滋阴润肺、通经强筋

程度	指法	时间/分钟
适度		1～3

续表

南瓜清炖牛肉	原料：精瘦牛肉250克，南瓜500克，生姜，葱、食盐，味精适量。 做法：将牛肉洗净，切成长2.5厘米、厚2厘米的小块，南瓜去皮切成长3厘米，厚2厘米的块，姜切成片，葱切小节；将肉块、瓜块、姜片同入锅中，加水适量，武火烧沸，文火炖熟时入葱节，食盐，味精即成。 服法：配餐菜肴。 功效：利肺、化痰。
萝卜绿豆汤	原料：白萝卜100克，绿豆100克，植物油20克，食盐适量。 做法：绿豆淘净，以温水泡发；萝卜去皮切薄片，与绿豆放入锅中，加水适量，武火煮至熟，加植物油、盐即成。 服法：配餐菜肴。 功效：清热、化痰、止咳。
鱼腥草粥	原料：鱼腥草50克，粳米100克。 做法：将鱼腥草去老叶须根，洗净，切成2厘米节；将粳米淘净，加水适量，武火烧沸，加鱼腥草，再以文火熬至熟；食用时酌加食盐调味。 服法：作早餐用。 功效：清热生津、解毒消肿。

肺气肿的自我按摩疗法

肺气肿是指终末细支气管远端（呼吸细支气管、肺泡管、肺泡囊和肺泡）的气道弹性减退，过度膨胀、充气和肺容积增大或同时伴有气道壁破坏的病理状态。

【按摩部位及取穴】合谷、曲池、尺泽、太阳。

【按摩手法】推、按、揉、拿。

肺气肿按其发病原因肺气肿有如下几种类型：老年性肺气肿，代偿性肺气肿，间质性肺气肿，灶性肺气肿，旁间隔性肺气肿，阻塞性肺气肿。

肺气肿的临床表现症状，视肺气肿程度而定。早期可无症状或仅在劳动、运动时感到气短，逐渐难以胜任原来的工作。

随着肺气肿进展，呼吸困难程度随之加重，以至稍一活动甚或完全休息时仍感气短。此外尚可感到乏力、体重下降、食欲减退、上腹胀满。

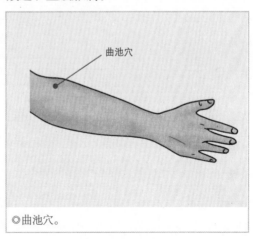

曲池穴

◎曲池穴。

典型肺气肿者胸廓前后径增大，呈桶状胸，呼吸运动减弱，语音震颤减弱，叩诊过清音，心脏浊音界缩小，肝浊音界下移，呼吸音减低，有时可听到干、湿罗音，心率增快，心音低远，肺动脉第二心音亢进。

肺气肿多发于老年人，患者多有吸烟史和慢性支气管炎病史。如果我们想远离肺气肿、慢支和肺心病的困扰，除了避免不良嗜好之外，可以应用自然疗法自我调理，达到有病治疗，无病强身的作用。

治疗肺气肿的七种自我按摩手法

抹前额、推侧头、揉风池	患者坐位，用双手的四指从前额中线开始，向两侧抹去，抹至太阳穴处改用五指紧贴头皮，沿头两侧由前向后推，推到后颈部在风池穴处用食、中指按揉。重复操作约5分钟。此手法能够缓解患者常常出现的头晕、嗜睡、咳嗽等症状，同时能够增强机体免疫力。
揉合谷穴、曲池穴	合谷穴的简便取法：以一手的拇指指骨关节横纹，放在另一手拇、食指之间的指蹼缘上，当拇指尖下是穴。 曲池穴位于肘横纹外侧端，屈肘，当肘横纹与肱骨外上髁连线中点。 用手的拇指，按揉对侧的合谷穴和曲池穴，指压下去以感觉酸胀为佳。每穴按揉2分钟。然后交换手继续按揉。每天做3次。此二穴是人体强壮的要穴，能够有效提高免疫力，提升整体精神状态，促进受损组织的修复。
揉尺泽穴	尺泽穴位于肘横纹中，肱二头肌腱桡侧凹陷处。 用拇指按揉对侧胳膊的尺泽穴，以按压酸胀感为佳，操作同按揉合谷穴、曲池穴。尺泽穴具有补肺气、滋肺阴的作用，是治疗肺病的特效穴位。与合谷穴、曲池穴不同，尺泽穴的补益作用更为专一。
按揉小腹	双手重叠，稍微用力按压于脐下小腹部，然后顺时针方向和缓地按揉，每次按揉10分钟，每天2次。注意千万不要过于用力，也不要憋气，以免出现喘憋，甚至加重病情。小腹部有人体补气强身健体的重要穴位——气海穴和关元穴。轻柔和缓地按揉小腹部可以有效地刺激两穴，达到补气平喘，增进食欲的作用。
毛巾擦背、擦颈、擦腰	洗澡中或洗澡后，用一条湿润的长毛巾，先擦后颈部，再斜着擦后背，最后横擦腰部，每个部位擦1分钟，擦到皮肤发红微热为佳。目的是刺激背部的定喘穴、肺俞穴、肾俞穴等强壮穴，以宽胸理气、补肾平喘止咳。临床证实，此做法能够在一定程度上促进肺泡的回缩，增加血液中的含氧量，有效提高生活质量。
拿胸肌	先用右手轻揉地拿捏左侧胳肢窝前面的胸肌，拿捏20次后换左手拿右侧胸肌，两侧对称。也可同时两手拿捏对侧胸肌。此手法能够刺激肋间协助呼吸动作的肌肉，增强这些肌肉的功能，有助于呼吸运动。

续表

横擦前胸部	患者取坐位，用手掌平贴在两锁骨下缘，并左右平擦上胸部，擦约1分钟后向下移一掌，继续平擦，直至擦到下肋缘。将整个前胸均匀地擦热，前胸皮肤微微发红为度，每天3次。这个手法能有效地增加胸腔内肺组织的血液供应，能够明显地提高血液中的氧含量；同时促进肺泡的恢复及提高肺功能。横擦前胸部的作用相当于吸氧。

治疗肺气肿的穴位按摩法

头部按摩法	头部按摩患者取坐位，用双手四指从前额中央开始，分别向两侧推擦，推至太阳穴处。 　　然后，在太阳穴处反手，四指在后，掌心在前，四指紧贴头皮，沿头两侧由前向后推，推至后颈部风池穴（项部，枕骨之下，胸锁乳突肌与斜方肌上端之间的凹陷处），并用食指按揉风池穴1~2分钟。 　　反复操作5遍，每日2次。此法能缓解患者的头晕、头痛、嗜睡等症状，同时还能增强机体免疫力，预防感冒和老慢支复发。
手部按摩法	点穴用右手拇指依次按揉左手的合谷穴（手背，第1、2掌骨间，第2掌骨桡侧的中点处，或两手拇、食指交叉，拇指尖下即是）、尺泽穴（肘横纹中，肱二头肌腱桡侧凹陷处）和曲池穴（肘横纹外侧端，屈肘时，尺泽穴与肱骨外上髁连线中点），以局部感觉酸胀为宜，每穴按揉1~2分钟。 　　然后换手，用左手拇指依次按揉右手合谷穴、尺泽穴和曲池穴。每日3次，早、中、晚各1次。合谷和曲池二穴具有强壮作用，能够提高机体免疫力，促进肺部受损组织的修复。而尺泽穴属肺经上的穴位，能补肺气、滋肺阴，其补益作用较合谷穴、曲池穴更为专一，是治疗肺病的特效穴。
腰背按摩法	擦腰背暴露腰背部，用一条长毛巾，先擦后颈部，再斜着擦后背，最后横擦腰部，每个部位约擦1分钟，擦至皮肤发红微热为宜。每日1次。 　　操作时要注意保暖，体质差者，可在洗澡时进行，用湿毛巾擦。这样可刺激背部经穴，宽胸理气、补益肺肾、平喘止咳。有研究表明，此法可在一定程度上促进肺泡回缩，增加血液含氧量，改善气喘、发绀症状。
胸部按摩法	擦前胸患者取坐位，双手掌平贴在两锁骨下缘，然后左右平擦，约1分钟后，向下平移一掌，继续平擦，直至擦到下肋缘。擦至整个前胸皮肤微微发红，有温热感为止。每天2次。 　　此法可有效增加胸腔肺组织内的血流量，提高血液中的氧含量，并促进肺泡的回缩，改善肺功能。因此，擦前胸的作用相当于吸氧。 　　拿胸肌先用右手轻轻拿捏左侧腋窝前面的胸肌，拿捏30次后，换左手，拿捏右侧胸肌30次，也可两手同时拿捏两侧胸肌。此法能够刺激协助呼吸的肌肉，增强这些肌肉的收缩和舒张功能，改善呼吸运动。

肺气肿的饮食注意

肺气肿饮食注意事项

饮食禁忌	（1）忌食刺激性食物。忌食辣椒、葱、蒜、酒等辛辣刺激性食物，因刺激气管黏膜，会加重咳嗽、气喘、心悸等症状，诱发哮喘，故当忌食。 （2）忌食海腥油腻之品。非清蒸做法做出的鱼，由于用油量过大，容易引起上火。此外，有过敏体质的人以及血尿酸高的人（如痛风病人）也应少吃油量大的黄鱼、带鱼、虾、蟹以及肥肉等，以免助火生痰。 （3）避免食用产气食物。如红薯、韭菜等，因其对肺气宣降不利，应多食用碱性食物。 （4）禁止吸烟。因抽烟为支气管炎发生发展的祸根之一，对哮喘性支气管炎极为不利，应绝对禁止。
适宜的饮食	（1）供给充足的蛋白质和铁。饮食中应多吃瘦肉、动物肝脏、豆腐、豆浆等。这些食品不仅富含优质蛋白质和铁元素，而且又无增痰上火之弊，对增强病人体质有利，提高抗病力，促进损伤组织的修复。 （2）多吃含有维生素A、维生素C及钙质的食物。含维生素A的食物如猪肝、蛋黄、鱼肝油、胡萝卜、南瓜、杏等，有润肺、保护气管之功效，含维生素C的食物有抗炎、抗癌、防感冒的功能，如大枣、柚、番茄、青椒等，含钙食物能增强气管抗过敏能力，如猪骨、青菜、豆腐、芝麻酱等。需注意的是，奶制品可使痰液变稠，不易排出，从而加重感染，所以要限制牛奶及其制品的摄入。 （3）增加液体摄入量。大量饮水，有利于痰液稀释，保持气管通畅，每天饮水量至少2000毫升（其中包括食物中的水分）。 （4）经常吃食用菌类能调节免疫功能。如香菇、蘑菇含香菇多糖、蘑菇多糖，可以增强人体抵抗力，减少支气管哮喘的发作。

过敏性鼻炎的自我按摩疗法

过敏性鼻炎又称变应性鼻炎，是鼻腔黏膜的变应性疾病，并可引起多种并发症。

【按摩部位及取穴】攒竹、角孙、风池、大椎。

【按摩手法】按、揉、摩、叩。

另有一型由非特异性的刺激所诱发、无特异性变应原参加、不是免疫反应过程，但临床表现与上述两型变应性鼻炎相似，称血管运动性鼻炎或称神经反射性鼻炎，刺激可来自体外（物理、化学方面），或来自体内（内分泌、精神方面），故有人看作是变应性鼻炎。

过敏性鼻炎主要表现为，当人体接触致敏物质后，即可突然出现发作性的鼻内刺痒，打喷嚏，流鼻涕，鼻塞等症状。

过敏性鼻炎的自我按摩疗法

开天门	按摩方法：用两手指尖自鼻翼两侧开始沿两鼻骨两侧向上推至攒竹穴处，再沿眉毛向外侧推至眉外端后，再向外下推至太阳穴。做20～30次。
推胫骨	取穴：坐位，胫骨两侧，以内侧为主。 推按方法：用双手（拇指推按胫骨内侧，另四指推按外侧），30～50次。 患者可根据病情轻重来决定每天做操的次数，一般为1～4次，可有效改善过敏性鼻炎的症状。
按摩血海穴及阴市穴	取穴：坐位，屈膝，髌骨内侧上缘2寸及外侧上缘3寸。 推按方法：每天坚持点揉两侧血海穴3分钟，力量不宜太大，能感到穴位处有酸胀感即可，要以轻柔为原则。
按摩神阙穴	取穴：脐周围。 按摩方法：用两手拇指按压血海穴，另四指按压阴市穴，50次左右。
按摩风池穴	取穴：项后两侧，发际下端，凹陷处。 按摩方法：用两手指尖按摩风池穴50次左右。
叩击大椎穴	取穴：在第七颈椎棘突处（颈椎下最突出处）。 叩击方法：将五指并拢捶击大椎穴50次左右。
叩击胸前	取穴：胸骨两侧。 叩击方法：将五指并拢捶击沿胸骨两侧自上向下叩击50次左右。
按摩攒竹穴	取穴：在眉毛的内侧端。
按摩角孙穴前后	取穴：双耳的耳尖端的发际处前后。 按摩方法：用两手指尖按摩角孙穴前后50次左右。

【病症自我保健】

过敏性鼻炎的日常保健

过敏性鼻炎的最根本保健措施是了解引起自己过敏性的物质，即过敏源，并尽量避免它。当症状主要发生在户外：应尽可能限制户外活动，尤其是接触花草或者腐烂的树叶，以及柳絮和法桐的果毛，外出时可以戴口罩，或者可以到过敏源较少的海滨。

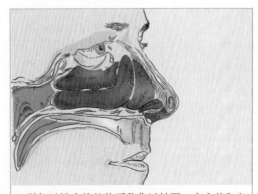

◎引起过敏症状的物质称作过敏源，在户外和室内均可被发现。

引起过敏症状的物质称作过敏源，在户外（一般为季节性过敏源）和室内（一般为常年性过敏源）均可被发现。以下10点可以帮助您减少这类过敏源。另外还要注意减少霉菌和霉变的发生，由于蟑螂的排泄物和动物的皮屑都是最常见的过敏源，因此还要注意消除蟑螂，并处理好宠物及小动物。

过敏性鼻炎日常保健

生活注意细节	（1）在花粉或者灰尘较多的季节，关闭汽车或者房间的窗户。 （2）移去过敏源，包括宠物，烟，甚至可疑的花草或者家具。 （3）使用有空气清洁过滤功能的空调，以去除花粉（但可能无法过滤灰尘）。 （4）可以使用温度调节器来减少室内的湿度，最好使空气湿度降到50%以下。 （5）修理潮湿的地下室，通气口和浴室，并应该去除室内或者阳台上的花草。 （6）持室内清洁无尘以减少过敏源，可利用吸尘器经常打扫卫生。 （7）卧室内使用无致敏作用的床单及被褥，如使用密闭良好的床垫及枕头，及柔韧性较好的床单和枕巾等，并每周用热水清洗床单枕巾；并注意不要在户外晒被和床单，因为霉菌和花粉可以粘到被子上。 （8）用木板，地砖等代替地毯，尤其是固定于地板上的地毯更应去除。并不要种植需要不断浇水的花草，因为潮湿的土壤有利于霉菌的生长。 （9）收拾好小物件，如书籍、录音盒、CD、光盘以及长毛动物玩具等，这些物品都极易沾上灰尘，从而引起过敏。 （10）不要为减轻症状服用超量的药物；如果有反酸嗳气可注意睡前勿进食及枕头垫高，并在医生指导下服用抗酸药。
饮食方面	过敏性鼻炎患者禁绝以下食物： （1）牛肉、含咖啡因饮料、巧克力、柑橘汁、玉米、乳制品、蛋、燕麦、牡蛎、花生、鲑鱼、草莓、香瓜、番茄、小麦。 （2）冷饮：过冷食物会降低免疫力，并造成呼吸道过敏。 （3）刺激性食物：如辣椒、芥末等，容易刺激呼吸道黏膜。 （4）特殊处理或加工精制的食物。 （5）人工色素：特别是黄色五号色素。 （6）避免香草醛、苯甲醛、桉油醇、单钠谷氨酸盐等食物添加物。

过敏性鼻炎食疗方

玉米须晒干，装入烟斗吸烟或泡茶饮，适用于过敏性鼻炎以鼻塞为主者。	生苦杏仁，捣烂塞鼻内，亦可加蜜同用。
蜂房洗净，撕成块状，放在口中嚼烂，吐渣咽液，每日三次，有祛风通鼻窍的功效。	苍耳子茶：苍耳子12克，白芷9克，葱白13根，茶叶12克，用沸水冲泡成茶饮服。有抗菌、通鼻功效。

续表

辛夷花茶：辛夷花2克，苏叶6克，用沸水冲泡当茶饮。	红枣苍耳汤：红枣10枚，苍耳子9克同煮汤，应汤食枣。
玉屏风散粥：黄芪60克，白术30克。防风10克，生姜15克，粳米90～150克。先将前两味煎半小时，后入防风煮沸取汁待用。生姜切成丁，加粳米及适量水煮成粥，倒入药汁调匀，再加红糖或白糖调味服用。	

急性鼻炎的自我按摩疗法

急性鼻炎是鼻黏膜的急性炎症，常伴有急性鼻咽炎。后者是鼻咽部黏膜的急性炎症，是上呼吸道感染的一部分，俗称"伤风"或"感冒"。

【按摩部位及取穴】足部反射区；人中、迎香等。

【按摩手法】刮法、拇指推法、叩击法等。

急性鼻炎常发生于气候变化不定的季节，为病毒经飞沫传播所致。受凉、过度疲劳、营养不良、烟酒过度等各种能引起机体抵抗力下降的原因都可诱发本病。病毒入机体还可以使原来存在于鼻部和鼻咽部的细菌活跃、繁殖而引起细菌继发感染。急性鼻炎具有发病率高，有传染性的特点，也易引起急性鼻窦炎、中耳炎、肺炎等并发病。自然病程7～10天。

在临床，急性鼻炎表现为，初期时有鼻内干燥、烧灼和痒感，继有打喷嚏，流大量清鼻涕，鼻塞，嗅觉减退等症；全身症状为发热，咽干，四肢倦怠，全身不适；同时，鼻腔黏膜弥漫性红肿，流大量水样或黏液性分泌物（后期可为脓性分泌物）。

急性鼻炎在治疗上应遵循以下原则，卧床休息，注意保暖，大量饮水，同时要做到对症治疗。

急性鼻炎按摩疗法

足部按摩法	（1）足底按摩法 足底部反射区：额窦、头部（大脑）、脑垂体、小脑及脑干、鼻、肺及支气管、腹腔神经丛、甲状腺、甲状旁腺、肾上腺、肾、输尿管、膀胱、失眠点、生殖腺。 手法：拇指指端点法、食指指间关节点法、按法、食指关节刮法、拇指推法、擦法、拳面叩击法等。 （2）足背部按摩法 足背部反射区：上颌、下颌、扁桃体、喉与气管、胸部淋巴结（胸腺）、上身淋巴结、下身淋巴结。 手法：拇指指端点法、食指指间关节点法、食指推法、拇指推法等。 （3）另外按摩迎香穴、上迎香穴和内迎香穴，每日每穴30次，也有治疗作用。

续表

其他按摩法	（1）鼻功 两手拇指微曲，其他四指轻握拳，用拇指背沿鼻梁骨两侧上下反复用力各擦十次（上擦到眼下部，下擦到鼻孔侧）。 冬天或发病重，可增至三十次。擦鼻时，两手可以同向一起擦，也可以向一上一下推擦。 （2）点按人中 用食指尖轻掐按在人中穴，以顺时针方向揉转50次，再反时针方向揉转50次，然后再用食指用力向下点按20次。 （3）点按迎香穴 用食指和拇指尖点按鼻侧的迎香穴50次，同时用鼻腔随着点按的节奏做深而急促呼吸。

需要注意的是，上述疗法，可不分次序先后进行。其中第一种如能持之以恒，疗效最佳。在按摩时，一般每天至少早、午、晚各进行一次。早晨以刚起床时进行为佳，中午以午休时进行，晚上以睡觉前进行为佳。

为了预防急性鼻炎，在平时应注意体育锻炼，增细体质，勿过度劳累或暴冷暴热，避免与传染病者接触等。鼻部有病变者，如鼻中隔偏曲、鼻息肉等应及早治疗。另外，在感冒流行期做好预防。在冬春寒冷季节或感冒流行期间，外出须戴口罩，避免公众集会，尽量少去公共场所，对发病者作好隔离工作。对污染的室内，可以白醋蒸空气消毒。

【病症自我保健】

急性鼻炎的饮食注意

风寒型	临床表现：多见于冬季，鼻塞较重，鼻涕多而清稀，说话鼻音重，恶寒重、发热轻、无汗、口不渴，舌淡，苔薄白，脉浮紧。 1.豆腐鲩鱼头汤 豆腐120克（切块），鲩鱼头1个，香菜15克，淡豆豉30克，葱白30克。将豆腐、鲩鱼头、淡豆豉先煮熟，再放香菜、葱白煮沸一下，便可食用。 2.芫荽葱白粥 香菜30克，葱白2根，大蒜1根，粳米60克，先将粳米煮粥，熟时将大蒜、芫荽、葱白放入粥内煮沸一下，然后调味便可食用。
风热型	临床表现：鼻塞时轻时重，鼻痒气热，喷嚏、涕黄稠，发热恶风、头痛、咽痛、咳嗽、咯痰不爽、口渴喜饮，舌质红，苔微黄，脉数。 1.白菜萝卜汤 白菜心250克，白萝卜100克，水煎，加红糖适量，吃菜饮汤。 2.萝卜丝瓜藤汤 白萝卜250克（切片），丝瓜藤60克，水煎取汤去渣，加适量白糖服。

慢性鼻炎的自我按摩疗法

慢性鼻炎是鼻腔黏膜和黏膜下层的慢性炎症，主要表现为鼻黏膜的慢性充血肿胀。若发展为鼻黏膜和鼻甲骨的增生肥厚，称慢性肥厚性鼻炎。

【按摩部位及取穴】颈肩、背部等；迎香、太阳、中府等。

【按摩手法】揉、捏、推、拿、按、擦等。

慢性鼻炎的主要症状有鼻塞、流涕，遇冷空气刺激时加重，鼻腔分泌物为脓性黏液，鼻腔分泌物增多，可伴有嗅觉减退、咽喉干燥，有的患者因鼻塞而发生头痛、头晕等症状。慢性鼻炎多涕，常为黏液性或黏脓性，偶呈脓性，脓性者多于继发性感染后出现。

其中，慢性鼻炎的鼻塞，可分为间歇性鼻塞和交替性鼻塞。间歇性鼻塞一般表现为白天劳动或运动时减轻，夜间静坐或寒冷时特别加重；交替性鼻塞为侧卧时位于下侧的鼻腔常阻塞加重，转卧另一侧后，刚才位于上侧没有鼻塞或鼻塞较轻的鼻腔转到下侧后出现鼻塞或鼻塞加重。

中医学认为慢性鼻炎主要与肺的功能有关，因为"鼻为肺之窍"，鼻的各种功能正常，主要依赖肺气的作用。患者通过按摩，可以对慢性鼻炎进行治疗。

一般按摩法

揉捏鼻部	穴位：迎香穴鼻唇沟中，平鼻翼外缘中点处；上迎香穴位于鼻唇沟上端尽头。 手法：用手指在鼻部两侧自上而下反复揉捏鼻部5分钟，然后轻轻点按迎香和上迎香各1分钟。
推按经穴	穴位：印堂位于两眉中间；太阳穴在外眼角与眉梢连线中点；中府穴位于胸前正中线旁开6寸，平第一肋间隙；尺泽位于肘横纹上，肱二头肌腱桡侧；合谷在一、二掌骨间，平第二掌骨中点处；风池位于颈后侧胸锁乳突肌和斜方肌相交处凹陷中。 手法：依序拇指交替推印堂50次，用手的大鱼际从前额分别推抹到两侧太阳穴处1分钟；按揉手太阴肺经的中府、尺泽、合谷各1分钟；最后按揉风池1分钟。
揉擦背部	用手掌在上背来回摩擦按揉，感觉到皮肤透热时为度。
提拿肩颈	穴位：肩井穴位于两手交叉搭肩，中指尖下处；肺俞穴在第3胸椎棘突下旁开1.5寸。 手法：用手掌抓捏颈后正中的督脉经穴，以及背部后正中线两侧的经穴，自上而下，反复4~6次；再从颈部向两侧肩部做提拿动作；重点提揉肩井穴，做3分钟，按揉肺俞穴1分钟。

小儿鼻塞按摩法

常用手法	（1）患儿坐位或仰卧，家长以双手拇指指腹，从印堂穴开始，向上直推至发际，反复操作15～30次。 （2）以双手拇指从印堂穴沿上眼眶，分推至双侧太阳穴处，反复操作15～20次。然后按揉太阳穴1分钟。 （3）以拇指指腹点揉双侧迎香穴各1～3分钟。 （4）以食指指腹在鼻两侧快速推擦，以局部产生灼热感为度。 （5）按揉双侧合谷穴各1～3分钟。
随症加减	（1）风塞型：症见鼻塞严重，流涕色白清稀，恶寒发热，无汗，头身疼痛，舌质淡红，苔薄白。 常用手法加推三关300次，清肺经100次；按揉曲池穴1分钟；以掌根直推脊柱两侧的肌肉组织，以透热为度；点揉大椎穴1～3分钟。 （2）风热型：症见鼻塞不利，嗅觉失灵，口鼻气热，流涕色黄而稠，发热恶风，有汗口渴，时有咳嗽，舌质红，苔薄黄。 常用手法加清肺经200次，清天河水300次；按揉风府、曲池穴各1分钟；提拿肩井穴部位5～10次，手法刺激应稍轻；热重可蘸酒平擦背部1～3分钟。 （3）胆热型：鼻塞，鼻涕黄浊黏稠，有臭味，嗅觉差，头痛，伴心烦不安，头晕耳鸣，口苦胁痛，舌质红，苔黄。 常用手法加清肝经300次，清肺经300次；清天河水300次，揉总筋100次；按揉太冲、三阴交穴各1分钟；推擦涌泉20次。 （4）脾气虚弱型：症见鼻塞不利，鼻涕量多，或稀或黏，嗅觉迟钝，头部发沉，伴疲倦乏力，食欲不振，腹胀便溏，面色萎黄，舌质淡，苔白腻。 常用手法加补脾经300次，揉板门300次；摩中脐2～5分钟；按揉足三里穴1～3分钟；按揉脾俞、胃俞各1分钟。 （5）肺气虚寒型：症见鼻塞时轻时重，鼻涕色白量多，无臭味，嗅觉减退，伴气短乏力，形寒肢冷，咳嗽有痰，舌质淡，苔白滑。 常用手法加揉外劳宫300次，推三关300次；摩肚脐2～5分钟；按揉肺俞、脾俞各1分钟；按揉足三里穴1分钟。

手部按摩法

搓揉穴位治疗鼻炎法	（1）用双食指的外侧来回地搓鼻梁两侧的上下，共搓200下，搓揉到鼻梁有发热的感觉。 （2）用双食指尖揉动鼻孔两侧的迎香穴，共揉动200下。迎香穴位于鼻翼根部正侧方的小凹陷处。 （3）用左手的大拇指和食指上下揉动右手的合谷200下，再用右手的大拇指和食指上下揉动左手的合谷穴200下。合谷穴位于拇指与食指分叉的凹陷处。

续表

反射区反应点按摩法	按摩选穴：经穴和经外奇穴：少商、二间、合谷、偏历、大骨空等。 反射区：肺、鼻、肾、输尿管、膀胱、额窦、扁桃体、头颈淋巴结、甲状旁腺等。 反应点：鼻出血点、止痒点、后头点、感冒点、咽喉点、咳喘点、脊柱点等； 全息穴：头穴、颈肩穴、肾穴等。 手法：按揉、点按上述选穴各50～300次。敏感处多按，反之少按。每天按摩1次，1个月为1个疗程。手部按摩治疗慢性鼻炎必须持之以恒，不要间断。
揉穴位	揉迎香、鼻通、印堂穴，捏鼻、擦鼻翼各1～2分钟，每日早晚各1次，有病时每日可增加1～2次。 迎香：位于鼻之两旁、鼻唇沟中。是治鼻塞、不闻香臭之要穴； 鼻通：位于鼻之两侧、鼻唇沟上端尽头； 印堂：位于两眉头连线中点。 揉鼻通和印堂穴可散鼻的局部郁热以通鼻窍。 另外，捏鼻、擦鼻翼可促进鼻部血液流通，改变局部血液循环，从而达到通鼻窍之效。
手指按摩法	（1）揉搓肺俞宣肺法：双拇指分别压、揉两风门、肺俞；侧掌和小鱼际搓以上两穴，以局部温热为度；单拇指分别按压两侧列缺、鱼际、外关。 （2）搓擦大椎清热法：侧掌和小鱼际肌搓大椎穴2分钟；单拇指分别按压两侧曲池、合谷。 （3）揉拨明堂开通法：单手拇、食指揉、拨鼻中隔与鼻部交界处及其量侧，在揉的基础上左右晃拨。 （4）揉压鼻根通气法：单手拇、食指或双手中指指腹揉鼻根部，食指按压巨、四白。 （5）搓擦鼻旁温通法：用双手小鱼际分别搓擦鼻翼两侧上下，亦可多指搓擦。 （6）按压腧穴通窍法：用单指指腹，反复按压腭骨入发际线与眉中线；两手拇、食指分别按压双头维、双风池，相对用力，双手食指指腹分别按揉两侧口禾。
自我按摩手法	第一步，用两手食指和中指同时按摩眼内角鼻梁处，由上到下为1次，共80次； 第二步，用中指揉按在鼻翼两旁约1厘米处，做旋转状按摩，共70次； 最后，两手食指、中指、无名指同时按摩眉心中央，然后沿眉毛向外按摩到两侧太阳穴，共60次。 可反复按摩，早、中、晚各一次。能有效地防止鼻炎的发生和改善已患慢性鼻炎的病情。 慢性鼻炎是因全身、局部或职业环境等因素引起的鼻腔黏膜和黏膜下层的慢性炎症。通常包括慢性单纯性鼻炎和慢性肥厚性鼻炎两种。慢性单纯性鼻炎的临床特点为鼻塞呈交替性和间歇性，多涕，常为黏液性涕。慢性鼻炎患者要在日常生活中多加注意，才能做好预防。

续表

慢性保健养生指南	（1）增加体育锻炼，选择医疗保健操、太极拳、五禽戏、打乒乓球、舞剑等项目，持之以恒，能增强体质，提高机体的抗病能力。 从夏季开始，坚持用冷水洗面擦鼻，增耐寒能力。寒冷或气候剧变时应避免受凉，防止感冒，外出时要戴好口罩。尽量找出致病因素，及时预防与治疗。 （2）鼻塞时不可强行擤鼻，以免引起鼻腔毛细血管破裂而发生鼻出血，亦可防止带菌黏液进入鼻咽部并发中耳炎。 （3）用温开水将鼻腔结痂洗净，再以棉签蘸生蜂蜜涂鼻腔患处，每日1次，至鼻腔无痛痒，无分泌物结痂，嗅觉恢复为止。 （4）饮食宜易消化吸收食物。忌食生冷、烟、酒、辛燥刺激之品。
慢性鼻炎保健方	（1）加强劳动防护，避免或减少接触有害气体、粉尘。 （2）患急性鼻炎时，应注意休息，积极治疗。平时注意加强体质锻炼。 （3）慢性单纯性鼻炎可使用1%麻黄素滴鼻，注意掌握滴鼻方法。 （4）勿长期使用萘甲唑啉（鼻眼净）。 （5）下鼻甲的手术应慎重，因过度切除可诱发萎缩性鼻炎。

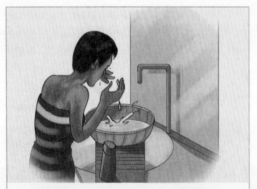

◎从夏季开始，坚持用冷水洗面，以增耐寒能力。

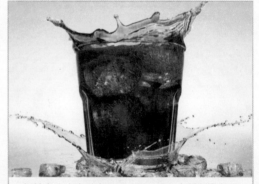

◎慢性鼻炎患者忌食生冷、烟、酒、辛燥刺激之品。

【病症自我保健】

慢性鼻炎饮食调理

慢性鼻炎饮食调理

风热型	取桑叶9克，菊花18克，甜杏仁9克，粳米60克。将前二味药煎水去渣，加甜杏仁、粳米煮粥食之。每日一剂，连服数剂。
风寒型	取鸡蛋10个，辛夷花（包煎）30克，加水煮熟后吃蛋喝汤，分5天服完，连服2～3剂。

续表

阴虚型	取熟地9克，陈皮6克，龟板15克，蜂蜜适量。前三味煎水冲蜂蜜服，每天一剂，连服5至10天。另外，患者用拇指、食指在鼻梁两边按摩，每天数次，每次几分钟，令鼻部有热感，对慢性鼻炎也能起到保健预防的作用。

慢性鼻炎食疗方

丝瓜藤煲猪瘦肉	做法：取近根部的丝瓜藤3～5克洗净，猪瘦肉60克切块，同放锅内煮汤，至熟加少许盐调味，饮汤吃肉，5次为一疗程，连用1～3个疗程自愈。 功效：清热消炎，解毒通窍，主治慢性鼻炎急性发作，萎缩性鼻炎，鼻流脓涕，脑重头痛。
辛夷煮鸡蛋	做法：用辛夷花15克，入砂锅内，加清水2碗，煎取1碗；鸡蛋2个，煮熟去壳，刺小孔数个，将砂锅复火上，倒入药汁煮沸，放入鸡蛋同煮片刻，饮汤吃蛋。 功效：通窍，止脓涕，祛头痛，滋养扶正，主治慢性鼻窦炎，流脓涕。
羊粉	做法：取羊睾丸一对，洗净后，放瓦片或砂锅内焙黄（不可炒焦炒黑），研成细末，用温开水或黄酒送下。每对睾丸一日分二次服完，连续用2～3天见效。 功效：主治慢性鼻炎。
黄花鱼头汤	做法：取胖头鱼100克，洗净后用热油两面稍煎待用。将大枣15克去核洗净，用黄花30克，白术15克，苍耳子10克，白芷10克，生姜3片共放砂锅内与鱼头一起煎汤，待熟吃肉饮汁。 功效：扶正祛邪，补中通窍。主治慢性萎缩性鼻炎，感冒频繁。
黄芪粥	做法：黄芪400克，百术230克，防风240克，桔梗120克，甘草60克，米20克，除了米之外，将其他原料磨成粉，拌匀，放入干燥容器（有盖）保存。将400毫升水和米放入锅里，大火煮沸，再用小火煮20分钟。将干燥容器中的10克磨粉放入放在粥中，小火煮沸，灭火盖上盖等5分钟即可。 功效：主治慢性鼻炎。
柏叶猪鼻汤	做法：取猪鼻肉66克刮洗干净，用生柏叶30克，金钗石斛6克，柴胡10克同放砂锅内，加清水4碗煎取1碗，滤除药渣，冲入蜜糖60克，30度米酒30克，和匀饮之。 功效：消炎通窍，养阴扶正，主治鼻流臭涕。

慢性咽炎的自我按摩疗法

慢性咽炎是指慢性感染所引起的弥漫性咽部病变，多发生于成年人，常伴有其他上呼吸道疾病，常因急性咽炎反复发作、鼻炎、鼻窦炎的脓液刺激咽部，或鼻塞而张口呼吸，均可导致慢性咽炎的发生。

【按摩部位及取穴】廉泉、翳风、下关、合谷、鱼际、少商。

【按摩手法】点、按、拿、捏、揉。

慢性咽炎与吸烟有一定的关系，治疗应先从戒烟开始。除了吸烟之外，慢性咽炎的发作与饮酒、辛辣食物等也有直接的关系。慢性咽炎以咽部不适，发干、异物感或轻度疼痛、干咳、恶心，咽部充血呈暗红色，咽后壁可见淋巴滤泡等为主要临床表现。慢性咽炎患者，因咽分泌物增多，故常有清嗓动作，吐白色痰液。

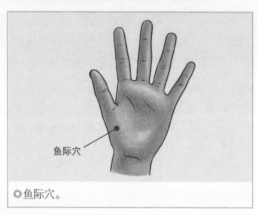

◎鱼际穴。

一般按摩法

按摩面颊两侧部	此节重点是对颜面两颊部肌肉和两下颌部肌肉进行按摩。 做法：用两手掌分别放在两侧面颊部。食指、中指、环指（无名指）、小指贴在面颊部，指尖朝向两耳朵，拇指在下颌角处。然后，两手做上下直线式按摩20下，再做旋转式按摩20下。
按摩颈部	重点对颈部肌肉，主要对两侧颈部的胸锁乳突肌、颏舌骨肌进行按摩。有人在唱歌前和唱歌中，这部分肌肉紧张，产生头向前伸出的现象。 做法：将一手掌（左手或右手）放在颈前，拇指与食指分开，手的虎口对准喉结，拇指按住一侧颈肌，其他四指按住另一侧颈肌，手指轻轻捏动20下，再做小旋转式按摩20下。然后换手，按前法再做一遍。
左右摇头运动	使颈部肌肉伸长，缓解肌肉的紧张度，牵引声带运动，活动颈椎关节。 做法：身体坐位，两腿分开，两手放在膝盖上。头部缓慢地先向左摆动，使下颌尽量接近左肩部。然后头部再缓慢向右摆，使下颌尽量接近右肩部，如此左右摆动头部，共做10下。
按摩喉结部	按摩喉结上侧方的喉上神经部位（喉上神经是使声带运动的神经），和在喉结下侧方的环甲肌所在部位（环甲肌是使声带拉长和变紧张的肌肉）。 做法：用左手的大拇指和食指，在喉结的两侧上下做小旋转式按摩，每次做20下，然后换右手再做20下。

续表

前后点头运动	此节重点是活动颈椎关节，同时带动肌肉的伸缩运动，舒展喉返神经，增进神经兴奋性的传导。 做法：头部先缓慢地向后上方抬，待颈脖伸直后，再缓慢地向前下方向低压。须缓慢，来回做10下。
按摩颈前凹陷部	此节重点是按摩颈前凹陷部。此处名胸骨上凹，凹内有舌下神经行走。是人体经络任脉天突穴的位置，任脉循行头颈中线，跨越声带区。 做法：用右手食指及中指做成剑指状，指尖压在颈前凹陷部即胸骨上凹处，抵住气管前壁，做轻柔轮转运动，按摩20下。
按摩颈后部	此节重点是按摩颈后部发际，此处为针灸学上重要经穴哑门和天柱所在之处，都是治疗声嘶的经穴。 做法：两手掌伸向颈后部，四指并拢，分别附着在后颈部发际边缘处。用两手的食指对此处做旋转式按摩20下。
按摩鼻两侧部	鼻两侧部为面部敏感区，此处的血管神经都很丰富，有好几条重要经络在此处交叉或连接，如手阳明大肠经、足太阳膀胱经。迎香穴在此部位。 做法：两手掌伸直张开，手指向上，平行置于鼻部两侧，以食指贴近鼻部两侧沟中。然后两手同时滑动，从眼内眦处向下按摩，至鼻孔外侧迎香穴，两食指尖在迎香穴位上做一旋转式按摩，此为一下。按此顺序，按摩10下。

穴位疗法

穴位按摩法	临床医生在实践中发现，采用穴位按摩治疗慢性咽炎，效果理想。具体方法为： （1）用中指指端点揉廉泉（舌骨体上缘的中点处）、翳风（耳垂后下缘凹陷处）、下关穴（面部耳前方，当颧弓与下颌切迹所形成的凹陷处，合口有孔，张口即闭）各100次。 （2）用力拿捏大鱼际（手掌内大拇指根部肌肉丰实处）、少商（大拇指外侧距指甲角0.1寸处）、合谷穴（虎口上）各20～30次。 （3）用双手大鱼际按揉太阳穴50次。 （4）拿捏太溪（足内侧，内踝高点与跟腱之间凹陷中）、太冲穴（足背第1、2趾缝间向上1.5寸处）各30～50次。 （5）用拇指螺纹面推下桥弓（耳后翳风至锁骨上窝中成一直线）左右各10次。 （6）用力拿捏风池穴（后发际颈椎两侧凹陷处）10次。 （7）按揉廉泉穴（位于下巴顶端再往里2厘米）用拇指指面按揉100次，手法轻柔，有酸胀感为佳。 注：上述疗法每天按摩一次，10次为一个疗程。一般1～3个疗程可获显效。

续表

其他按摩法	（1）令患者解开衣领正坐，仰头伸颈。术者以手蘸盐水提拧推擦患者颈部两侧之胸锁乳突肌，动作要快，反复30～50次，至皮肤呈紫红色为止，应随时以盐水扑打施术部位，以免损伤皮肤。一般1次即可减轻症状，可视病情连用3～5次。 （2）顺着经脉方向，以大拇指、手掌等轻揉、轻压以下穴位：肾俞、肝俞、腰俞、命门、志室、涌泉等穴，每次选2～3个穴位，可由他人按摩，也可自我按摩。 具体方法有以下三点： （1）按揉廉泉穴（位于下巴顶端再往里2厘米）用拇指指面按揉100次，手法轻柔，有酸胀感为佳。 （2）按揉人迎穴（位于喉结两侧旁开2厘米）用食指与拇指同时按揉两侧人迎穴100次，手法轻柔，有酸胀感为佳。 （3）按揉天突穴（胸骨上窝凹陷处）用中指指端按揉100次，手法轻柔。 专家提示：为配合治疗，患者在平时要戒烟禁酒，忌辛辣食物，起居有规律，这也是治慢性咽炎的重要一步。
小儿按摩法	治疗小儿慢性咽炎，按摩的常用手法有： （1）患儿坐位或仰卧，家长以拇、食二指指腹按揉喉结旁1寸处，自上向下反复操作1～3分钟。 （2）以拇指掐揉廉泉穴1分钟，同时嘱患儿做吞咽动作。 （3）患儿坐位或俯卧，家长以一手扶其前额，用另一手拇、食指点揉风池穴1分钟，然后，以拇、食、中三指挤捏大椎穴处，以局部红紫为度。 （4）点按少商、尺泽穴10～15秒。
足部按摩法	（1）足底按摩法 足底部反射区：额窦、头部（大脑）、脑垂体、小脑及脑干、鼻、肺及支气管、腹腔神经丛、甲状腺、甲状旁腺、肾上腺、肾、输尿管、膀胱、失眠点、生殖腺。 手法：拇指指端点法、食指指间关节点法、按法、食指关节刮法、拇指推法、擦法、拳面叩击法等。 （2）足外侧按摩法 足外侧反射区：生殖腺。 手法：食指外侧缘刮法、拇指推法、叩击法等。 （3）足背部按摩法 足背部反射区：上颌、下颌、扁桃体、喉与气管、胸部淋巴结（胸腺）、上身淋巴结、下身淋巴结。 手法：拇指指端点法、食指指间关节点法、食指推法、拇指推法等。

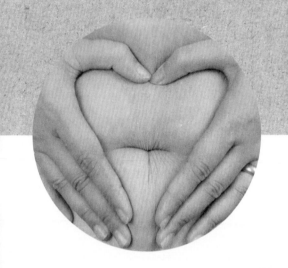

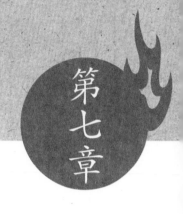

第七章

消化系统病症的
自我按摩疗法

●随着生活节奏的加快，社会压力的增大，胃病已经成为一种常见病、多发病。人们或是因为压力，或是忙于应酬，或是因为不健康的饮食习惯，让消化系统承受着巨大的压力，并最终给个人的健康蒙上阴影。一些病人对打嗝、胃灼热、厌食症等并不在意，以为只是一时的小问题，但正是这些小问题导致了大疾病。

厌食症的自我按摩疗法

厌食症是指较长时期食欲缺乏，见食不贪，过分节食，甚至拒食，从而导致患者精神疲倦，身体虚弱，体重减轻的一种病症。

【按摩部位及取穴】合谷、天枢、胃俞、足三里、丰隆。

【按摩手法】推、按、揉。

厌食症在儿科疾病中较为常见，其中可分为原发性和继发性两类。原发性厌食症多为父母强迫小儿进食，或对小儿过分溺爱，使其养成挑食、偏食等不良习惯而引起；继发性厌食症可发生于多种疾病或精神抑郁症。

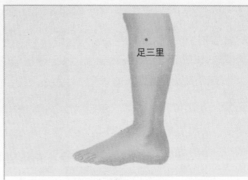

足三里

◎足三里穴是腹部保健经常使用的一个穴位。当胃肠不舒服时，需要按摩足三里穴。

厌食症的临床症状表现

饮食症状	（1）有些患者即使有较好的食欲，但吃了几口就觉得胃部饱胀不适而中止进食，或者见到食物就不想吃。如果强迫进食，常诱发恶心呕吐等。 （2）患者过多注意饮食并有担心发胖的心理，从而主动拒食或过分节食，造成消瘦、营养不良。 （3）患者多有饥饿的感觉，但却强迫自己不进食。然而，大约50%的厌食症者伴贪食症，暴食后又自己诱吐、服减肥药、泻药等，或者大运动量活动试图控制自己的体重，从而导致身体水电解质紊乱（低血钾、低血钠等）和酸碱平衡失调（代谢性碱中毒）。
机体症状	（1）体重明显下降，出现水肿；体内缺乏脂肪，容易发冷、畏寒；体内激素水平异常，造成毛发稀疏或体毛过多。 （2）心脏功能下降，心率缓慢、血压下降、心律失常，导致猝死；心血流量降低，脑血管供血不足，易造成晕厥。 （3）女性多月经减少或停止，男女都有性欲缺乏。 （4）患者还可有其他神经官能症的症状，如癔症，上腹饱胀不适，不能解释的疲劳，性欲减退和失眠等。 （5）患者常伴有性格改变，如抑郁、焦虑、喜怒无常、强迫或反复做某件事；常说谎、隐瞒其进食习惯等。 （6）皮肤变得粗糙干裂、柔毛出现、体温下降、心跳缓慢、身体衰弱、脱水、脸色苍白。

厌食症多发生于小儿、青春期的男女以及想要保持苗条身材的女性中间。生活不规律、睡眠欠充足、过度疲劳、便秘、身体不适等，也是厌食的原因。小儿厌食症与小儿自身的体质有较大的关系，小

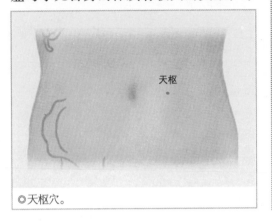

◎天枢穴。

儿时期"脾常不足"，饮食不能自调，食物不知饥饱。一些家长片面强调给小儿高营养的滋补食物，超越了小儿肠胃正常的消化能力；以及乱投杂食，或恣意投其所好，养成偏食习惯，都可导致厌食症。此外，孩子体内微量元素锌的缺乏，也容易造成小儿的食欲减退。

青春期厌食症及神经性厌食症多与患者自身的心理、情绪有关。患者多有过度追求身体苗条的心理，所以对身材的要求和对自己的期望，使她们非常注意饮食和体重，唯恐进食就会发胖，所以少吃或不吃食物，或者吃进后再设法吐出来。

按摩注意事项

乳食积滞	（1）取坐位，用拇指桡侧端清脾经、清大肠各100次，推四横纹100次；再用拇指指腹面推六腑100次；最后用拇指指腹端揉板门2分钟，揉合谷穴1分钟，运水入土50次。 （2）取仰卧位，用掌摩法摩腹3分钟；再用拇指指腹端揉天枢穴2分钟。 （3）取俯卧位，用双手拇指、食指自下而上捏脊5遍，再用禅推法推两侧脾俞、胃俞穴各1分钟。
痰湿困脾	（1）取坐位，用拇指桡侧端补脾经、补肾经各100次，推四横纹100次；再用食指、中指指腹面清天河水100次，用两拇指指腹端分推大横纹50次；最后用中指指腹端按外劳宫50次，揉一窝风50次。 （2）取仰卧位，用拇、食指捏神阙穴1分钟，以脐周皮肤微红为度；再用拇指指端持续按压足三里、丰隆穴各2分钟。 （3）取俯卧位，用双手拇、食指自下而上捏脊5遍。
脾胃虚弱	（1）取坐位，用拇指桡侧端补脾经、补大肠、补肾经、补胃经各100次，推四横纹100次；再用中指指腹端揉一窝风、合谷、外劳宫各1分钟；最后用示（食）指、中指指面推三关100次。 （2）取仰卧位，用掌揉法揉腹5分钟，重点在中脘、丹田穴；再用拇指指腹端按揉足三里穴2分钟。 （3）取俯卧位，用双手拇指、示（食）指捏脊5遍；再用禅推法推两侧脾俞、胃俞、大肠俞穴各1分钟，并用指擦法横擦以上腧穴，以皮肤微红、微热为度。

小儿厌食症的预防

小儿厌食症的预防

定时进餐，适当控制零食	所谓定时进餐，就是按顿吃饭。小儿正餐包括早餐、中餐、午后点心和晚餐，三餐一点形成规律，消化系统才能有劳有逸地"工作"，到正餐的时候，就会渴望进食。绝对不让孩子吃零食是不现实的，关键是零食吃得不能过多，不能排挤正餐，更不能代替正餐。零食不能想吃就吃，应该安排在两餐之间，或餐后进行，否则会影响食欲。
节制冷饮和甜食	冷饮和甜食，口感好，味道香，孩子都爱吃，但这两类食品均影响食欲。中医认为冷饮损伤脾胃，西医认为会降低消化道功能，影响消化液的分泌。 甜食吃得过多也会伤胃。这两类食品饱腹作用强，影响吃正餐，所以要有节制。最好安排在两餐之间或餐后1小时内。
饮食合理搭配	小儿生长发育所需的营养物质要靠从食物中摄取，但对这些营养素的需要并不是等量的，有的营养素需要得多，有的需要得少，所以家长应了解这方面的知识，注意各营养素间的比例，以求均衡饮食。每天不仅吃肉、乳、蛋、豆，还要吃五谷杂粮、蔬菜、水果。每餐要求荤素、粗细、干稀搭配，如果搭配不当，会影响小儿的食欲。如果肉、乳、蛋、豆类吃多了，由于它们富含脂肪和蛋白质，胃排空的时间就会延长，到吃饭时间却没有食欲；粗粮、蔬菜、水果吃得少，消化道内纤维素少，容易引起便秘。 此外，有些水果过量食入会产生副作用。橘子吃多了"上火"，梨吃多了损伤脾胃，柿子吃多了便秘，这些因素都会直接或间接地影响食欲。
讲究烹调方法	经过烹调，食物的结构变了，变得易于消化吸收。但烹制食物，一定要适合孩子的年龄特点。断奶后，孩子消化能力还比较弱，所以就要求饭菜做得细、软、烂；随着年龄的增长，咀嚼能力增强了，饭菜加工逐渐趋向于粗、整；4～5岁时，孩子即可吃成人饭菜。为了促进食欲，烹饪时要注意食物的色、香、味、形，这样才能提高孩子的就餐兴趣。
防止挑食和偏食	挑食和偏食影响小儿从多种食物中摄取机体所需要的营养，对身体十分不利。要纠正这一不良的饮食习惯，应该从正面教育入手。
保证充足睡眠，适量活动，定时排便	睡眠时间充足，孩子精力旺盛，食欲充足睡眠感就强；睡眠不足，无精打采，孩子就不会有食欲，日久还会消瘦。适当的活动可促进新陈代谢，加速能量消耗，促进食欲。总之，合理的生活制度能诱发、调动、保护和促进食欲。

续表

改善进餐环境	小儿吃饭的注意力很容易被分散，进餐的兴趣随之消失，进餐的动作也就停止了。所以应该排除各种干扰，让孩子专心吃饭。同时，在紧张的气氛中，孩子不可能有好的食欲，所以不要在餐桌上发生矛盾，力求为孩子创造一个安详、和睦的家庭气氛。另外，尽量让孩子与大人共餐，这样可以提高小儿进餐的积极性。

小儿厌食症食疗方

炖银耳肉	原料：银耳40克，瘦肉100克，大枣10枚，精盐适量。 做法：银耳泡发，瘦肉切片，与大枣同炖至烂熟后加精盐适量。佐餐随意食用。银耳味甘淡性平，含有丰富的胶质和多种维生素等，能养阴益胃；瘦肉、大枣能补脾益气，滋阴解腻。相佐共奏健脾益气，养阴生津之功、益气生津，适于脾胃气阻不足之厌食者。
蜜饯山楂	原料：生山楂500克，蜂蜜250克。 做法：取优质上乘的山楂500克，去掉柄、核，洗净后入铝锅内，加水适量煮熟，待水收干时加入蜂蜜，改用小火煎煮5～10分钟，离火后，凉凉即可。饭前嚼食3～5枚，可增进食欲；饭后嚼食3～5枚可帮助消化、开胃，适用于小儿不思饮食或过饱伤食，消化不良。
鲫鱼汤	原料：鲫鱼1条，生姜30克，胡椒1克。 做法：将鲫鱼洗净，生姜切片，与胡椒一同放入鱼肚内，加水炖熟，饮汤，食鱼。

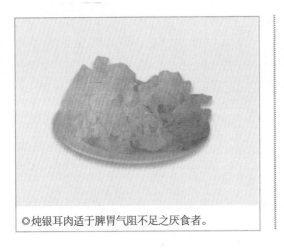
◎炖银耳肉适于脾胃气阻不足之厌食者。

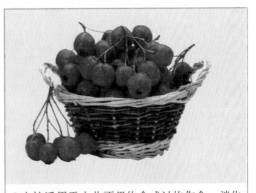
◎山楂适用于小儿不思饮食或过饱伤食，消化不良。

恶心呕吐的快速按摩疗法

呕吐是临床常见的一个症状，常并发于某些疾患之中。历代医家以有物有声为呕，有物无声为吐，有声无物为干呕，实际上呕和吐多同时出现，故一般统称呕吐。

【按摩部位及取穴】冲阳、太白、内庭、厉兑、隐白。

【按摩手法】推、抹、捏、拿、按、拍。

呕吐是由于胃失和降，气逆于上所引起。本证可概括分为虚实两类。实证是邪气犯胃，浊气上逆所致，治以驱邪化浊，和胃降逆；虚证是胃阳不振或胃阴不足，失其和降而成，治以温中健脾或滋养胃阴为主。但须指出，如胃中有痈脓、痰饮、食滞等而引起的呕吐，有时又属人体正气排出胃内有害物质之应有现象，不必逐止。

呕吐可见于许多疾病，如急性胃炎、胃神经官能症，贲门痉挛、幽门痉挛或梗阻，胰腺炎、胆囊炎等。

中医认为，脾与胃相表里，在正常情况下，胃主受纳，脾主运化，脾胃之气，一升一降，保持气机通畅，水谷精微得以运化输布，无论何种原因引起胃气不降，反而上逆，均可导致呕吐的发生。

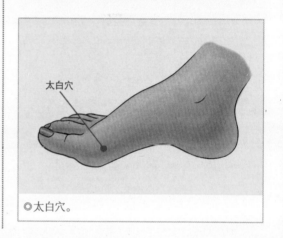

太白穴

◎太白穴。

症状常见因素

外邪犯胃	感受风寒暑湿之邪，以及秽浊之气，侵犯胃脏，以致胃失和降之常，水谷反而上逆，发生呕吐。正如《古今医统》所指出："猝然而呕吐定是邪客胃腑，在长夏暑邪所干，在秋冬风寒所犯。"
痰饮内阻	素体中阳不健，或病后年老体衰，脾胃腐熟运化功能减弱，水谷不能正常化生精微，反变为痰饮，停积胃中，当饮邪上逆之时，每能发生呕吐。其机理则如明人秦景明所说"痰饮呕吐之因，脾气不足，不能运化水谷，停痰留饮，积于中脘，得热则上炎而呕吐，遇寒则凝塞而呕吐矣。"
脾胃虚弱	素体脾胃虚弱或病后脾胃受损，中阳不振，水谷不能承受，故饮食稍多则吐，时作时止。

续表

饮食不节	饮食过多，或生冷油腻之物停滞不化，胃气不能不行，上逆而为呕吐。如严用和所说："饮食不节，温凉不调，或喜餐腥脍乳酪，或贪食生冷肥腻……中焦为之痞塞，逐成呕吐之患焉。"
肝逆犯胃	情志失调，肝气怫郁，横逆犯胃，胃气不降，反上逆而呕吐。
胃阴不足	热病之后，胃阴受伤，胃失濡养，不得润降，而致呕吐。

按摩方法

推抹上腹降逆法	开三门，运三脘；单手掌推胸腹正中任脉线，从天突推至关元穴（注意推至脐下转换手掌方向）。
按压缺盆止呕法	双拇指指腹自内向外同时按压两侧锁骨下缘，取屋翳穴时用力由轻渐重，后用双拇指指腹同时按压缺盆穴，用力适度。
捏拿上腹和胃法	双手多指辗转拿上腹部。
拍击前臂静定法	单手并列四指拍击患者前臂屈肌面，反复多次；双拇指同时取间使、大陵。
握拿背肌平肝法	侧掌滚肝俞至三焦俞一段；叠掌揉肝、胆俞；两手握拿背肌。
推按足弓健脾法	患者屈膝外展，足弓暴露，按摩者单掌推、双拇指交替压、侧指敲击、空拳扣打足弓脾经路线；双手多指拿胫骨缘并上下滑按。

妊娠呕吐，中医又称妊娠恶阻。有些孕妇呈持续性或剧烈呕吐，甚至不能进饮食、全身乏力、明显消瘦、小便少、皮肤黏膜干燥、眼球凹陷等，必须及时治疗，以免影响母体健康和胎儿发育。足部按摩疗法对此症见效甚快。

足部按摩基本手法

用手拇指按揉足部冲阳、太白穴各10分钟，每日1~3次。	揉按足部内庭穴10分钟左右，即可缓解症状。
轻轻按揉足部胃、肝脏、生殖腺、甲状腺反射区各3~5分钟，揉足腹腔神经丛、肾脏、输尿管、膀胱、肾上腺反射区各3分钟，每日1~2次。	按压足部厉兑、隐白两穴10~25分钟。

【病症自我保健】
恶心呕吐食疗法

恶心呕吐食疗方

仙人掌猪肚汤	原料：仙人掌30～60克，猪肚1个。 做法：将仙人掌装入猪肚内，入锅加适量水，以文火炖至热烂。饮汤，食猪肚。 功效：行气活血，健脾益胃。适用于气滞血瘀，胃痛年久不愈等症。
包心菜粥	原料：包心菜500克，粳米50克。 做法：先将包心菜水煮半小时，捞出菜后，入粳米煮粥。温热服，每日服2次。 功效：缓急止痛，适用于胃部急痛。
土豆粥	原料：新鲜土豆250克（不去皮），蜂蜜适量。 做法：将土豆洗净、切碎，用水煮至土豆成粥状即可。服用时加蜂蜜。每日清晨空腹食用，连服15日。 功效：缓急止痛，适用于胃脘隐痛不适等症。
桂皮山楂汤	原料：桂皮6克，山楂肉10克，红糖30克。 做法：先用水煎山楂肉15分钟，后入桂皮，待山楂肉将熟熄火，滤汁入红糖，调匀即可，趁热饮服。 功效：温胃消食止痛。适用于胃脘痛症。

胃灼热的自我按摩疗法

胃灼热是一种位于上腹部或下胸部的

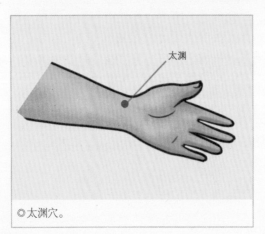

◎太渊穴。

烧灼样的疼痛感，同时伴有反酸症状的一种消化系统疾病。

【按摩部位及取穴】中脘、厉兑、太渊。

【按摩手法】按、压、摩、揉。

作为消化系统最常见的症状之一，胃灼热主要由胃内容物反流到食管内，刺激食管黏膜所致。当食管下端括约肌功能障碍或食管蠕动功能异常时，酸性的胃内容物反流到食管内而产生胃灼热症状。

胃灼热多发生在饭后。卧位或前躬位

以及饱餐、饮酒和服用某些药物可诱发或促使胃灼热症状加重。在胃灼热的同时还会嗳气，在嗳气中所带有酸味之物又称"吞酸"。嗳气是一种生理反应，是将胃中空气或瓦斯由口中排出，因此不必过分担心，但如果长时间嗳气，而且感到痛、臭之时，有溃疡之嫌，应立即医治。通过饮水、服用抑酸药物可使胃灼热症状减轻或缓解。

为什么会发生胃灼热？对多数人来说，最常见的原因是由于进食过快或过多，但是，有些人即使非常注意饮食也经常有胃灼热出现，还有一些人在进食某些特定的食物后如酒、辣椒等发生胃灼热现象，这些食物会使食管下段括约肌松弛或胃酸分泌增多，以上这两种原因都能引起胃灼热。

对于多数人，尤其是年轻人来说，胃灼热的症状虽然可以很严重，但是并不经常发生，很少反复发作。然而对很多老年人来说，由于消化系统功能的减退，即使他们非常小心，胃灼热这种症状也会常常伴随着他们。天气变冷，饭菜稍凉，进食不好消化的食物都能引起老年人胃灼热的症状。

通过按摩，可以较好地治疗胃灼热、嗳气。

胃灼热、嗳气的穴位及指压方法

压中脘穴	以指压胸骨和肚脐连接线中央的"中脘"穴，颇具效果。一边吐气一边用拇指在此用力强压6秒钟，重复5次时，胸部的难受感就消失了。
压第三厉兑穴	第三厉兑穴位于脚第三根趾头的第一关节和第二关节之间，使用前面的要领，用拇指和食指用力向下压，如此重复3次即可。
按摩太渊穴	取穴：两侧太渊穴。看手腕，绕着手腕的有几条明显的横纹，从手腕向手肘的方向数过来，取第二条横纹，取它与大拇指对应的那一端，用手按着有点凹陷的地方，即为太渊穴。 药物：按摩或者贴白参片。 方法：在两太渊穴按摩，直到泛酸消失为止，或者直接就把白参片捣碎，把它贴于两侧太渊穴。

【病症自我保健】
胃灼热的预防保健

胃灼热是因胃酸过多或是胃中食物向食道逆流，或是食道运动异常、食道黏膜过酸、胃内压力增强所致。一些消化疾病，如食道炎、食道溃疡、胃炎、胃溃疡等也易引起胃灼热。在用餐或吃点心之后，或是吃柑橘、栗子、糕点等酸性较强的食物时也会有胃灼热的感觉。

首先要注意平日的饮食。

避免进食过快，同时尽量少进食或不进食某些的食物，如茶、咖啡、油炸食品、糖果、辣椒、烈性酒等，少吃含淀粉多的食物如：土豆、芋头、粉丝、粉条、红薯凉粉等。

在饮食上可以多吃碱性食物如苏打饼干，焦面包，多饮红茶。牛奶也是最适宜的食品，兼吃米粥和麦粥更佳，能达到制酸的效果。

其次在饭后不要马上卧床或弯腰，也不要马上开始剧烈的运动，明智的选择是饭后30分钟后进行一次轻松的散步，既可帮助消化，又可减轻胃灼热的症状。

另外，在家中准备一些抗酸药物如：碳酸钙片、氢氧化铝凝胶等，这些药物可以中和胃的胃酸，很快地消除胃灼热的症状，但是如果长期服用这些药物，会造成便秘或腹泻。

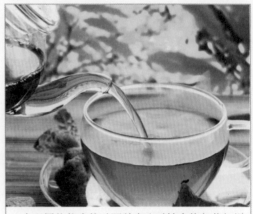

◎出现胃灼热症状时可以多吃碱性食物如苏打饼干，焦面包，多饮红茶。

打嗝的自我按摩疗法

呃逆即打嗝，指气体从胃中上逆，喉间频频作声，声音急而短促，是一个生理上常见的现象，由横膈膜痉挛收缩引起的。

【按摩部位及取穴】内关、天突、翳风。

【按摩手法】捏、按、揉。

呃逆是一个生理上常见的现象。打嗝是因为横膈膜痉挛收缩而引起的。其实横隔膜不是分隔胸腔和腹腔的一块膜，而是一大块肌肉。它每次平稳收缩，我们的肺部便吸入一口气；由于它是由脑部呼吸中枢控制，横隔膜的肌肉会有规律地活动，我们的呼吸是可以完全自主运作的，我们也不需要时常记着怎样呼吸。打嗝时，横膈肌不由自主的收缩，空气被迅速吸进肺内，两条声带之中的裂隙骤然收窄，因而引起奇怪的声响。我们并不清楚横膈肌为什么会失控地自行收缩。虽然大部分打嗝现象都是短暂性的，但也有些人持续地打嗝。

打嗝常常是由于饮食过饱后引起的。引起打嗝的原因有多种，包括胃、食管功能或器质性改变。也有外界物质，生化、物理刺激引起。比如：进入胃内的空气过多而自口腔溢出，精神神经因素（如迷走神经兴奋、幽门痉挛）、饮食习惯不良（如进食、饮水过急）、吞咽动作过多（如口涎过多或过少时）等，而胃肠神经官能症、胃肠道慢性疾病引起胃蠕动减弱所致时则发病率频繁且治疗时不易改善。发生打嗝时不要心焦气躁，若因过饱过急饮食造成者，数分钟内可自动缓解，因慢性病导致者在解痉、加强胃动力治疗后也无大碍。不过不要在打嗝时服冷饮，也不要做剧烈运动。

呃逆的急救方法

采用深呼吸的方法	比如在进食时发生呃逆可以暂停进食，做几次深呼吸，往往在短时内能止住。 呃逆频繁时，可自己或请旁人用手指压迫两侧的少商穴。少商穴位于大拇指甲根部桡侧面，距指甲缘约0.6厘米，在红白肉际交界处。压迫时要用一定的力量，使患者有明显酸痛感。患者自行压迫可两手交替进行。
按摩有效治呃逆	取一根细棒，一端裹上棉花（若手边无棒，可用竹筷的细端包上棉花代替），放入患者口中，用其软端按端前软腭正中线一点，此点的位置正好在硬、软腭交界处稍后面。一般按摩一分钟就能有效地控制呃逆。 注意事项：打嗝是由于某种原因引起横膈痉挛，同时由于喉内的声门没有充分打开而发生杂音，常常在吃饭过快、食物过热时产生。一般情况下，数分钟即可平息。如果持续不停地连续几天打嗝，就可能是胃、横膈、心脏、肝脏疾病或者肿瘤的症状，应及时去医院进行细致的诊治。

对手部、耳部、头部按摩治疗打嗝

手部按摩疗法	对应穴位：横隔膜反射区、内关穴。 按摩方法： （1）用拇指指腹推按横隔膜反射区或用手多次搓手背的横隔膜。推按时，掌根或拇指要紧贴皮肤，用力要稳，速度宜缓慢而均匀。 （2）打嗝时，用拇指指腹重力按压内关穴5～10分钟，如果依旧打嗝不止，可用牙签刺激或艾灸内关穴6～15次，打嗝自会停止。
耳部按摩疗法	对应穴位：耳垂点。 按摩方法：用双手的拇指和食指紧紧捏住左右耳垂，两手同时用力将耳垂向下拉，力度以耳垂根受到刺激为宜，动作要缓慢，以免拉伤耳垂。将此动作重复多次后，就可使打嗝停止。
头部按摩疗法	对应穴位：天突穴。 按摩方法：打嗝时，将右手拇指放置于天突穴处，然后由轻渐重、由重到轻地揉按该穴0.5～1分钟，便可止嗝。 点压两侧翳风穴：术者站在患者后面，双手食指按压患者两侧翳风穴，同时患者屏住呼吸30秒，然后深呼吸，此时呃逆已止。

打嗝的紧急处理法

（1）尽量屏气，有时可止住打嗝。

（2）让打嗝者饮少量水，尤其要在打嗝的同时咽下。

（3）婴儿打嗝时，可将婴儿抱起，用指尖在婴儿的嘴边或耳边轻轻搔痒，一般至婴儿发出笑声，打嗝即可停止。

（4）如打嗝难以止住，倘无特殊不适，也可任其自然，一般过会儿就会停止。如果长时间连续打嗝，要请医生诊治。中老年人或生病者突然打嗝连续不断，可能提示有疾患或病情恶化，需引起注意。

自我治疗小妙方：

（1）干吃一匙糖。

（2）弯身喝水。

（3）憋气或吐气。

（4）憋气喝水。

（5）用力拉舌头。

（6）憋气。

（7）用水嗽喉咙。

（8）吸吮碎冰块。

（9）双手抱膝压胸。

（10）冰敷横隔膜处。

（11）咀嚼并吞咽干面包。

（12）吃饭时不说话可避免打嗝。

（13）深吸一口气，然后做五个引体向上。

（14）用两手的食指捂住耳朵，10~15秒的时间。

腹胀的自我按摩疗法

腹胀就是腹部膨隆。正常情况下小儿饭后会有腹部膨胀，饥饿时会腹部空瘪。如果腹部持续膨胀不瘪，且腹壁有张力，即可认为腹胀。

【按摩部位及取穴】合谷、肩井、建里、足三里、太冲。

【按摩手法】拿、点、揉、按。

引起腹部膨隆的原因包括：消化道内积有大量气体或液体，腹腔内积有过多气体或液体，腹内有较大囊性肿物或实性肿物以及腹肌无力。

推拿按摩法

穴位按摩法	（1）拿合谷：取坐位，用一手的食拇二指捏紧合谷穴（虎口的最高点），用力捏拿数十次。 （2）拿肩井：患者取坐位，他人用双手提拿肩部肌肉丰满处，约数十次。 （3）点建里穴：取仰卧位，他人用中指抵住建里穴（脐上3寸），用力按压，并同时用上臂发力，进行颤抖，约半分钟。 （4）揉足三里、太冲穴：取坐位，用拇指掐揉足三里（外膝眼下3寸）、太冲穴（足背最高点下方）。

续表

一般按摩法	（1）在脐周围用手掌做同心圆轻柔按摩，由内向外，再由外向内，每次5～10分钟，一日2～3次。 （2）摩腹，患者取仰卧位，双手掌重叠，以肚脐为圆心，在中腹、下腹部，沿顺时针方向摩动，以腹内产生热感为宜，约2分钟。

【病症自我保健】

腹胀自我缓解法

治疗腹胀时，首先应该请医生仔细诊治，要排除糖尿病、甲状腺功能低下、肝脏疾病、胰腺疾病、小肠吸收不良、胃肠道肿瘤或梗阻等引起的腹胀，这是很重要的前提。同时，要避免焦虑、烦躁和对症状的恐惧，必要时可口服少量镇静剂。

自我缓解腹胀法

饮食调理	吃饭时细嚼缓咽，可减少嗳气的发生。不嚼口香糖、槟榔，戒烟。 一些人由于小肠乳糖酶缺乏，在喝牛、羊奶及奶制品后腹胀、腹泻，可改服酸奶或加服乳糖酶制剂。 避免或减少吃易产气的食物，如豆类、白菜、包菜、黑麦、椰子、无花果、桑葚、核桃、甘蔗等。这些食物中含容易产气的植物蜜糖或菜豆糖等。少喝产气饮料。增加食物中的纤维含量，以加快肠蠕动，有利于排气。纯燕麦片是补充纤维素最好的食物。
药物调理	可在餐前服用吸附气体的药物，如活性炭、十六角蒙脱石（思密达）等。它们可减低肠管内气体张力，变大气泡为小气泡。二甲硅油（消胀片）疗效好，也可适量服用自主神经调节剂谷维素。 微生态制剂如双歧三联活菌（培菲康）、肠乐、整肠生、米雅BM、金双歧等，可改善肠道菌群状态而减轻腹胀，但勿与抗生素、吸附药同时用，以免影响疗效。 停服各种抗生素，以恢复肠道内菌群间的平衡关系，有利于改善腹胀。慎用抗胆碱能药物，如654-2、颠茄、阿托品等。钙通道阻滞剂（如硝苯地平等）可使腹胀加重。

痔疮的自我按摩疗法

痔疮是一种常见病，多发病，俗话说"十人九痔"。人体直肠末端黏膜下和肛管皮肤下静脉丛发生扩张和屈曲所形成的柔软静脉团，称为痔，又名痔疮、痔核、痔病、痔疾等。痔疮多见于经常站立者和久坐者。

【按摩部位及取穴】二白、合谷、二间、三间、中魁、八邪。

【按摩手法】揉、按、摩。

痔疮包括内痔、外痔、混合痔，是肛门直肠底部及肛门黏膜的静脉丛发生曲张而形成的一个或多个柔软的静脉团的一种慢性疾病。通常当排便时持续用力，造成此处静脉内压力反复升高，静脉就会肿大。

妇女在妊娠期，由于盆腔静脉受压迫，妨碍血液循环常会发生痔疮，许多肥胖的人也会罹患痔疮。如果患有痔疮，肛门内肿大扭曲的静脉壁就会变得很薄，因此排便时极易破裂。

不少患者在就诊时痔疮已经发展到了晚期，错过了药物治疗的最佳时机而不得不进行手术治疗。还有临床上经常碰到直肠癌者，以为自己患的是痔疮，而延误治疗。这往往是因为患者在出现早期症状时没有及时就诊或者羞于治疗，休息后症状有所减轻就抛之脑后，结果却是适得其反。

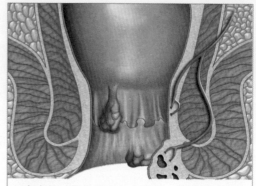

◎痔疮是一种常见病，多发病，俗话说"十人九痔"。

痔疮形成的八大原因

不好的大便习惯	上厕时下蹲位看书看报，造成下蹲和大便时间延长，容易造成肛门盲肠内瘀血而引发疾病。上厕时吸烟能缓冲大脑的大便反射，极容易造成大便秘结。大便时用力过猛，一些人不管大便感受是否强烈，盲目不停地猛力努挣，只能使盲肠肛门和盆底肌肉增加不必要的负担与局部瘀血，致使疾病发生和蔓延。
大便异常	腹泻和大便秘结均是痔疮的重要致病原因。大便秘结是最大的祸根，盲肠内长期滞留有毒物质不仅可引发盲肠癌，且粪便堆积，影响血液循环。用力解出干燥粪块，必然会使肛门承受较大压力，发生瘀血、胀肿、裂口等一系列病理变化。腹泻常是结肠疾病的医学体现，腹泻也能使肛门局部感染机会增多，发生肛窦炎、炎性外痔、肛周脓肿等疾病。
慢性疾病	如长期营养不好的，体质虚弱，导致肛门括约肌松弛无力。长期患慢性支气管炎、肺气肿，由咳喘造成腹压上升，盆腔瘀血。慢性肝炎、肝硬化、腹泻、结肠炎等均是肛肠疾病发生的诱因。职业性原因：长期站立或长时间坐。因直立或静坐姿势，肛门盲肠居人体下部，痔静脉回流不畅。
遗传原因	因遗传基因的缺陷，可发生多发性结肠息肉等肛肠疾病。

续表

饮食原因	日常生活中，饮食规律或饮食品种难免发生变化，这是很自然的。如食品质量的精粗，蔬菜种类的变化与量的增减，蛋白质、脂肪、淀粉、纤维素等含量的多少，水分摄入情形，都能直接影响粪便成分，导致肛门盲肠疾病。长期饮酒或喜食辛辣食品的人，因酒和辛辣物可刺激消化道黏膜，造成血管扩张，结肠功能紊乱，肛肠疾病的致病率明显上升。
生理原因	结肠、盲肠为运送食品残渣，存留粪便的主要器官，而食品经体内分解吸收后，残渣中常带有大量有害物质，长期滞留在结肠盲肠中，可引发肿瘤。
胚胎发育异常原因	肛门盲肠部是人体在胚胎发育过程中内胚层与外胚层相互融合而成，如发育过程异常，可在肛门盲肠部发生许多先天性肛肠疾病，如先天性无肛症、先天性盲肠阴道瘘、先天性巨结肠等。
解剖原因	肛门静脉系和腔静脉系在盲肠下端，有许多静脉丛和吻合枝，静脉壁薄弱，对压力的抵抗力减低，盲肠黏膜下组织疏松，有利于静脉扩大曲张变形，容易形成痔。

按摩预防痔疮的方法

手部按摩	（1）穴位选择 按摩二白、合谷、二间、三间、中魁、八邪等穴位及止血点和便秘点。也可用香烟灸合谷，使用较强的刺激，以提高疗效。 （2）反射区选配 揉按肛门、直肠、输尿管、膀胱、肾、腰椎、骶骨、结肠等反射区，尤其是肛门、直肠、骶骨反射区。 （3）注意事项 痔疮出血量大时，应选择适当方法，如药物或手术止血。平常应保持大便通畅，养成良好的饮食习惯，不食辛辣食物，保持肛门的清洁，避免长时间站立或久坐，应经常做缩肛动作，促进肛周血液循环。
一般按摩法	治疗痔疮的自我按摩法，每天早晚各一次，一个月可见效。具体方法如下： （1）睡觉前要洗肛门、会阴、痔疮和手； （2）按摩前后各做提肛动作20~30次； （3）外痔在痔疮上进行按摩，内痔在肛门和会阴穴之间进行按摩，外痔较小的用中指按摩，较大的用双指或三指按摩。需要注意的是：按摩太轻了，不起作用，太重了患者疼痛难忍；要求做到不轻不重且有点舒服的感觉，每次按摩3~5分钟，如果在痔疮上按摩一个圆周算一次的话，为二三百次。

给痔疮患者的食疗法

（1）黑木耳5克，柿饼30克，将黑木耳泡发，柿饼切块，同时加水煮烂，每日1～2次，有益气滋阴、祛痰止血功效，适用于痔疮出血。

（2）鲜荸荠500克，红糖90克，加水适量，煮沸1小时，饮汤吃荸荠，每日1次，有清热养阴的功效，适用于内痔。

（3）苍耳子15克，粳米100克，先煎苍耳子去渣，后入米煮粥，空腹服用，有祛风消肿功效，适用于痔疮下血。

（4）黄鳝100克，去内脏切断，加调料水煮，食肉饮汤，有补中益气、清热解毒、祛风除湿之效，适用于肠风下血。

（5）无花果（干品）100克，猪瘦肉200克，加水适量，放入砂锅内隔水炖熟，调味即可，每日服2次，可养胃理肠，清热解毒，适用于痔疮以及慢性肠炎。

（6）丝瓜250克，瘦猪肉200克，将丝瓜切块，瘦猪肉切片，加水适量煲汤，每日2～3次，用食盐调味；有清热利肠，解暑除烦之功效，适用于内痔便血初期。

（7）鱼肚25～50克，白砂糖50克。加水少量，同放砂锅内隔水炖热，每日服1次，连续服用，适用痔疮，有补肾益精，止血消肿功效。

（8）金针菜100克，红糖适量，同时加水煮熟去渣，每日早晚空腹服，连服数天。适用于痔疮疼痛出血，有清热、利尿、养血、平肝之功效。

（9）桑葚100克，糯米150克，将桑葚煎煮取汁和糯米同煮成粥，每日1～2次，空腹食用，有滋补肝肾、养血之功效，适用于痔疮下血，烦热消瘦之症。

除了食疗菜谱外，痔疮患者还要注意日常中不能吃的七种食物：

（1）辣椒、胡椒、生姜：最为常用的辛温调味食品，因其辛辣助火，故痔疮之人法当忌食。

（2）莼菜：根据前人经验，患有痔疮者，应忌食之。

（3）芥菜：俗称雪里蕻。性温，味辛，民间视之为"发物"。

（4）白酒：俗称烧酒。凡患有痔疮疾患者，无论内痔外痔，切忌多饮烈性白酒。

（5）雉肉：又称野鸡肉。根据前人经验，野鸡肉也属发物。

应多吃的食物：

（1）宜常取食易于消化、质地较软的食物。

（2）力求大便通畅，宜食用富含纤维素的食物，如：新鲜蔬菜、水果、银耳、海带等。

（3）宜摄取具有润肠作用的食物，如：梨、香蕉、菠菜、蜂蜜、芝麻油及其他植物油、动物油。

（4）宜选用质地偏凉的食物，如：黄瓜、苦瓜、冬瓜、西瓜、藕、笋、芹菜、菠菜、莴苣、茭白、蕹菜、茄子、丝瓜、蘑菇、鸭蛋、鸭肉等，以免加重血热而导致便血。

慢性胃炎的自我按摩疗法

慢性胃炎是指不同病因引起的各种慢性胃黏膜炎性病变，是一种常见病，其发病率在各种胃病中居首位。

【按摩部位及取穴】中脘、内关、足三里。

【按摩手法】揉、按、推、扳。

慢性胃炎常有一定程度的萎缩（黏膜丧失功能）和化生，常累及贲门，伴有G细胞丧失和胃泌素分泌减少，也可累及胃体，伴有泌酸腺的丧失，导致胃酸、胃蛋白酶和内源性因子的减少。急性胃炎后，胃黏膜病变持久不愈或反复发作，均可形成慢性胃炎。

一些人长期服用对胃黏膜有强烈刺激的饮食及药物，如浓茶、烈酒、辛辣或水杨酸盐类药物，或进食时不充分咀嚼，粗糙食物反复损伤胃黏膜，或过度吸烟，烟草酸直接作用于胃黏膜，也容易导致慢性胃炎。

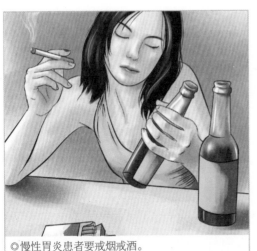

◎慢性胃炎患者要戒烟戒酒。

另外，研究发现慢性胃炎患者因幽门括约肌功能失调，常引起胆汁反流，可能是一个重要的致病因素。消化性溃疡患者几乎均伴有慢性胃窦炎，可能与幽门括约肌功能失调有关。烟草中的尼古丁能使幽门括约肌松弛，故长期吸烟者可助长胆汁反流而造成胃窦炎。

慢性胃炎的产生，通常与以下原因相关。

（1）精神因素。过度的精神刺激、忧郁以及其他精神因素反复作用于大脑皮质，造成大脑皮质功能失调，导致胃壁血管的痉挛性收缩，胃黏膜发生炎症或溃疡。

（2）细菌及其毒素的作用。由于鼻、口腔、咽喉等部位感染病灶的细菌或毒素不断地被吞入胃内；或胃内缺乏胃酸，细菌易在胃内繁殖，长期作用而引起慢性胃炎。

（3）长期服用对胃有刺激的药物、食物及进食粗糙食物或吸烟等。这些因素反复作用于胃黏膜，使其充血水肿。

（4）胃黏膜长期瘀血缺氧。如充血性心力衰竭或门脉高压症的病人，胃黏膜长期处于瘀血、缺氧，引起营养障碍导致胃炎。

（5）急性胃炎如治疗不当，迁延不愈可转变为慢性胃炎。

（6）胃酸缺乏，细菌容易在胃内繁殖，也可造成慢性胃炎。

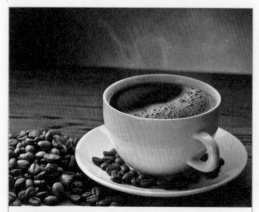
◎长期饮浓茶、酒、咖啡、过度吸烟等可能会引起胃炎。

（7）营养缺乏，内分泌功能障碍、免疫功能异常，可引起慢性胃炎。

相比起来，老年人更容易患上慢性胃炎。老年人由于年龄增加而出现牙列缺损，食物咀嚼不充分或者未咀嚼吞下入胃。同时，老年人味觉下降，食道、胃黏膜逐渐萎缩，蠕动力差，喜吃刺激性食物或长期饮浓茶、酒等引起炎症。

再加上老年人多有慢性病，服多种药物也能产生药物性胃炎，甚至产生胃糜烂及胃出血。

总之，随着年龄的增长，免疫力在不断下降，胃黏膜退化萎缩，胃分泌功能减少，因此胃炎也是人体老化的一个象征。

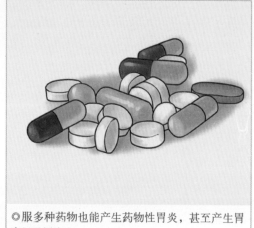
◎服多种药物也能产生药物性胃炎，甚至产生胃糜烂及胃出血。

慢性胃炎的不同类别

浅表性胃炎	炎症限于胃小凹和黏膜固有层的表层。肉眼见黏膜充血，水肿，或伴有渗出物，主要见于胃窦，也可见于胃体，有时见少量糜烂及出血。镜下见膜浅层有中性粒细胞、淋巴细胞和浆细胞浸润，深层的腺体保持完整。此外，某些患者在胃窦部有较多的糜烂灶，或伴有数目较多的疣关凸起，称慢性糜烂性或疣状胃炎。
萎缩性胃炎	炎症深入黏膜固有膜时影响胃腺体，使之萎缩，称萎缩性胃炎。胃黏膜层变薄，黏膜皱襞平坦或消失，可为弥漫性，也可呈局限性。镜下见胃腺体部分消失，个别者可完全消失，黏膜层、黏膜下层有淋巴细胞和浆细胞浸润。有时黏膜萎缩可并发胃小凹上皮细胞增生，致使局部黏膜层反而变厚，称萎缩性胃炎。如炎症蔓延广泛，破坏大量腺体，使整个胃体黏膜萎缩变薄，称胃萎缩。 萎缩性胃炎可发生肠腺上皮化生和假性幽门腺化生，在增生的胃小凹和肠化上皮的基础上可发生异型增生。异型增生是一种不正常黏膜，具有不典型细胞、分化不良和黏膜结构紊乱的特点，极可能是癌前病变。

治疗慢性胃炎日常按摩手法

一般按摩法	（1）揉法 仰卧，用掌揉按腹部，以腕关节为主进行回旋动作。先用右手向右转10次，再向左转10次，再换左手，向左右各旋转10次。揉时由慢而快，再由快而慢，用力要均匀。如此反复，揉10～15分钟。 取坐位或躺在床上，先用一只手手掌顺时针绕肚脐进行揉摩50圈，然后用另一只手逆时针揉摩相同次数按摩，要适当用力。揉腹可以促进胃肠蠕动，加速血液循环，增加消化液分泌，增强腹肌功能。 （2）按法 用中指与食指点按腹部，由腹上部向下，再由腹下部向上点按，并注意腹腔部位有无软硬块与压痛点。 （3）推法 用手掌上下、左右、前后推摩，靠手掌的灵敏性察明腹腔内软硬条块的部位与方向，以掌指的灵活性促使组织复位或痉挛缓解。 （4）扳法 在揉、按、推的同时，扳动胸、腹、腰、臀等部位，使之上下摇动或震荡，以促进脏器复原。
穴位按摩法	（1）按压中脘 取仰卧位，双手四指并拢，指尖放在中脘穴部，顺着呼吸适当用力徐徐下压，约10次呼吸之后，再慢慢抬起，如此反复做2分钟。中脘穴在肚脐正中直上4寸，心口窝上边正中，即胸骨体下端到肚脐正中的1/2处。按摩脐正中的1/2处。按摩降逆，能治疗胃痛、腹胀、呃逆降逆，能治疗胃痛、腹胀、呃逆呕吐、反酸、消化不良及急慢胃炎等症。 （2）按揉内关 用拇指螺纹面先后按揉两侧内关穴各1～2分钟。此穴在腕横纹上2寸，掌长肌腱与桡侧腕屈肌腱之间。按摩内关穴能清包络、疏三焦、安神和胃、宽胸理气。 （3）按揉足三里 用双手食指螺纹面同时按揉两侧足三里穴1～2分钟。此穴位于外膝眼直下三寸，约四横指的距离，离胫骨约以横指处，足三里穴是全身性保健要穴，又是足阳明胃经之合穴。按摩足三里穴可以调动并促使胃经的气血运行，能调理脾胃、调中气、和肠消滞、强身健体。

【病症自我保健】

慢性胃炎的日常养护

慢性胃炎是中老年的常见病，其症状是上腹疼痛、食欲减退和餐后饱胀，进食不多但觉过饱。症状常因冷食、硬食、辛辣或其他刺激性食物而引发或加重。因此生活调理对慢胃炎患者是很重要的治疗方法。

首先要避免有害因素的侵袭：即戒

烟、不饮烈酒、浓茶、咖啡等。少吃辛辣及粗糙的食物，不暴饮暴食，少服对胃肠有刺激性的药物等。

慢性胃炎患者在饮食上，应做到一日三餐，每顿不可过饱，不主张多餐，以免增加胃的负担。因此应遵循下述原则：

宜少宜精：宜少指不可过饥再吃东西，且吃东西一次不可过饱，不宜极渴时饮水，饮水一次不宜过多。晚饭宜少。宜精指少吃粗糙和粗纤维多的食物，尤其对于有消化不良的病人，要求食物要精工细做，富含营养。

宜温宜洁：宜温指胃病患者不可过食冷瓜果，也不能因畏凉食而吃热烫饮食，这对食道和胃的损伤也很大。宜洁是指有胃病的人胃抵抗力差，应防止食物被污染，并注意食用器具的卫生。

宜鲜宜淡：宜鲜是指吃适量新鲜蔬菜和水果，新鲜蔬菜水果可防癌，同时也指吃新鲜的食物，不食腐烂变质的食物。宜淡指宜吃清淡的素食。中医讲淡味是养胃的，清淡素食既易于消化吸收，又利于胃病的恢复，而且可使人长寿。新鲜蔬菜五谷都为健胃佳品，但食用不可过量。

宜软宜缓：宜软指饭食、蔬菜、鱼肉之品宜软烂，不宜食油煎、油炸、半熟之品及坚硬食物，既难于消化，而且有刺伤胃络之弊端。宜缓指细嚼慢咽，充分地咀嚼，唾液大量分泌，既有利于食物的消化吸收，又能有防癌和抗衰老的效果。

慢性胃炎食疗方

人参煨猪肚	猪肚1个，人参15克，干姜6克，葱白7根，糯米150克。将猪肚洗净，葱去须切段，糯米洗净，一起放入猪肚内，用线缝合。砂锅内加水，将猪肚放入锅内，先用武火烧沸，撇去汤面上的浮泡，改用文火煮至极烂熟。 空腹温食。具有治疗胃虚寒症，胃脘冷痛，食欲不振，大便泻泄。
莲子粥	莲子50克，糯米50克，红糖一匙。莲子用开水泡胀，削皮去心，倒入锅内，加水，小火先煮半小时备用。再将糯米洗净倒入锅内，加水，旺火10分钟后倒入莲肉及汤，加糖，改用小火炖半小时即可。 做早餐或下午当点心吃。有补中燥湿、健脾暖胃、止泻敛汗、安神固精之效。适合于胃寒怕冷，遇冷则泻，睡眠不佳的患者。
瑞香汤	山药120克，乌梅、甘草各30克，陈皮、木香各3克。将以上诸药为末，每次取适量做汤服食，每日2次。 主治肝脾不和、胃脘胀痛，大便溏薄等。
桂圆石斛汤	桂圆5～10个，石斛10克，白糖少许。桂圆去壳，同石斛一起放锅中，加水，加白糖，小火烧沸一刻钟即可，不可久煮。 做点心吃，具有补脾健胃、补心益智、除烦热的功能。胃热重出现舌苔黄者，可加入洗净的竹菇6克同煮。

慢性胃炎的取穴与按摩

特效1：公孙穴

▶ 功能主治

公孙穴	本穴理脾胃、调冲脉，可治胃痛、腹痛、呕吐、腹泻、痢疾。
属足太阴脾经穴位	并治生理痛、月经不调、足踝痛、颜面浮肿、食欲不振等病症。
	胸闷、腹胀者，长期按压此穴能有很好的调理保健效能。

▶ 标准取穴

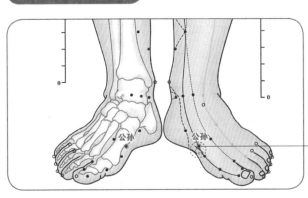

足内侧第一跖骨基底部前下缘，第一跖趾关节后1寸处。

◇ **配伍治病**

胃脘胀痛：
公孙配中脘、足三里
呕吐、眩晕：
公孙配丰隆、膻中
功用： 和胃祛痛、消肿止泻

▶ 取穴技巧及按摩手法

正坐，将左足跷起放在右腿上。将另一侧手的食指与中指并拢，中指位于足内侧大趾的关节后，则食指所在位置即是。

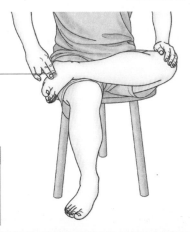

程度	指法	时间/分钟
适度		1～3

特效2：足三里穴

▶ 功能主治

足三里穴

属足阳明胃经穴位

能够理脾胃，调气血、补虚弱，主治一切胃病。

特别针对急慢性胃炎、胃溃疡、消化不良、胃痉挛、食欲不振，以及急慢性肠炎(消化系统之病)、便秘、四肢倦怠、麻痹或神经痛等著有疗效。

对于胸中瘀血、乳痛、心腹胀满、脚气、眼疾、荨麻疹等病症，长期按摩此穴也会有很好的调理保健效能。

▶ 标准取穴

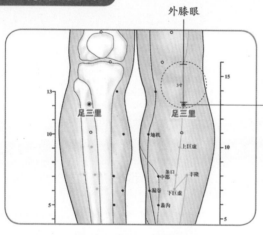

外膝眼

外膝眼下3寸，距胫骨前嵴1横指，当胫骨前肌上。

◇ **配伍治病**

胃痛：
足三里配中脘、梁丘
呕吐：
足三里配内关
功用：补气行气、调理脾胃、疏通经络、清理水湿

▶ 取穴技巧及按摩手法

正坐，屈膝90度，手心对髌骨(左手对左腿，右手对右腿)，手指朝向下，无名指指端处即是该穴。

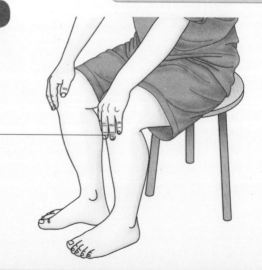

程度	指法	时间/分钟
重		1~3

胃溃疡的自我按摩疗法

溃疡病在中医上属于"胃脘痛""肝胃气痛""心痛""吞酸"等范畴。民间通常称之为"心口痛""胃气痛""胃痛""饥饱痨"等。

【按摩部位及取穴】三焦俞、膈俞、脾俞、大椎、肩井、命门。

【按摩手法】按、揉、压、捻转。

胃溃疡的常见症状为上腹部疼痛，位于剑突（心窝）下或上腹部中线周围，呈烧灼性、啮咬性或饥饿性钝痛、胀痛或隐痛。但有时也仅局限于胸腔下部。疼痛发生后会持续半小时到三小时。一阵阵的疼痛时发时消，经过历时数周的间歇性疼痛后，会出现一段短暂的无痛期。

溃疡病的临床表现为，以反复发作的节律性上腹痛为特点，常伴有嗳气、返酸、灼热、嘈杂等感觉，甚至还有恶心、呕吐、呕血、便血。在胃肠局部有圆形、椭圆形慢性溃疡。

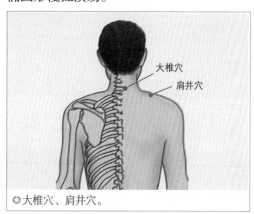

大椎穴
肩井穴

◎大椎穴、肩井穴。

胃溃疡发生疼痛时的特点

慢性经过	除少数发病后就医较早的患者外，多数胃溃疡病程已长达几年、十几年或更长时间。
疼痛的性质与程度	胃溃疡疼痛的程度不一，其性质同样视患者的痛阈和个体差异而定。一般来说可描述为饥饿样不适感、钝痛、嗳气、压迫感、灼痛或剧痛和刺痛等。
疼痛的部位	胃溃疡疼痛多位于剑突下正中或偏左，十二指肠溃疡位于上腹正中或偏右。疼痛范围一般较局限，局部有压痛。内脏疼痛定位模糊，不能以疼痛部位确定溃疡部位。 若溃疡深达浆膜层或为穿透性溃疡时，疼痛因穿透部位不同可分别放散至胸部、左上腹、右上腹或背部。
周期性	除少数患者在第一次发作后不再复发，大多数患者均会反复发作，病程中出现发作期与缓解期互相交替。 胃溃疡的发作期可达数周甚至数月，缓解期可长至数月或几年。其发作频率及发作与缓解期维持时间，因患者的个体差异及溃疡的发展情况和治疗效果及巩固疗效的措施而异。

续表

节律性	溃疡疼痛与胃酸刺激有关，临床上疼痛与饮食之间具有典型规律的节律性。胃溃疡疼痛多在餐后半小时出现，持续1~2小时，逐渐消失，直至下次进餐后重复上述规律；十二指肠溃疡疼痛多在餐后2~3小时出现，持续至下次进餐，进食或服用制酸剂后完全缓解；腹痛一般在午餐或晚餐前及晚间睡前或半夜出现，空腹痛夜间痛。 胃溃疡位于幽门管处或同时并存十二指肠溃疡时，其疼痛节律可与十二指肠溃疡相同。当疼痛节律性发生变化时，应考虑病情发展加剧，或出现并发症。

胃溃疡的胃肠道症状及全身症状表现为：嗳气、反酸、胸骨后烧灼感、流涎、恶心、呕吐、便秘等可单独或伴疼痛出现；反酸及胸骨后烧灼感是由于贲门松弛，流涎（泛清水）是迷走神经兴奋增高的表现，恶心、呕吐多反映溃疡具有较高活动程度；频繁呕吐宿食，提示幽门梗阻；便秘较多见于结肠功能紊乱有关。部分患者有失眠、多汗等自主神经功能紊乱症状。需要注意的是，胃溃疡在活动期可有上腹部压痛，缓解期无明显体征。

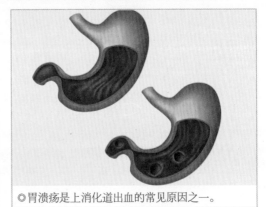

◎胃溃疡是上消化道出血的常见原因之一。

胃溃疡伴有的不同并发症

出血	胃溃疡是上消化道出血的常见原因之一。出血是由于血管受到溃疡的侵蚀、破裂所致。毛细血管受损时，仅在大便检查时，发现隐血；较大血管受损时，出现黑便、呕血。一般出血前症状加重，出血后上腹部疼痛减轻或消失。
穿孔	溃疡深达浆膜层时可发生急性胃穿孔，内容物溢入腹腔，导致急性弥漫性腹膜炎。穿孔的表现为：突然上腹部剧痛、恶心、呕吐、腹部呈板样，有明显压痛及反跳痛，肝浊音界及肠鸣音消失，腹部透视见膈下游离气体，部分患者呈休克状态。
幽门梗阻	幽门溃疡可致幽门括约肌痉挛，溃疡周围组织充血水肿，妨碍幽门过道的通畅，造成暂时幽门梗阻。在溃疡愈合后，因瘢痕形成或周围组织粘连引起持久性的器质性幽门狭窄。其表现为：胃排空时间延长，上腹疼痛，胀满不适，餐后加重，常伴有胃蠕动波、蠕动音、震水音；后期无蠕动波但可见扩大的胃型轮廓，往往大量呕吐，吐后上述症状减轻或缓解，呕吐物常为隔宿食物，味酸臭。

引发胃溃疡疼痛的因素

遗传因素	胃溃疡有时有家族史，尤其儿童溃疡患者有家族史者可占25%～60%。另外A型血的人比其他血型的人易患此病。
化学因素	长期饮用酒精或长期服用阿司匹林、皮质类固醇等药物易致此病发生，此外长期吸烟和饮用浓茶也与胃溃疡有一定关系。
生活因素	溃疡病患者在有些职业如司机和医生等人当中似乎更为多见，可能与饮食欠规律有关。工作过于劳累也可诱发本病发生。
精神因素	精神紧张或忧虑，多愁善感，脑力劳动过多也是本病诱发因素。可能因迷走神经兴奋，胃酸分泌过多而引起。

另外，小儿患胃溃疡的病因多为饮食习惯不好，饥饱不匀，生活不规律；早餐过分马虎或狼吞虎咽，或根本不进早餐；过食冷饮和零食；过度疲劳，精神紧张；得了胃炎没有坚持治疗，由慢性胃炎或胃窦炎发展成溃疡病。

在治疗胃溃疡时，除了使用药物外，也可以通过胃溃疡按摩疗法进行辅助治疗，按摩可缓解胃溃疡病人的腹胀、胃痛、呕吐等症状。

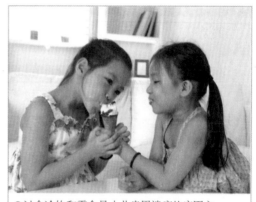

◎过食冷饮和零食是小儿患胃溃疡的病因之一。

胃溃疡按摩疗法

消除腹胀按摩法	按摩穴位：三焦俞、膈俞、肝俞、胃俞、脾俞、大椎、肩井、命门、肾俞各穴。 按摩方法：按摩者将双手掌重叠，然后分别对病人的膈俞和三焦俞穴进行按揉，也可用双掌根或双拇指交替按压病人的膈俞至三焦俞穴一段的膀胱经内侧线。 用单手掌根部用力按揉病人的肝俞、脾俞和胃俞穴，并依赖腕关节做手掌晃拨动作，以刺激这三个穴位。 用双手拇指和食指沿病人的督脉路线自上而下反复提拿其大椎和命门穴。 用食指、拇指、中指和掌根分别捏拿病人双侧的肩井穴至肾俞穴之间的腰背肌，同时可做适当的捻转动作。

续表

消除疼痛 按摩法	按摩穴位：中脘、气海、天枢、足三里各穴。 按摩方法：让病人仰卧，按摩者坐在病人身体的右侧，先用轻快的一指禅推法或大鱼际揉法，自病人的剑突下至中脘向左沿着肋弓推按，往返按摩5～10遍，然后按揉其中脘、气海、天枢等穴，同时配合按揉病人的足三里穴。最后用手掌轻拍病人的胃脘部3～5分钟。
止呕按摩法	按摩穴位：内关、手三里、肩井、合谷各穴及两胁部。 按摩方法：让病人坐在椅子上，按摩者分别对其内关、手三里、肩井、合谷等穴进行用力地按揉，然后用双手揉搓病人的肩臂和两胁，以使其局部的经络通畅。

【病症自我保健】

胃溃疡的日常禁忌

忌饮茶	对健康人来说，饮茶是有益的，但对溃疡病患者，饮茶则有害无益。茶作用于胃黏膜后，可促使胃酸分泌增多，尤其是对十二指肠溃疡患者，这种作用更为明显。胃酸分泌过多，便抵消了抗酸药物的疗效，不利于溃疡的愈合。因此，为了促进溃疡面的愈合，奉劝溃疡病患者最好是不饮茶，特别是要禁饮浓茶。
忌饮牛奶	牛奶鲜美可口，营养丰富，曾被认为是胃和十二指肠溃疡病人的理想饮料。但更新的科研证明，溃疡病人饮牛奶，可使病情加剧。 牛奶和啤酒一样，可以引起胃酸的大量分泌。牛奶刚入胃时，能稀释胃酸的浓度，缓和胃酸对胃、十二指肠溃疡刺激，可使上腹不适得到暂时缓解。但过片刻后，牛奶又成了胃黏膜的刺激因素，从而产生更多的胃酸，使病情进一步恶化。因此，溃疡病患者不宜饮牛奶。

胃溃疡患者的自我保健

坚持长期服药	胃溃疡是个慢性病，且易复发，要使其完全愈合，必须坚持长期服药。切不可症状稍有好转，便骤然停药，也不可朝三暮四，服用某种药物刚过几天，见病状未改善，又换另一种药。一般来说，一个疗程要服药4～6周，疼痛缓解后还得巩固治疗1～3个月，甚至更长时间。
避免精神紧张	胃溃疡是一种典型的心身疾病，心理因素对胃溃疡影响很大。精神紧张、情绪激动，或过分忧虑对大脑皮层产生不良的刺激，使得丘脑下中枢的调节作用减弱或丧失，引起自主物神经功能紊乱，不利于食物的消化和溃疡的愈合。保持轻松愉快的心境，是治愈胃溃疡的关键。

续表

讲究生活规律，注意气候变化	胃溃疡病人生活要有一定规律，不可过分疲劳，劳累过度不但会影响食物的消化，还会妨碍溃疡的愈合。溃疡病人一定要注意休息，生活起居要有规律。溃疡病发作与气候变化有一定的关系，因此溃疡病人必须注意气候变化，根据节气冷暖，及时添减衣被。
注意饮食卫生	不注意饮食卫生、偏食、挑食、饥饱失度或过量进食冷饮冷食，或嗜好辣椒、浓茶、咖啡等刺激性食物，均可导致胃肠消化功能紊乱，不利于溃疡的愈合。注意饮食卫生，做到一日三餐定时定量，饥饱适中，细嚼慢咽，是促进溃疡愈合的良好习惯。
避免服用对胃黏膜有损害的药物	一些药物，如阿司匹林、地塞米松、泼尼松、吲哚美辛（消炎痛）等，对胃黏膜有刺激作用，可加重胃溃疡的病情，应尽量避免使用。如果因疾病需要非得要服用，或向医生说明，改用他药，或遵医嘱，配合些其他辅助药物，或放在饭后服用，减少对胃的不良反应。
消除细菌感染病因	以往认为胃溃疡与胃液消化作用有关，与神经内分泌功能失调有关，因而传统疗法是制酸、解痛、止痛。近年据有关研究发现，有些胃溃疡是由细菌感染引起的，最常见的是幽门螺杆菌。这类病人必须采用抗生素治疗。

胃痉挛的自我按摩疗法

胃痉挛就是胃部肌肉抽搐，主要表现为上腹痛，呕吐等。胃痉挛本身是一种症状，不是疾病，胃痉挛是以歇斯底里、神经性的腹部及胸部激痛。

【按摩部位及取穴】梁丘穴。

【按摩手法】指压。

胃痉挛的发生与胃病本身有关，如溃疡、胃炎、胆汁反流、饮食因素、受寒等。由于胃痉挛本身只是一种症状，不是疾病，所以当胃痉挛发生时，病人需要在

胃痉挛的自我按摩法

穴位	梁丘穴在膝盖骨附近。脚用力伸直，膝盖骨的外侧（小脚趾方向）会出现细长肌肉的凹陷。朝着大腿用力压这个凹陷的上方，应会有震动感，这就是梁丘穴。
方法	以指压刺激此穴，朝大腿方向加压时，震动较强，可用大拇指用力地压。微弱的刺激无法止住突然发生的心窝疼痛。这种状况的要诀是：用会痛的力量用力加压。每次压20秒，休息5秒再继续。如此重复几次，疼痛便会渐渐消退。

对症上，解痉止痛止呕。

胃痉挛最常见的原因是，食物的刺激如冷热、辛辣刺激；精神因素对胃痉挛也有很大影响，有的人一生气就胃疼。同时胃痉挛还与食物不卫生，细菌感染有关。

当出现胃痉挛的时候，要紧的是让人平静下来，最好在床上平躺着，再用一点儿热水捂在胃部。平躺的目的是放松，利用生物机体的自身作用，让痉挛慢慢消失，临床上叫作解痉挛。同时，通过穴位及刺激方法，可以较好地治疗胃痉挛。

【病症自我保健】
胃痉挛的预防措施

胃痉挛与体质和饮食等因素有关，应注意调整。体质较差，饮食不规律者更易出现。需要特别注意的是，无论年龄、体质如何的肠痉挛患者，要特别注意别大量吃用生冷食物。

老年人预防胃痉挛清晨忌食的食物

忌喝大量冰凉的饮料	温度相差太大会强烈刺激胃肠道，导致突发性挛缩。
忌空腹吃香蕉	香蕉中除了含有助眠的钾，还含有大量的镁元素，若空腹食用，会使血液中的含镁量骤然升高，而镁是影响心脏功能的敏感元素之一。
忌空腹吃菠萝	菠萝里含有强酵素，空腹吃会伤胃，其营养成分必须在吃完饭后才能更好地被吸收。

慢性肝炎的自我按摩疗法

慢性肝炎多由急性乙型肝炎、急性丙型肝炎久治不愈，病程超过半年，而转为慢性肝炎。也有较多慢性肝炎病人感染肝炎病毒后，起病隐匿，发现时已经成为慢性肝炎。

【按摩部位及取穴】大椎、内关、外关、足三里。

【按摩手法】按、压、揉、捏。

慢性肝炎多是从急性病毒性肝炎转变而来，机体自身免疫功能紊乱，长期应用损害肝脏药物及机体对药物过敏，酗酒以及某种酶的缺乏，代谢紊乱等均可导致本病的发生。

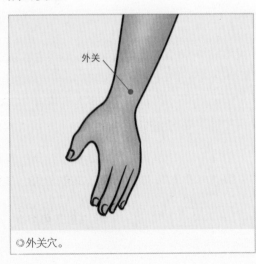

◎外关穴。

慢性肝炎四大临床的症状

纳呆	肝炎的症状常见食欲不振，或不思饮食，或纳食无味，或食后胃脘呆滞，厌恶油腻，胸脘满闷，舌苔白腻，脉弦缓。
疲倦	肝炎的症状的特点是四肢无力，全身疲乏困倦，懒动思睡，精神不振，食欲少思，舌苔薄白，脉虚弱。
胁痛	胁为肝之分野，邪在肝，则胁痛，疼痛常因情志变动而增减，嗳气脘闷，饮食减少，舌苔薄白，脉象多弦。
腹胀	腹胀是最常见肝炎的症状，临床表现：胃脘痞闷，肚腹发胀，饮食少思，肢体酸软，舌苔白腻，脉弦缓。

治疗慢性肝炎的自我按摩法

低烧推拿法	（1）捏大椎穴：坐位，头略前倾，拇指和食指相对用力，捏起大椎穴处皮肤，做间断捏揉动作。此法能疏通经络、祛风散寒，扶正祛邪。 （2）掐内、外关穴：以一手拇、食指相对分别按压内关、外关穴位，用力均匀，持续5分钟，使局部有酸重感，有时可向指端放射。此法能通经脉，调血气，气调则低烧止。
肝肿大、疼痛推拿法	（1）按压足三里穴：以拇指或食指端部按压双侧足三里穴。指端附着皮肤不动，由轻渐重，连续均匀地用力按压。此法能疏肝理气，通经止痛，强身定神。 （2）揉肝炎穴：下肢膝关节屈曲外展，拇指伸直，其余四指紧握踝部助力，拇指指腹于内踝上2寸之肝炎穴处进行圆形揉动。 此法可疏经络，补虚泻实，行气止痛。

【病症自我保健】

慢性肝炎饮食注意

患者多食蔬菜、水果，以补充足够的维生素和纤维素，有助于促进消化功能。肝脏功能减退时常常影响脂肪代谢，所以很多慢性肝炎患者合并有肝炎后脂肪肝。因此饮食要低脂肪、低糖(过多的糖进入人

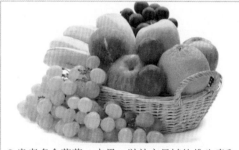

◎患者多食蔬菜、水果，以补充足够的维生素和纤维素，有助于促进消化功能。

体内易转化为脂肪)、高蛋白。高蛋白饮食要包括植物和动物蛋白，如豆制品、牛肉、鸡肉、鱼肉等，动植物蛋白质要各半搭配。摄入蛋白质在消化后被分解为氨基酸才能吸收，然后在肝脏制造成人类最重要的肌肉和血液成分的蛋白质。人体有8种氨基酸自身不能制造，一定要由外源供给。当动植物蛋白质每天各半搭配、均衡提供时，可弥补各自的不足，明显增加蛋白质的利用率。适量的植物蛋白质能抑制动物性脂肪量，减低对动脉硬化的影响，保证必需氨基酸的充分吸收利用。挑食对肝病康复是不利的。

食量要恰当：

肝病时消化功能减弱，进食过饱常导致消化不良，也加重肝脏负担。吃饭八成饱最好，暴饮暴食对肝脏、胃肠功能都不利。

饮食清淡：

炒菜应清淡，少放油，少食生冷、刺激性食品，戒烟戒酒。

合理应用中药补药：

肝炎患者不提倡过分服用补药，正常饮食即可提供足够的营养。服用补药最好征求中医医生的意见，盲目进食补药没有益处。

失代偿期肝硬化患者的饮食中蛋白质含量不宜过高，因为蛋白质易在肠道被细菌分解产生氨气，而氨是导致肝昏迷的重要因素之一。急性肝炎或重症肝炎恢复期的病人要低糖饮食，否则易发生脂肪肝。

肝炎及康复期患者应选用哪些食品以补充糖、脂肪和蛋白质呢？

五谷杂粮等含淀粉类食品以及各种水果类、蜂蜜等，能供给糖，有补充日常生活所需热量、增进肝脏的解毒功能。芝麻、花生、大豆、菜籽、玉米、葵花子、椰子等食品及植物油、蛋黄、牛奶等，可为肝炎患者提供脂肪酸，补充热量，帮助脂溶性维生素的吸收。鱼、虾、贝类，牛、羊、猪的瘦肉、禽蛋类等，可补充蛋白质的食品，它们都能促进肝细胞的修复和再生，补充机体代谢消耗，提供一定热量。

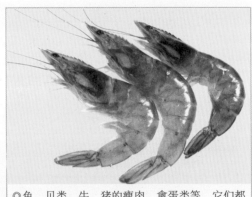

◎鱼、贝类，牛、猪的瘦肉、禽蛋类等，它们都能促进肝细胞的修复和再生。

慢性痢疾的自我按摩疗法

痢疾是由痢疾杆菌所引起的肠道传染病，临床主要以腹痛、里急后重、泻下脓血便、便次频为主要特征。慢性痢疾凡病程超过两个月者，称为慢性痢疾、多数是因轻型痢疾治疗不彻底或患有营养不良、佝偻病、贫血、寄生虫等病体质较弱所致。

【按摩部位及取穴】曲池、手三里、

合谷、中脘、大巨、天枢、三阴交、筑宾、阳陵泉。

【按摩手法】按、揉、推、摩、压。

这种类型的患者多无高热，有时可出现腹痛、腹泻、呕吐和低热，大便每日3~5次，可有正常便与黏液便和脓血便交替出现。患慢性痢疾的患者，因长期营养不良，抵抗力差，易合并其他细菌感染，如肺炎、结核等。本病一年四季均可发生，但以夏秋季多见。

痢疾的传染途径是粪便、手、口，即痢疾病人排出的大便中存在着大量的痢疾杆菌，可以通过污染水源引起大流行，也可以通过苍蝇、蟑螂等污染食物，还可以通过病人用过的餐具、玩具、工具等传染给健康人。无论是通过什么途径，只要痢疾杆菌进入人体消化道，就有可能在肠道内大量繁殖，经数小时至7天左右的潜伏期引起痢疾。

痢疾因进入人体的痢疾杆菌菌型不

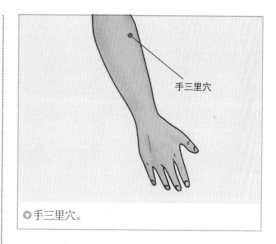

◎手三里穴。

同，数量多少及每个人的抵抗力不同，所以，症状也各不相同。因此临床上将痢疾分为急性慢性两种。

痢疾的临床症状表现为，发热（体温一般在38~39度），腹痛、腹泻，初为模糊状或稀水样便逐渐转为黏液或脓血便、里急后重及腹部压痛。临床表现轻重不一，中毒性痢疾症状是起病急、发展快、突然高热，体温常达40度以上，会出现精神萎靡、面色苍白、休克等症状。

小儿痢疾不同的按摩手法

小儿慢性痢疾按摩方法一	1.常用手法 （1）患儿仰卧，家长用掌心对准中脘穴顺时针摩动1分钟。 （2）患儿仰卧，家长双掌相叠，掌心对准脐部，轻轻按压并施震颤法1分钟，然后双掌突然提起，如此一按一松，反复操作5~10遍。 （3）患儿俯卧位，按揉脾俞、胃俞、大肠俞穴各1分钟。 （4）按揉天枢、足三里穴各1分钟。 2.随症加减 （1）湿热痢：是痢疾最多见者，症见腹部疼痛，里急后重，下痢脓血，发热，口渴不欲饮，小便短赤，纳呆，舌质红，苔黄腻。常用手法加：第一，清大肠、退六腑各300次，清小肠200次，推下七节骨300次；第二，按揉阳陵泉、三阴交穴各20次。 （2）寒湿痢：症见下痢黏滞白冻，畏寒喜暖，四肢欠温，腹痛肠鸣，肢体酸痛，食少神疲，舌质淡，苔薄白。常用手法加：第一，补脾经300次，补大肠100次；第二，按揉上巨虚、曲池、合谷穴各1分钟。

续表

小儿慢性痢疾按摩方法二	1.常用手法 （1）摩腹：患儿仰卧，家长单掌置其脐下作顺、逆时针摩腹2～5分钟。 （2）推背：患儿俯卧，家长单掌以掌根从患儿腰骶部向上直推至背部，以透热为度。 （3）点穴：按揉足三里穴3分钟，按揉脾脾俞、胃俞、大肠俞、天枢穴各1分钟。 2.随症加减 （1）高热者推天河水500次，退六腑300次。 （2）昏迷抽风者掐人中、掐小天心、掐十王穴，交替操作直至清醒。 （3）久痢体虚揉止痢穴10次，揉二人上马30次，补脾经300次。

按摩后的生活调理：

（1）要隔离患儿至大便正常后1周。对于病儿的碗、杯、筷等用具要进行消毒，衣服和被褥要勤洗勤晒。家长也要经常洗手，以防止传染。

（2）室内要保持安静、凉爽，以给病儿提供良好的休息条件。

（3）要给病儿多喝水，最好是糖盐水、果汁等。对呕吐、腹泻严重的病儿应输液。

慢性痢疾自我按摩具体手法

用按摩棒按揉曲池、手三里、合谷穴，注意按压时力度要适中，每穴每次各5分钟。	用单手手掌推摩下腹部，顺时针、逆时针方向各10圈，至感觉温热为宜。
用双手拇指指腹按揉中脘、大巨、天枢穴，注意按压时力度要稍轻，每穴每次各2分钟。	用拇指指腹按压三阴交、筑宾、阳陵泉，注意按压时用力要稍重，每穴每次各1分钟，至感觉酸胀为宜。

【病症自我保健】
慢性痢疾食疗法
慢性痢疾食疗方

香连猪大肠	原料：猪大肠90克，黄连、木香末各30克，米醋适量。 做法：将黄连、木香末填入洗净的肠内，扎紧两头，放入砂锅，加米醋适量，煮至肠熟烂为度。 功效：清热化湿，调气止血。 用法：上量分3次，空腹食之。
止痢速效茶	原料：细茶9克，槟榔9克。 做法：细茶用食盐同炒，去盐，将茶叶与槟榔加水煎汤。 功效：去壅滞，除湿热，止痢疾。 用法：每日1～2剂，代茶温服。

续表

漏芦煮鸡蛋	原料：漏芦500克，鸡蛋1个，红糖（或白糖）20克。 做法：漏芦加水煮沸5分钟后，放入鸡蛋，蛋熟将壳敲碎再稍煮。 功效：清热解毒，止痢。 用法：每日1次，熟鸡蛋蘸糖，赤痢用红糖，白痢用白糖。连用3~5日。
马齿苋炒鸡蛋	原料：马齿苋30克，鸡蛋2个。 做法：马齿苋切碎，鸡蛋打拌，加少量盐，倒入烧热的油锅烹炒，蛋熟即可。 功效：清热解毒，凉血止痢。 用法：佐餐食用，连用3~5日。
马齿苋粥	原料：马齿苋50克，薏米50克。 做法：马齿苋切碎，薏米淘净，二者加适量清水煮粥，粥成调味。 功效：清热解毒，调气行血。 用法：每日1~2次，连服3~5日。
绿茶蜜饮	原料：绿茶5克，蜂蜜适量。 做法：绿茶放入瓷杯，以沸水冲泡，加盖泡5分钟再调入蜂蜜。 功效：清热生津，止痢消食。 用法：每日3~4次，趁热顿服。
皮蛋	原料：松花皮蛋3个，红糖60克。 做法：把松花蛋剥开。 功效：滋阴清热止痢。 用法：每日1~2次，每次3个，皮蛋蘸糖，空腹食用。可以常食。
干贝烧冬苋菜	原料：冬苋菜750克，干贝100克，奶汤500克。 做法：冬苋菜取带叶嫩梗尖，去梗皮，洗净，用开水烫熟，捞出用凉水冲凉，干贝用水发好。锅内放100克猪油烧热，下冬苋菜稍煸，加奶汤、干贝、盐、料酒、味精、胡椒粉，烧入味，取出冬苋菜，整齐码放盘中。锅内汤汁勾芡，淋少量鸡油，浇在菜上即成。 功效：滋阴补肾，调中下气。 用法：佐餐食用。
桃花粥	原料：赤石脂24克，干姜6克，粳米30克。 做法：赤石脂打碎，与姜同入砂锅中，加水适量，煎取汁50毫升，去渣澄清。粳米煮粥，粥成时兑入药汁，煮沸即成。 功效：温中养胃，涩肠止泻。 用法：温热空腹食之，1次食尽。

慢性肠炎的自我按摩疗法

慢性结肠炎又称慢性非特异性溃疡性结肠炎，病变主要累及直肠和乙状结肠，也可涉及降结肠和整个结肠，病理改变常局限于黏膜和黏膜下层。

【按摩部位及取穴】合谷、三间、后溪、少府、四缝、中魁、涌泉。

【按摩手法】揉、推、敲、按。

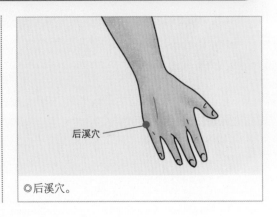

◎后溪穴。

慢性肠炎的症状

消化道症状	常呈现间断性腹部隐痛、腹胀、腹痛、腹泻为本病主要表现。遇冷、进油腻之物或遇情绪波动，或劳累后尤为显著。大便次数增加，日行几次或数十余次，肛门下坠，大便不爽。慢性肠炎急性发作时，可见高热、腹部绞痛、恶心呕吐、大便急迫如水或黏冻血便。
全身症状	呈慢性消耗症状，面色不华，精神不振，少气懒言，四肢乏力，喜温怕冷。如在急性炎症期，除发热外，见失水、酸中毒或休克出血表现。
体征方面	长期腹部不适或少腹部隐隐作痛，查体可见腹部、脐周或少腹部为主，有轻度压痛、肠鸣音亢进、脱肛。

慢性肠炎自我按摩法

推腹法	用掌或拳头有胸部往下腹往下推，按下去的力度合适就行，有痛或包块的感觉时，稍微用力点，以能适应为准。
揉腹法	两手重叠，以肚脐为中心，先按顺时针方向按揉腹部100下，再按逆时针方向按揉腹部100下。每天早、晚各按揉1次。肚脐周围有肓俞、神阙、气海、关元、中脘等要穴。 揉腹可使气血通畅，强健腹肌，增强胃肠功能，促进食物消化与吸收，从而起到防治腹泻、便秘、腹痛等病症的作用。

续表

手部按摩	（1）穴位选择 可揉按合谷、三间、后溪、少府、四缝、中魁、便秘点、安眠点等。 （2）反射区选配 按摩升结肠、横结肠、降结肠、乙状结肠、直肠、腹腔神经丛、小肠、十二指肠、胃脾大肠区、肾上腺等反射区，重点按摩乙状结肠、直肠、腹腔神经丛反射区。 治疗期间，应注意饮食调养及休息，避免情绪过度紧张及外感风寒，忌食生冷及刺激性食物。另外，本病需与痢疾（细菌性或阿米巴性）相鉴别，属后者应以药物治疗为主，辅以手部按摩。
敲打、按摩足三里穴和涌泉穴	先用保健锤对足三里穴和涌泉穴进行敲打，每个穴位各敲打150下；然后用拇指分别按压2个穴位各100下。每天早晚各按压1次。

【病症自我保健】

慢性肠炎食疗法

慢性肠炎食疗方

八宝糯米饭	原料：莲子50克，白扁豆50克，薏米30克，核桃肉30克，桂圆肉30克，青梅20克，大枣20枚，去皮鲜山药100克，白砂糖100克，糯米500克，猪油50克。 做法：将糯米、薏米、白扁豆、莲子洗净后分别入笼中蒸熟，取大碗1个，用猪油10克抹于碗内，再排放青梅、大枣、桂圆肉、核桃仁、莲子，加入糯米饭，入笼中蒸30分钟，取出翻扣于大盘中，再用猪油和白砂糖溶化后浇淋饭上即成，用以佐餐或用正餐。
参草苓术蒸鸭	原料：肥鸭1只，党参15克，白术10克，茯苓10克，炙甘草6克。 做法：将肥鸭杀死，去毛及肚肠，洗净，党参、白术、茯苓、炙甘草用纱布包好，放入鸭肚内，整鸭放于大碗中，加葱、姜、料酒、盐、味精、鲜汤，用湿棉纸封住碗口，于笼中蒸至熟，去棉纸、药袋，佐餐食之。 功效：健脾补气；适用于脾虚，消化力弱，大便稀薄。
茴桂黄羊汤	原料：小茴香10克，桂皮5克，生姜10克，黄羊肉500克。 做法：将黄羊肉洗净，切成小块，生姜切片，同小茴香、桂皮、精盐、葱、姜、料酒一同入砂锅中，加水适量，炖煮约50分钟，至羊肉熟烂，食肉喝汤。 功效：补中益气，散寒止泻适用于脾胃虚寒，饮食难以消化，腹泻便溏。
车前子山药粥	原料：山药30克，车前子12克。 做法：山药切碎，研成细粉，车前子择去杂质，装入纱布袋内，扎紧袋口，与山药粉一同放入锅中，加清水适量，用小火煮成粥，可作点心食用。 功效：健脾清热，固肠止泻；适用于慢性肠炎，久而不愈，腹泻反复发作。

续表

粟米山药糊	原料：粟米100克，山药100克，白糖适量。 做法：将粟米、山药用小火炒至焦黄，研为细粉，每次取30克，加水200毫升，煮熬成糊，加白糖调匀，随意食用。 功效：补脾胃，助消化；适用于脾胃虚弱，消化不良，腹泻便溏。

十二指肠溃疡的自我按摩疗法

十二指肠溃疡是一种常见的消化道疾病。一般认为，由于大脑皮质接受外界的不良刺激后，导致胃和十二指肠壁血管和肌肉发生痉挛，使胃肠壁细胞营养发生障碍和胃肠黏膜的抵抗力降低，致使胃肠黏膜易受胃液消化而形成溃疡。

【按摩部位及取穴】中脘、内关、建里、足三里、阴陵泉。

【按摩手法】按、揉、点、压、摩。

十二指肠溃疡的主要临床表现为上腹部疼痛，可为钝痛、灼痛、胀痛或剧痛，也可表现为仅在饥饿时隐痛不适。临床上约有2/3的疼痛呈节律性：早餐后1～3小时开始出现上腹痛，如不服药或进食则要持续至午餐后才缓解；食后2～4小时又痛，也须进餐来缓解。约半数患者有午夜痛，病人常可痛醒。节律性疼痛大多持续几周，随着缓解数月，可反复发生。

十二指肠溃疡自我按摩法

摩胃部（上腹部）	将手掌面紧贴于上腹部痛点周围，做顺时针方向抚摩100次，用力宜轻柔，有温热感为佳。
按揉中脘穴	中脘穴位于脐眼笔直往上6厘米左右，可用中指指端轻重交替地按此穴50次。
掐揉内关穴	内关穴位于手臂内侧，手腕横纹肌正中往上4厘米左右，两根手筋之间，先用一拇指指端用力掐1分钟，再按揉10次，反复揉5遍，以局部有酸胀感为佳。

需要注意的是，病人可以根据病情需要，结合药物治疗效果更佳，并注意饮食规律，忌食辛辣食物，戒烟、酒，为胃痛症状改善提供良好的基础。

十二指肠溃疡的按摩疗法

揉摩上腹部	取仰卧位，腹部自然放松，呼吸均匀。将左右手掌交叉重叠，放于上腹部剑突下，做顺时针揉摩，由上到下，由内到外，力量均匀，按摩3～5分钟，每日1～2次，2～3周为1疗程。

续表

提拿任脉	取坐位或仰卧位，双手置于上腹部剑突下，沿剑突经肚脐到中极，循任脉循行路线，抓紧皮肤自上而下，一松一紧提拿，重复操作10次。每日1次，2～3周为1疗程。
背俞	取俯卧位，按摩者在背部脊柱两侧膀胱经循行线上，自上而下施以法，于脾俞、肾俞等背俞穴处力度加重。操作约2分钟，每日1次，2～3周为1疗程。
按揉中脘穴、建里穴	用拇指揉按腹部中脘穴、建里穴，用力由轻到重，以穴位局部有酸胀感为度。每穴1～2分钟，每日1次，10日为1疗程。
点按足三里穴、阴陵泉穴	用拇指分别点按下肢部的足三里穴、阴陵泉、胃俞、肝俞穴各半分钟。然后揉按各穴，用力由轻到重，以穴位局部有酸胀感为度。每穴1～2分钟，每日或隔日1次，10日为1疗程。

【病症自我保健】

十二指肠溃疡食疗保健

建议食品及食用方法	（1）螺旋藻。食用螺旋藻后，螺旋藻能够迅速分解成细微粒子，紧贴在胃和十二指肠的黏膜上，形成一层保护膜，由此促进黏膜再生，修复已损伤的黏膜，使胃部倍感舒适。 （2）磷脂。磷脂可促进细胞活化、组织再生修复。 （3）优质蛋白。优质蛋白中含有全面、丰富、均衡的必需氨基酸，可以很好地解决胃部营养的滋补问题。 轻度溃疡：每日螺旋藻4粒，磷脂4粒，优质蛋白1包，每天早晨食用，以上食品一次连续食用60天。 重度溃疡：每日螺旋藻5～10粒，磷脂5～15粒，每日分两次食用，以上食品一次连续食用90～180天。
宜食食物	性质寒凉、味淡或苦，具有清热、利湿作用的食物，如荞麦、玉米、薏米、小麦、小米、赤小豆、绿豆、蚕豆、苦瓜、黄瓜、冬瓜、大头菜、空心菜、金针菜、苋菜、莴苣、茭白等。
忌食食物	性质温热，有补益助热作用的食物，如籼米、狗肉、橘子、芥菜、薤白等。 味辛辣性温热，易助热生火的食物，如韭菜、辣椒、茴香、大蒜、白蔻等。 磁腻味厚，易生湿、加重湿证的食物，如山药、糯米、红枣、蜂蜜、龙眼、花生、西瓜、松子、猪肉、牛奶、枇杷等。 具有收涩而可滞留湿邪的食物，如乌梅、莲子、石榴、芡实等。

十二指肠溃疡食疗方

赤小豆薏米饮	赤小豆30克、薏米30克,加清水文火炖煮30分钟后取100毫升汁液,再炖30分钟后倒出剩下的100毫升汁液,将两次的汁液搅匀,温饮或凉饮。
金针冬瓜汤	干金针菜20克,切段,开水浸泡20分钟后与50克冬瓜丝入沸汤,片刻即好,加盐、味精,点几滴香油。
素烧苦瓜	新鲜苦瓜200克,切丝,先用开水浸泡片刻以去苦味,再入油锅烧炒至九成熟,出锅,勾欠(含有盐、味精)浇汁。

胃脘痛的自我按摩疗法

胃脘痛,即胃溃疡、十二指肠溃疡、慢性胃炎等症的统称,痛时嗳气、反酸、恶心、呕吐。

【按摩部位及取穴】膈俞、三焦俞、大椎、胃俞。

【按摩手法】按、揉、擦、捏、拿。

胃脘痛的快速按摩法。

(1)患者平躺在床上,腹部放松。

(2)两手拇指分别置于两胁下,其他四指放于两侧腹部,以适当的力量向中间挤压100次。

(3)将右手掌放于上腹部(中脘穴),再压上左手,按顺时针方向按摩100次。每日睡前和起床前各按摩1次。

按摩完毕后,病人便可听到肠鸣音,产生矢气(放屁)下行并排出,即达到了治疗效果。疗程以胃脘痛消失为标准。

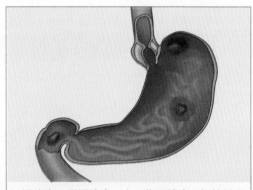

◎胃脘痛,即胃溃疡、十二指肠溃疡、慢性胃炎等症的统称。

胃脘痛的按摩疗法

按揉背腰镇痛法	在单掌推背部膀胱经路线的基础上,叠掌揉,双掌根或双拇指交替按压膈俞至三焦俞一段膀胱经内侧线,注意局部重点取穴。
晃拨腧穴行气法	单掌根着力,依靠腕关节作手掌晃动动作,带动掌根晃拨,分别刺激肝、脾、胃、三焦俞等穴,手下压力要适度,晃拨频率均匀。
提拿捏脊健运法	双手拇、食指沿督脉路线自上而下反复提拿(大椎穴至命门穴一段),施术捏脊法自下而上10次。

续表

捏拿背腰 肌理气法	在肩胛内移的基础上，拇、食指捏拿骶棘肌上段（肩胛间区段，轻拿轻放），亦可加用中指做捻转动作。
搓擦胃俞 温中法	单掌根或小鱼际肌快搓两侧胃俞穴，搓后缓缓揉动，使热感渗透。
擦摩上腹 散寒法	用单掌反复擦上腹部，频率要快，以温热为度；改用掌摩以上部位。
推揉腹部 和中法	两拇指开三门、运三脘，单掌或双掌于左胁肋部快速推抚，称之推胃法；掌推腹部任脉路线；掌根轮状顺时针推脘腹；叠掌揉上腹部，以左上腹为主。
按揉腹部 消积法	双拇指交替按压腹部任脉及两侧胃经路线，双掌重叠自上而下揉以上部位；双掌扣脐轮状揉腹部。以上就是按摩治疗胃脘痛的一些具体操作方法，胃脘痛患者不妨试一试，一定可以达到缓解胃脘痛的效果的。

【病症自我保健】

胃脘痛食疗法

在临床上，胃脘痛常表现为上腹部不适、嗳气、恶心、呕吐、食欲减退、体质消瘦等症状。除了药物治疗外，此病可进行饮食调理。

胃脘痛食疗方

砂仁茶	茶叶10克，素馨花6克，春砂仁6克（打碎）。分2次沸水冲泡，频饮。
健胃泡姜茶	茶叶15克，干姜3克，粳米30克。水煎，代茶饮。
健胃茶	徐长卿4.5克，北沙参、化橘红、白芍各3克，生甘草2克，玫瑰花、红茶各1.5克。上药共研为粗末，沸水冲泡，代茶频饮，每日1次，连服3个月为1个疗程。

胃下垂的自我按摩疗法

胃下垂是指站立时，胃的下缘达盆腔，胃小弯弧线最低点降至髂嵴连线以下。轻度胃下垂患者多无症状，中度以上者常出现胃肠动力差，消化不良的症状。

【按摩部位及取穴】百会、中脘、足三里、合谷、内关、外关、涌泉。

【按摩手法】摩、按、揉、搓。

胃下垂的发生与身体素质有关，如病后和产后体弱，元气亏损，或脾胃虚弱，中气下陷，不能使胃固托于正常的位置上。症状多表现为食少，胃脘坠胀不舒，上腹隐痛，消化不良，经常嗳气，大便时稀时秘，消瘦，倦怠乏力等，且症状多以饭后加重。

胃下垂的典型症状

腹胀及上腹不适	患者多自述腹部有胀满感、沉重感、压迫感。
便秘	便秘多为顽固性，其主要原因可能由于同时有横结肠下垂，使结肠肝曲与脾曲呈锐角，而致通过缓慢。
腹痛	该腹痛多为持续性隐痛，常发生于餐后，与食量的多少有关。进食量愈大，疼痛时间愈长，且疼痛亦较重。同时疼痛与活动有关，饭后活动往往使疼痛加重。
恶心、呕吐	胃下垂患者常于饭后活动时发生恶心、呕吐的症状，尤其进食过多时更易出现。这是因为一次进入较大量食物，加重了胃壁韧带之牵引力而致疼痛，随之出现恶心、呕吐。
神经精神症状	由于胃下垂的多种症状长期折磨病人，使其精神负担过重，因而产生失眠、头痛、头昏、迟钝、忧郁等神经精神症状。还可有低血压、心悸以及站立性昏厥等表现。

缓解胃下垂的不同按摩方法

预备式	取坐位，腰微挺直，双脚平放与肩同宽，右手掌心与左手背重叠，轻轻放在小腹部，双目平视微闭，呼吸调匀，全身放松，静坐1~2分钟。
按揉百会穴	将左手的中指指腹放在百会穴上，适当用力按揉0.5~1分钟。按揉百会穴可以取得升阳举陷的功效。
掌揉中脘穴	将右手拇指指腹放在中脘穴上，适当用力揉按0.5~1分钟。这种手法可以疏肝和胃、止痛止吐。
团摩上腹	将左手掌心叠放在右手背上，将右手掌根放在上腹部，适当用力做顺时针环形摩揉0.5~1分钟。以腹部发热为佳。长期坚持，有宽胸理气、健脾和胃的效果。
按揉足三里穴	身体前倾，将拇指指腹放在同侧足三里穴，适当用力按揉0.5~1分钟。功效为补脾健胃、调和气血。
掐揉合谷穴	将一手拇指指尖放在另一手的合谷穴上，其余四指放在掌心，适当用力掐揉0.5~1分钟，以有酸胀感为度，双手交替进行。功效为宁心通络、解痉止痛。

续表

合按内关穴、外关穴	将一手的中指和拇指指端放在对侧的外关穴和内关穴上，中指、拇指对合用力按压0.5～1分钟，双手交替进行。功效为安神镇静、和胃理气。
搓涌泉穴	将左（右）下肢平放在对侧膝上，用右（左）手掌心按于涌泉穴上，反复搓擦0.5～1分钟。功效为：醒脑开窍、补肾聪耳。

针对胃下垂的另一种按摩治疗法

操作步骤	（1）摩腹 用手掌先顺时针绕肚脐摩81圈，再反方向逆时针摩81圈，然后横擦少腹81次。 （2）托胃 术者四指并拢，以螺纹面着力，根据胃下垂的不同程度，自下而上托之。在上托的同时，四指可以轻微颤抖，以便使胃恢复原位。一般托5～10分钟。 （3）点揉鸠尾、中脘、天枢、气海，各1～2分钟。 （4）滚揉胸背部5～7分钟。然后点揉脾俞、肝俞、胃俞，各约2分钟。 （5）腹部揉推法 病人仰卧、两腿屈曲，按摩者用双手揉拿腹部，以发热为度，然后手掌自下而上做推颤法十余次。
辨证加减	（1）肝气郁结：患者情志不舒，胃部下垂不适、腹胀、腹泻、时有肠鸣作声，可伴有眩晕失眠等。 加用：擦两胁肋，3～5分钟。点揉章门、期门、太冲、肝俞，每穴1～2分钟。 （2）气血不足：患者精神疲乏，四肢无力，胃部下垂不适，伴有失眠、心悸及直立性低血糖等症状。 加用：直擦背部督脉，横擦左侧背部，5～10分钟，按揉足三里，约2分钟。

【病症自我保健】
胃下垂食疗法
胃下垂食疗方

姜韭牛奶羹	原料：韭菜250克，生姜25克，牛奶250克。 做法：韭菜、生姜捣烂，绞取汁液，兑入牛奶，加热煮沸。 功效：温胃止呕，滋补虚弱。 用法：趁热顿饮。
干姜花椒粥	原料：干姜5片，花椒3克，粳米100克，红糖15克。 做法：花椒、姜片，用白净的纱布袋包，与粳米加清水煮沸，30分钟后取出药袋，再煮成粥。 功效：暖胃散寒，温中止痛。 用法：每日早晚各1次，长期服食始可见效。

续表

桂圆肉蒸鸡蛋	原料：桂圆肉5~7克，鸡蛋1个。 做法：新鲜鸡蛋去壳，放入小碗中，可加白糖少许，约蒸3分钟，蛋半熟（蛋黄凝成糊状的半流质时），将桂圆肉塞入蛋黄内，再蒸10分钟（或烧饭时放入饭锅内蒸熟，让蒸汽水进入）。 功效：补益心脾。 用法：当点心吃。每日1次。
鸡内金炒米粉	原料：炙鸡内金30只，糯米粉1000克，白糖适量。 做法：鸡内金研成粉末，或烘干后，用小磨磨成粉，备用。糯米用冷水浸2小时，捞出，晾干，蒸熟，再晒干或烘干，磨成细粉。将鸡内金与糯米粉混合，再磨一次，筛下粉末，装瓶。 功效：健胃消食，补中益气。 用法：每日2次，每次2匙，加白糖半匙，冲开水适量，拌匀，用小锅炖，糊呈透明状即可食用。当点心吃，3个月为1个疗程。
举胃猪肚散	原料：猪肚1个，白术200克，升麻100克，石榴皮30克。 做法：将猪肚洗净，三味药用清水洗净、浸透，装入猪肚内，两端扎紧，放入大砂锅内，加水浸没，慢火煨至猪肚烂透，捞出，取出药物晒干研末，猪肚切丝。 功效：健脾益胃，升举中气。 用法：药末以米汤或温开水送服，每次5~10克，1日3次，肚丝佐餐适量食之。
花椒嫩鸡	原料：嫩鸡1只（约1000克），花椒适量。 做法：整只鸡放入开水锅内煮至半熟取出，剁成小长方形鸡块；香油与花椒在旺火上炸制成花椒油，葱、姜切丝。把鸡块（鸡皮朝下）逐块摆放在碗里，将酱油、醋、盐、味精等一起调匀，倒入碗中，再浇上椒油，撒上葱姜丝，上蒸笼用旺火蒸半小时，待鸡块熟透将碗取出，鸡块倒扣在大盘中即得。 功效：补脾开胃，行气消食。 用法：佐餐食之。

胃肠道功能紊乱的自我按摩疗法

胃肠道功能紊乱，胃肠综合征的总称，起病大多缓慢，病程常经年累月，呈持续性或有反复发作。

【按摩部位及取穴】缺盆、膻中、中脘、气海、章门、内关、涌泉、膈俞、足三里、梁门。

【按摩手法】揉、按、拿、拍。

胃肠功能紊乱临床表现以胃肠道症状

为主，可局限于咽、食管或胃，但以肠道症状最常见，也可同时伴有神经官能症的其他常见症状。多有精神因素的背景，以胃肠道运动功能紊乱为主，而在病理解剖方面无器质性病变基础，因此也不包括其他系统疾病引起的胃肠道功能紊乱。

胃肠功能紊乱的临床表现具体体现在胃肠道吸收及进食和排泄等方面的不正常，常伴有失眠、焦虑、注意力涣散、健忘、神经过敏、头痛等其他功能性症状。

胃肠道功能紊乱相当常见，其中典型的临床特点为，病情常随情绪变化而波动，症状可因精神治疗如暗示疗法而暂时消退，提示有本症的可能性。

胃肠神经官能症起病缓慢，病程多缠

绵日久，症状复杂，呈持续性或反复性发作，病情轻重可因暗示而增减，临床表现以胃肠道症状为主，多伴有心悸、气短、胸闷、面红、失眠、焦虑、注意力涣散、健忘、神经过敏、手足多汗、多尿、头痛等自主神经不平衡的表现。

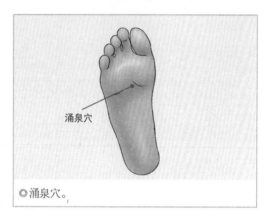

◎涌泉穴。

胃肠道功能紊乱的类别

胃神经官能症	（1）神经性呕吐，多见于女性。患者往往在进食后不久突然发生呕吐，一般无明显恶心，呕吐不费力，呕吐量不多，且不影响食欲和食量，常呕吐后可继续进食，因此多数无明显营养障碍。神经性呕吐可伴有癔症的色彩，如夸张、做作、易受暗示、突然发作，间歇期完全正常，因此也称为癔症呕吐。 （2）神经性嗳气，患者有反复发作的连续性嗳气，致使不自觉地吞入大量空气而使症状更为明显，导致频频嗳气，常有癔症色彩，当众发作。 （3）神经性厌食，多为女性，主要为厌食或拒食，严重者有体重减轻。患者多数自觉良好，行动活泼敏捷，有时又自相矛盾地对食物甚感兴趣，甚至贪食饱餐，而后又偷偷呕掉。患者因长期少食，体重减轻可达原有体重的40%～60%以致恶病质的程度。患者常有神经内分泌失调，表现为闭经、低血压、心动过缓、体温过低、饥饿感丧失等。
肠神经官能症	肠神经官能症又称激惹综合征，为胃肠道最常见的功能性疾病。以肠道症状为主，患者常有腹痛、腹胀、肠鸣、腹泻和便秘等症状。 （1）以结肠运动障碍为主，较多见。患者有阵发性肠绞痛，主要位于左下腹，腹痛的发作和持续时间虽不很规则，但多数在早餐后发作，熟睡时极少见。腹痛常因进食或冷饮而加重，在排便、排气、灌肠后减轻。腹痛常伴有腹胀、排便不畅感或排便次数增加，粪便可稀可干。 （2）以结肠分泌功能障碍为主。 （3）以小肠功能障碍为主。

胃肠道功能紊乱属于消化系统疾病，比较常见的消化系统疾病如消化不良、胃炎、溃疡病、急性胃肠炎、便秘的患者；饮食不规律的人群；以及成年女性、脑力劳动者、性格内向者、常处于神经过敏状态的人等是胃肠道功能紊乱的易感人群。

胃肠道功能紊乱的自我按摩疗法

一般按摩法	（1）摩腹法 　　患者取仰卧位，双膝曲。两手掌相叠，置于腹部，以肚脐为中心，在中、下腹部沿顺时针方向摩动约5分钟，以腹部有温热感为宜。用力宜先轻后重，然后扩大范围摩动全腹部约2分钟。 　　（2）擦腰骶法 　　患者取坐位，腰部前屈。两手五指并拢，掌面紧贴腰眼，用力擦向骶部，如此连续反复进行约1分钟，使皮肤微热，有热感为宜。 　　以上两种自我按摩调治胃肠神经官能症的方法每日1~2次，连续治疗24天，然后根据病情可隔日治疗一次，直至症状消失。 　　在按摩时，这两种方法可同时进行，按摩者可在按摩治疗过程中同时进行心理暗示，这样做既节省时间又疗效显著。 　　另外，可以通过精神疗法进行治疗。精神疗法治疗的主要目的是解除患者的思想顾虑，调整好心态，要善于抓住主要矛盾，经过耐心细致的解释，让病人了解疾病的性质，起病原因以及良好的愈后等，以解除病人的思想顾虑，树立对疾病的正确认识，提高治愈的信心，从而发挥其主观能动性，可使病情早日痊愈。
穴位按摩法	（1）治则：疏肝理气、健脾和胃、降逆止呕。 　　（2）主要穴位：缺盆、膻中、中脘、气海、章门、内关、涌泉、膈俞、公孙、足三里、梁门等穴。 　　（3）主要手法：推、揉、按、拿、拍打等。 　　（4）操作时间：30~40分钟。 　　（5）基本手法。 　　仰卧位：患者仰卧位，按摩者立于其侧，单手掌推胸腹部正中任脉线，从天突推至关元穴（注意推至脐下转换手掌方向）。双掌开三门，运三脘。双掌重叠揉和多指拿腹部（从上至下），揉拿任脉及两侧。拇指点揉缺盆、膻中、中脘、气海、章门、内关、足三里、梁门等穴。 　　俯卧位：患者俯卧位，按摩者立于其侧。双掌推揉背部膀胱经路线（从上至下），多指拿脊柱两侧肌肉。拇指点揉背部膀胱经路线上的穴位（从上至下）。拇指点揉公孙、涌泉等穴。双手空掌交替拍打腰背部，结束手法。可根据病人需要灵活掌握，不要一成不变。

【病症自我保健】

胃肠道功能紊乱的日常疗法

治疗传统上应用饮食疗法、营养支持疗法、镇静安眠、缓痉止痛综合治疗为主，医生可根据病情对症使用谷维素、多酶、维生素B$_1$、硫糖铝、多潘立酮（吗叮啉）等西药。

中药辨证依饮食积滞、肝郁气结、脾胃虚弱、痰湿内阻、心肾不交等症候，使用保和丸、抑肝散、柴胡疏肝散、参苓白术散、甘麦大枣汤、天王补心丹、六味地黄汤等加减治疗；同时针灸理疗、气功、运动疗法也有较好的作用。

在使用对症、支持、调节的中西药过程中，采用心理治疗，其方法一般是解释、安慰、疏导、分析、认识、积极暗示和情绪转移，让患者真正认识病情、主动调节情绪、消除思想顾虑，提高疾病治愈信心。

习惯性便秘的自我按摩疗法

习惯性便秘是指长期的、慢性功能性便秘，多发于老年人。同时，也有人认为习惯性便秘不仅仅限于功能性便秘，它也包括结肠性便秘与直肠性便秘。

【按摩部位及取穴】天突、中极、关元、天枢、合谷、足三里。

【按摩手法】按、摩、点、压。

习惯性便秘主要是生活、饮食及排便习惯的改变以及心理因素等原因导致的，如果不纠正这些起因，治疗效果往往较差。药物治疗只是临时之举，长期依赖泻药只会逐渐加重便秘程度，生活调摄才是根本治疗。

习惯性便秘形成的因素

心理因素	情绪紧张，忧愁焦虑，注意力高度集中于某一工作，或精神上受到惊恐等强烈刺激，导致皮层和自主神经紊乱，引起便意消失；肛裂、肛门直肠周围脓肿、痔疮等患者因恐大便疼痛、出血、脱出，常控制排便，延长排便间隔时间；抑郁性精神病和癔症，结肠过敏等，均可引起习惯性便秘。这些心理因素，是形成便秘的主要原因。
胃肠道运动缓慢	缺乏B族维生素，甲状腺功能减退，内分泌失调，营养缺乏等，可影响整个胃肠蠕动，使食物通过缓慢，形成便秘。
肠道运动亢进	促进肠蠕动亢进的副交感神经异常兴奋时，可导致肠运动异常，出现痉挛性收缩，可引起便秘或腹泻交替进行，排出被痉挛的结肠切割成的如羊粪一样的硬便。
肠道受到的刺激不足	饮食过少或食物中纤维素和水分不足，肠道受到的刺激量不足，不能引起结肠、直肠的反射性蠕动，结果食物残渣在肠内停留过久，水分被充分吸收，大便干燥，排出困难。西方流行的要素饮食多含有高营养物质，但缺乏纤维素，一次食用量很少，所以容易因肠道受到的刺激不足发生便秘。

续表

排便动力缺乏	手术损伤了肛门部肌肉，年老体弱，久病或产后，致使膈肌、腹肌、提肛肌收缩力减弱，使排便动力缺乏，粪便不易排出，发生便秘。
肠壁的应激性减弱	腹泻之后，肠壁内神经感受细胞为对抗腹泻，保持正常生理，常可应激性降低排粪活动引起便秘。长期使用刺激性泻药也可减弱肠壁的应激性，导致便秘加重。

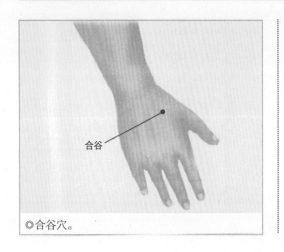

◎合谷穴。

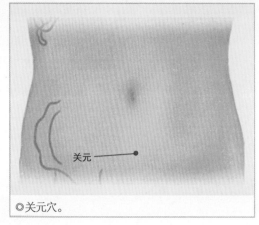

◎关元穴。

防治习惯性便秘按摩方法

一般按摩法	方法：早上起床，空腹在空气新鲜处，双腿盘坐，双手握拳于胸前，深吸两口气，憋住，吸第三口气时，舌根抵住咽喉，随口水向下吞下，双手抱拳于胸骨柄（天突穴处）向下刮至小腹（中极穴处），协助吞气，后再用双掌大鱼际分别从双侧足阳明胃经不容穴始，向下刮至气冲穴止，刮至皮肤略红为度，算吞气1次。 每日练习，3个月为一疗程，如效果不佳继续第2个疗程，疗程间不休息。 同时，患者可以在每晚睡觉前，手掌顺肚脐环周按摩，也可以较好地治疗习惯性便秘。
穴位按摩法	通过指压点穴加按摩可以较好地治疗习惯性便秘。 （1）按摩关元、天枢穴 患者取仰卧位，全身放松，用掌根顺时针方向缓慢揉小腹5分钟，拇指用力按压关元、左右天枢穴各1分钟，令局部有酸胀感，然后双手叠加置于小腹行掌震法1分钟，最后双手掌沿脐部向下抚摩结束。 （2）按摩合谷、足三里穴 按摩合谷及足三里。合谷在五指并齐，拇指与食指间最高点；足三里位置，坐位，掌心平放膝盖正中，五指自然分开，小指尖对着这位置。

【病症自我保健】
习惯性便秘食疗法

习惯性便秘食疗方

红薯糖水	红薯500克削去外皮切成小块，加清水适量煎煮，待熟透变软后放糖加生姜2片再煮片刻服食。
清蒸茄子	将1~2只鲜茄子洗净后置碟上，加油、盐少许，将碟子一起放入锅中蒸，待熟取出，加调料拌匀服食。
冰糖炖香蕉	每次将2~3只香蕉去皮加适量冰糖，放入水中炖熟服食。
麻油拌菠菜	每次用鲜菠菜500克，洗净，待锅中水煮沸，加入食盐适量调味，把菠菜置沸盐水中烫约3分钟，取出，拌匀食用。

慢性腹泻的自我按摩疗法

慢性腹泻指病程在两个月以上的腹泻或间歇期在2~4周内的复发性腹泻。当排便次数明显超过平日习惯的频率，粪质稀薄，每日排粪量超过200克，或含未消化食物或脓血即为腹泻。通常粪便中含有75%~80%的水分，但若是超过85%以上，就可以判断为腹泻。

【按摩部位及取穴】三间、合谷、足三里。

【按摩手法】按、摩、推、揉。

与慢性腹泻相关的疾病

糖尿病	糖尿病引起的腹泻与其导致的胃肠道自主神经病变有关。腹泻呈顽固性、间歇性，发作时间可为几天至几周；间歇期可为数周至数月，腹泻昼夜均可发生，约5%的腹泻病人同时有脂肪泻。
肝癌	以腹泻为首发症状的肝癌并不少见。肝癌患者的肝脏解毒功能下降，肠黏膜在有害化学物质的刺激下产生肠毒素，促使肥大细胞增殖，释放组胺，使肠黏膜变性水肿，通透性增加，对水分的重吸收减少，致大量水分排入肠腔引起腹泻。
甲亢	甲状腺功能亢进症患者由于肠道蠕动快，消化吸收不良而出现大便频繁甚至腹泻，大便一般呈糊状，含较多未消化食物。
大肠癌	大肠癌多数发生在中年以后，位于左侧结肠者常为环状生长，伴有排便习惯改变。当肿瘤有糜烂、溃疡、坏死时，可表现为腹泻、血便和里急后重，尤其是肿瘤位于直肠者，主要表现为血便、排便次数增多、排便不畅和里急后重。

慢性腹泻的按摩疗法

寒湿伤脾	（1）取仰卧位，家人用拇指指腹端按揉足三里、阴陵泉、三阴交穴各1分钟；再用掌推法从中脘推至关元穴，反复进行3分钟，并用掌摩法逆时针摩腹3分钟；最后家人用拇指指腹端按揉上巨虚、下巨虚、曲池穴各1分钟。 （2）取俯卧法，家人以掌从尾骶部沿脊柱向上推擦，反复进行5遍，以微热、微红为度；再用拇指指腹端按揉背部脾俞、胃俞、大肠俞、长强穴各1分钟；最后沿脊柱两旁用擦法约5分钟，以透热为度。
饮食所伤	（1）取仰卧法，家人用拇指指腹端按揉足三里、阴陵泉、三阴交穴各1分钟；再用掌推法从中脘推至关元穴，反复进行3分钟；最后用掌摩法顺时针摩腹3分钟。 （2）取俯卧位，家人用拇示（食）指提捏其尾骶部肌肉，一紧一松，逐渐向上至大椎穴，重复5遍。再用拇指指腹端按揉脾俞、胃俞、大肠俞穴各1分钟。

【病症自我保健】

慢性腹泻的饮食注意

慢性腹泻的食疗原则：

低脂少纤维：每天脂肪40克左右，过多不易消化并加重胃肠道负担，刺激胃肠蠕动加重腹泻。故植物油也应限制，并注意烹调方法，以蒸、煮、汆、烩、烧等为主，禁用油煎、炸、爆炒、滑溜等。可用食物有瘦肉、鸡、虾、鱼、豆制品等。此外，还要注意饮食少纤维，粗纤维多的食物能刺激肠蠕动，使腹泻加重，当腹泻次数多时最好暂时不吃或尽量少吃蔬菜和水果，可给予鲜果汁、番茄汁以补充维生素；少渣饮食可减少肠蠕动、减轻腹泻，故宜进食细挂面、粥、烂饭等。

高蛋白高热能：慢性腹泻病程长，常反复发作，影响食物消化吸收，并造成体内贮存的热能消耗。为改善营养状况，应给予高蛋白高热能饮食，并用逐渐加量的方法，如增加过快，营养素不能完全吸收，反而可能加重胃肠道负担。

禁忌食物：如粗粮、生冷瓜果、凉拌菜等，含粗纤维多的韭菜、芹菜、榨菜等；坚硬不易消化的肉类如火腿、香肠、腌肉等；刺激性食物如辣椒、烈酒、芥末、辣椒粉，以及肥肉、油酥点心等高脂肪食物。

慢性腹泻在治疗上有一定的难度。但通过临床的观察，实验发现，中医食疗法在治疗慢性腹泻上能够取得很好的疗效：

（1）胡椒7粒，鸡蛋1枚。将鸡蛋打1孔，胡椒研为细末，放入蛋中，湿纸封口，蛋壳外用湿白面团包裹3～5毫米厚，放于木炭火中煨熟，去壳，空腹白酒送服。1日3克。

功效：散寒温中，止泻。

（2）取新鲜黄瓜叶适量，将叶上的绒毛刷掉后用清水洗净，捣碎挤汁，盛于碗内，再取等量蜂蜜（约3汤匙）与黄瓜叶汁混合搅匀，1次服下，多则2次即可痊愈。

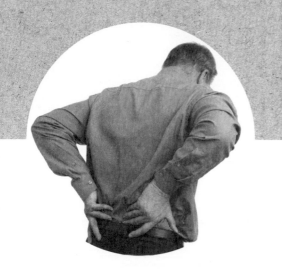

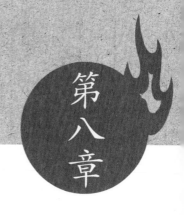

第八章

骨骼与肌肉疾病的
自我按摩疗法

●对不同的骨骼与肌肉炎症和疼痛疾病，通过从病因，症状以及按摩方法入手，讲解全面的预防保健之道。骨骼类疾病同人们日常的调理、运动等有密切关系。在自我保健中，人们也需要在日常生活中，避免让身体受到伤害，并从饮食上进行调理，提高身体功能，增强抵抗力。

膝关节炎的自我按摩疗法

膝关节骨性关节炎，又称增生性关节炎，肥大性关节炎，退行性关节炎，骨关节病，它是一种以关节软骨退行性改变为核心，累及骨质并包括滑囊，关节囊及关节其他结构的全方位，多层次，不同程度的慢性无菌性炎症。

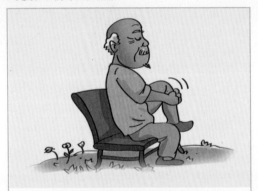

◎当出现膝关节疼痛的时候，不妨试试膝部自我按摩，一定会给你带来意想不到的效果。

【按摩部位及取穴】膝关节、髌骨、股四头肌等部位；血海、梁丘、犊鼻、膝眼、委中、阴陵泉、阳陵泉、三阴交、足三里等穴。

【按摩手法】揉、捏、弹、擦等。

由于膝关节是人身体较大而复杂的屈曲关节，在承受几乎全部体重的同时还要担负起腿部的各种运动任务，所以膝关节对人来说尤为重要。如果不注意保护膝关节，很容易损伤，恢复不好就会有转为慢性病的趋势。

膝关节炎可为单发性，或双侧性，在女性中间偏多，并且往往是体重超标者易发膝关节炎。

一般来说，人在步入中年后，当坐起立行时觉得膝部酸痛不适，走了一会症状消失，这是膝关节炎的早期表现。疾病的发展，活动并不能缓解疼痛，且上下楼梯或下蹲与坐起站立都有些困难，需手在膝盖上撑助才行。多走之后膝关节有些肿，或肿得厉害，还可以抽出一些淡黄色液体。由于滑膜与关节囊有病变而增厚，活动时可有响声，如果是关节内有游离体形成，可影响关节活动，并不时有"关节绞锁"现象。到最后出现膝关节畸形，例如膝关节屈曲挛缩，O形腿或X形腿，甚至拄拐杖才能行走。

膝关节推拿点穴法

点揉痛点	用手指按压，找到膝关节周围的压痛点，用拇指、食指的指腹在压痛点处进行点揉，压痛点多位于膝关节内外侧、髌骨上下及膝后窝处。膝后窝处可以用食中指点揉。 按揉每个痛点时注意力度，先由轻至重点揉20次，再由重至轻点揉20次。此手法可以促进痛点炎症吸收，松解粘连，特别适用于各种慢性膝关节疾病。

续表

点揉穴位	点揉膝关节周围的一些特定穴，每个穴点揉1分钟，以酸胀为佳。关节水肿时，点揉以下穴位的疗效较好。 1.血海穴、梁丘穴 位置：下肢绷紧，膝关节上侧肌肉最高处，内为血海、外为梁丘。 作用：刺激此二穴可有效增加股四头肌的血液供应，配合股四头肌锻炼可以防止肌肉萎缩，尤其对改善膝关节骨性关节炎的抬腿无力、屈伸困难，效果显著。 2.犊鼻穴、膝眼穴、委中穴 位置：屈膝，在膝部，髌骨与髌韧带外侧凹陷处为犊鼻穴，内侧凹陷处为膝眼穴。委中穴位于横纹中点，股二头肌腱与半腱肌肌腱的中间。 作用：刺激此三穴可增加关节内血液供应和润滑液的分泌，防止因摩擦造成的疼痛。 3.阴陵泉穴、阳陵泉穴 位置：阴陵泉穴位于小腿的内侧，膝下高骨后侧凹陷处。阳陵泉穴位于膝盖斜下方，小腿外侧高骨稍前凹陷处。 作用：刺激此二穴可以疏通下肢经络，改善小腿无力、疼痛等异常感觉。 4.三阴交穴、足三里穴 位置：三阴交穴位于内踝高点上四横指处。足三里穴位于外膝眼下四横指处。 作用：刺激此二穴可以令下肢有力。具有补益肝脾肾，健步强身的作用。
掌揉髌骨	以掌心扣按髌骨，在保持足够压力的情况下，使髌骨产生向内向上的轻微运动，在此基础上，带动髌骨做环转运动2~3分钟。按压时，以髌骨下产生酸胀温热为宜。 此手法适用于膝关节骨质增生、髌骨软化症、膝关节水肿及伸膝装置外伤性粘连、风湿类风湿性关节炎等。
四头肌	以拇指和其余四指相对拿捏股四头肌（即膝盖上丰厚的肌肉）1~2分钟，以微微酸胀为度。此手法可有效增加股四头肌内的血液供应。特别是对于膝关节骨性关节炎的患者，股四头肌内侧头萎缩，膝关节不能伸直者。
节内外侧肌腱	用双手除拇指外其余四指触摸膝关节后窝内的两侧，可以摸到两侧有两根"大筋"，此即是大小腿主要肌腱穿行处。 大多膝关节病患者由于膝关节不能充分伸直而引起这些肌腱"挛缩"，久之腿就会无法伸直。用双手四指经常弹拨此两处"大筋"，可以起到舒筋通络的作用，松解挛缩，恢复肌腱原来的长度。这样，渐渐膝关节就能伸直了。
拿揉小腿肚	用手掌轻揉地拿揉小腿肚。每侧各1分钟，以小腿肚微微发热为佳。此手法的作用是松解患者小腿肚痉挛的肌肉，增加小腿后侧肌群的血液供应。

膝关节炎的自我按摩法

（1）按摩大腿，小腿。先用双手握住左大腿根部，使用适当的力量从大腿根部向下按擦至脚踝处，再从脚踝处往上按擦到大腿根部。一下一上为一次，反复30~60次。

然后按摩右下肢，方法相同（女性先按摩右腿）。此功法防治下肢萎痹、腰脊痛、水肿等病症。

（2）按摩委中。委中位于下肢窝正中。伸直膝关节，双手掌贴紧同侧委中穴韧带位置，用重力来回摩擦50~80次。此法对腰背痛、腹痛、下肢痿痹等有效。

（3）按摩足三里。将两手掌根部紧贴同侧下肢膝眼足三里穴位，一上一下用力按摩100~150次，使足三里处有发热感。每天早晚各做一次。

（4）坐位，两手掌心紧按膝盖骨，先同时向内旋转按揉20次，然后再向外同法操作。可强健腿膝，舒筋活络。

（5）用虚拳捶击足三里100次以上，使足三里处有发热感。

膝关节炎增生疼痛的治疗

（1）推按脚部。患者仰卧，按摩者左手掐患肢脚趾，用右手掌跟推脚面筋，由轻到重，从脚趾向上推至脚脖子处，反复推6~9次。

（2）推按腿部。患者仰卧（退后面时俯卧）把腿分成四面前、后、内、外，再分大腿（从膝盖至腿根部），小腿（从脚脖至膝盖），按照前、内、外、后顺序从上往下用掌根推6次。先推大腿，后推小腿。然后再用两手心相对从大腿根先内外，后前后，往下搓揉至脚脖处，各三遍。

（3）点揉穴位。患者仰卧，小腿屈曲，术者先用刮痧板的一角按住膝眼向外刮6~9次。先内膝眼，后外膝眼。再点揉梁丘、阳陵泉、膝阳关、委中、承山。然后双手搓热捂在膝盖上3~5分钟。再顺时针转揉36圈，逆时针24圈连续3遍。

（4）患者仰卧，在委中穴拔罐，每次留罐10分钟，起罐后稍停，连续拔3遍。

（5）患者端坐椅子上，双下肢自然下垂，医生握住膝盖下部，双手在膝窝后摸到筋，然后，双手由内向外弹拨6~9次。此手法对腿疼，腿麻，风寒性腿部疾病都有疗效。

【病症自我保健】

膝关节的日常养护

膝关节（骨关节病）是老年人最常见的一种关节疾病，也是引起老年人下肢残疾的主要原因，严重影响着老年人的日常活动和生活质量。因此，积极预防骨关节病的发生、延缓骨关节病的进展应成为老年人的日常必修课。

防治膝骨关节病注意事项

膝关节骨关节病的患者，在日常生活中尽量注意少上下楼梯、少远足、少登山、少久站、少抱小孩、少提重物，避免膝关节的负荷过大而加重病情。

保持合适的体重,防止身体肥胖、加重下肢关节的负担,一旦体重超标,要积极减肥,注意调节饮食,控制体重。

尽量避免穿高跟鞋走远路,高跟鞋会改变下肢的力线。老年人日常活动中应首选厚底而有弹性的软底鞋,以减少膝关节所受的冲击力,避免膝关节软骨发生撞击、磨损。

冬天温度下降时,膝关节遇冷血管收缩,血液循环变差,往往使关节僵硬、疼痛加重,所以在天气寒冷时应注意保暖,必要时戴上护膝,防止膝关节受凉。

参加户外运动(如扭秧歌、打太极拳等)之前要做好准备活动,轻缓地舒展膝关节,增加下肢的柔韧度和灵活性,让膝关节活动开以后再参加运动。练压腿时,不要猛然把腿抬得过高,防止过度牵拉膝关节韧带和肌肉组织;打太极拳时,动作幅度不宜过大、下蹲位置不宜过低,以防膝关节负担过重发生损伤。

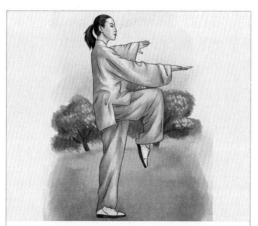

◎类风湿性关节炎常发于手、腕、足等小关节,反复发作,并呈对称分布,可通过打太极、扭秧歌等运动来预防。

在饮食上,应多吃含蛋白质、钙质、胶原蛋白、异黄酮的食物,如奶及奶制品、豆及豆制品、鱼虾、海带、黑木耳、鸡爪、猪蹄、羊腿、蹄筋等,这些既能补充蛋白质、钙质,防止骨质疏松,又能营养软骨及关节润液,还能补充雌激素,使骨骼、关节更好地进行钙质的代谢,减轻关节炎的症状。

骑自行车是非负重下锻炼膝关节的良好方法。但在骑车时,要调好车座的高度,以坐在车座上两脚蹬在脚蹬上、两腿能伸直或稍微弯曲为宜,车座过高、过低或上坡时用力蹬车,对膝关节都有不良的影响,应注意避免。

在治疗方面,膝关节一旦出现疼痛,要积极治疗,采取热敷、理疗等简易疗法,控制症状,如止痛效果不佳,可在医生指导下,服用扶他林、布洛芬、芬必得等药物,同时外用一些止痛的喷剂及膏药。

走路时的身体姿势,不要扭着腰干活、撇着腿走路,避免长时间下蹲。日常下蹲动作(如洗衣服、择菜、擦地)最好改坐小板凳。避免长时间保持一种姿势,注意经常变换姿势。比如,站立一段时间后可以抻抻腿、扎扎马步,养成在日常生活中保护关节的良好习惯。

既要避免膝关节过度疲劳,又要进行适当的功能锻炼,以增加膝关节的稳定性。锻炼腿部的肌肉,不仅能缓解关节疼痛,还能防止病情进展。不要认为只有休息不活动,才能保护好患病的膝关节。

慢性膝关节痛的自我按摩疗法

膝关节在全身的关节中体积最大，结构最复杂。膝关节除了承受人体绝大部分重量外，在日常生活中所起的作用，也是首屈一指的。近年来，中老年人因运动不当，导致膝关节损伤的病例越来越多。

【按摩部位及取穴】髌骨、膝关节；膝眼、血海、梁丘等穴位。

【按摩手法】按、揉、提拿、推擦等法。

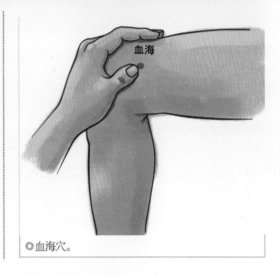

◎血海穴。

慢性膝关节痛的防护和自我按摩

膝关节的自我按摩方法	（1）点按膝周穴空 坐在椅子上，双腿自然伸直，用两手大拇指点按膝眼（髌骨下方部，髌韧带两侧凹中），血海（大腿内侧之下部，内上髁上2寸），梁丘（膝盖上2寸两筋间），鹤顶（髌骨上缘正中凹陷中）等穴位，每个穴点按约1分钟。 （2）按揉血海穴、梁丘穴 刺激此二穴可有效增加股四头肌的血液供应，配合股四头肌锻炼可以防止肌肉萎缩，尤其对改善膝关节骨性关节炎的抬腿无力、屈伸困难，效果显著。 （3）放松大腿肌肉 坐在椅子上，用拿法、按揉法放松大腿前面的肌肉，从上至下，3～5分钟。 （4）放松小腿肌肉 坐在椅子上，用拿法放松小腿后侧及外侧的肌肉，从上至下，3～5分钟。 （5）按揉髌骨 坐在椅子上，双膝屈曲约90度，双足平放地板上，将手掌心放在膝关节髌骨上，五指微张开紧贴于髌骨四周，然后稍用力，均30～50次。 （6）提拿髌骨 坐在椅子上，双腿自然伸直，用五指抓住髌骨，向上提起，一提一放，30～50次。 （7）推擦膝关节 坐在椅子上，双膝屈曲，用两手的掌指面分别附着大腿两旁，然后稍加用力，沿着大腿两侧向膝关节处推擦，3～5分钟。

续表

有效预防膝关节疼痛的保健措施	（1）股四头肌的静力收缩，即"大腿绷劲" 采取坐位，将大腿的肌肉绷紧，坚持数秒钟后放松，一紧一松，反复练习，每次锻炼5～10分钟，每日2～3次。 （2）空蹬自行车 采取仰卧位，两腿在空中做蹬车动作，模拟蹬自行车，以提高肌肉和韧带的弹性、韧性及关节的灵活性，消除膝部无菌性炎症，避免膝关节周围软组织粘连。每次3～5分钟，每天坚持2～3次。 （3）半蹲转膝法 两脚立正，足根并拢，两膝微屈，两手扶于膝部，使两膝做顺、逆时针方向的回旋动作，每次3～5分钟，每天坚持2～3次。 （4）步行或慢跑 步行和跑步可增强下肢肌力、韧带的韧性，以及膝关节的灵活性与稳定性。 提示：在做以上运动时，一定要循序渐进，活动范围由小到大，强度以不感觉疲劳和不适为度。

【病症自我保健】

慢性膝关节痛的日常养护

避免膝关节过度活动及劳损。膝关节疼痛时，应避免做一些使膝关节半屈曲的动作，如上下楼梯、爬山、打太极拳等，以免加重膝关节的损伤。

过于肥胖者，要适当控制饮食，加强运动。减轻体重就减轻了关节的压力

和磨损。

预防骨质疏松。中老年人可以适当补充钙质、维生素D等与骨关节代谢密切相关的药物，同时进行适度的体育锻炼，以减慢骨组织退行性改变的进程。

要注意膝部保暖。避免潮湿环境，不要睡卧在寒冷潮湿的地方，热天大汗时不要马上用冷水冲洗膝关节，以防局部血管收缩，影响膝关节的血液循环。

膝关节疼痛注意事项

患有膝关节病的患肢不宜过度活动，避免寒冷刺激。	如果出现关节粘连的，尽量加大治疗强度。
保持理想体重以减轻膝盖的负担。	避免半蹲、全蹲或跪的姿势。如蹲马步。
避免外伤及过度劳动。	少搬重物，少穿高跟鞋。
注意膝盖的保暖，可以穿长裤、护膝来保护膝盖。	走路不要走太久，当膝盖觉得不舒服时就应立即休息。

续表

> 引起膝部疼痛的还有半月板损伤、侧副韧带损伤等，理疗部位与方法相同，在保健和预防的时候一定注意。

慢性膝关节疼痛饮食自疗法

疗法一	白芍30克，木瓜、威灵仙、鸡血藤、肉苁蓉各20克，熟地、骨碎补、鹿含草各15克，当归、南五加各10克，棒草6克。用水煎服，每天一剂，一个月一疗程。
疗法二	绵瓜络150克，白酒500毫升，泡7日后去渣，每次饮15毫升，每天两次。
疗法三	生姜汁1/3份，面粉1份，芋头1份，去皮捣成糊状。把以上各药同蜂蜜和匀，调成糊状。将配好的药糊摊在塑料布上，外敷痛处，固定好。每2至3日换药1次。
疗法四	独活30克，乌豆60克，米酒500克。把独活、乌豆放入锅加清水煎，去渣存液500克。把液兑入米酒，每天分两次温服。
疗法五	三棱、莪术、赤芍、生南星、半枝莲各30克，红根40克，生川乌、生草乌、云苓、威灵仙各20克，马钱子、棒草各10克。上药焙干，共研成细末，混匀，每回取30至40克药粉，以温水、蜂蜜、醋各等分，调成糊状，外敷患部，每天换药1次。

类风湿性关节炎的自我按摩疗法

类风湿性关节炎是一种以关节滑膜炎为特征的慢性全身性自身免疫性疾病。滑膜炎持久反复发作，可导致关节内软骨和骨的破坏，关节功能障碍，甚至残废。血管炎病变累及全身各个器官，所以这种病又叫类风湿病。

【按摩部位及取穴】眼睛、腰眼、腹部、脚心等部位；肩井穴、风池穴等穴位。

【按摩手法】刮法、拇指推法、按法、拳面叩击法等。

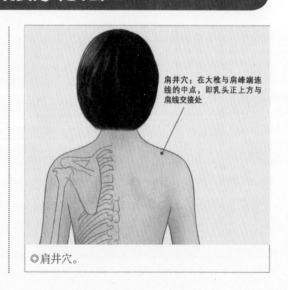

肩井穴：在大椎与肩峰端连线的中点，即乳头正上方与肩线交接处

◎肩井穴。

作为一种慢性全身性炎症性疾病，类风湿性关节炎以慢性、对称性、多滑膜关节炎和关节外病变为主要临床表现，属于自身免疫炎性疾病。该病常发于手、腕、足等小关节，反复发作，并呈对称分布。早期症状为，有关节红肿热痛和功能障碍，晚期关节可出现不同程度的僵硬畸形，伴有骨和骨骼肌的萎缩，极易致残。

从病理改变的角度来看，类风湿性关节炎是一种主要累及关节滑膜，其次为浆膜、心、肺及眼等结缔组织的广泛性炎症性疾病。广义的类风湿性关节炎除关节部位的炎症病变外，还包括全身的广泛性病变。

类风湿性关节炎的典型症状为：

（1）疼痛伴发热。

（2）无论是由于创伤或未知原因，疼痛和僵硬感发展迅速。

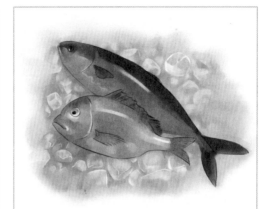

◎类风湿患者不宜多吃海产品，如海鱼、海带、海参、海虾等，因其中含有尿酸，被人体吸收后，能在关节中形成尿酸盐结晶，使关节症状加重。

（3）经短暂坐立或一夜睡眠后臂、腿或后背疼痛、僵硬。

（4）小儿臂凹、膝、腕、踝处出现疼痛或皮疹，或出现波动热、食欲不佳、体重下降，可能患上了幼年性类风湿关节炎。

类风湿性关节炎自我按摩疗法

按摩治疗中枢型类风湿性关节炎

以按摩腰骶、脊柱及两侧膀胱经为主，用按摩疗法。

具体步骤为：患者取俯卧位，上胸部及股部分别垫2～3个枕头，使前胸悬空，两手臂肘关节弯曲放于枕旁，按摩者立于一旁，以一手掌指在患者腰背部沿脊柱及其两侧，反复施以大滚法，同时另一手掌在患者背部随其呼吸动作进行按压，嘱患者深呼吸，呼气时向下按压，吸气时放松，之后以手指指间关节依次点按秩边、居环跳等穴。

然后患者改为坐位，按摩者立其后方，用一手拳滚法施于颈项两侧及肩胛部，同时嘱患者配合作颈部左右旋转与俯仰活动；接上势，按摩者以一手拇指与食、中指相对，于患者的双肩井穴及双风池穴上以施以三指拿法3～5次。

后嘱患者两肘屈曲，抱于后脑枕骨部，两手手指交叉握紧，按摩者立其背后，以膝抵住患者背部，再以两手握住患者两肘，做向后牵引及向前俯的扩胸俯仰动作，同时嘱患者在前俯时呼气、后仰时吸气，如此俯仰各7～8次，后嘱患者上身前俯，双手仍抱于脑后，按摩者立于一旁，以一手握拳，用拳按法依次施于脊柱两旁，最后再施以掌擦和掌搓法，以局部发热微红为宜。

续表

足部按摩治疗类风湿性关节炎	对于各关节肿大日渐显著，周围皮肤温热、潮红，自动或被动运动都引起疼痛的类风湿关节炎，我们应采用足部按摩治疗法。 （1）足背部按摩法 足背部反射区：上身淋巴结、下身淋巴结。 手法：拇指指端点法、食指指间关节点法等。 （2）足外侧按摩法 足外侧反射区：膝、肘关节、肩（关节）、生殖腺。 手法：食指外侧缘刮法、拇指推法、按法、拳面叩击法等。 （3）足底部按摩法 足底部反射区：头部（大脑）、脑垂体、小脑及脑干、甲状旁腺、脾、肾上腺、肾、输尿管、膀胱、胃、胰、十二指肠、生殖腺。 手法：拇指指端点法、食指指间关节点法、拇指关节刮法、拇指推法、擦法、拳面叩击法等。 （4）足腿部按摩法 足腿部反射区：坐骨神经。 手法：拇指推法。

【病症自我保健】

类风湿性关节炎食疗法

类风湿性关节炎的饮食原则

辨证配食	"虚者补之，实者泻之""寒者热之，热者寒之，温者凉之，凉者温之"为治疗大法。配膳时要根据"证"的阴阳、虚实、寒热，分别给予不同的饮食治疗。一般而言，风痹者宜用葱、姜等辛温发散之品；寒痹者宜用胡椒、干姜等温热之品，而禁忌生冷；湿痹者宜用苡米、黑豆等利湿之品；热痹者一般湿热之邪交织，药膳要求清中能利，而不宜食用辛辣刺激之品。
合理饮食	饮食要节制，类风湿性关节炎病人，常见久病体虚，故饮食不可过量，进食要守时、适量，不可暴饮暴食、饥饿失常，饮食应以清淡为主。 一般选择味佳可口、增强食欲的饭菜，以素食为主，饭后食用水果类（苹果、葡萄等），饮料以不含任何添加剂的果汁等天然饮料为宜，少用汽水等易引起胃酸的饮料。 可适量选食富含维生素E、维生素C、维生素B的蔬菜和水果，如萝卜、豆芽、紫菜、洋葱、海带、木耳、干果（栗子、核桃、杏仁、葵花籽）及草莓、乌梅、香蕉，以及含水杨酸的西红柿、橘柑、黄瓜等。
营养全面	饮食营养应注意全面，不要忌口和偏食。一些食物应限量，但不是忌食。 要少食牛奶、羊奶等奶类和花生、巧克力、小米、干酪、奶糖等含酪氨酸、苯丙氨酸和色氨酸的食物。

类风湿性关节炎取穴与按摩

特效1：伏兔穴

▶ 功能主治

伏兔穴	本穴是治疗腰痛、关节病的特效穴位。
属足阳明胃经穴位	对下肢神经痛、麻痹瘫痪、膝关节炎、风湿性关节炎、脚气等病症疗效显著。
	对全身血液循环不良等病症，长期按压此穴，会有很好的调理保健效能。

▶ 标准取穴

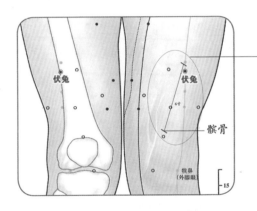

大腿前面，髂前上棘与髌骨外侧端的连线上，髌骨上6寸处。

◇ 配伍治病

下肢痿痹：
伏兔配髀关、阳陵泉
功用：通络、活血、止痛

▶ 取穴技巧及按摩手法

正坐，双手食、中、无名三指放于大腿的前外侧，从膝盖上线再向上1/3处，其余两指跷起，则中指所在位置即是该穴。

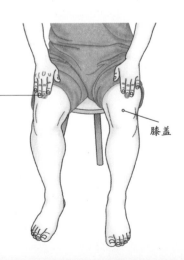

膝盖

程度	指法	时间/分钟
适度		1～3

特效2：犊鼻穴

▶ 功能主治

犊鼻穴	此穴具有通经活络、疏风散寒、理气消肿之功效。
属足阳明胃经穴位	主治膝关节痛、风湿性关节炎、下肢麻痹、脚气水肿、膝脚无力、不适久站等病症。
	长期按压此穴，对肛门括约肌功能消失或减退、常下痢或大便失禁等病症，具有很好的调理保健功效。

▶ 标准取穴

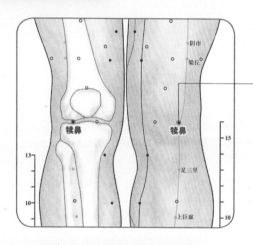

膝部，髌骨下缘，髌韧带（髌骨与胫骨之间大筋）两侧有凹陷，其外侧凹陷中。

◇ 配伍治病

膝痛：
犊鼻配阳陵泉、足三里
膝麻木：
犊鼻配髀关、阳陵泉
功用： 通经活络，疏风散寒，理气消肿止痛

▶ 取穴技巧及按摩手法

双手掌心向下，轻置于膝盖上，中指放于膝盖髌骨下外侧的凹陷处，则中指所在位置即是。

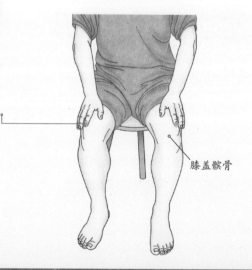

膝盖髌骨

程度	指法	时间/分钟
适度		1~3

类风湿性关节炎食疗方

风寒湿邪， 阻痹关节型	（1）薏米干姜粥：薏米50克，糖50克，干姜9克。先将薏米、干姜加水适量煮烂成粥，再调白糖服食。每天1次，连服1个月。 （2）辣椒根煮猪肉：瘦猪肉100克，辣椒根90克。共煮汤，调味后服食。每天1次，连服10天。 （3）石榴皮煮母鸡（民间验方）：石榴皮150克，母鸡1只。将母鸡去毛及内脏，切块，加石榴皮同煮汤调味服食。可连服数剂。
肝肾亏损， 痰湿凝结型	（1）公鸡汤（民间验方）：黄腿公鸡一只（重500克），加麻黄、牛膝、木瓜各6克，和鸡肉炖着吃，剩下骨头焙干，冲黄酒服出汗。 （2）五加皮炖母鸡（民间验方）：五加皮60克，老母鸡1只（去头、足及内脏），加水炖熟，取汤及鸡腿。待症状减轻，隔3或5天再服一剂。 （3）乌头大米粥（民间验方）：生川乌头3～5克，大米50克，姜汁10滴，蜂蜜适量。将川乌头捣为细末，先煮沸米粥，后加川乌头末改用小火慢煮，熟后加入姜汁，搅匀再煮片刻即可。早晚餐服食，5～7天为一疗程。
风湿热邪， 阻痹关节型	（1）薏米仁粥：薏米仁同粳米煮粥常食。 （2）柳枝或西河柳50～100克。水煎服。每天1次，连服14天。 （3）小麦60克，茅根、甘草各30克，水煎服，每日一剂，连服有效。

腰椎间盘突出的自我按摩疗法

腰椎间盘突出症是腰椎间盘在退行性病变的基础上，受到相应的损伤所引起。人们在日常生活和劳动中的一些积累性损伤，会使腰椎间盘反复承受挤压、屈曲和扭转等负荷，就可能在腰椎间盘受力最大的部位，即纤维环的后部产生裂缝。

【按摩部位及取穴】腰眼、腰骶部等部位。

【按摩手法】搓、捏、揉、抓等。

随着承重的反复进行，裂缝逐渐增大，使此处的纤维环变得越来越薄，在此基础上加上外伤，就可能使纤维环破裂，已变性的髓核组织由纤维环的薄弱处或破裂处突出，压迫神经根或马尾神经，引起腰痛和放射性下肢痛，甚至产生神经功能损害的症状。

如果将人比作汽车，人的椎间盘就如同汽车的减震弹簧，它可以减缓人体所受的外力冲击与震荡，承受着相当大的压力。随着人年龄的增长或者外伤的影响，"减震弹簧"的弹性会逐渐减弱，20岁以后，腰椎间盘就开始退行性变，腰椎间盘的弹性和抗负荷能力也随之减退。所以，才会出现腰椎间盘突出症状。

在腰椎间盘突出以前患者往往有许多前期症状，它们的表现通常就是腰疼，有的人一个轻微的小动作如打喷嚏、弯腰等都可以造成腰扭伤，这是一个信号，说明腰椎马上就会发生蜕变。长期的慢性腰痛也说明腰椎马上就会发生蜕变。

有的病人腰痛时轻时重，有时可能一点儿症状都没有，有时疼得卧床不起，这种情况可能要往腰椎间盘突出的方向发展。

在腰椎间盘突出早期须及时治疗，同时通过按摩等，可以较好地防治。

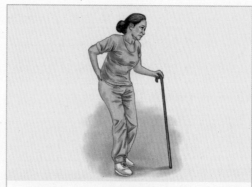

◎在腰椎间盘突出以前患者往往有许多前期症状，它们的表现通常就是腰疼。

腰椎间盘突出的按摩疗法

自我按摩法	自我按摩容易学习，操作简便，且经济实用，还可代替药物。如果能经常做腰部的自我按摩，除了可防治腰痛，还能补肾强身。具体自我按摩方法如下： （1）揉腰眼 腰眼位于第四腰椎棘突下旁开3.5～4寸之凹陷（此处"寸"为中医学中的"同身寸"）。两手握拳，用食指掌指关节紧按腰眼，做旋转用力按揉30～50次，以腰酸胀为宜。 （2）擦腰 两手掌根紧贴腰部，用力上下擦动，动作要快速有力，以腰部有温热感为度。 （3）捏拿腰部肌肉 用双手拇指和食指同时从上向下捏拿、提放两侧腰部肌肉，直至骶部。如此自上而下捏拿4次。 （4）颤动腰部肌肉～两手掌根部按压腰部，快速上下颤动15～20次。 （5）叩击腰骶部 双手握空心拳，反手背后，以双手拳背着力，有节奏地、交替呈弹性叩击骶部。可先从骶部向上叩击至手法不能及为止（腰部）。再向下叩击至骶部，从上至下，如此往返七八次。此手法要平稳，力量由轻到重，有振动感，有透力。
一般按摩法	（1）搓捏法 首先把双手搓热，一直搓到双手发烫，放在腰眼的位置，从上向下进行反复的搓；然后是一个捏脊的动作，用拇指和食指把脊柱正中间的皮肤提起，从与肚脐相对的地方一直到尾椎。 （2）抓腰法 抓腰法就是拇指固定在腰部，其余四指的指腹在腰部进行反复的拉动，这个动作对于腰肌劳损比较重的病人可以迅速缓解症状。 原则上这种刺激不宜过大应该是有规律地、持之以恒地去做。通常2～3个月后腰痛症状会有明显的缓解。

续表

康复锻炼法	当病人的腰椎间盘突出症病情缓解后，可进行康复锻炼来增强腰背肌肉的力量，从而达到预防复发的作用。具体如下： （1）退步走：每天退步走1~2小时。以走完后微感疲劳，但不加重症状为度。 （2）屈腰活动：向前、后和左、右屈腰10~20次，每天早晚各一次。不要用暴力、不可做旋腰动作。 （3）燕飞式：俯卧在床上，将上肢放置背后，然后用力将头胸部和双腿挺起离开床面，使身体呈反弓形，坚持至稍感疲劳为止。依此法每次锻炼20~50次，每天早晚各一次，逐渐加量。 （4）仰卧屈腿：仰卧在床上，双手抱下肢做屈曲动作。每天早晚各一次，每次做20个。 （5）仰卧蹬车：仰卧在床上，双腿向上似蹬自行车状。每天早晚各一次，每次10~15分钟。 （6）五点支撑：仰卧在床上，用双肘、双足及头支撑身体，用力向上挺腹，坚持片刻，然后放下，重复数遍，以坚持至稍感疲劳为止。每天早晚各一次。 （7）仰卧起坐：每天早晚各一次，每次做10~20个。 　　以上康复锻炼方法，每天可选择几种交替进行。锻炼以自我感觉稍疲劳为标准，不可过度锻炼。如果能够坚持自我按摩、康复锻炼，并且注意平时对腰部的保护，相信会取得不错的疗效。

【病症自我保健】

腰椎间盘突出的日常预防

抬重物时先想到护腰	在搬、抬、扛重物时要量力而行，不可强用暴力，更不可在负重情况下做扭腰动作。在运动、劳动过程中，注意保护腰部，避免摔伤、撞伤、扭伤等。
要保持良好的坐姿	"正襟危坐"是古人提倡的保健坐姿，可使腰骶部韧带、肌肉等不受到过度的牵拉，使腰椎乃至整个脊柱保持正直。坐椅子工作时，应将椅子拉向桌缘，在"正襟危坐"的基础上，尽量将腰背紧贴并倚靠椅背，这样可以降低腰椎间盘的内压，腰背、腰骶部的肌肉不至于太疲劳，可防腰痛。同时，不宜久坐，工作1小时应休息10~20分钟，或改变姿势活动一会儿；尤其不宜久坐沙发。
腰部要注意保暖	即使是三伏天，在有空调的室内，温度也不宜调得过低，注意别让冷气直吹腰部。 　　出现腰部急性扭伤之后，应绝对卧床休息，不仅能够避免病情加重，同时也能起到预防腰椎间盘突出的作用。

食疗法治疗腰椎间盘突出症：

生韭菜（或根）500克，捣汁温服，每次500毫升，每日2次。

海带25克，荔枝核15克，小茴香15克。加水共煮，每日饮服一次。

淡菜300克。焙干研末，与黑芝麻150克炒熟，拌匀，早晚各服一匙。

腰椎间盘突出症患者由于生病而减少了一定的活动量，所以饮食的摄入量也应适当减少，特别是在急性期卧床的病人，除活动减少外，消化功能也明显降低，胃肠蠕动较慢，故应注意合理安排饮食，多吃蔬菜水果及豆类食品，肉及脂肪含量较高的食物尽量少吃，因其易引起大便干燥，排便用力可导致病情加重。

其次，患者应该注意劳逸结合，避风寒。长时间劳作时，应定时活动颈项及腰背部的肌肉、关节，以疏通经脉，防止过度疲劳而诱发脊柱病。搬重物时要量力，不要使英雄气概，以防损伤脊柱。在秋冬季节，防止颈腰背受寒，保暖是脊柱病的防治措施之一。

除此之外，该病患者应少食多餐，每日可吃4~5次。如有咳喘病史，就少吃或不吃辣椒等刺激性食物，以免引起咳喘而使腰腿痛症状加重。

急性腰扭伤的自我按摩疗法

在医学上，急性腰扭伤是腰部肌肉、筋膜、韧带等软组织因外力作用突然受到过度牵拉而引起的急性撕裂伤，常发生于搬抬重物、腰部肌肉强力收缩时。急性腰扭伤多由突然遭受间接外力所致，可使腰骶部肌肉的附着点、骨膜、筋膜和韧带等组织撕裂。

【按摩部位及取穴】腰部、腰骶部。

【按摩手法】揉、按、提拿、抖等。

对一些急性腰扭伤患者来说，他们是在搬抬重物时，有的患者主诉听到清脆的响声，然后身体。伤后重者疼痛剧烈，当即不能活动；一些轻患者尚能工作，但休息后或次日疼痛加重，甚至不能起床。

急性腰扭伤的临床症状表现为，检查时见患者腰部僵硬，腰前凸消失，可有脊柱侧弯及骶棘肌痉挛。在损伤部位可找到明显压痛点。具体来说，主要显现为以下几点：

（1）有腰部扭伤史，多见于青壮年。

（2）腰部一侧或两侧剧烈疼痛，活

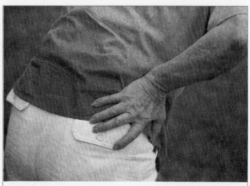

◎急性腰扭伤是腰部肌肉、筋膜、韧带等软组织因外力作用突然受到过度牵拉而引起的急性撕裂伤。

动受限，不能翻身、坐立和行走，常保持一定强迫姿势以减少疼痛。

（3）腰肌和臀肌痉挛，或可触及条索状硬物，损伤部位有明显压痛点，脊柱生理弧度改变。

（4）外伤后即感腰痛，不能继续用力，疼痛为持续性，活动时加重，休息后也不能消除，咳嗽、大声说话、腹部用力等均可使疼痛增加。有时在受伤当时腰部有响声或有突然断裂感。

（5）腰部僵硬，主动活动困难，翻身困难，骶棘肌或臀大肌紧张，使脊柱侧弯。

（6）损伤部位有压痛点，在棘突两旁骶棘肌处，两侧腰椎横突处或髂脊后有压痛处，多为肌肉或筋膜损伤。在棘突两侧较深处压痛者，多为椎间小关节损伤所致。在骶髂关节部有压痛者，多为骶髂关节损伤。

（7）一般无下肢放射痛，部分患者有下肢牵涉性痛，直腿抬高试验阳性，但加强试验则为阴性。鉴别困难时，可作局部痛点普鲁卡因封闭。若痛点减轻或消失，则为牵涉痛，腿痛无改变者为神经根放射痛。

急性腰扭伤的按摩治疗

急性腰扭伤的自我按摩治疗手法

（1）揉法

以右手掌根紧贴在腰部压痛处做旋转按摩，由轻渐重，使力量达深部软组织约5分钟。

（2）点按

在按摩的基础上，患者用拇指指腹按压腰部痛点，由轻渐重，使力量直达深部组织，按压时需有间歇性放松，使局部恢复血循环，以免加重损伤，即所谓的"压痛点强刺激法"。

（3）提拿腰部诸肌

用双手拇指和其余四指腹对合用力，提拿方向与肌腹垂直。从腰椎起至腰骶部臀大肌，由上而下、先轻后重、先健侧后患侧地进行。重点要放在腰椎棘突两侧骶棘肌和压痛最明显处。反复提拿约3分钟。

（4）推揉舒筋法

以掌根或小鱼际肌着力，在腰部病变部位作半环揉压。从上至下，先健侧后患侧，边揉边移动，使腰部皮肤感到微热为宜（约2分钟）。

（5）震抖

患者原体位不变，双手抓握床头，全身肌肉放松。家人站于患者足后，双手握住患者双踝，用力牵拉震抖，将患者身体抖起呈波浪形，连续做3~5次。

患者在按摩治疗时要注意手法轻柔不宜太重，以免加大对腰部的损害。

续表

其他按摩法	（1）患者俯卧，家人立其侧，用两手大拇指或手掌根部沿着脊柱两侧，自上而下螺旋形按揉至腿部，反复做3～5次。 （2）闪腰者取俯卧姿势，家人用双手掌在脊柱两旁，从上往下边揉边压，至臀部向下按摩。 （3）按摩法 闪腰者取俯卧姿势，家人用双手掌在脊柱两旁，从上往下边揉边压，至臀部向下按摩到大腿下面、小腿后面的肌群，按摩几次后，再在最痛部位用大拇指按摩推揉几次。 （4）热敷法 热敷法是急性腰扭伤的自我治疗方法之一，其方法是用炒热的盐或沙子包在布袋里，热敷扭伤处，每次半小时，早晚各一次，注意不要烫伤皮肤。 （5）药物外敷法 取新鲜生姜，将内层挖空，把研细的雄黄放入生姜内，上面用生姜片盖紧，放瓦上焙干。把生姜焙成老黄色，放冷，研细末，撒在伤湿膏上，贴患处，痛止去药。 （6）药物烧疗法 取荆芥、防风、丁香、肉桂、乳香、没药、胡椒各等量，共研细面，治疗时先将药粉撒在患处皮肤上，取白布2至3块（醋浸过）盖于药末上，再用20毫升注射器吸取95%酒精，喷洒在白布上，然后点燃，并不断喷洒酒精，等感觉烫时吹熄，略凉后再度点燃，反复4至5遍即可结束一次治疗。

在治疗期间，应注意保暖与休息，重者需休息2～3周，同时扭伤初期宜睡硬板床。

为防止急性腰扭伤，在日常劳动中要养成良好的习惯。

【病症自我保健】

急性腰扭伤食疗法

急性腰扭伤食疗方

大黄和白芷	原料：大黄、白芷、肉桂各10克，樟脑2克，用白酒150毫升。 做法：共浸泡1日后，即可饮用。每次服10毫升，每日2次。
丹参	原料：丹参30克，元胡15克，白芷10克。 做法：水煎2次，混合后分上、下午服，每日1剂。连服3日。年老体弱者，用量减半。
土鳖虫	原料：土鳖虫4个。 做法：焙黄，研细末，黄酒送服，早晚各服1次。重者连服2～3天。

续表

核桃仁和红糖	原料：核桃仁60克，红糖30克，黄酒30毫升。 做法：将核桃仁、黄酒共煮熟，放红糖。晚上，睡前服用，每日1剂。
威灵仙和乌药	原料：威灵仙、乌药各15克。 做法：水煎2次，混合后分2次服，每日1剂，连服3~5日。
生姜生大黄	原料：生姜60克，生大黄30克，冰片1.5克。 做法：将生姜去皮、洗净、捣烂、挤汁，大黄、冰片研成细粉，再将各药加适量开水共调成糊状。使用前，先用葱白头5根，捣烂炒热，用布包好，在痛处揉擦至局部皮肤发红，然后将上药敷上，用绷带包扎，每天换药1次。

日常劳动注意事项

掌握正确的劳动姿势	如扛、抬重物时要尽量让胸、腰部挺直，髋膝部屈曲，起身应以下肢用力为主，站稳后再迈步，搬、提重物时，应取半蹲位，使物体尽量贴近身体。
加强劳动保护	在做扛、抬、搬、提等重体力劳动时，应使用护腰带，以协助稳定腰部脊柱，增强腹压，增强肌肉工作效能。若在寒冷潮湿环境中工作后，应洗热水澡以祛除寒湿，消除疲劳。尽量避免弯腰性强迫姿势工作时间过长。

肩周炎的自我按摩疗法

肩周炎中医称之为"漏肩风""冻结肩""五十肩"等，是以肩关节疼痛为主，先呈阵发性酸痛，继之发生运动障碍的一种常见病、多发病，是一种以肩关节疼痛和活动不便为主要症状的常见病症。

【按摩部位及取穴】肩关节、上臂等。

【按摩手法】按、揉、捏等。

在医学上，肩周炎的全称为肩关节周围炎，是肩关节周围肌肉、韧带、肌腱、滑囊、关节囊等软组织损伤、退变而引起的关节囊和关节周围软组织的一种慢性无菌性炎症。它的临床表现为起病缓慢，病程较长，病程一般在1年以内，较长者可达到1~2年。

肩周炎的常发年龄为50岁左右，其中女性的发病率略高于男性，体力劳动者也容易发病。患有肩周炎的患者，会感到有冷气进入肩部，也有患者能感觉到有凉气从肩关节内部向外冒出，所以肩周炎被形象地称为"漏肩风"。

肩周炎的自我按摩疗法

肩周炎的自我按摩	如果肩周炎患者关节活动障碍仅累及一侧，那么，可以用健侧上肢对患侧进行自我按摩。患者在进行自我按摩以前，一般可先进行患侧肩关节的局部热敷。自我按摩每日进行1次，坚持1~2个月，会有较好的效果。 自我按摩的步骤及方法为： （1）用健侧的拇指或手掌自上而下按揉患侧肩关节的前部及外侧。时间为3~5分钟，在局部痛点处可以用拇指用力点按1分钟。 （2）用健侧手的第2~4指的指腹按揉肩关节后部的各个部位。时间为3~5分钟。按揉过程中发现有局部痛点，可以用手指点按1分钟。 （3）用健侧的手指揉捏患侧上肢的上臂肌肉，由下至上揉捏至肩部。时间3~5分钟。 还可在患肩外展时，用上述方法进行按摩。一边按摩一边进行肩关节各方向的活动。 （4）用手掌从肩部到上臂，自上而下地揉3~5分钟。对于肩后部按摩不到的地方，可以用拍法进行。
自我按摩与运动锻炼时注意事项	（1）在进行自我按摩时，要持之以恒、循序渐进才能见效。 （2）根据个人体质强弱、年龄差异、病情轻重等不同情况，选择不同运动方式。 （3）时间、次数及运动量应因人而异。运动量由小到大，逐步增加，不能操之过急。 （4）锻炼时间应根据个人情况，以晨起和睡前为佳。 （5）用力要柔软缓和，切忌用力过猛。即动静适度，要尽量使全身肌肉、关节都得到锻炼。 需要注意的是，同时患有高血压、心脏病的患者，在自我按摩时用力不可猛，需小心行事。

【病症自我保健】

肩周炎食疗法

肩周炎食疗方

蛇肉汤	原料：乌蛇肉、胡椒、生姜、食盐各适量。 做法：炖汤，肉汤同食，日2次。 功效：具有补虚、祛风、散寒之效。适用于肩周炎晚期而体虚、风湿阻络者。
桑枝鸡汤	原料：老桑枝60克，老母鸡1只，盐少许。 做法：将桑枝切成小段，与鸡共煮至烂熟汤浓即成，加盐调味，饮汤吃肉。 功效：具有祛风湿、通经络、补气血之效。适用于肩周炎慢性期而体虚风湿阻络者。

续表

川乌粥	原料：生川乌头约5克，粳米50克，姜汁约10滴蜂蜜适量。 做法：把川乌头捣碎，研为极细粉末。先煮粳米，粥快成时加入川乌末，改用小火慢煎，待熟后加入姜汁及蜂蜜，搅匀，稍煮即可。 功效：具有祛散寒湿、通利关节、温经止痛之效。适用于肩周炎风湿寒侵袭所致者。
白芍桃仁粥	原料：白芍20克，桃仁15克，粳米60克。 做法：先将白芍水煎取液，约500毫升；再把桃仁去皮尖，捣烂如泥，加水研汁，去渣；用二味汁液同粳米煮为稀粥，即可食用。 功效：具有养血化瘀、通络止痛之效。适用于肩周炎晚期瘀血阻络者。
生山楂甘草汤	原料：生山楂50克，桑葚50克，桑枝25克，乌梅25克，白芍20克，伸筋草20克，醋制元胡20克，姜黄15克，桂枝15克，威灵仙15克，醋制香附15克，甘草10克。 做法：水煎温服，3日2剂，1个月为1个疗程。服药期间除配合练功外停用其他药物或疗法。 功效：舒筋通络，祛瘀行痹止痛，滑利关节。主治肩周炎。
白芍汤	原料：白芍、沙地龙各400克，制马钱子、红花、桃仁、威灵仙各350克，乳香、没药、骨碎补、五加皮、防己、葛根、生甘草各150克。 做法：将上药共研为极细末，装入胶囊，每粒含生药0.2克，成人每次口服3粒，每日3次，温开水送服。半个月为1个疗程，休息3天，再行下1个疗程。 功效：主治肩周炎。
黄芪当归汤	原料：黄芪60克，当归20克，桂枝12克，白芍20克，炙甘草16克，大枣10克，威灵仙120克，穿山甲6克，防风12克，蜈蚣2条，生姜10克，羌活12克。 做法：每日1剂，水煎服。冷痛者，加制川草、乌草各10克；兼痰湿者，加法半夏12克，胆南星10克；病久三角肌萎缩者，加制马钱子0.3克。局部可以配合以针灸治疗。 功效：补胃气，通经络，散寒湿。主治肩关节周围炎。

腰肌劳损的自我按摩疗法

腰肌劳损是一种常见的腰部疾病，是指腰部一侧或两侧或正中等处发生疼痛的疾病。腰肌劳损既是多种疾病的一个症状，也是一种独立的疾病。有人称腰肌劳损为虚劳性腰痛或腰背肌筋膜炎等，主要病症表现为腰背肌肉筋膜等软组织纤维化或僵硬的现象。多见于青壮年，常与职业和工作环境和工作压力有极大之关系。

【按摩部位及取穴】腹部、腰肌等部位；脾俞、肾俞、志室、大肠俞等。

【按摩手法】揉、按、擦、拍等。

腰肌劳损的主要症状为腰或腰骶部疼

痛，反复发作，疼痛可随气候变化或劳累程度而变化，时轻时重，缠绵不愈。腰部可有广泛压痛，脊椎活动多无异常。急性发作时，各种症状均明显加重，并可有肌肉痉挛，脊椎侧弯和功能活动受限。

腰肌劳损的发生与工作有关。一些人习惯性姿势不良，会致使腰肌长时间处于紧张状态，或者因为急性损伤治疗未愈，或者冒雨受寒，受湿等原因均可引起这方面病症。

补肾健腰，祛风散寒法自我推拿

补肾健腰穴位按摩法	（1）揉脾俞 位置：脾俞在第十一根胸椎棘突下，旁开二指处，大概就是后背腰部上方20厘米左右。 手法：两手中指按在穴位上，用力按揉30~50次；擦至局部有热感。 （2）揉肾俞 位置：肾俞位于第二腰椎棘突下，旁开两横指处取穴。 手法：两手拇指同时按第十一根肋端，双手护腰，中指用力，四指合力拿捏，20~30次。 （3）揉志室 位置：志室在肾俞外两指处。 手法：两手同时握拳，食指掌部突起处抵住志室，揉按20~40下，再用指掌擦揉20~40次，直至腰部发热。 （4）揉大肠俞 位置：大肠俞在第四腰椎棘突下，旁开二指处。也就是在胯上方腰椎旁二指处。 手法：双手护腰，或者握拳用食指掌指关节按揉20~50次。 （5）按揉腰骶穴 位置：腰骶从肾俞到尾骨，左右距腰椎中线五横指范围。 手法：双手五指并拢，掌根向上按在肾俞，双手同时自上而下反复斜擦。30~50次，发热为止。
腰肌劳损仰卧按摩疗法	腰肌劳损是一种慢性损伤性腰痛。多因经常弯腰负重或习惯性姿势不良引起腰部软组织急性损伤后迁移造成。 （1）动作要领：仰卧，以掌揉按腹部3分钟。点按神阙、关元各1分钟。 （2）侧卧，以拇指尖在腰痛点按揉3分钟。 （3）坐位，两手摩擦发热后放在肾俞处，反复熨贴30次。揉按腰眼50次。以两拳轮流捶击腰骶处50次。再以两手掌根按揉臀部环跳穴2分钟。中指或食指弹拨窝委中穴数次。 （4）以上按摩每日睡前和晨起各做一次。

续表

一般按摩疗法	患者可以根据自身的情况，对不同的身体部位进行按摩来治疗腰肌劳损。 （1）摩腰肌 用双手食、中、无名指指面附着于腰椎两侧肌肤上，以腕关节连同前臂做环形有节律的按摩。在按摩时用劲自然，动作缓和协调，每分钟120次左右，做2分钟。 （2）理腰筋 双手叉腰，拇指在后，指面紧压在腰部骶棘肌肌腹上，并沿骶棘肌肌腹行走的方向，用深在均衡而持续的压力，自上而下，缓缓移动，顺筋而理。反复20次。理腰筋能使筋肉理顺而舒展。 （3）扣腰肌 双手叉腰，拇指在后，拇指指面抵着腰部骶棘肌脊椎缘，然后用力由内向外扣拨，扣拨时可上下移动，反复50次。扣腰肌可缓解腰肌痉挛，有消除腰肌疲劳的作用。
腰肌劳损的其他防治法	要防治慢性腰肌劳损，除应保持良好的姿势、矫正各种畸形、加强体育锻炼、劳动中注意体位及注意劳逸结合外，正确的自我按摩也是一种行之有效的方法。现介绍一套行之有效的腰部自我按摩方法。患者可以通过这八步有效地防治腰肌劳损。 （1）预备式：坐在独凳上，双目平视前方后微微闭合，双脚平放在地板上与肩同宽或比肩略宽，呼吸调匀，全身放松。 （2）搓擦腰骶部：双手掌分别放在腰部两侧，适当用力从腰部往骶部做搓擦动作30～50次，以腰部有微热感为佳。 （3）拳揉腰骶：两侧双手握拳，将拳头的掌指关节分别放在腰椎两侧，适当用力从腰部往骶部揉按30～50次。 （4）按摩腰部：两侧双手叉腰，将拇指分别放在腰椎两侧，其余四指附着于腰部外侧，然后适当用力从腰部向腹部横行按摩30～50次。 （5）拳拍腰骶部：双手握拳，用拳头拍击腰骶部两侧30～50次。 （6）团摩脐四周：将一手的掌心放在肚脐上两寸处，另一手掌面重叠在掌背上，然后适当用力沿脐四周做环形按摩30～50圈。 （7）揉搯腿肚：将左（右）脚放在右（左）大腿上，双手拇指放在腿肚，其余四指附着于对侧，并从上至下揉搯腿肚30～50遍，双腿交替进行。 （8）对按昆仑太溪穴：同上一坐姿，用左（右）手的拇指指尖放在右（左）脚内踝关节后侧的凹陷处，中指指尖放于外踝关节后侧凹陷处，然后拇、中指做用力对合动作，对按30～50次，双脚交替进行。 （9）搓擦足心：同上一坐姿，用左（右）手的掌心放在右（左）脚的足心，做前后搓擦动作30～50次，双脚交替进行，以足心发热为佳。 以上9式，坚持早晚各做1次，可以起到补益肝肾、疏利筋骨、通络止痛的作用，并能增强机体免疫功能，对慢性腰肌劳损有良好的防治效果。

【病症自我保健】

腰肌劳损食疗法

腰肌劳损食疗方

（1）海带25克，荔枝15克，小茴香15克。加水共煮，每日饮服一次。
（2）生韭菜（或根）500克。捣汁温服，每次500毫升，每日2次。
（3）淡菜300克。烘干研末，与黑芝麻150克炒熟，拌匀，早晚各服一匙。
（4）芝麻15克，大米100克。将芝麻用水淘净，轻微炒黄后研成泥状，加大米煮粥。每日一剂，供早餐食用。

腰肌劳损患者可按下列方法进行自我保健以防病治病：

（1）按揉肾俞、腰俞、委中、阿是穴，每穴按揉2分钟。

（2）两手半握拳，在腰部两侧凹陷处轻轻叩击，力量要均匀，不可用力过猛，每次叩击2分钟。

（3）两腿齐肩宽站立，两手背放在背部，沿腰两侧骶棘肌上下按摩100次，以腰部感觉发热为度。

（4）双手叉在腰部，两腿分开与肩同宽，腰部放松，呼吸均匀，做前后左右旋转摇动，开始旋转幅度要小，逐渐加大，一般旋转80~100次。

（5）弹拨痛点10~20次，然后轻轻揉按1~2分钟。

预防注意事项：

（1）保持良好姿势并矫正各种畸形。正确的姿势是抬头平视、收腹挺胸，维持脊柱正常的生理弧度，避免颈椎和腰椎过分前凸。在儿童和青少年发育期保持良好姿势最重要。

（2）加强体育锻炼能使肌肉、韧带、关节囊经常处于健康和发育良好状态，肌力及韧带弹性良好者，发生劳损机会少。

（3）劳动中注意体位，避免在不良体位下劳动时间太长，对单一劳动姿势者，应坚持工间锻炼。

（4）注意劳逸结合，慢性病、营养不良、肥胖者，要注意休息。急性扭伤者应治疗。

腰肌劳损日常护理应注意以下几点：

（1）避免寒湿、湿热侵袭，改善阴冷潮湿的生活、工作环境，勿坐卧湿地，勿冒雨涉水，劳作汗出后及时擦拭身体，更换衣服，或饮姜汤水驱散风寒。

（2）注重劳动卫生，腰部用力应适当，不可强力举重，不可负重久行，坐、卧、行走保持正确姿势，若需作腰部用力或弯曲的工作时，应定时做松弛腰部肌肉的体操。

（3）注意避免跌、仆、闪、挫。

（4）劳逸适度，节制房事，勿使肾精亏损，肾阳虚败。

（5）体虚者，可适当食用、服用具有补肾的食品和药物。

足跟痛的自我按摩疗法

足跟痛又称脚跟痛，是由于足跟的骨质、关节、滑囊、筋膜等处病变引起的疾病，主要表现为足跟一侧或两侧疼痛，不红不肿，行走不便。

【按摩部位及取穴】足底、小腿等；合谷、大陵、足跟穴、肝穴、肾穴等。

【按摩手法】叩击、点按、刨擦、揉。

足跟痛的临床表现主要有：跟腱周围炎，跟骨骨刺，跟骨骨膜炎，跟骨下脂肪垫损伤，跟骨骨折，跟骨皮下滑囊炎，跗骨窦软组织劳损，跟骨结核，肿瘤等。

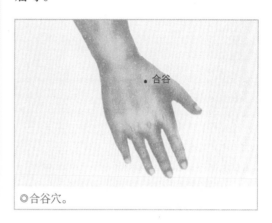

◎合谷穴。

足跟痛按摩防治法

点穴按摩法治双足跟凉痛	第一步，用一手拇指尖尽力捏压另一手内掌纹尽处掌根部位（稍偏拇指侧），施术手另四指握手背作依托，在患者能接受的情况尽量用力。 第二步，捏压3分钟后，变为一松一压，有规律、有节奏地点穴36次为1遍，缓解后再继续捏压5分钟。 用此法治病：右足跟痛，点压左手；左足跟痛，点压右手。双足跟痛，可先后点压双手穴位。一般治疗5日后，病愈。
足跟痛的推拿疗法	（1）滚跟法：俯卧，患侧屈膝90度，足底向上，按摩者以滚法施于足跟底部，重点在足跟压痛点及其周围，约10分钟，然后辅以掌擦法使足跟温热。 （2）按摩法：患者取俯卧位，按摩者从患侧小腿腓肠肌起，至跟骨基底部，自上而下以抚摩、揉捏、推按、点压、叩击的手法顺序予以施治，使局部产生热胀与轻松感。重点取金门（外踝凸点右侧中间处）、三阴交（小腿内侧中线，踝骨直上二寸）、太冲（脚背大拇指后一寸边缘）、昆仑（外足踝直上一寸五）、申脉（外足踝凸点直上处）、照海（内足踝凸点直下处）及中封诸穴。 （3）揉跟腱法：患者取俯卧位，按摩者立于患侧，两手拇、食指从两侧拿起跟腱，然后逐渐放松，同时进行揉按，重复多次。 （4）点按法：按摩者以拇指揉压涌泉穴（足心），点按承山（小腿后面的肌肉与跟腱的交界处）、委中（大小腿弯曲内横纹正中处）、申脉（外足踝凸点直上处）、照海（内足踝凸点直下处）等穴位。 （5）刨擦足跟法：按摩者以两手五指交叉，两掌根分别从两侧夹挤跟骨，缓缓用力揉动跟骨，并左右旋动3～5次，反复擦揉，直至足跟部感到发热。

续表

足跟痛的手部点穴法	（1）首先在双手分别选取以下穴位。 合谷：别名虎口。合谷穴系手阳明大肠经之原穴，在第一、二掌骨之间，约在第二掌骨靠近拇指侧之中点取穴。 大陵：系手厥阴心包经之输穴、原穴。仰掌，在掌后两筋之间凹陷中即腕横纹正中取穴。 足跟穴：系新穴。位置在手掌部心包经大陵穴与心包经劳宫穴连线，近腕横纹1/4处。 肝穴：全息对应穴。其位置在无名指近端指间关节横纹的中点处。 肾穴：全息对应穴。其位置在小指远端指间关节横纹的中点处。 足穴：全息对应穴。其位置在手背第二掌骨近侧底部端。 （2）在点穴按摩之前，要把指甲洗净修短，用拇指端偏峰针对上述手部穴位，有节奏地进行点压按摩，手法宜先轻后重再轻揉，以达到略有酸、胀、痛、麻、热、沉等感觉。点压的频率和呼吸次数相同，每穴点压按摩四、五分钟。
足跟痛的其他按摩法	（1）温水浴足后，用圆钝的按摩棒或食指关节反复按揉推顶足跟部压痛点，力量由轻到重，以能够忍受为度。 患者可渐渐感到足跟部难受感慢慢消失。推顶方向为先向足趾方向推，再向反方向推。 （2）用拇指指腹按揉足心部，并向足趾方向做推法6～8次。按揉涌泉穴。依次牵拉各足趾。尽量使脚趾向背伸，这样可以牵拉跖筋膜。或抬起足跟，足趾着地蹲一会儿，也可达到同样效果。 （3）拿揉、提捏小腿肚及跟腱。用拇指和其他四指对合用力上下反复拿捏小腿肚和跟腱。用拇指和食指对捏并按揉踝尖后跟腱前的内外凹陷处。 （4）还可以找个高尔夫球踏在脚下，取坐位，在脚心与足跟间慢慢滚揉。
足跟痛的疏通点穴法	（1）疏通法：患者平坐于地，直膝，双脚及趾慢慢用力，向脚背钩弯，至最大限度并保持30秒钟，然后慢慢放松，连续做5～10次。 （2）点穴法：用一指点按揉的手法由轻到重点按足部周围的昆仑（外足踝直上一寸五处）、解溪（小腿与脚背弯曲缝正中处）、仆参（外踝凸出点左下方凹陷处）、申脉（外踝凸出点直上方）四个穴位。 每穴点按3～5分钟。当点按仆参穴时，酸麻胀痛现象更为强烈，此穴位按揉时间可稍长些，7分钟左右。然后用双手重叠推滚法施治10分钟，疼痛即可减轻。 为使症状完全消失，再利用热疗原理，第二天用45～50度的热水烫洗或热敷足后跟，水稍凉时放入患足浸没足踝关节烫洗，第三天再烫洗一次。本法主要治疗没有红肿发热的足跟痛。

续表

足跟痛治疗操	先用温水洗足，浸泡以后再做，刚开始做时，往往有肌肉酸胀疲劳感，坚持一周左右，反应就会消失而渐见功效。 （1）盘腿坐好，用一手拇指推揉对侧足底，来回数遍。然后侧重在足跟骨的前缘足心部位推揉，最后推点涌泉穴（足心），用拇指尖推、点、按数十次，以有酸胀或麻胀感觉为好。 （2）体位同前，用一手拇、食、中三指拿捏对侧小腿。沿小腿前面和后面的肌肉，由上向下拿捏，小腿后面的肌肉要多捏。最后轻捏承山穴（小腿后面的肌肉与跟腱的交界处）。 （3）体位同前，两手搓动小腿，由上而下做20次。然后用手摇动踝关节。 （4）取仰卧位，下肢膝、踝关节做屈和伸的动作至最大限度，两下肢交替做10次左右。然后两足踝按顺、逆时针方向转动，各做20下。 （5）盘坐位，用力将足向内侧翻转，维持一会，然后放松，两足交替做10次。接着将足趾向下钩紧，足心拱起，维持一会，然后放松，两足交替各做5～10次。 （6）立正站好，用两足尖抵地，足跟提起，要求逐渐提高，重复20次。接着使足内翻，用足外缘着地走路，可在原地来回走，至小腿肌肉酸胀为止。

【病症自我保健】

足跟痛的日常保养

营养防治及食疗	（1）补充维生素B_6，可帮助钙质吸收和预防骨刺的形成。 （2）补充维生素C。 （3）多食含钙的食物。 （4）多食含镁的食物，如蔬菜、谷类、肉类、豆类及豆制品。 （5）避免食用酒精、咖啡、糖类食品，以防止机体恢复过程中发生的障碍，保护体内矿物质的平衡。 （6）川芎、当归猪脚汤：川芎、当归各15克，猪后脚一只。将猪脚与二味中药炖一小时，喝汤和肉。通经活血，濡养经络。
足跟痛应该如何预防	（1）口服非甾体类抗炎镇痛药物治疗；压痛点注射醋酸泼尼松，每周一次，往往2～3次治愈。跟后滑囊炎常发生在跟腱与皮肤之间，摩擦损伤引起，表现囊内积液，肿胀压痛。避免摩擦及囊内注射醋酸泼尼松有效。 （2）矫正鞋垫缓解跖腱膜张力，减轻刺激，缓解疼痛；跟垫痛常见于老年人，跟垫弹力下降，整个足跟下方都有压痛。海绵跟垫及封闭疗法有效。 （3）久治无效的足跟痛可行跟骨砧孔减压术。跟骨骨骺骨软骨病发生于9岁左右的男孩，跟腱用力时疼痛及局部压痛。骨骺愈合后，症状自愈。距骨下关节炎常发生于跟骨骨折后，如保守治疗无效，应行跟距关节融合术。

网球肘的自我按摩疗法

网球肘在医学上称为肱骨外上髁炎，是指手肘外侧肌腱发炎疼痛。当手腕伸直时的肌腱在抓握东西（如网球拍）时收缩、紧张，过多使用这些肌肉会造成这些肌肉近端的肌腱变性、退化和撕裂，引起症状就是通常说的网球肘。

临床检查时可发现肱骨外上髁处有压痛点；Mills征阳性，即屈腕并在前臂旋前位伸肘时可诱发疼痛。此外，抗阻力后旋前臂亦可引起疼痛。

【按摩部位及取穴】肩、肩周等；合谷、肩井、手三里等。

【按摩手法】揉、拉、按、掐、擦。

网球肘是过劳性综合征的典型例子，患者在用力抓握或提举物体时感到患部疼痛。这种病为网球运动员的常见病，也常见于30～60岁的手工劳动者，如木匠和房屋粉刷工，中老年纺织女工的发病率也很高。

网球肘多由慢性疾病引起，也有少数病例是由于受到撞击或牵引引起的。一般表现为持续性疼痛，甚至夜间疼痛影响睡眠。握拳或拧毛巾、伸直上臂向上提重物时疼痛感加重。

网球肘发生的病因：

技术不正确：击网球时技术不正确，网球拍大小不合适或网拍线张力不合适、高尔夫握杆或挥杆技术不正确等。

手臂某些活动过多如：网球、羽毛球抽球、棒球投球；其他工作如涮油漆、厨师切菜、屠夫砍肉、划船、使锤子或螺丝刀等。

网球肘发病的危险因素包括：玩网球或高尔夫，从事需要握拳状态下重复伸腕的工作，肌肉不平衡，柔韧性下降，年龄增大等。

预防护理：劳作前，进行功能锻炼准备，每天主动进行握拳、屈肘、旋前、用力伸直出拳等锻炼。劳作中不要经常冲冷水。避免外伤。

◎有肘关节疾病的患者不能用冷水洗澡。

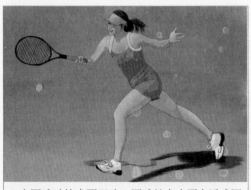

◎击网球时技术不正确，网球拍大小不合适或网拍线张力不合适等会导致网球肘。

网球肘的自我按摩疗法

一般按摩法	（1）预备式 站立或坐位均可，全身放松，双手自然下垂，双目微闭，静养1～2分钟。 （2）揉合谷穴 经络合穴，阵痛通络。
穴位按摩法	（1）揉按肩井 手法：以一手中指指端放在患侧肩部肩井穴处，适当用力揉按0.5～1分钟。 功效：通经活络，镇痛开窍。 （2）揉拉肩 手法：以一手中指指端放在患侧肩部肩穴处，适当用力揉按0.5～1分钟。 功效：祛风通络，调和气血。 （3）拿捏肩周 手法：以一手的大拇指与其余四指对合用力，从上到下拿捏患侧肩周0.5～1分钟。 功效：温经祛寒、通络止痛。 （4）掐曲池 手法：以一手拇指指尖放在患侧肘部曲池穴处，由轻渐重掐0.5～1分钟。 功效：疏通经络、镇静安神。 （5）按揉手三里 手法：以一手拇指指腹按在患侧手三里处，其余四指附在穴位对侧，适当用力按揉0.5～1分钟。 功效：理气和胃、通络止痛。 （6）推揉肱骨外上髁 手法：以一手拇指指腹按在患侧肱骨外上髁处，适当用力做上、下推揉动作0.5～1分钟。 功效：松黏解痉、活血止痛。 （7）掌揉肘痛处 手法：以一手掌心放在患侧肘痛处，做顺时针、逆时针的揉动0.5～1分钟，以局部发热为佳。 功效：温经散寒、通络止痛。 （8）点按疼痛点 手法：以一手拇指指端放在患侧肘部最疼痛点，适当用力点按0.5～1分钟。 功效：松解粘连、活血止痛。 （9）掌擦肘外侧 手法：以一手掌心放在患侧肘部，适当用力在肘部上下擦摩0.5～1分钟，以肘部发热为佳，擦摩部位可适当大一些。 功效：温经散寒、调理气血。

续表

其他按摩法	（1）取坐位，患者肘关节自然屈曲，以拇指点按患处，点按结束后在局部做轻微揉法，点按手三里穴，点按结束后在局部做轻微的揉法。 用揉捏法在患处从腕部到肘部做揉捏5～10遍，用推法在前臂从腕部推到肘部，使前臂屈肌群充分放松，并配以握拳内旋伸肘运动。 （2）患处肘关节置于握拳内旋伸肘位，用揉捏法在腕部到肘部做揉捏、推法、掌按法各5～10遍，按压结束后，做轻柔的揉法。 在肘关节外侧的压痛点做捏刮法3～5次，做完此手法后，再做三分钟揉捏按摩，以缓解局部疼痛。

腕管综合征的自我按摩疗法

腕管综合征又称腕管狭窄症，是指腕部外伤、骨折、脱位、扭伤或腕部劳损等原因引起腕横韧带增厚，管内肌腱腱肿胀，瘀血机化使组织变性，或腕骨退变增生，使管腔内周径缩小，从而压迫正中神经，引起手指麻木无力为主的一种病症。该病常发生于职业性搬运、托举、扭拧、捏拿等工作的人群中。

【按摩部位及取穴】大陵、内关、外关、阳溪、阳池、列缺、鱼际、劳宫、合谷等。

【按摩手法】按、捏、揉、摇、捻。

腕管综合征的主要症状为：患者桡侧3个半手指麻木或刺痛，夜间加剧，寐而痛醒，温度高时疼痛加重，活动或甩手后可减轻；寒冷季节患指发凉、发绀、手指活动不灵敏，拇指外展肌力差；病情严重者患侧大小鱼际肌肉萎缩，甚至出现患指溃疡等神经营养障碍症状。

腕管综合征的发生与手部的活动有密切关系。电脑的普及，让越来越多的人同电脑长时间接触、多频率的接触。一些上

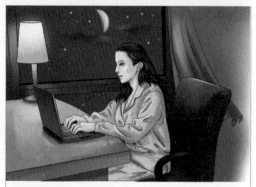

◎电脑的普及，让越来越多的人同电脑长时间接触。手科专家认为，经常反复点击鼠标和操作电脑，会使手指及连带的肌肉、神经、韧带处于一种不间歇的疲劳状态中，容易造成腕部劳损。

网一族每天都在不停地在键盘上打字和移动鼠标，手科专家认为，经常反复机械地点击鼠标，会使右手食指及连带的肌肉、神经、韧带处于一种不间歇的疲劳状态中，使腕管周围神经受到损伤或压迫，导致神经传导被阻断，从而造成手掌的感觉与运动发生障碍。

另外，如果一个人的肘部经常低于手腕，而手高高地抬着，神经和肌腱经常被压迫，手就会开始发麻，手指失去灵活性，经常关节痛。

腕管综合征的自我按摩疗法

穴位按摩法	（1）按摩选穴 经穴和经外奇穴：大陵、内关、外关、阳溪、阳池、列缺、鱼际、劳宫、合谷等。 反射区：肾、输尿管、膀胱、肺、颈肩区等。 反应点：踝点、运动点、颈项点、肩点、痉挛刺激点、止痛点等。 全息穴：颈肩穴、足穴等。 （2）按摩方法 按揉大陵100次，其余经穴和经外奇穴每次选用2～3个，每穴按揉30～50次；推按各反射区100次；点按各反射点200次；掐按各全息穴300次。 每天按摩1次，10次为1个疗程。 （3）注意事项 治疗以上述穴位为重点，采用按揉拿捏等手法，以腕关节为中心进行治疗。运用手法时可配合冬青油膏或解痉镇痛等活血化瘀药物，既能加强按摩的治疗效果，又可保护患者的皮肤。治疗结束时要做适当的拔伸牵引，以松解粘连、滑利关节。 患者配合下方熏洗，可缩短疗程，提高疗效。方药组成：伸筋草、透骨草、红花、防风、荆芥、桂枝、川芎各30克，煎水熏洗患部，每天早晚各一次，每次30分钟。 对于急性期病情较重患者，应将患臂用硬纸板托住，呈功能位。用三角巾悬吊于胸前，松弛压迫，减少运动。患者每天可自行活动手部数次，以促进血液循环。急性期后，疼痛缓解。嘱患者练习腕伸屈、臂旋转、伸指握拳等，促使肌肉及肌腱的活动，防止废用性萎缩和粘连。患者应注意局部保暖，防止受凉，避免用冷水，可经常自行擦热患部。
快速按摩法	（1）按压外关穴：1分钟内，用健侧手的食指和中指顺时针方向按压外关穴36圈，再逆时针方向按压36圈。 （2）按压阳溪穴：1分钟内，用健手的食指和中指顺时针方向按压阳溪穴36圈，再逆时针方向按压36圈。 （3）按压合谷穴：1分钟内，用健手的拇指顺时针方向按压合谷穴36圈，再逆时针方向按压36圈。 （4）按压大陵穴：1分钟内，用健手的食指和中指顺时针方向按压大陵穴36圈，再逆时针方向按压36圈。 （5）按压阳池穴：1分钟内，用健手的食指和中指顺时针方向按压阳池穴36圈，再逆时针方向按压36圈。 （6）按压劳宫穴：1分钟内，用健手的食指和中指顺时针方向按压劳宫穴36圈，再逆时针方向按压36圈。 （7）按压鱼际穴：1分钟内，用健手的食指和中指顺时针方向按压鱼际穴36圈，再逆时针方向按压36圈。

腕管综合征的预防注意

保持良好的操作姿态是避免相关损伤的最佳方法。键盘应放置在身体正前方中央位置，以持平高度靠近键盘或使用鼠标，可以预防腕管受到伤害；手腕尽可能平放姿势操作键盘，既不弯曲又不下垂；肘部工作角度应大于90度，以避免肘内正中神经受压。前臂和肘部应尽量贴近身体，并尽可能放松，以免使用鼠标时身向前倾；确保使用鼠标时手腕伸直，坐姿挺直并最好使用优质背垫，双脚应平放地面或脚垫上。显示屏放置在身体前面的高度以不使头部上下移动为宜，当坐正之后，双眼应与屏幕处于平行直线上，确保显示屏的亮度适中。工作期间经常伸展和松弛操作手，可缓慢弯曲手腕，每小时反复做10秒钟；也可每小时持续做10秒钟的握拳活动。

工作位置的安排亦是不可忽略的一环，因为适当的位置是应该可以让手腕处于最松弛和压力最少的体位。就以打字作为例，键盘的倾斜度应该使手腕工作时处于约三十度的后伸位置。在这个位置中，手腕所受的压力是最少，附近的肌腱也不会过分的伸张或紧缩，故此工作起来会更加轻松舒适。

终日面对电脑的白领工作者，有时会感到手掌发麻，或者食指在拖曳鼠标时容易抽筋，这些症状都是"鼠标手"。是由于长期使用鼠标、键盘造成的腕部神经压迫，导致肌肉或关节麻、胀、疼、痉挛。

"鼠标手"的肩部训练

动作一	用手表做辅助器械，按顺时针和逆时针转动手腕25次。功效：缓解手腕肌肉酸痛感觉。
动作二	手握带有负重的水瓶，首先手掌向上握水瓶，做从自然下垂到向上抬起动作，然后是手掌向下握水瓶，做从下到上的运动，各25次，锻炼腕屈肌。功效：防治腕关节骨质增生，增强手腕力量。
动作三	舒展身体各部位时，也要用力展开双手的五指，每次20至30秒钟，做2至3次。功效：增强关节抵抗力，促进血液循环。
动作四	吸足气用力握拳，用力吐气，同时急速依次伸开小指、无名指、中指、食指。左右手各做10次。功效：锻炼手部骨节，舒缓僵硬状态。
动作五	用一只手的食指和拇指揉捏另一手手指，从大拇指开始，每指各做10秒钟，平稳呼吸。功效：促进血液循环，放松身心。
动作六	双手持球（如网球），或持手掌可握住的事物（如水果等），上下翻动手腕各20次。球的重量可依自己力量而定。功效：增强手腕力量，锻炼肢体协调能力。

续表

| 动作七 | 双掌合十，前后运动摩擦致微热。功效：促进手部的血液循环。
肩部：左手臂向右拉伸时，颈部向左拉伸，注意手臂不要过高，和胸部有一定距离，不要有压迫感。每次保持30秒至45秒，换右手臂。 |

肩关节扭挫伤的自我按摩疗法

肩关节扭挫伤是指肩部受到直接暴力冲击，或因扭转旋转的间接外力的作用，使肩部产生软组织损伤、韧带撕裂、局部肿胀或活动受限病症。肩关节扭挫伤也被称为肩部伤筋，包括不同机制形成的肱二头肌腱鞘炎，三角肌损伤，冈上肌损伤等。

【按摩部位及取穴】指根、指关节。

【按摩手法】按揉法、掐法、拔伸法、捻法、抹法、推法。

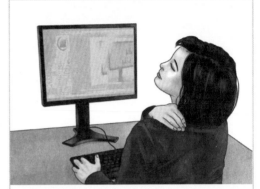

◎肩部扭挫伤表现为劳累时肩部肿胀疼痛，患肢前屈疼痛、无力，后伸疼痛加剧的症状。

肩关节扭挫伤的临床表现

肩前侧扭挫伤	肩前部肿胀疼痛，患肢前屈疼痛、无力，后伸疼痛加剧。在肩前方有明显压痛点。患肢前屈、外展、上举、后伸活动受限，不能持物抬肩。日久，肿胀虽消，但伤处疼痛、肌腱僵硬。
肩后侧扭挫伤	肩后部肿胀疼痛，患肢前屈、后伸疼痛。肩后方有明显压痛。外展、上举困难，只能后伸，不能前屈和托物持重，内收困难、不能摸到健肩。
肩上方搓伤	患肢酸软无力，活动后可暂时减轻，肩部疼痛，肩峰下有明显压痛、肿胀，患肢前屈或外展90°即疼痛加重而停止上肢的活动。

肩关节扭挫伤轻者肿胀易吸收消散而痊愈。重者部位较深较广，有组织纤维的撕裂，局部瘀肿、皮下青紫、疼痛及压痛。个别病例可并发小的撕脱性骨折。

肩关节扭挫伤的治疗原则以舒筋活血为主，促进肩关节各方向的活动功能。肩、上肢取穴，大多数病人经过1～2次按摩治疗后，病情即可大大缓解或治愈。

部位及取穴：损伤手指关节周围部、指根部。

手法：按揉法、掐法、拔伸法、捻法、抹法、推法。

操作：

1. 初期

（1）用拇指按揉肿胀部位6 ~ 8分钟，用力由轻逐渐加重。

（2）用拇、食二指分别掐患指指根部1分钟，以缓解患指疼痛。

（3）用指间关节拔伸法操作1~2分钟。

（4）用捻法捻指间关节3 ~ 5分钟，用力要轻柔。

（5）用抹法抹肿胀部位3 ~ 5分钟。

2. 后期

（1）以拇、食指分别掐患指指根部，约1分钟。

（2）用捻法自患指指根捻至指端3 ~ 5分钟。

（3）用指间关节拔伸法拔伸患指1 ~ 2分钟。

（4）用拇指推法推损伤部位2~3分钟。

（5）用拇指按揉损伤部位约5分钟。

（6）用抹法抹损伤部位3 ~ 5分钟。

用拇指按揉损伤部位3 ~ 5分钟；用捻法捻患指约5分钟；用抹法抹患指3 ~ 5分钟；

用指擦法擦患指，以透热为度。可配合热敷法操作。

推拿对指间关节扭挫伤治疗预后较好，但往往需要较长的时间才能痊愈，指肩关节的被动运动应在肿痛减轻后进行，手法不宜操之过急。

腕关节损伤的自我按摩疗法

腕部损伤大多由直接或间接暴力引起，亦有因腕关节长期反复操劳积累或超负荷过度劳累而引起，受直接或间接暴力撞击的必须排除腕骨骨折或尺、桡骨下端骨折。

【按摩部位及取穴】阳溪、阳池、合谷、腕骨等。

【按摩手法】擦、揉、按、捏等。

人的腕部结构复杂，关节多，骨块多，韧带多，有丰富的血管、肌腱、神经。由于手腕活动度大，常用力，所以损伤的机会也较大。临床上腕关节的急性扭伤可见腕部肿胀疼痛，功能活动障碍，动辄加剧，局部压痛，慢性劳损者肿胀疼痛不明显，仅有乏力或不灵活感觉。

按摩能松解粘连，解除痉挛，促进血肿消散，减轻疼痛，治疗腕关节的软组织损伤与劳损。

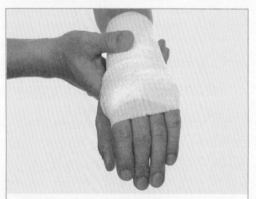

◎腕部损伤大多由直接或间接暴力引起，亦有超负荷过度劳累等而引起。

一般用以下按摩疗法。

（1）取坐位，用拇指指腹端按揉患侧阳溪（腕背横纹桡侧凹陷中）、阳池、合谷、腕骨（手背尺侧，豌豆骨前凹陷中）、养老（尺骨小头桡侧缘凹陷中）穴各1分钟，以有较强的酸胀感为度。

（2）取坐位，一手将患肢手部牵引固定，另一手以掌擦患腕部2分钟，以透热为度。

（3）取坐位，放松腕部，用双手拇指按压患腕关节背侧，其余四指握住腕部进行拔伸牵引，在牵引下将腕部旋转摇动4次。

（4）取坐位，家人立于患肢侧，一手固定患侧手臂，另一手置于腕关节周围，用拇指及四指以旋转式向前臂揉捏2分钟。

在按摩时，要注意以下四点：

（1）治疗手法宜轻柔舒适，勿粗暴用力。

（2）治疗期间患腕部要注意休息，减少手持重物，不宜做手工工作。

（3）避免腕关节受寒刺激，局部宜保暖。

（4）急性扭伤，腕关节肿痛患者，手法用力要较轻，若慢性期手法用力要加重，活动范围逐渐加大，如配合腕关节摇、扳、拔伸法，以松解粘连，恢复关节功能活动。

踝关节扭伤的自我按摩疗法

现代医学认为，踝关节扭伤多在行走、跑步、跳跃或下楼梯、下坡时，踝跖屈位，突然向外或向内翻，外侧或内侧副韧带受到强大的张力作用，致使踝关节的稳定性失去平衡与协调，而发生踝关节扭伤。

【按摩部位及取穴】足跖部、足跟部、拇指等；丘墟、太溪、昆仑、申脉、阳陵泉等。

【按摩手法】拔伸、擦、揉等。

踝关节扭伤的临床表现

外侧韧带损伤	外侧韧带损伤由足部强力内翻引起。因外踝较内踝长和外侧韧带薄弱，使足内翻活动度较大，临床上外侧韧带损伤较为常见。外侧韧带部分撕裂，较多见，其临床表现是踝外侧疼痛、肿胀、走路跛行；有时可见皮下瘀血；外侧韧带部位有压痛；使足内翻时，引起外侧韧带部位疼痛加剧。 外侧韧带完全断裂：较少见，局部症状更明显。由于失去外侧韧带的控制，可出现异常内翻活动度。有时外踝有小片骨质连同韧带撕脱，叫撕脱骨折。内翻位摄片时，胫距关节面的倾斜度远远超过5～10度的正常范围，伤侧关节间隙增宽。X线检查可见撕脱骨片。

续表

内侧韧带损伤	由足部强力外翻引起，发生较少。其临床表现与外侧韧带损伤相似，但位置和方向相反。表现为内侧韧带部位疼痛、肿胀、压痛、足外翻时，引起内侧韧带部位疼痛，也可有撕脱骨折。

踝关节扭伤常用以下按摩方法。

1.按摩方法一

（1）患者仰卧位，按摩者以拇指点揉丘墟、太溪、昆仑、申脉、阳陵泉等穴，力量由轻到重，每穴操作半分钟。

（2）按摩者一手固定足部，另一手大鱼际着力，在踝关节周围进行轻柔缓和的揉摩，时间为2～5分钟。

（3）按摩者一手握住足跖部，另一手握住足跟部、拇指按在伤处，两手稍用力向下牵引，同时进行轻度内翻和外翻。时间为1～3分钟。

（4）按摩者一手托住足跟，一手握住足跖部，同时用力，在拔伸的同时将踝关节尽量背伸，然后做环转运动。时间为1～3分钟。

（5）按摩者以拇指和其余四指相对用力，自上向下，反复中揉1～3分钟，然后两手掌相对用力。横搓下肢1分钟。

2.按摩方法二

（1）患者仰卧，按摩者以大鱼际轻擦损伤部，以透热为度。

（2）以拇指指腹，在损伤的局部用轻柔的按揉法进行治疗，时间为1～3分钟。

（3）患者坐位，按摩者一手由外侧握住足跟，用拇指压于韧带所伤之处，另一手握住距部，用摇法1分钟。

（4）按摩者双手握住足部，在拔伸力量下将足跖屈再背屈，同时以拇指向内向下用力按压韧带损伤部位，以患者能耐受为度，如此反复操作5～8次。

（5）按摩者双手掌相对用力，自膝关节向下，反复搓揉至踝关节周围。以局部发红透热为度。时间为2～5分钟。

在按摩时，应遵循以下事项：

（1）对踝关节扭伤严重者，应到医院拍调X片检查，以排除骨折和脱位，如发现骨折应立即请医生处理。

（2）在踝关节扭伤的急性期，手法要轻柔和缓，以免加重损伤性出血，同时不要热敷。

（3）在恢复期，手法适当加重，同时可以配合局部热敷，或活血通络之中药外洗，常能收到比较满意的疗效。

（4）注意损伤的局部应防寒保暖。

在扭伤早期，较重者宜制动，根据病情给予适当固定，1～2周后解除固定，进行功能锻炼。

踝关节扭伤的治疗措施

如外侧韧带损伤较轻、踝关节稳定性正常时，早期可抬高患肢，冰敷（只要是冰镇的东西都可以，如冰激凌、冻肉等）以缓解疼痛和减少出血、肿胀。2~3天后可用理疗、封闭、外敷消肿止痛化瘀药物，适当休息，并注意保护踝部（如穿高筒靴等）。

如损伤较重，可用5~7条宽约2.5厘米的胶布从小腿内侧下1/3经过内、外踝粘贴于小腿外侧中部，胶布外用绷带包扎。使足保持外翻位置，使韧带松弛，以利愈合，固定约3周。如为内侧韧带损伤，包扎固定位置相反。

若症状严重，或韧带完全断裂或有撕脱骨折者，需用短腿石膏靴固定患足，使其保持矫正的位置，4~6周。可在石膏靴底部加橡皮垫或其他耐磨物以便行走。若踝部骨折块较大，且复位不良，则应切开复位和内固定。

陈旧性外侧韧带断裂或反复扭伤致外侧韧带过度松弛造成关节不稳者，可考虑用腓骨短肌腱重建外侧韧带。

关节扭伤后应及时处理，原则是制动和消肿散瘀，使损伤的组织得到良好的修复。关节积血较多者，应在无菌技术下及时抽出，以免后遗关节内粘连；韧带断裂或撕脱骨折而影响关节稳定者，需行手术复位修补，以免引起反复扭伤，关节软骨损伤和创伤性关节炎。

外固定期间，应练习足趾的屈伸活动和小腿肌肉的收缩活动。拆除外固定后，要逐渐练习踝关节的内、外翻及跖屈、背伸活动，以预防粘连、恢复踝关节的功能。此外，还要注意踝部保暖，避免重复扭伤。

中医学认为，踝关节扭伤的发生是由于外伤等因素，使踝部的经脉受损，气血运行不畅，经络不通，气滞血瘀而致。

踝关节扭伤的常见症状为，踝部明显肿胀疼痛，不能着地，伤处有明显压痛、局部皮下瘀血。如外踝韧带扭伤，则足内翻时疼痛明显；内踝韧带扭伤，则足外翻时疼痛明显。如果是韧带撕裂，则可有内、外翻畸形、血肿。

踝关节扭伤是指踝关节韧带损伤或断裂的一种病证，是骨伤科常见多发病，可发生于任何年龄，小儿中学龄期儿童活动量较大，发病较多。

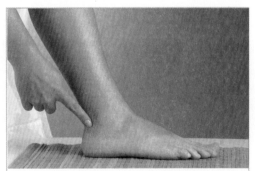

◎踝关节扭伤积血较多者，应到医院及时治疗，在医生建议后在无菌技术下及时抽出淤血。

坐骨神经痛的自我按摩疗法

坐骨神经痛是指坐骨神经病变，沿坐骨神经通路即腰、臀部、大腿后、小腿后外侧和足外侧发生的疼痛症状群。

【按摩部位及取穴】臀部、大腿和小腿等；承山、承筋、委中、风市等。

【按摩手法】按、揉、拍打、滚等。

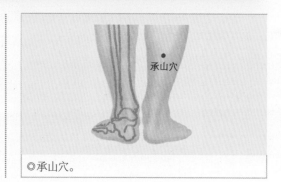

◎承山穴。

坐骨神经痛的按摩疗法

自我按摩法	（1）患者取健康一侧卧姿。用患侧的手擦、揉患侧腰、臀部，再按揉患侧肾俞穴，然后换患侧卧姿，擦、揉健康一侧腰臀部及按揉肾俞穴。 （2）健康一侧卧姿，用手擦、捏、揉、拍、啄患侧大腿和小腿后、外侧，反复做几遍。 滚法：是用手背部紧连患者皮肤及肢体，上肢放松，手握空拳，以单手或双手交替进行滚动的一种方法，称为滚法。 点法：用指端或屈曲的指间关节突起部分着力，按压某一穴位或疼痛部位，称为点法。 拍法：用虚掌拍打体表，称为拍法。
一穴速治法	当坐骨神经痛发生时，在肩后找一压之特痛点按10～15分钟，左边痛压右边，右边痛压左边。只要是坐骨神经痛，点到痛止。 取穴方法：以手掌心按肩峰，大指尽处压痛取穴，以痛为穴。
足底按摩法	选取肾，输尿管，膀胱，腰椎、髋关节、膝、淋巴结、甲状旁腺反射区，每个反射区分别按摩2～4分钟，每日1～2次。
其他按摩疗法	首先，病人俯卧，施术者站立其旁，用手掌拿揉腰骶部，臀部、下肢后侧数次。 随后，用拇指沿坐骨神经的行走路线做拔筋法数次，最后让病人仰卧，将下肢屈曲微髋关节的上下摇动数次。

【病症自我保健】
坐骨神经痛预防与保健

硬板床休息，可坚持做床上体操。

要劳逸结合，生活规律化，适当参加各种体育活动。

运动后要注意保护腰部和患肢，内衣汗湿后要及时换洗，防止潮湿的衣服在身上被焐干，出汗后也不宜立即洗澡，待落汗后再洗，以防受凉、受风。

坐骨神经痛的预防常识：

许多坐骨神经痛的患者都可清楚地诉述发病是与一次突然的腰部"扭伤"有关，如发生于拎举重物，扛抬重物，长时间的弯腰活动或摔跌后。因此，当需要进行突然的负重动作前，应预先活动腰部，尽量避免腰部"扭伤"，平时多进行强化腰肌肌力的锻炼，并改善潮湿的居住环境，常可降低本病的发病率。

本病患者急性期应及时就医，卧床休息，并密切配合中药治疗。

坐骨神经痛急性期的处理：

（1）应针对病因治疗。腰椎间盘脱出急性期卧硬板床休息1~2周常可使症状稳定。

（2）对症治疗。疼痛可用如赫尔克骨痛贴该类外用药或者服用双乙酰氨基酚（扑热息痛）加可待因，以及其他非甾体类镇痛药，如异丁苯乙酸、萘普生等。肌肉痉挛可用安定5~10毫克口服，或环苯扎林口服，可能有效。

（3）严重病例可用地塞米松，静脉滴注；一般可口服泼尼松。也可用普鲁卡因或加泼尼松龙椎旁封闭。可配合针灸和理疗，保守疗法多可缓解。疗效不佳时可用骨盆牵引或泼尼松龙硬脊膜外注射，个别无效或慢性复发病例可考虑手术治疗。

可常吃以下食物进行饮食调养：

（1）川断25克，杜促30克，与1条猪尾共煮，调味服用。

（2）桑寄生15克与1个鸡蛋，煲熟服用。

（3）老桑枝6克，与500克重的母鸡共炖，饮汤食用。

背部强痛的自我按摩疗法

背部强痛指背部肌肉强急疼痛，为过度疲劳后的常见症状，老年人尤为多见。过度疲劳体力劳动者肩扛背驮、弯腰持重，脑力劳动者长期伏案、久坐挺胸等均会致背部肌肉紧张，过度疲劳而发生背部强痛。久病之人，气血耗伤；年老体虚，气血不足，二者均使背部筋脉失于濡养，致背部肌肉筋脉拘急疼痛。

【按摩部位及取穴】肩井、肩贞、列缺、委中等。

【按摩手法】按揉等。

背部强痛的主要表现是背部肌肉紧张、痉挛、疼痛，有压痛。疼痛有时牵连后项部，劳累时易加重。休息或做伸懒腰、扩胸、捶背等动作可减轻或缓解。如伴风寒侵袭或阳气素虚之人，则可见背部感觉发凉，遇温则舒。

长期从事IT工作或者久坐办公桌前的人长时间保持一个姿势，会导致颈背部的血液流通不畅，肌肉组织紧张，再加上冬季易受到风寒邪气侵袭，不注意保暖，从而使颈背部经络气血运行不畅所致。

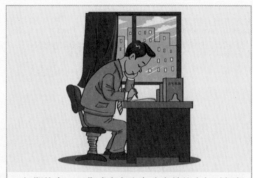

◎长期从事IT工作或者久坐办公桌前的人长时间保持一个姿势，肌肉组织紧张，若再受到风寒邪气侵袭，则使颈背部经络气血运行不畅而致颈背疼痛。

对颈背部疼痛有很好预防和治疗效果的按摩穴位

按揉肩井穴	位置：位于肩上，前直乳中，当大椎与肩峰端连线的中点，即乳头正上方与肩线交接处。 按摩方法：用两侧手拇指指腹分别揉捻对侧肩井穴，有酸胀感为宜，按摩50次。
按揉肩贞穴	位置：在肩关节后下方，臂内收时，腋后纹头上1寸。 按摩方法：用两手拇指指腹分别按揉对侧肩贞穴，有酸胀感为宜，按摩50次。
按揉列缺穴	位置：在前臂桡侧缘，桡骨茎突上方，腕横纹上1.5寸，当肱桡肌与拇长展肌腱之间。即两手虎口自然垂直交叉，一手食指按在另一手桡骨茎突上，指尖下陷中是穴。 按摩方法：用两手拇指指腹分别按揉对侧列缺穴，有酸胀感为宜，按摩50次。 颈背部疼痛患者在治疗中，要注重自我保健，不要保持一个姿势时间过久，要经常运动，加强气血流通，同时要注意保暖。
按揉委中穴	位置：位于人体的横纹中点，当股二头肌腱与半腱肌肌腱的中间。 按摩方法：用两手拇指端按压两侧委中穴，力度以稍感酸痛为宜，一压一松为1次，连做50次；两手握空拳，用拳背有节奏地叩击该委中穴，连做50次。 自我按摩对颈背部疼痛的治疗，一般一天按摩一次即可，颈背部疼痛的易发人群，如从事IT工作或者长期驾车的人也可以按摩这几个穴位来预防颈背部疼痛的发生，也可以结合艾灸的方法治疗，同样选这几个穴位，效果会更好。

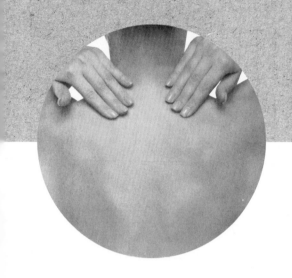
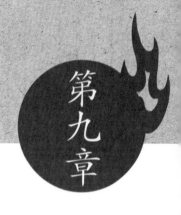

第九章

神经系统疾病的
自我按摩疗法

●偏头痛、神经衰弱、晕车以及偏瘫等，都属于神经系统的疾病。神经系统对人体来说，有着重要的作用。神经系统的好坏决定着我们健康与疾病。神经系统疾病可以发生在任何年龄段，中老年人尤为常见。老年性痴呆、偏瘫、中风等，都给患者及其家人带来了巨大的痛苦。

神经性头痛的自我按摩疗法

神经性头痛是临床上常见的症状之一，通常是指局限于头颅上半部，包括眉弓、耳轮上缘和枕外隆突连线以上部位的疼痛。头痛的原因繁多，其中有些是严重的致命疾患，但病因诊断常比较困难。

【按摩部位及取穴】太阳、风池、合谷、印堂等穴。

【按摩手法】揉、拿、抹等。

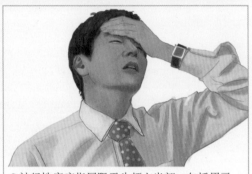

◎神经性疼痛指局限于头颅上半部，包括眉弓、耳轮上缘和枕外隆突连线以上部位的疼痛。

神经性头痛的自我按摩疗法

准备动作	患者正坐于椅上，含胸拔背，气息调和。
揉太阳穴	将双手掌根贴于太阳穴，双目自然闭合，做轻缓平和的揉动30次。此法对上述各型头痛均有较好疗效。
拿风池穴	用拇指与食指、中指相对捏住颈后肌肉近发际处，手法采用一上一下、一紧一松按摩，以颈部感酸胀为度，次数自定，不强求一律，左右手可以交替进行，本法能改善脑部血液循环，增加脑组织血液供应。
浴全头穴	头部有上星、头维、百会等穴，经常浴头部各穴有健脑之功效。操作时将两手五指分开，由前发际分别向后发际抹动，如食指梳头状，手法轻重由个人自行掌握，一般以局部感到热、舒适、头皮无痛感为度，次数根据病情而定。亦可用木梳代替手指浴头。本法可缓解头部肌肉痉挛、缓解脑部血管痉挛，使疼痛减轻、思维敏捷。
拿合谷穴	合谷位于拇指和食指之间肌肉丰厚处。手法以拿捏、点按此穴，有明显酸胀感为度，每次10~15遍，每日2~3次。本法俗称"拿虎口"。如能经常拿捏、点按此穴，具有清利头目、缓解各型头痛。
抹额印堂穴	将两手食指屈曲，拇指按在太阳穴上，以食指内侧屈曲面，由正中印堂穴（两眉之间）沿眉毛两侧分抹，双目自然闭合。手法以轻中有重为宜，每次做30遍以上，每日2次为度，本法古代称"分阴阳"法，抹后感觉头清目爽，具有清除头晕目眩、减轻头痛之功效。
拿天柱穴	以拇、食两指，在颈后部斜方肌上方的天柱穴做拿捏动作，来回拿动各5~10遍，每日早晚各1次。本法对各种头痛有较好的缓解作用。

【病症自我保健】

神经性头痛食疗法

神经性头痛食疗方

风寒头痛症状	头痛时常发作，风吹遇寒辄发，痛连颈背，舌苔白润。同时伴有恶风寒，发热轻，口不渴等症。 治疗：用葱30克、淡豆豉15克、黄酒50克，将淡豆豉放入锅内加水1碗，煎煮15分钟；再把葱切段放入，煮5分钟；最后把酒冲入，立即起锅，趁热服下，出微汗即停服。
风湿头痛症状	头痛如裹，肢体困重。兼有胸闷，小便不利，大便稀，舌苔白腻。 治疗：用鲜藿香10克、鲜芦根（剪成段）25克，煎水饮。
肝阳上亢所致头痛症状	头痛目眩，心烦易怒，面红目赤，口苦，舌红苔黄。 治疗：用芹菜400克，水发香菇50克，干淀粉、菜油、调料各适量。芹菜要去叶、根，洗净切段，盐渍10分钟，清水漂洗，沥干；香菇切片，淀粉、醋、味精加水50毫升对成芡汁待用；炒锅内菜油烧至冒烟无泡沫，放入芹菜煽炒2～3分钟，投入香菇片，迅速炒匀，加酱油，炒1分钟，淋入芡汁，速炒起锅食用。
风热头痛症状	头目胀痛，甚则如裂。兼有面红耳赤，口渴，发热或恶风，尿黄或便秘，舌苔薄黄。 治疗：用蔓荆子（研为粗末）90克浸泡于500克酒中，7天后使用，每天3次，每次服10～20毫升（温服为佳）。

偏头痛的自我按摩疗法

偏头痛，指的是头的额、颞、眼眶部局限于一侧的疼痛，可为剧烈的跳痛、胀裂痛等，可持续数小时甚至一两天。

【按摩部位及取穴】太阳、头维、大敦、风池穴等。

【按摩手法】揉、划、挫、掐等。

该病常因疲劳、紧张、情绪激动、睡眠欠佳等而诱发，发作前多有嗜睡、精神不振、视力模糊、怕光或肢体感觉异常等先兆症状。发作时，多伴有恶心、呕吐、

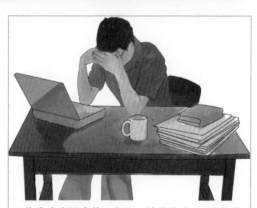

◎偏头痛常因疲劳、紧张、情绪激动、睡眠欠佳等而诱发。

腹胀、腹泻、多汗、心率加快等。作为反复发作的一种搏动性头痛，偏头痛属众多头痛类型中的"大户"。

偏头痛发作前常有闪光、视物模糊、肢体麻木等先兆，同时可伴有神经、精神功能障碍。它是一种可逐步恶化的疾病，发病频率通常越来越高。

偏头痛发生时，数分钟至1小时左右出现一侧头部一跳一跳的疼痛，并逐渐加剧，直到出现恶心、呕吐后，感觉才会有所好转，在安静、黑暗环境内或睡眠后头痛缓解。在头痛发生前或发作时可伴有神经、精神功能障碍。

偏头痛分类

典型性偏头痛	多数病人呈周期性发作，女性多见。发病前大部分病人可出现视物模糊、闪光、幻视、盲点、眼胀、情绪不稳，几乎所有病人都怕光，数分钟后即出现一侧性头痛，大多数以头前部、颞部、眼眶周围、太阳穴等部位为主。可局限某一部位，也可扩延整个半侧，头痛剧烈时可有血管搏动感或眼球跳出感。疼痛一般在1～2小时达到高峰，持续4～6小时或十几小时，重者可历时数天，病人头痛难忍十分痛苦。
普通型偏头痛	普通型占80%，比较常见，发病前可没有明显的先兆症状，也有部分病人在发病前有精神障碍、疲劳、哈欠、食欲不振、全身不适等表现，女性月经来潮、饮酒、空腹饥饿时也可诱发疼痛。头痛多呈缓慢加重，疼痛部位可为一侧或双侧，也有的为整个头部，疼痛的程度也较典型性偏头痛轻。
丛集性偏头痛	其特点是没有先兆症状，每次发作的时间大致相同。头痛常突然开始，持续30～120分钟，在一天内可发生多次，临床表现可出现眼眶发胀、流泪、眼结膜充血、鼻塞、出汗、痛侧颜面部烧灼感等，典型病例可见头皮血管增粗、弯曲等。偏头痛还包括家族偏瘫性偏头痛，腹痛性偏头痛，神经精神性偏头痛，基底动脉性偏头痛，视网膜性偏头痛，月经期偏头痛。

自我按摩疗法

穴位按摩法	（1）划侧头 患者取坐位，微屈手指，用四个手指由病侧的头维穴始，到风池穴止，用力划侧头，以侧头有热感为宜，约2分钟。 （2）搓头维 患者取坐位，双手食指分别抵住双头维穴，在半个厘米的距离内，进行搓动，以局部有热感为宜，约1分钟。 （3）掐大敦 患者取坐位，将一腿搭于另一腿上，用拇指端掐揉大敦（足大趾末节外侧趾背上，当外侧爪甲根与趾关节间），约1分钟。

续表

偏头痛风池穴按摩法	穴位：风池穴。风池穴在头部后边。 按摩方法： （1）自我按摩 首先，用自己的两个大拇指放在风池穴上，其余指放在头部。 其次，用大拇指用力向下压，不放，坚持停留10～20秒的时间。这样重复3次。 最后，用大拇指进行揉风池穴，时间自己可以掌握，揉一会就可以。 （2）他人按摩法 首先，按摩人的拇指放在被按摩人的一边风池穴，食指和中指放在另一边风池穴上，另外一只手放在被按摩人的头部。放在风池穴上的手指向上用力，放在头顶的手向下用力，坚持停留10～20秒的时间。这样重复3次。 其次，用大拇指和食指与中指对被按摩人的风池穴揉。 最后，用大拇指和其余四只从风池穴的位置向下捏，方向是从上到下，可以连续拿捏8次。

头晕的快速按摩疗法

头晕是一种常见的脑部功能性障碍，也是临床常见的症状之一。为头昏、头胀、头重脚轻、脑内摇晃、眼花等的感觉。

【按摩部位及取穴】百会、风池、天柱、完骨等，及神门、交感、枕、心、太阳等耳穴。

【按摩手法】按、揉、点。

头晕可由多种原因引起，最常见于发热性疾病、高血压病、脑动脉硬化、颅脑外伤综合征、神经症等。此外，还见于贫血、心律失常、心力衰竭、低血压、药物中毒、尿毒症、哮喘等。抑郁症早期也常有头晕。头晕可单独出现，但常与头痛并发。头晕伴有平衡觉障碍或空间觉定向障碍时，患者感到外周环境或自身在旋转、移动或摇晃，称为头晕。

头晕自疗保健法要按反射区——大脑、小脑、三叉神经、额窦、耳朵、内耳迷路、泌尿系统。

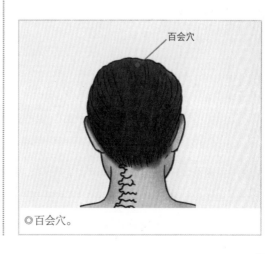

◎百会穴。

头晕的按摩疗法及注意事项

头晕保健自疗加强按摩部位	（1）小脑（反射区有交叉）：双脚大蹈趾腹有两条横纹线的中间都是小脑反射区，刚好与颈项相邻。按摩时方向要从外往内方向扣按后再由内往外扣按。 （2）大脑（反射区有交叉）：双脚大蹈趾整个趾腹都是。按摩方向是从上面往下按摩。 （3）三叉神经（反射区有交叉）：双脚大蹈趾外侧骨缘下方的肌肉。按摩方向是由下往上按摩。 （4）额窦（反射区有交叉）：在双脚两个脚蹈趾末端处，刚好在脚趾甲下方。按摩方向是由下往上按摩。 （5）内耳迷路：位于双脚脚背的脚小趾下方，脚掌第一骨头边缘处，触摸时有颗粒微凸感觉。找到微凸的小颗粒，用手按住后定点揉按。 （6）耳朵（反射区有交叉）：在双脚脚底的四、五趾与脚掌相交处下方的肌肉。按摩时要由上往下扣住后，往内侧按摩。
注意细节	（1）积极参加体育锻炼。体质差者可提高身体素质，体胖者可增强气血运行，加速排泄水湿痰饮。 （2）饮食宜素净和容易消化。不宜食用烟、酒、浓茶、咖啡、韭菜、辣椒、大蒜等刺激性食物。 （3）冬瓜、萝卜、芋艿、慈姑、地栗、赤小豆、米仁具有化痰结、利水湿的作用，可以选作辅助治疗。 （4）不要过多饮水，注意多种蛋白的摄入，如鱼、虾、蛋、蟹、乳等。 （5）发作期宜卧床休息，防止起立跌倒受伤。减少头部转动。 （6）卧室光线宜昏暗，环境要安静。 （7）保持心情舒畅，防止七情（喜、怒、忧、思、悲、恐、惊）过度。

【病症自我保健】

头晕食疗法

头晕是疾病最常见的症状之一，许多因素均会导致人头晕。常见的头晕有两种，一是血管性头晕；另一是耳性眩晕。治疗头晕宜以补益气血、滋养肝肾、化痰和中为主。

头晕食疗方

淮山杞子炖猪脑	淮山药50克，枸杞子12克，猪脑1个，共炖食。
天麻煲鸡	天麻10克，母乌鸡半只，隔水炖1.5小时，调味饮汤吃肉。
鸭蛋赤豆	鸭蛋一个、赤豆20粒，搅匀蒸熟，早晨空腹服，每日一次，连用7天有特效。

头晕的取穴与按摩

特效1： 五处穴

▶ 功能主治

五处穴	按摩此穴，具有宁神止痛、活血通络之功效。
	长期按摩此处，可有效治疗头痛、眩晕、癫痫等疾病。
属足太阳膀胱经穴位	按摩此穴，还可迅速缓解小儿惊风的症状，帮助孩子及时得到救治。
	配合谷、太冲穴，治疗头痛目眩；配率谷、行间穴，可平肝明目，也能治疗头痛目眩。

▶ 标准取穴

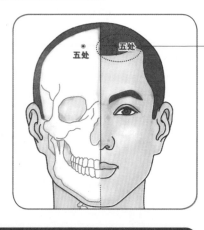

人体的头部，当前发际正中直上1寸，旁开1.5寸处即是。

◇ 配伍治病

头痛、目眩：
五处配合谷、太冲
功用： 宁神止痛、活血通络

▶ 取穴技巧及按摩手法

一手中间三指并拢，其他两指弯曲，掌心向颜面，无名指第一关节全入发际，放于发际上正中处，则食指指尖所在的位置即是穴位。依此法找出另一穴。

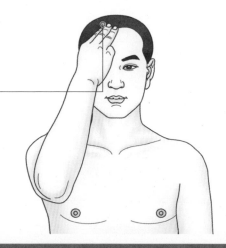

程度	指法	时间/分钟
适度		1～3

特效2：解溪穴

▶ 功能主治

解溪穴	主治牙疼、烦心、目赤，以其能引上焦(胸即乳房以上)郁热下行而解之。
属足阳明胃经穴位	针对头痛、眩晕、腹胀、便秘、脚腕痛、下肢痿痹、肾炎、肠炎、口痛及眼疾等病症，有很好的调理保健效能。
	现代中医临床经常用解溪穴来治疗足下垂、神经性头痛、胃肠炎、踝关节及周围的软组织疾患。

▶ 标准取穴

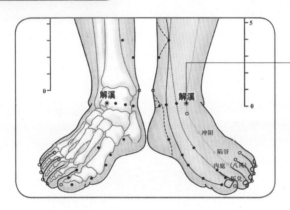

足背与小腿交界处的横纹中央凹陷处，当拇长伸肌腱与趾长伸肌腱之间。

◇ 配伍治病

踝部痛：
解溪配昆仑、太溪
腹胀：
解溪配商丘、血海
功用：通络祛火、消炎止痛

▶ 取穴技巧及按摩手法

正坐，一腿屈膝，脚放平，用同侧的手掌抚膝盖处，大指在上、四指指腹循胫骨直下至足腕处，在系鞋带处、两筋之间的凹陷即是该穴。

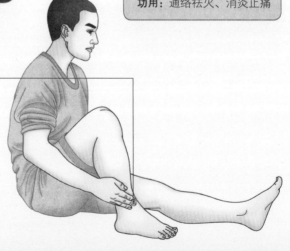

程度	指法	时间/分钟
重		1～3

续表

泽泻炖鱼头	泽泻60克，鳙鱼（大头鱼）鱼头1个，蜜枣4个，炖后放盐饮食。
女贞桑葚汤	女贞子12克，桑葚15克，制首乌12克，旱莲草10克，水煎服，连服3~5剂。
天麻炖鸡蛋	天麻9克，鸡蛋2个。先将天麻煎1小时后去渣，然后冲入鸡蛋，再炖片刻服用。
天麻炖麻雀肉	天麻9克，麻雀2只。将麻雀去毛及内脏，天麻切片，加水适量炖熟去药，食麻雀肉饮汤。
红糖鸡蛋	豆油适量放锅内烧热，将2个鸡蛋、30克红糖（放一点儿水搅拌）倒入锅内煎熟，空腹服用，连服10天。为巩固疗效，也可多服几天。
篱栏药膳	用中草药篱栏25克，带壳鸡蛋一个，大米50克，煮成稀粥，可加适量油、盐、味精调味。煮熟后，去篱栏渣和蛋壳，一天分2次食用药粥和鸡蛋，一般连续食用3天，头晕头痛症状即有明显好转。
枯草汤	夏枯草25克，生白芍15克，生杜仲25克，黄芩10克。先煎前3味药，放入3茶盅水，熬30分钟，从火上拿下来，稍停再加入黄芩，煎5分钟即成，每天早晚各服1次。服后即能感觉头轻眼亮，没有其他副作用。
菊花	菊花功能降血压、明目解毒、治头晕、头痛、耳鸣目眩，能使小便清长。高血压的人可用菊花枕头，对妇女肝阳火盛引致头晕、晚间烦躁不能成眠者有帮助。可将野菊花加入油柑子叶、绿豆壳或通草丝，晒干待冷装入枕袋内再缝密即可。

面神经麻痹的自我按摩疗法

面神经麻痹俗称"面瘫""歪嘴巴""歪歪嘴""吊线风"，它是以面部表情肌群运动功能障碍为主要特征的一种常见病，具体说来就是脸部表情肌肉瘫痪，常出现额纹消失、眼不能闭合、鼻唇沟变浅、嘴角歪向对侧，并可有同侧舌前2/3的部分味觉减退、听觉过敏或面肌跳动等。

【按摩部位及取穴】风府、风池、翳风、阳白、攒竹、鱼腰、丝竹空、耳门、听宫、听会、上关、下关、颊车等。

【按摩手法】揉、搓等。

面神经麻痹一般症状是口眼歪斜，它是一种常见病、多发病，它不受年龄限制。面神经麻痹患者面部往往连最基本的抬眉、闭眼、鼓嘴等动作都无法完成。

301

面神经麻痹的病因中，感染性病变占了较大因素，约42.5%。感染性病变多是由潜伏在面神经感觉神经节内休眠状态的带状疱疹被激活引起。另外中毒，如酒精中毒，长期接触有毒物等也会导致面神经麻痹；代谢障碍，如糖尿病、维生素缺乏；血管功能不全；先天性面神经核发育不全等也会导致面神经麻痹。

面神经麻痹分为中枢型和周围型，又称为中枢性和周围性两种。其中周围性面瘫发病率很高，而最常见者为面神经炎或贝尔麻痹。

面部神经麻痹主要分类

中枢型	为核上组织，包括皮质、皮质脑干纤维、内囊、脑桥等受损时引起，出现病灶对侧颜面下部肌肉麻痹。从上到下表现为鼻唇沟变浅，露齿时口角下垂（或称口角歪向病灶侧，即瘫痪面肌对侧），不能吹口哨和鼓腮等。多见于脑血管病变、脑肿瘤和脑炎等。
周围型	为面神经核或面神经受损时引起，出现病灶同侧全部面肌瘫痪，从上到下表现为不能皱额、皱眉、闭目、角膜反射消失，鼻唇沟变浅，不能露齿、鼓腮、吹口哨，口角下垂（或称口角歪向病灶对侧，即瘫痪面肌对侧）。多见于受寒、耳部或脑膜感染、神经纤维瘤引起的周围型面神经麻痹。此外还可出现舌前2/3味觉障碍。

西医认为周围型多由急性化脓性茎突孔内面神经炎、慢性中耳炎、乳腺炎等引起，也有可能与肩部病理、感染有关，面部受冷风侵袭也常为发病原因。

多数病人往往于清晨洗脸、漱口时突然发现一侧面颊动作不灵、嘴巴歪斜。病侧面部表情肌完全瘫痪者，前额皱纹消失、眼裂扩大、鼻唇沟平坦、口角下垂，露齿时口角向健侧偏歪。病侧不能做皱额、蹙眉、闭目、鼓气和噘嘴等动作。

患者在鼓腮和吹口哨时，因患侧口唇不能闭合而漏气；进食时，食物残渣常滞留于病侧的齿颊间隙内，并常有口水自该侧淌下。另外，患者由于泪点随下睑内翻，使泪液不能按正常引流而外溢。

中医学认为该病是由于人体气血不足，面部、耳部遭受风寒侵袭，气血瘀阻于经络，经络瘀滞，筋脉失养而致。

中医学认为该病是由于人体气血不足，面部、耳部遭受风寒侵袭，气血瘀阻于经络，经络瘀滞，筋脉失养而致。

1.脉络空虚，风邪入中（急性期）：

表现为：突然的眼歪斜，患侧面部表情动作消失，前额无皱纹，眼裂扩大，鼻唇变化，口角下垂，流口水，可有耳部疼痛，病侧流泪，面肌痉挛，舌苔薄白，脉弦细。

2.气血瘀阻（恢复期及后患症期）：

表现为：口眼歪斜，面部抽搐，病侧额纹变浅或消失，眼裂扩大，鼻唇沟变浅，流口水，日久不愈，舌质暗，舌苔薄白或薄黄，脉弦。

按摩治疗可以舒筋通络，活血化瘀。

首先，患者仰卧于治疗床上，施术者坐其床头前方，先用双手中指着力反复点揉风府、风池、翳风等穴，各约半分钟。

接着，用双手拇指着力反复点揉推运两太阳穴、神庭穴、百会穴等；再用中指着力反复点揉推运两侧阳白、攒竹、鱼腰、丝竹空、耳门、听宫、听会、上关、下关、颊车等穴。并点揉承泣、四白、迎香、地仓、人中、承浆等穴。

最后，用手掌着力，反复搓揉摩运患侧面颊部。然后，施术者站其右侧，用左手按扶住患者头额部固定，用右手拇指包裹上纱布（或带上指套）伸入患者口中，与在外的食指、中指相对应，反复捏揉口中的咬合线及面颊部禾口、地仓、颊车、人中、承浆等穴。

每日1次，每7日为一疗程。

面神经麻痹只是一种症状或体征，必须仔细寻找病因，如果能找出病因并及时进行处理，如重症肌无力、结节病、肿瘤或颞骨感染，可以改变原发病及面瘫的进程。面神经麻痹又可能是一些危及生命的神经科疾患的早期症状，如脊髓灰质炎等，如能早期诊断，可以挽救生命。

调查显示，心理因素是引发面神经麻痹的重要因素之一。面神经麻痹发生前，有相当一部分病人存在身体疲劳、睡眠不足、精神紧张及身体不适等情况。

因此，防止面瘫最好的办法是平时要注意保持良好的心情，保证充足的睡眠，并适当进行体育运动，增强机体免疫力。保持精神愉快，避免精神紧张，坚持体力活动，适当睡眠及休息。夜间尽量避免受风寒之邪侵袭，保持空气清新。

【病症自我保健】

面神经麻痹食疗法

神经麻痹食疗方

川芎白芷水炖鱼头	原料：川芎3~9克，白芷3~9克，鳙鱼头500克，葱、胡椒、姜、盐适量。武火烧沸，再以文火炖半小时，分早、晚食鱼喝汤。 功效：祛风散寒、活血通络，适用于外感风邪引起的面神经麻痹。
姜糖苏叶饮	原料：紫苏叶3~6克，生姜3克，红糖15克，以沸水浸泡5~10分钟。 功效：流风散寒，常浸解表的功效。外感风邪引起的诸症。
参枸莲蓉汤	原料：白人参、枸杞子、葡萄干各2克，莲子肉、山药各2克，肉苁蓉、火麻仁各12克，橘红3克，大枣、胡桃肉各2枚，煎汤取药汁服，口服2~3次。 功效：补中益气，兼滋养肝肾之阴的功效。

癫痫的自我按摩疗法

癫痫是脑神经细胞的兴奋性增高引起的异常放电所致的暂时性、发作性脑功能失调，可表现为运动感觉意识行为和自主神经等不同障碍或兼而有之。

【按摩部位及取穴】哑门、大椎、身柱、后溪、内关、神门、合谷穴等。

【按摩手法】按、扣、压等指法。

人们习惯把癫痫病叫"羊羔风""羊痫风""猪婆风"等，叫法虽然不一样，但是有一个明显的特点，就是根据对病人发作症状的直观认识来起名字。很显然，这其中也贯穿了一种基本思想，即抓住了癫痫病人发作时抽风这个基本特征来进行概括，虽说不上是科学的概括，也没有抓住疾病的本质特征，但却是以症状为依据的。

中医传统上把癫痫称作痫证或痫病，癫痫是后来的叫法。早期医书上，医家多把癫、狂、痫混称，没有划出一个分明的界限。后来人们逐渐认识到，癫、狂、痫均属精神、神志方面的疾病，但三者又各有其显著的特征。癫和狂主要表现为精神错乱，以动作失常、情感障碍、幻觉幻想、意识紊乱为基本特征。

癫痫主要表现为意识丧失、抽搐、感觉障碍、自主神经功能紊乱及精神异常，这些症状可单独或同时出现。其发作有突然性、暂时性和反复性三个特点。

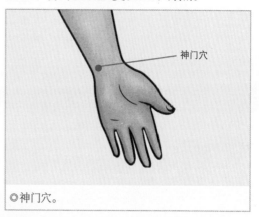

◎神门穴。

中医对癫痫的分类

肝风痰浊	发作前：可有头昏、眩晕、乏力、情绪不稳。继而突然尖叫一声昏扑倒地，不省人事，吐白沫，牙关紧闭，四肢抽搐，小便失禁，舌红舌苔黄，脉弦数。
肝肾阴虚	发作日久，腰腹酸软，头晕眼花，五心烦热，伴脾胃虚弱，可见面色无华，食欲不振，恶心呕吐，大便稀溏，舌红，脉弦。
心血虚亏	平素心悸气短，失眠多梦，头晕健忘，口苦咽干，发作时精神错乱，或无故游走，喃喃自语，或欣快发怒，不识他人，舌质淡，脉数细。
瘀血阻窍	头部或有外伤史，头刺痛有定处，发作时昏扑倒地，肢体抽搐，舌质紫暗有瘀血，脉涩或紧。

自我按摩疗法

首足按摩五步治疗法

（1）按摩头部风池穴：要求患者盘膝坐，放松，闭目，保持安静。

按摩者以双手拇指按摩患者脑后左右两侧风池穴。手指可下压或旋转用力，力度自行掌握好，要用力，但不至患者不法忍受，时间可在五分钟左右，不可短也不可过长，否则皆无益。

（2）按摩头部风府穴：患者盘膝坐，放松，闭目，保持安静。

按摩者以一手拇指按摩患者脑后正中风府穴。力度适中，可用按、扣、压等指法，时间五分钟左右。

长期坚持脑后中间穴位会出现一小坑，均正常见效之显现。

（3）按摩足底涌泉穴：患者平躺，闭目，安静。

按摩者用两手握患者双足，以拇指按摩其足底涌泉穴位，要用力，要求患者尽量忍耐，时间五分钟。

（4）按摩足大指左右两侧：患者平躺，闭目，安静。

按摩者用分别用两手拇指和食指挟住患者双足大指左右两侧，用力捏，以患者能忍耐为宜，做足五分钟。

（5）盘膝两臂托天：患者盘膝坐，放松，闭目，保持安静。

患者两手自丹田捧气状向头顶伸展，两手五指伸直绷紧，用力向上托举，腰必须直，闭住气，不能呼吸，两手伸直在头顶上保持一分钟左右，按摩者可在旁边指导患者坚持这个用力举托的动作。

患者在做此动作时，由于盘腿、直腰、伸颈、闭气、托举、用力，可明显见面发红、背部及颈部有热感，要尽量让患者头颈用力上顶、手用力上托，告诉他热气从其腰部沿背部、经颈部直接上到头顶，在用力举托一两分钟后告诉他放松，手放松垂下，放于丹田前。即"双手伸直、两臂上托、闭气，用力举，伸直腰、伸直颈、头用力上顶、上顶，放松，手放下。"重复此动作10个以上。

完成后应出汗或有用力之后的疲乏感。此动作是引导腰、背、颈、头部等穴位一起产生作用的患者自做动作，要认真观察，循序渐进，姿势、力度、时间等要适当调节，既不可拘泥，又不可简单应付。要特别注重放松这个环节，要告诉他愉快地放松、柔软地放松、慢慢放松，要有用力举托后的舒服感。

在进行按摩时，要做到以下四点：

（1）要坚持服西药控制。在这种疾病没有一个科学治疗手段前，一定要坚持服药控制。这一按摩功法在于强身和调节，其可能经过长期锻炼而达到激发大脑和神经自我调节的功能，使患者在身体成长过程中修复脑神经的缺欠。因此要坚持中医按摩与西药控制的有机结合。

（2）要五个环节按顺序完成。一定要按前后顺序完成，特别是第五个动作是患者自做动作，一定要认真对待，发现不良反应即时停止或纠正。既要让其用力，活血通络，又要让其实现良好的放松。前四个动作是辅助完成，主要是头部和足部按摩保健治疗，第五个动作是要求患者自我调治，要认真对待。

（3）要长期坚持。有条件的每天早中晚各一次，但一定要长期坚持，绝不能停断或间隔，功到自然成。

（4）要多思考、多研究、多试验。任何一种治疗方法都是我们在实际生活中总结出来的，要相信自己的探索和分析能力，要多读书，多看相关知识。

续表

发作时的按摩疗法	通过按摩可以控制癫痫的发作，调理脏腑。 （1）发作时，施术者以食指掐点上唇人中，或用拇指掐点足心涌泉穴，待苏醒后，施用揉拿手三阴法，点按曲池、神门、内关、合谷穴，施揉拿颈项法，点按风池穴，以上各穴半分钟。 （2）嘱患者仰卧位，施术者面对患者头部，双拇指由印堂穴推至太阳穴，再从印堂穴起推至耳尖率谷穴，后又从印堂推至翳风穴，各行推法10遍。 （3）循督脉以双拇指连续压迫由大椎至神庭穴，重点揉按哑门穴和大椎穴。由上到下，多指揉按胸部3～5遍，点按鸠尾、中脘、阳陵泉、中脉穴。 （4）然后让患者取俯卧位，循膀胱经以双手掌从肩部推至腰骶部3～5遍，重点点按身柱、筋缩、腰奇穴。 （5）最后嘱患者坐位揉点哑门、大椎、身柱、后溪、内关、神门、合谷穴以利放松，至此结束，坚持每日1次，可明显预防发作。
预防保健按摩法	（1）用掐四关（双合谷、太冲）、人中、少商、十宣及足拇趾、中趾、小趾侧旁过敏点，最后掐二凤门、承浆的方法，旨在豁痰顺气。 （2）在休止期以治本为主，用揉中府、中脘、关元，重压三阴交、公孙、足三里、肺俞、心俞，意在健脾化痰、补益肝肾、养心安神，并结合辨证选择有关穴位加减。

预防癫痫的发生，要积极预防和治疗已知的致病因素，养成良好的生活规律和饮食习惯，避免过劳、情绪激动，力戒烟酒，限制攀高、游泳、驾车、烧火等危险动作。

当癫痫发作时，要扶其侧卧，将手帕等塞入口中，防咬伤舌。惊厥时不可按压肢体，以防骨折。在惊厥停止后，将头旋向一侧让分泌物流出，以防窒息。嘱患者避免精神负担，树立战胜疾病的信心。

【病症自我保健】

癫痫食疗法

癫痫食疗方

石斛炖山鸡	原料：山鸡2只，羚羊角3克，石斛3克。盐、味精各适量。 做法：山鸡宰洗干净，除尾臊、脚爪及内脏，用沸水飞水去血秽后，装入炖盅。投入羚羊角、石斛，加沸水数碗，调入盐和味精，隔水炖90分钟，至肉烂即成。食用前除去药渣。 特点：汤色清中透黄。 功效：羚羊角味咸，性寒，具平肝息风、清肝明目、清热解毒之功；石斛味甘，性微寒，有养胃生津、养阴清热、滋肾明目、强筋骨之效。 此二药与味甘性寒的山鸡合炖，可补虚除热、调和脏腑，对小儿抽风、热病烦渴、白内障、癫痫、麻疹之毒等有显效。

续表

白菊绿茶饮	材料：白菊花3克、槐米3克、绿茶3克。 做法：将上3物放瓷杯中，以沸水浸泡盖严，5分钟后代茶饮用。 功效：方中菊花性甘苦微寒，入肝经，有平阳、清肝、散瘀之功。 《神农本草经》说菊花"主诸风头眩、肿痛、目欲脱"，《药性论》说它"能治热头风旋倒地，脑骨疼痛"。现代医学认为，菊花有镇静、扩张冠状动脉、增加冠状动脉血流量的作用。槐米即槐花，国槐的花蕾，苦寒沉降，清泻肝经实火。绿茶性苦寒，清肝火，芳香开窍醒脑，适用于肝经热盛，肝风内动，上逆入脑，头晕目眩或昏仆倒地，以及气血瘀阻而致的癫痫。

昏厥的自我按摩疗法

昏厥是一种因突发性、短暂性、一过性的意识丧失而导致的晕倒，因一时性，广泛性脑缺血、缺氧引起，并在短时间内自然恢复。

【按摩部位及取穴】足背，涌泉穴。

【按摩手法】压法、插法等。

具体说来，昏厥的产生是由于心输出量的明显减少，或心脏瞬时停搏。大循环中周围血管阻力下降，或由于局部脑供血不足所致。

当人体站立时，心输出量停止1~2秒钟，就会有头昏无力感，3~4秒钟却可发生意识丧失。当人体站立时，人体的纵轴与地心引力的方向一致，由于引力对人体流体静力压的作用，使脑血流量下降，300~800毫升血液灌注下肢，影响静脉回流，使心搏出量下降。

这时，通过颈动脉窦和主动脉弓压力感受器的反射作用等，使血管运动中枢抑制冲动降低，交感神经张力增加，引起加压反射，使周围血管收缩，血压上升以及心率加速、心脏收缩增加、心输出量增加，以维持正常的脑血流供应。当上述自动调节的任一环节发生一时性障碍时即有可能引起昏厥。

昏厥发作能迅速好转，便可因突然倒地而致外伤，故重点在于病因治疗和预防发作。

昏厥发作时，要使病人立即低头平卧位，解开衣领和裤带，片刻后常可自行清醒。也可针刺人中、内关穴，同时喂服热茶或糖水。一般经过以上处理，病人很快恢复知觉。若大出血、心脏病引起的昏厥，应立即送医院急救位时发生。

昏厥发作能迅速好转，便可因突然倒地而致外伤，故重点在于病因治疗和预防发作。

五子登科法：

术者左手握住病人左足，四指紧贴足背，拇指指腹紧压足底涌泉穴。

右手四指叉开，分别插进患者足趾间隙。

然后术者左手拇指指腹在涌泉穴做逆时针按摩。

昏厥发作时的处理

（1）病人昏厥发作跌倒时，应让其平卧，迅速解开衣领，注意保持呼吸道通畅。痰多时，应吸痰，以免痰液阻塞气道不利。当患者开始清醒时，不要急于坐起，更不要站起，应再平卧几分钟，然后徐徐坐起，以免昏厥再发。

（2）因本证发作之前常有先兆，当有头晕眼花，出冷汗，心慌，面色苍白等前驱症状时，应立即嘱其平卧，以免跌倒受伤。对于平素体质虚弱，病后或老年气血亏虚者，应注意避免过度疲劳，不要站立过久，在变换体位时动作宜缓，不可过急，以免诱发昏厥。

（3）应注意戒郁怒，节忧思，避免情志相激，而致病。

（4）体胖湿盛痰多之人，饮食宜清淡，戒烟酒。

（5）偶然发病者，苏醒后要注意调理，避免再发；经常反复发作者，要找出病因，予以积极治疗。

晕车、晕船、晕飞机的自我按摩疗法

当乘坐车、船、飞机等，在经受振动、摇晃的刺激时，人体内耳迷路不能很好地适应和调节机体的平衡，使交感神经兴奋性增强导致的神经功能紊乱，引起眩晕、呕吐等晕车症状。一般来说，搭乘车船时会感到心烦气躁、呕吐等情形，就是晕车、晕船。

【按摩部位及取穴】鸠尾穴、内关穴、合谷穴等。

【按摩手法】揪、揉、捏、摩擦法。

晕车、晕船发生的原因与个人的胃肠虚弱、身体素质等有关。

乘客由于睡眠不足或疲劳过度而引起胃弱，再加上交通工具的震动使消化能力减低，增加胃的负担。因胃的运动受到抑制，胃的出口紧闭，胃和胃壁的入口松

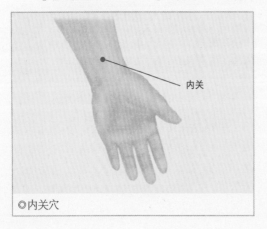

◎内关穴

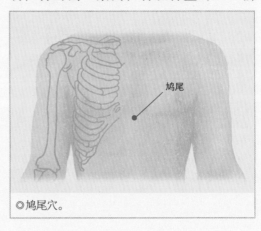

◎鸠尾穴。

弛，胃内之物无法送抵肠部，反而倒反口腔，产生呕吐。

同时，因内耳的平衡器官产生反射作用而晕车、晕船，可以通过塞上耳栓就可以防止。

晕车、晕船、晕飞机的主要原因

睡眠差、过度劳累时容易发生。	过饥过饱时亦易发生。
患某些耳部疾病时可发生。	车厢密闭使空气不流通，或某一些物质的气味刺激，如汽油等。
看到汽车时，严重的产生了条件反射，看到或想到车（尤其是公共汽车）就会晕车。	当传入的平衡刺激过分强烈时，如急刹车、剧烈旋转时，即使在平衡系统安全正常的状态下，也会让人感到头晕，这是正常的生理现象，片刻即可消失。

晕车、晕船的自我按摩疗法

鸠尾穴防呕吐	鸠尾穴是对治疗晕车晕船能产生速效的穴位。它位于身体前中心线之上，在最底下肋骨稍下之处。 方法：只要一边吐气一边按压此处6秒钟，如此重复10次便能调整胃的功能，不再有欲吐的感觉。
穴位按摩法	有些人在乘车时会晕车，恶心、呕吐非常难受，甚至在服药之后可能还会出现晕车症状。按压内关、合谷和足三里这三个穴位，能及时缓解晕车症状。 （1）内关穴位于手掌内侧手腕处横纹正中上约2寸的地方，这个穴位通"心"，具有调节中枢神经的功能。 当发生晕车时，可以用拇指掐一下内关穴（内关穴在腕关节掌侧，腕横纹上二横指和二筋之间），掐3~5分钟，适当加压，直到有一种酸痛的感觉。按压内关穴是治晕车最常用的方法。 （2）合谷穴位于人体的手背部位，拇指、食指合拢，在肌肉的最高处取穴，也就是老百姓常说的"虎口"处。按压此穴位可直接作用于胃肠，有非常好的缓解头晕及恶心呕吐作用。 （3）足三里位于外膝眼下三寸。 须根据个人的耐受程度，按压上述穴位1~5分钟，当自己感觉到有酸胀感时就可停止。有晕车史的人在乘车前除要充分休息好外，像牛奶、豆制品、糖类以及蔬菜等食物也不宜多吃。

续表

治晕车晕船快速按摩法	（1）足部按摩疗法 在乘车前半小时，用拇指和食指搓揉大踇趾和小趾，力度适中，持续5分钟。同时配合深呼吸，即可防止晕车。 （2）手部按摩疗法 在乘车前，仔细揉搓两手大拇指3~5分钟。此外，还可以用拇指指腹推揉心脏反射区。 （3）耳部按摩疗法 用双手拇指和食指夹捏耳郭尖端，向上提揪、揉、捏、摩擦，揉时力度不可太大，以双耳郭充血发红为宜。 （4）第二厉兑穴根治晕车晕船症 如果每日指压第二厉兑穴，可根治晕车症。 穴位：第二厉兑穴位于脚的第二趾趾根外侧2厘米处。 方法：只用拇指和食指，一边吐气一边揉约6秒钟，如此重复10次，连续20天不间断，就可根治晕车晕船症。

【病症自我保健】

如何防治晕车晕船

1.转圈运动让你摆脱晕车烦恼

运动是一种很好的晕车药。晕车、晕船最重要的原因是人的平衡力差以及跟内耳前庭器有关。而一些带旋转、翻腾项目的运动能提高这两项能力。

比如旋梯训练和滚轮训练，但强度较大，身体素质好，有器械条件的可以尝试；对体力一般者，单腿闭眼站立比较适合：双手叉腰，闭上双眼，单腿着地；如果是儿童，可以让他扶住大人的腿或扶着树转圈，每天锻炼一次，每次15分钟左右，逐步增加转动次数。

坚持锻炼一段时间，晕车者的平衡能力以及内耳前庭器的适应能力会大大增强，如果原地转动30~50圈之后，没有任何不适的感觉，就已摆脱了车船眩晕，可

以快快乐乐地享受旅行。

2.教你五招妙对晕车、晕船

很多人都有晕车、晕船的情况，专家表示，遇到这种情况，采取一些措施有助于缓解：

（1）心情放轻松

如果出现晕车、晕船等情况，首先自己不要紧张，心情尽可能放松；还可以适当改变一下坐的位置，如果坐在靠窗的位置，可以把窗户打开，呼吸一下新鲜空气，调节心情。

（2）服药

服用防晕药物，主要为镇静止吐药，如茶苯海明（乘晕宁）、安定等，用来抑制中枢兴奋，缓解消化道痉挛。用温开水送服1至2粒，小儿酌减。

（3）涂风油精

将风油精搽于太阳穴或风池穴。亦可滴两滴于肚脐眼处，并用伤湿止痛膏敷盖。

（4）巧用橘皮

新鲜橘皮表面朝外，向内对折，然后对准两鼻孔用手指挤压，皮中便会喷射出带芳香味的油雾。乘车途中也可照此法随时吸闻。

（5）闭目

尽量不要看窗外快速移动的景物，最好闭目养神，睡觉是最简单也是最省钱的一种抗晕良方了。

3.耳机听音乐

最简单有效实用的方法就是戴上耳机听音乐，并把音量调大一点儿，这样能干扰人内耳对平衡刺激的反映，其他常用方法还有：

（1）常晕车者在乘车前可服茶苯海明（乘晕宁），成人每次25毫克，小儿酌

减，以防晕车反应。

（2）乘车前进食不过饱或过饥。

（3）乘车前不宜过劳，前夜睡眠要好。

（4）可坐汽车的前部，以减轻颠簸，打开车窗使通气良好，并将头稍后仰靠在固定位置上，闭目，以减轻头部震动和眼睛视物飞逝而引起头晕加重。

（5）呕吐时可服茶苯海明（乘晕宁）或甲氧氯普胺（胃复安）等。精神紧张时可服镇静药，如安定等。

（6）平时应加强锻炼，增强体质，尤其在抗头晕上要下功夫，如多做转头、原地旋转、翻滚等运动，通过这些运动使晕车得到缓解。

（7）在汽车踩油门、刹车、旋转时深吸气能减轻症状。

中风的自我按摩疗法

中风是中医学对急性脑血管疾病的统称。它是以猝然昏倒，不省人事，伴发口角歪斜、语言不利而出现半身不遂为主要症状的一类疾病，也叫脑卒中。

【按摩部位及取穴】头颈部、背部、上肢等；督脉、膀胱经、大肠经、三焦经、天柱、哑门、风池、肩井、廉泉等。

【按摩手法】捏、按、揉等。

由于中风发病率高、死亡率高、致残率高、复发率高以及并发症多的特点，所以医学界把它同冠心病、癌症并列为威胁人类健康的三大疾病之一。

中风可分为缺血性与出血性两大类。缺血性中风包括脑血栓形成、脑栓塞、

短暂性脑缺血发作；出血性中风包括脑出血、蛛网膜下腔出血等。

中风患者多为中老年人，在发病前常有头晕、乏力、手脚麻木等症状，或者有多年的高血压或颈椎病等病史。发

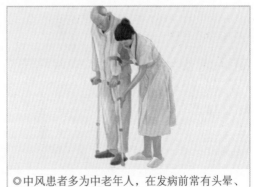

◎中风患者多为中老年人，在发病前常有头晕、乏力、手脚麻木等症状。

病后常突然昏倒、口眼歪斜、肢体抽搐或软瘫，当日或数日后出现一侧或双侧肢体瘫痪等。

按摩治疗中风具有双向调节（溶栓和止血）的作用，可解除脑血管痉挛和降低颅内压。过去，许多人在为中风患者按摩时只将重点放在手脚上，故收效甚微。通过以下按摩可以更有效地治疗中风。

中风的自我按摩疗法

按摩时注意事项	按摩步骤：先按摩患者的肩颈部和头面部，再按摩腰背部，最后按摩上下肢和胸腹部。 按摩力度：先轻后重，循序渐进。 按摩次数：每天可按摩 1 次，每次按 1 小时。
按摩方法	在患者发病的一个星期内可让其取半卧位（保持头高脚低位）进行按摩，随着病情的发展可逐渐让患者取仰卧、侧卧和坐位。 1.头颈部按摩 （1）可用手指拿捏患者肩颈部的斜方肌和相关的督脉、膀胱经、大肠经、三焦经等穴； （2）用手指按摩患者肩颈部的肌肉和天柱、哑门、风池、肩井、廉泉等穴； （3）用手指揉按患者头面部的肌肉和百会、囟会、印堂、太阳、人中等穴。 2.背腰部按摩 可用手指或掌根部揉按患者背腰部的竖脊肌、腰方肌、脊柱和相关的督脉、膀胱经等穴。 3.上肢按摩 可用手指拿捏、揉按患者患侧上肢的肌肉和天府、曲泽、手三里、外关、内关、合谷等穴。 4.下肢按摩 可用手指拿捏、揉按患者患侧下肢的肌肉和血海、足三里、委中、涌泉等穴。 5.胸部按摩 可用手指揉按患者胸腹部的肌肉和华盖、玉堂、膻中、中脘、天枢、气海等穴。

【病症自我保健】

中风饮食治疗原则

中风临床表现有一定局限性神经症状，发生在一侧大脑半球者，有对侧三瘫，即对侧的偏瘫、偏身感觉障碍、偏盲症状，或同时有失语。发生在脑干、小脑者则有同侧脑神经麻痹、对侧偏瘫或偏身感觉障碍中风，同侧肢体共济失调。严重病例有头痛、呕吐、意识障碍，甚至发生脑疝或死亡。

急性脑血管疾病又名脑卒中、中风，是脑部血管疾病的总称。好发于中老年人，常见病因为高血压动脉硬化。

由于脑血管破裂，血液流入蛛网膜下腔者，称为蛛网膜下腔出血；血液流入脑实质内，则为脑出血。由于脑血管狭窄、闭塞而致相应供给脑组织缺血、梗阻，症状持续不超过24小时者，称为短暂脑缺血性发作；症状重持续24小时以上者，称为脑梗死，包括脑血栓形成和脑栓塞。

饮食营养治疗的目的是全身营养支持，保护脑功能，促进神经细胞的修复和功能的恢复。在饮食营养供给上要求个体化，即根据病人的病情轻重，有无并发症，能否正常饮食，消化吸收功能、体重、血脂、血糖、电解质等因素，提出不同的饮食营养治疗方案。在急性期饮食治疗是让病人能度过危急阶段，为恢复创造条件。恢复期应提出合理饮食的建议，纠正营养不足或营养失调，促进恢复和防止复发。

中风饮食治疗原则

重症病人的 饮食治疗	重症或昏迷病人在起病的2～3天之内如有呕吐、消化道出血者应禁食，从静脉补充营养。3天后开始鼻饲，为适应消化道吸收功能，开始的几天内以米汤、蔗糖为主。在已经耐受的情况下，给予混合奶，以增加热能、蛋白质和脂肪，可用牛奶、米汤、蔗糖、鸡蛋、少量植物油。 对昏迷时间较长，又有并发症者，应供给高热能、高脂肪的混合奶，保证每天能有蛋白质、脂肪、碳水化合物。 鼻饲速度宜慢些，防止返流到气管内。必要时可选用匀浆饮食或要素饮食。
一般病人的 饮食治疗	超重者脂肪应占总热能的20%以下，胆固醇限制在200毫克以内。碳水化合物以谷类为主，总热能不低于55%，要粗细搭配，多样化。限制食盐的摄入，每天在6克以内，如使用脱水剂，或是利尿剂可适当增加。为了保证能获得足够的维生素，每天应供给新鲜蔬菜400克以上。进餐制度应定时定量，少量多餐，每天4餐，晚餐应清淡易消化。

偏瘫的自我按摩疗法

偏瘫又叫半身不遂，是指一侧上下肢、面肌和舌肌下部的运动障碍，是急性脑血管病的一个常见症状。

【按摩部位及取穴】天宗、肝俞、胆俞、膈俞、肾俞、环跳、阳陵泉、委中、承山、风市、伏兔、膝眼、解溪等。

【按摩手法】滚、按、揉、搓、擦。

轻度偏瘫病人虽然尚能活动，但走起路来，往往上肢屈曲，下肢伸直，瘫痪的下肢走一步划半个圈，这种特殊的走路姿势，叫作偏瘫步态。严重者常卧床不起，丧失生活能力。

偏瘫按照程度的不同，可分为轻瘫、不完全性瘫痪和全瘫。轻瘫表现为肌力减弱，肌力在4～5级，一般不影响日常生活；不完全性瘫较轻瘫重，范围较大，肌 力2～4级；全瘫肌力0～1级，瘫痪肢体完全不能活动。

偏瘫在临床上的四种表现形式

轻偏瘫	在偏瘫极轻微的情况下，如进行性偏瘫的早期，或一过性发作。轻偏瘫的发作间隙期，瘫痪轻微，如不仔细检查易于遗漏。
弛缓性偏瘫	主要表现为一侧上下肢随意运动障碍伴有明显的肌张力低下，随意肌麻痹明显面不随意肌则可不出现麻痹，如胃肠运动、膀胱肌等均不发生障碍。
意识障碍性偏瘫	表现为突然发生意识障碍，并伴有偏瘫，常有头及眼各一侧偏斜。偏瘫患者可以通过自我按摩，或者在家人的帮助下进行恢复。
痉挛性偏瘫	一般是由弛缓性偏瘫移行而来，其特点是明显的肌张力增高。上肢的伸肌群及下肢的屈肌群瘫痪明显，肌张力显著增高，故上肢表现为屈曲，下肢伸直，手指呈屈曲状态，被动伸直手有僵硬抵抗感。

偏瘫恢复和后遗症期的推拿按摩治疗法：

以单侧上下肢瘫痪无力，口眼歪斜，舌强语塞等为主症。初期患者肢体软弱无力，知觉迟钝或稍有强硬，活动功能受限，以后逐渐出现强直挛急，患者姿势常常发生在改变和畸形等。

治则：舒筋通络、行气活血。

治疗法：基本治法：背及下肢部操作。

手法：滚、按、揉、搓、擦等法。

穴位及部位：天宗、肝俞、胆俞、膈俞、肾俞、环跳、阳陵泉、委中、承山、风市、伏兔、膝眼、解溪。

偏瘫的自我按摩疗法

背及下肢部按摩法	（1）俯卧位按摩法。 患者取俯卧位，按摩者站在患者侧面，先施按法于背部脊柱两侧，自上而下2～3次，重点在天宗、肝俞、胆俞、膈俞、肾俞。 然后再在脊柱两侧用滚法治疗，并向下至臀部，股后部、小腿后部。以腰椎两侧、环跳、委中、承山及跟腱部为重点治疗部位。同时配合腰后伸和患侧后伸的被动活动。约5分钟。 （2）侧卧位按摩法。 患者取健侧卧位（患侧在上），自患侧臀部沿大腿外侧经膝部至小腿外侧用滚法治疗，以髋关节和膝关节作为重点治疗部位。约3分钟。

续表

上肢部按摩法	手法：滚、按、揉、拿、捻、搓摇等法。 穴位：尺泽、曲池、手三里、合谷。 （1）用滚法自患者上臂内侧至前臂进行治疗，肘关节及其周围为重点治疗部位。在进行手法的同时配合患肢外展和肘关节伸屈的被动活动。按、揉尺泽、曲池、手三里、合谷。然后在患肢腕部、手掌和手指用滚法治疗，同时配合腕关节及指间关节伸屈的被动活动，手指关节可配合捻法。约5分钟。 （2）患者取坐位，用按法于患侧肩部周围及颈项两侧。 在进行手法时，配合患肢向背后回旋上举及肩关节外展内收的被动活动。然后，用拿法自肩部拿至腕部，往返3～4次，配合活动肩、肘、腕部摇法。最后，用搓法自肩部搓至腕部往返2～3次。约3分钟。
头面颈项按摩法	手法：按、抹、扫散、拿等法。 穴位及部位：印堂、睛明、太阳、角孙、风池、风府、肩井。 （1）患者坐位，按摩者站于患者前面，用抹法自印堂至太阳往返4～5次，同时配合按、揉睛明、太阳。 再用扫散法在头侧胆经循行部位自前上方向后下方操作，按0～30次，配合按、揉角孙，约2分钟。 （2）患者坐位，按摩者站于患者后侧面，按揉颈项两侧，再按风府、拿风池、肩井。 （3）按摩者在患者一侧，用一指禅推法自印堂、阳白、睛明、四白、迎香、下关、颊车、地仓往返治疗，并可用揉法或按法先患侧后健侧，再配合应用擦法治疗。接上式，用一指禅推法施与、风池及项部，随后拿风池、合谷结束治疗。
不同偏瘫阶段的按摩法	家庭护理是偏瘫病人家庭护理的重要环节，因为病人长期卧床不能活动，全身器官生理功能减退，如肢体长期不活动，肌肉逐渐萎缩。心、肺功能减退，影响呼吸和血液循环，因此，功能锻炼有利病体康复。但是功能锻炼不能操之过急，要循序渐进，持之以恒。 （1）完全性偏瘫阶段按摩法。 采用按摩、推拿和被动活动，帮助病人功能锻炼。动作应该由轻到重、再轻。被动活动不要用力过度。每次全身锻炼15～30分钟。每天数次。瘫痪肢体位置要适当，肘弯曲、腕和手指伸直、踝关节保持90度。 （2）部分功能恢复阶段按摩法。 这一阶段要继续前一阶段的各项锻炼。同时帮助病人锻炼翻身、起坐。 站立锻炼，先扶床架、椅背站立，然后徒手站立；肢体简单的运动锻炼，如上肢的上举、外展、外旋、肘关节的伸屈活动、下肢的伸屈和足的伸屈活动。 （3）基本恢复阶段按摩法。 在站立和上肢简单活动的基础上开始练习走路、手的精细动作和语言功能恢复。 步行锻炼先在扶持下左右摆动身体，两腿轮流负重，继之踏步，逐步过渡到手扶拐杖独自行走。在出现划圈步态时，应练习屈膝和提腿动作。

续表

自我按摩法	偏瘫患者在无意识障碍或无较严重的心功能障碍情况下，可开始自己按摩。一般在发病后第3天就可进行自我按摩患侧肢体。 按摩手法有推法、按法、拿法、揉法、捻法、抹法、掐法、摩法、拍打法、踩跷法、捋法。开始手法宜轻，选用一种或几种手法，以后手法可以灵活变换，按摩量亦可逐渐增大。 （1）偏瘫患者自我按摩时，先用健肢将偏瘫的上肢放在胸前，普遍将上肢按摩1遍，然后重点按摩关节部位（肘关节、肩关节适用拿法，指关节适用捋法）。 （2）能够坐起时，可用健手按摩患侧下肢。大腿及小腿部位用按、推、拿、揉、摩、拍打等手法进行自我按摩；足趾选用捻、捋等手法为佳。 （3）不能坐起的患者，可用健足的足跟、足底或足旁蹬踩搓动下肢。这种踩跷法对促进下肢功能恢复也有积极作用。

【病症自我保健】

偏瘫患者的饮食调养

偏瘫是脑血管病常见的后遗症，病人生活大多不能自理，精神上比较疲劳，在生活上和饮食上需要得到亲人更多的照顾和体贴。有些病人由于长期卧床体力活动明显减少，胃肠道蠕动相对减弱、消化吸收功能降低，易发生便秘，因此病患者的饮食出现许多新问题。

偏瘫患者的饮食调养法

适量增加蛋白质	由于膳食中的脂肪量下降，就要适当增加蛋白质。可由瘦肉、去皮禽类提供，可多食鱼类，特别是海鱼，每日要吃一定量的豆制品，如豆腐、豆干，对降低血液胆固醇及血液黏滞有利。
注意烹调用料	为了增加食欲，可以在炒菜时加一些醋、番茄酱、芝麻酱。食醋可以调味外，还可加速脂肪的溶解，促进消化和吸收，芝麻酱含钙量高，经常食用可补充钙，对防止脑出血有一定好处。
科学饮食	偏瘫患者应供给营养丰富和易消化的食品，满足蛋白质、无机盐和总热能的供给。多饮水并常吃半流质食物，瘫痪病人常有怕尿多而尽量少饮水的心理，这是不对的，瘫痪病人应有充足的水分供应，病人清晨饮1～2杯淡盐水可预防便秘。
须限制摄入的食物	忌饮浓茶、酒类、咖啡和辛辣刺激性食物。限制精制糖和含糖类的甜食，包括点心、糖果和饮料的摄入。脑血栓的病人食盐的用量要小，要采用低盐饮食，每日食盐3克，可在烹调后再加入盐拌匀即可。

续表

要多吃的食物	偏瘫患者应多吃下列东西，如：芦笋、红薯、卷心菜、芹菜、芥菜、大白菜、大蒜、蕨菜、番茄等。 芦笋：含有多种甙类化合物，芦丁、甘露聚糖、胆碱、叶酸等对心脏病、高血压有一定疗效。 红薯：具有消除活性氧作用，活性氧可诱发动脉硬化。 卷心菜：能使胆固醇转化为酶后排出。 芹菜：嫩芹菜捣汁加蜂蜜，可防高血压。芹菜连根与糯米同煮稀粥，治疗冠心病。 芥菜：煮粥可以高免疫力，冲茶降压。 大白菜：含微量元素硒——是心脏不可或缺的微量元素。 大蒜：预防心血管疾病，降低胆固醇浓度，延缓血管硬化，增强心肌收缩力，使动脉硬化减轻，预防血栓形成。 蕨菜：含萝卜素、维生素C、蛋白质、纤维素等多种微量元素及16种以上氨基酸，具恢复脑细胞功能，安神降压。 大葱：有消除血管内不正常凝固，防止动脉硬化。 番茄：含番茄素，能够保护低密度脂蛋白，免受氧化破坏，可减少心血管疾病，降低心肌梗死和高脂血的发生，防止动脉硬化。 黑木耳：能降低血液凝块，缓和冠状动脉粥样硬化，对预防和治疗冠心病有特殊效益。 黄瓜：丙醇二酸在人体内可以抑制糖类转化为脂肪，有预防冠心病的功效。 苦瓜：富含维生素B_1，维持心脏正常功能。内含维生素C，防止动脉粥样硬化，保护心脏等作用。 菠菜：含大量抗氧化剂，促进细胞增殖作用，即能激活大脑功能，又可增强活力。 南瓜：含多种微量元素，对高血压有一定效果。

肋间神经痛的自我按摩法

肋间神经痛是指一个或几个肋间部位发生的经常性疼痛，并有发作性加剧。原发性肋间神经痛极少见，继发性者多与病毒感染，毒素刺激，机械损伤及异物压迫等有关。其疼痛性质多为刺痛或灼痛，并沿肋间神经分布。

【按摩部位及取穴】大椎、肩井、曲池、内关、外关、合谷、缺盆等穴。

【按摩手法】推、擦、按、揉。

肋间神经痛主要表现为：肋间至前胸呈半环形的刺痛或刀割样疼痛，深呼吸、咳嗽、喷嚏或脊柱活动时疼痛加重。

肋间神经痛和自我按摩法

预备式	取坐位，腰微挺直，双脚平放与肩同宽，左手掌心与右手背重叠，轻轻放在小腹部，双目平视微闭，呼吸调匀，全身放松，静坐1～2分钟。
推擦大椎穴	将右手四指并拢，紧贴在大椎穴上，适当用力反复推擦0.5～1分钟，至局部发热为佳。 功效：疏风散寒，调理肺气。
揉按肩井穴	将一手中指指腹放在对侧肩部肩井穴上，适当用力揉按0.5～1分钟。双肩交替进行。 功效：放松肌肉，活血通络。
按揉曲池穴	将一手拇指指腹放在对侧曲池穴上，其余4指附在肘后，适当用力按揉0.5～1分钟。双手交替进行。 功效：疏风通络，镇静安神。
合按内关、外关穴	将一手中指和拇指指腹放在对侧的外关穴和内关穴上，两指对合用力按压0.5～1分钟。双手交替进行。 功效：安神镇静，和胃理气。
掐合谷穴	将一手拇指指尖按在另一手的合谷穴上，其余四指附在掌心，适当用力掐压0.5～1分钟，以有酸胀感为佳。双手交替进行。 功效：理气通腑，解痉止痛。
按揉缺盆穴	缺盆穴位于两锁骨上缘中点凹陷处，按压时可触及动脉搏动。一手半握拳，中指伸直，将中指指腹放在对侧缺盆穴上，适当用力按揉0.5～1分钟，以肩部有酸胀感为佳。两侧交替进行。 功效：通经活络，解痉止痛。
分推胸肋间	双手指张开呈爪状，将指尖附于同侧胸骨旁肋间处，适当用力从胸前正中线沿肋间向两侧分推0.5～1分钟。 功效：宽胸理气，缓急止痛。
分推肋下	将双手四指并拢，分别放于同侧剑突旁，沿肋骨分推0.5～1分钟。 功效：调中和胃，理气止痛。
掌揉膻中穴	将一手掌掌根紧贴膻中穴，适当用力做顺时针摩揉0.5～1分钟。以局部发热为佳。 功效：理气散瘀，宽胸利膈。

　　以上手法每天操作1～2次。在治疗前应明确疼痛的原因，以排除按摩禁忌证。按摩时手法操作宜轻柔，一般可缓解疼痛。对肋间神经痛最好采用综合治疗，除了按摩，还可口服维生素B_1、维生素B_2等。

肋间神经痛食疗法

肋间神经痛是指胸神经根（即肋间神经）由于不同原因的损害，如：胸椎退变、胸椎结核、胸椎损伤、胸椎硬脊膜炎、肿瘤、强直性脊柱炎等疾病或肋骨、纵隔、胸膜病变，肋间神经受到上述疾病产生的压迫、刺激，出现炎性反应，而出现以胸部肋间或腹部呈带状疼痛的综合征。

肋间神经痛食疗方

当归佛手炖黄鳝	当归、佛手各10克，黄鳝300克，料酒15克，调味品、姜、葱适量。 将当归、佛手洗净切片，黄鳝去骨和内脏后切片，姜切片，葱切段。黄鳝中加入盐、料酒，腌渍片刻后放入炖锅内，加入当归、佛手、姜、葱、盐，放入清水适量，用武火烧沸，再转文火炖熟即成。每日食用1次，可活血祛瘀、通络止痛。
红花拌莴苣	红花10克，莴苣250克，海带150克，鸡肉250克，调味品、姜、葱适量。 将红花洗净、放入锅内，加水50毫升，煮沸待用。莴苣切成细丝挤干水分；海带洗净，用沸水煮后切成细丝；鸡肉洗净煮熟切成细丝；姜、葱切丝。将莴苣丝、鸡肉丝、海带丝、红花同放入盆内，加入姜、葱、盐、醋、酱油、白糖、芝麻油，拌匀即成。每日食用1次，可利五脏、通经脉。
田丹佛手炖墨鱼	田七、丹参、佛手各10克，鲜墨鱼400克，调味品适量。将诸药择净，田七烘干，打成细粉；丹参、佛手润透切片；墨鱼洗净，去墨鱼黑膜，切块；姜拍松，葱切段。墨鱼、佛手、丹参、田七放入炖锅内，加入料酒、姜、葱、盐等，注入清水适量，置武火上炖熟即成，每日1剂。可滋阴补血、通络止痛。
丹参红花烧豆腐	丹参、红花各10克，豆腐500克，调味品适量。将丹参、红花洗净，豆腐用水煮透，沥干水分，切成小块；姜切片，葱切段。素油放在炒锅内，加热至六成热时，下入姜、葱爆香，随即加入豆腐、丹参、红花，加少许水，煮5分钟，下湿淀粉勾芡即成，每日1剂。可活血通经、益气和中。
红花拌三丝	红花10克，黄瓜250克，芦笋100克，莴苣100克，调味品适量。红花洗净装入碗内，加少许水置锅中蒸10分钟待用。黄瓜去皮，洗净，切丝；芦笋洗净，用沸水焯熟，切细丝；莴苣去皮，切丝，去汁液；姜、葱切丝待用。将黄瓜、芦笋、莴苣、红花（带汁液）、姜、葱、酱油、醋、盐、白糖，放入盆内拌匀，加入芝麻油即成，每日1剂。可活血凉血、祛瘀通经。

三叉神经痛的自我按摩疗法

三叉神经痛有时也被称为"脸痛"，是一种发生在面部三叉神经分布区内反复发作的阵发性剧烈神经痛，以上颌（第二）支和下颌（第三）支疼痛多见。三叉神经痛是神经外科、神经内科常见病之一。有些人发生三叉神经痛时，容易将其与牙痛混淆。

【按摩部位及取穴】前额、太阳、翳风、颊车、下关等穴。

【按摩手法】按、揉、掐等。

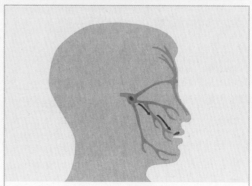

◎三叉神经痛是一种发生在面部三叉神经分布区内反复发作的阵发性剧烈神经痛。

多数三叉神经痛于40岁起病，多发生于中老年人，女性尤多，其发病右侧多于左侧。该病的特点是：在头面部三叉神经分布区域内，发病骤发、骤停、闪电样、刀割样、烧灼样、顽固性、难以忍受的剧烈性疼痛。

在临床上，三叉神经痛分为原发性疼痛和继发性疼痛。其中，原发性疼痛呈阵发性烧灼样或钻刺样疼痛，每次持续数秒或1～2分钟，每日可发作数次；继发性通常由其他疾病引起，疼痛呈持续性，伴有面部感觉障碍或咬肌瘫痪、萎缩。中医认为，该病是由于气血阻滞、肝胃实热上冲或阴虚阳亢、虚火上扰所致。

三叉神经痛是指三叉神经支配区域内反复发作的短暂的阵发性剧痛。有原发性、继发性两种。多数三叉神经痛于40岁起病，多发生于中老年人，女性尤多，其发病右侧多于左侧。三叉神经痛的治疗方法很多，这里我们介绍一种简单方便的疗法，营养治疗。

三叉神经痛的患者需要高碳水化合物饮食来供给能量及保护神经功能，脂肪是组成人体组织细胞的一个重要组成成分。特别是磷脂和固醇等，脑和外周神经组织都含有鞘磷脂，磷脂对动物生长发育很重要，并且也能增加脑的免疫能力。脂肪可多用植物脂肪，以避免胆固醇升高。

膳食制备时，禁食刺激性食物，如洋葱、生葱、大蒜、鲜柿椒、韭菜、蒜黄等。禁用刺激性调味品，如干辣椒、五香粉、芥末、咖喱粉等。禁饮各种酒类。膳食温度要适宜，不要过冷或过热，以避免化学和物理刺激，引起剧烈反应。若刺激感觉纤维，易引起面部神经感觉减退及三叉神经痛。并能刺激动物支神经，加剧咀嚼肌萎缩。

三叉神经痛患者的饮食供应方式可给流质，每日5～6餐，应配制高蛋白、高糖液体食物，如牛奶冲藕粉，牛奶冲蛋花，鸡汤蛋花、肉松粥等厚流质，使患者有饱足感。或用高速度捣碎机，将面条、米饭、粥、饺子、炒菜、红烧肉等捣成乳糜状食物，供三叉神经痛患者食用。

三叉神经痛按摩防治法

预备式	坐位，双目微闭平视，放松心情，调匀呼吸，静息1~2分钟。
揉按翳风穴	穴位：翳风穴位于耳垂后，乳突与下颌骨之间的凹陷。 方法：用双手拇指指腹，分别放在同侧翳风穴上，其余4指附在面部两侧，适当用力揉按0.5~1分钟。 功效：镇静止痛，明目开窍。
揉按颊车穴	穴位：颊车穴位于下颌角前方一横指，用力咬牙时，咬肌隆起处。 方法：用双手拇指分别放在同侧颊车穴上，适当用力揉按0.5~1分钟。 功效：解痉止痛，消肿除烦。
揉按下关穴	穴位：下关穴位于耳屏前一横指，为两颧弓与下颌切迹所形成的凹陷处。 方法：用双手食指或中指分别放在同侧下关穴上，适当用力揉按0.5~1分钟。 功效：疏风清热，解痉止痛。
掌揉太阳穴	穴位：太阳穴位于目外眦角斜上1寸处。 方法：用双手掌掌心，紧贴在同侧太阳穴上，适当用力揉按0.5~1分钟，以局部发热为佳。 功效：温经散寒，活血止痛。
分推前额	以两手4指并拢，紧贴前额正中，拇指分别紧贴于后，沿两眉毛适当用力向外推至鬓发处，反复推10~15次。 功效：活血通络，清脑镇痛。
揉按风池穴	穴位：风池穴位于颈项后，枕骨下，发际线上，大筋外侧凹陷处。 方法：以两手拇指指腹分别放在同侧风池穴上，其余4指附于头部两侧。适当用力由轻渐重揉按0.5~1分钟。 功效：疏风清热，开窍镇痛。
推印堂穴	穴位：印堂穴位于两眉正中，正对鼻尖处。 方法：以一手拇指指腹放于印堂穴上，其余4指附于对侧目外，适当用力自印堂向上推至发际处，反复推20~30次。 功效：祛风开窍，安神宁志。
掐合谷穴	穴位：合谷穴位于第二掌骨中点外侧，即手指并拢，虎口根部；也可用另一只手拇指的第一个关节横纹正对虎口边，拇指屈曲按下，指尖所指处就是合谷穴。 方法：用一手拇指指尖放在合谷穴上，其余4指置于掌心，适当用力由轻渐重掐揉0.5~1分钟。 功效：疏风解表，开窍镇痛。

续表

合按内、外关穴	穴位：外关穴位于手背腕横纹正中直上2寸，尺桡骨之间；内关穴位于手掌侧腕横纹正中，直上2寸，两筋间。 方法：用一手中指和拇指指尖，放在对侧外关穴和内关穴，对合用力按压0.5～1分钟，双手交替进行。 功效：和胃理气，安神镇痛。

以上手法每日做2～3遍，手法以穴位有酸胀感为度。自我按摩对原发者效果较好，对继发性较差。平时注意休息，保持情绪稳定，忌饮酒，少食辛辣食品。

【病症自我保健】

三叉神经痛的日常保养

吃饭，漱口，说话，刷牙动作宜轻柔。这样可以避免诱发扳机点，引起三叉神经痛。	注意头、面部保暖，避免局部受冻、受潮，不用太冷、太热的水洗面。
平时应保持情绪稳定。不宜激动，不宜疲劳熬夜、常听柔和音乐，心情平和，保持充足睡眠。保持精神愉快，避免精神刺激；尽量避免触及"触发点"。	起居规律，室内环境应安静，整洁，空气新鲜。卧室不受风寒侵袭。适当参加体育运动，锻炼身体，增强体质。

饮食要有规律，宜选择质软、易嚼食物。因咀嚼诱发疼痛的患者，则要进食流食，切不可吃油炸物，不宜食用刺激性、过酸过甜食物以及热性食物等；
饮食要营养丰富，平时应多吃些含维生素丰富及有清火解毒作用的食品；
多食新鲜水果，蔬菜及豆制类，少食肥肉多食瘦肉，食品以清淡为宜。

三叉神经痛患者在饮食上要注意补充钙及B族维生素，对面神经疾病的治疗很有帮助。钙不仅对骨骼和智力有益，还能促进肌肉及神经功能正常，由于面神经疾病患者主要是面神经传导障碍而导致肌肉萎缩，所以补钙很重要，排骨、深绿色蔬菜、蛋黄、海带、芝麻、水果、胡萝卜、奶制品等都富含钙质；B族维生素，如B$_1$、维生素B$_2$、维生素B$_{12}$等，能够帮助神经传导物质的合成，也应适当进补。富含B族维生素的食品包括香菜、番茄、冬瓜、黄瓜、木瓜、苹果、菠萝、梨、西瓜等。

三叉神经痛食疗方：

（1）猪瘦肉150克，丹参、川芎各15克，共放砂锅中，加水适量炖煮。调味服食，每日一次。可连服10～15天。适用于瘀血内阻之三叉神经痛。

（2）川芎10克，鸡蛋两个，葱5根。同放砂锅中加水煮，鸡蛋熟后再去壳煮片刻，吃蛋喝汤。每日一次，连服数日。适用于风寒犯上之三叉神经痛。

（3）生石膏30克，石斛、沙参各15克，川牛膝9克，用开水冲泡或微火略煮片刻，代茶频饮。适用于阴虚胃热之三叉神经痛。

（4）龙胆草6克，夏枯草15克，天麻、川芎各10克。同放砂锅中加水适量，每日一剂，适于肝火上炎之三叉神经痛。

（5）菊花15克，白糖50克，代茶频饮。适用于风热上扰之三叉神经痛。

美尼尔氏综合征的自我按摩疗法

美尼尔氏综合征又称迷路积水，是由于内耳的膜迷路发生积水，以致出现发作性眩晕、耳鸣、耳聋、头内胀痛症状的疾病。眩晕有明显的发作期和间歇期。病人多数为中年人，患者性别无明显差异，首次发作在50岁以前的病人约占65%，大多数病人单耳患病。

【按摩部位及取穴】太阳、眉腰、丝竹空、攒竹、印堂、百会等穴。

【按摩手法】点压等。

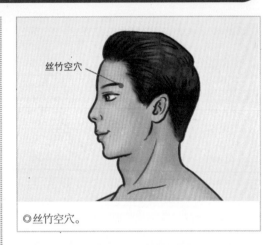

◎丝竹空穴。

丝竹空穴

美尼尔氏综合征常见于中年人，初期多为单侧，随着病情的发展，9%~14%的患者可发展为双侧。病因不明，很多学者认为应属于身心疾病的范畴。美尼尔氏综合征发病的主要症状是眩晕。

美尼尔氏病的症状各人不尽相同，发作期的主要症状为：发作突然，可在任何时间发作，甚至入睡后也可发作。最常见的症状是：病人睁眼时，感觉房子或周围物体在转动，闭眼时则自觉身体在旋转，眩晕来势猛烈时可使病人突然倒地。

发作期间病人睁眼或转动头部则症状会加重，故大多数病人闭目静卧，头部和身体都不敢转动。多数病人在发作时出现单侧耳鸣及耳聋，少数是双侧的。约25%的病人在发作前已有耳鸣及耳聋出现，而在发作后加重。其余约25%在发作后才逐渐出现耳鸣或耳聋。

耳聋属于神经性，发作剧烈时耳鸣也加重，发作时病人常伴有不敢睁眼、恶心、呕吐、面色苍白、出汗，甚至腹泻、血压多数偏低等一系列症状。部分病人伴有头痛，一般病人的意识清醒。

发作期转为间歇期有两种形式：一种是眩晕及伴随症状突然消失，一种是眩晕逐渐变为头昏逐渐消退。美尼尔氏病的间歇期长短不一，从数月到数年，每次发作和程度也不一样。而听力随着发作次数的增加而逐渐减退，最后导致耳聋。

美尼尔综合征多为单耳发病，其发病原因不明，男女发病率无明显差异，病人多为青壮年，60岁以上老人发病罕见，近年亦有儿童病例报告，病程多为数天或周余。关于病因、学说甚多，尚无定论，如变态反应、内分泌障碍、维生素缺乏及精神神经因素等引起自主神经功能紊乱，因之使血管神经功能失调，毛细血管渗透性增加，导致膜迷路积水，蜗管及球囊膨大，刺激耳蜗及前庭感受器时，引起耳鸣、耳聋、眩晕等一系列临床症状。此病不经过治疗，症状可缓解，虽可反复发作，发作时间间隔不定，但也有发作一次不再发作者。

美尼尔氏综合征的八种类型

普通型，眩晕、耳鸣、恶心、呕吐、出汗等症状同时出现，又称常见型。	首发耳鸣型，耳鸣发生在其他症状之前，数月、数周数年。
重耳鸣型，耳鸣表现重。耳鸣发生了，眩晕易发作，眩晕表现重，耳鸣也重。眩晕治疗好了，耳鸣未好，眩晕必复发。	突发耳聋型，眩晕发作过程中，由于压力特大，膜迷路破裂，发生突然耳聋。耳聋多一侧，亦有双侧交替发生。
无耳鸣型，眩晕发作5次以上无耳鸣，称无耳鸣型。	延缓眩晕型，波动性、神经性、进行性耳鸣、听力下降，（短时间不发生眩晕）数年甚至20年才出现眩晕。
隐藏耳鸣型，病人外表表现没有耳鸣，但耳内有堵塞、闷胀、闷热、瘙痒、微痛的感觉，这是一种隐藏无耳鸣型美尼尔氏综合征。	突发耳聋型，是某膜迷路部位由于压力特大，膜迷路部位突然发生破裂致突发耳聋。眩晕状态型是美尼尔氏综合征中的最重型。

中老年人患美尼尔氏症按摩疗法

穴位	太阳穴（在双侧摄部）；眉腰穴（双眉中部）；丝竹空穴（双外眼角下0.5寸）；攒竹穴（在双眉外上角0.5寸凹陷处）和印堂穴（在双眉相距中间）以及百会穴（在头顶中央处）等。
按摩方法	患者在卧床时平躺，用左手食指直接点压上述穴位，每个穴位必须选准后，以顺时针按摩20～30次。 一般按摩疗效确切，当日有效，坚持用此法治疗3～5日可治愈。如果再犯此病，再进行按摩。

【病症自我保健】

美尼尔综合征食疗法

美尼尔综合征食疗方

冬虫夏草炖猪脑	冬虫夏草10克，洗净入砂锅内水煎后去渣留汁，再入瓷盆内，加猪脑1只（去血筋洗净）、黄酒1汤匙，冷水2汤匙，细盐少许，然后上蒸笼蒸2小时。每日分2次服。连服3～5剂。
黄芪炖羊脑	黄芪40克，入砂锅内水煎取浓汁，再放入羊脑1只，旺火烧开后加黄酒2汤匙，放葱、姜适量，炖煮烂熟，吃羊脑喝汤。每日1剂，连服15剂为1疗程。
茯苓赤小豆粥	白茯苓15克，入砂锅内水煎后去渣留汁，再加赤小豆18克，粳米60克，共煮粥服食。每日1剂，连服3～5天。
龙眼枣仁饮	龙眼肉、枣仁（炒）各10克，芡实12克，三样合煮成汁，随时饮之。每日一剂，连服5～8天。
决明麻藤烫藕粉	用天麻9克、钩藤12克、石决明15克，洗净后用布包入砂锅水煎后去布包取汁，然后趁热冲烫藕粉20克，加白糖适量调味服用。每日1剂，连服4～7天。

重症肌无力的自我按摩疗法

重症肌无力在医学上称为重肌无力症，是由神经肌的疾病引致的肌肉颤动、软弱及容易疲劳的一种病症。

【按摩部位及取穴】足部反射区。

【按摩手法】点法、拇指关节刮法、按法、食指关节刮法、拇指推法、擦法、拍法、拳面叩击法等。

重症肌无力临床主要特征是局部或全身横纹肌于活动时易于疲劳无力，经休息或用抗胆碱酯酶药物后可以缓解。也可累及心肌与平滑肌，表现出相应的内脏症状。

重症肌无力在各种年龄组均会发生，但多在15～35岁，男女性别比约1：2。起病急缓不一，多隐袭，主要表现为骨骼肌异常，易于疲劳，往往晨起时肌力较好，

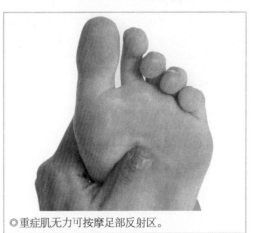

◎重症肌无力可按摩足部反射区。

到下午或傍晚症状加重，大部分患者累及眼外肌，以提上睑肌最易受累及，随着病情发展可累及更多眼外肌，出现复视，最后眼球可固定，眼内肌一般不受累。

此外延髓支配肌、颈肌、肩胛带肌、躯干肌及上下肢诸肌均可累及，讲话过久，声音逐渐低沉，发音不清而带鼻音，由于下颌、软腭及吞咽肌、肋间肌等无力，则可影响咀嚼及吞咽功能甚至呼吸困难。症状的暂时减轻、缓解、复发及恶化常交替出现而构成本病的重要物证。

根据受累肌肉范围和程度不同，一般分为眼肌型、延髓肌受累型及全身型，极少数暴发型起病迅速，在数天至数周内即可发生延髓肌无力和呼吸困难，各型之间可以合并存在或相互转变。儿童型重症肌无力指新生儿至青春期发病者，除个别为全身型外，大多局限为眼外肌。

重症肌无力属于自身免疫性疾病，这类疾病的特点之一就是病程呈慢性迁延性，缓解与恶化交替，大多数病人经过治疗可以达到临床痊愈（即病人的临床症状和体征消失，和正常人一样能正常生活、学习、工作，并停止一切治疗重症肌无力的药物）。

有的患者可有一个长时间的缓解期，但本病患者往往由于精神创伤、全身各种感染、过度劳累、内分泌失调、免疫功能紊乱、妇女月经期等多种因素而复发或加重病情，因此，重症肌无力症状的反复性成为本病的特点。只有认识到这一点，了解引发症状反复的诱因，才能采取相应的预防措施和积极治疗，从而避免或减少重症肌无力症状的反复。

症状通常晨轻晚重，亦可多变。病程迁延，可自发减轻缓解。感冒、情绪激动、过劳、月经来潮、使用麻醉、镇痛、镇静药物、分娩、手术等常使病情复发或加重。

过度悲伤、生气、感冒、急性支气管炎、妊娠或分娩等都可加重肌无力症状。某些抗生素，如黏菌素、链霉素、卡那霉素等药物均有加重肌无力之作用，应当注意。若因感染或用药不当等引起全身肌无力、吞咽困难、喝水呛咳或伴胸闷、气短等症状时，应及时就医和诊治。

重症肌无力的8大症状

眼睑下垂（耷拉眼皮）	以眼睑下垂为首发症状者，可见于任何年龄，尤以儿童多见。早期多为一侧，晚期多为两侧，还有不少病人一侧的眼皮睁上去时，另一侧的眼皮又耷拉下来，即出现左右交替睑下垂现象。
咀嚼无力	牙齿好好的，但咬东西没劲，连咬馒头也感到费力。头几口还可以，可越咬越咬不动。吃煎饼、啃烤肉就更难了。
复视（视物重影）	用两只眼一起看，一个东西看成两个；若遮住一只眼，则看到的是一个。年龄很小的幼儿对复视不会描述，常常代偿性地歪头、斜颈，以便使复视消失而看得清楚，严重者还可表现为斜视。

续表

全身无力	从外表看来好皮好肉的，也没有肌肉萎缩，好像没病一样；但病人常感到严重的全身无力，肩不能抬，手不能提，蹲下去站不起来，甚至连洗脸和梳头都要靠别人帮忙。病人的肌无力症状休息一会儿明显好转，而干一点儿活又会显著加重，好像是装出来似的。这种病人大多同时伴有眼睑下垂、复视等症状。
面肌无力	由于整个面部的表情肌无力，病人睡眠时常常闭不上眼。平时表情淡漠，笑起来很不自然，就像哭一样，又称哭笑面容。这种面容使人看起来很难受，病人也很痛苦。
吞咽困难	没有消化道疾病，胃口也挺好，但好饭好菜想吃却咽不下，甚至连水也咽不进。喝水时不是呛入气管引起咳嗽，就是从鼻孔流出来。有的病人由于严重的吞咽困难而必须依靠鼻饲管进食。
说话鼻音，声音嘶哑	就像患了伤风感冒似的。有的病人开会发言或读报时，头几分钟声音还可以，时间稍长，声音就变得嘶哑、低沉，最后完全发不出声音了。打电话时一开始还可以，时间一长别人就听不清他说的什么。这是由于咽喉肌的无力所致。
呼吸困难	这是重症肌无力最严重的一个症状，在短时间内可以让病人致死，故又称其为重症肌无力危象。这是由于呼吸肌严重无力所致。患者感到喘气很困难，夜里不能躺平睡，只能坐着喘。有痰咳不出，既不像心脏病，也不像哮喘病，更不像肺部肿瘤所致。有这种呼吸困难的病人大多同时伴有吞咽困难、四肢无力或眼睑下垂等。

重症肌无力的中医针灸和按摩等特色疗法

足底部按摩法	足底部反射区：头部（大脑）、小脑及脑干、斜方肌、脾、肾上腺、肾、输尿管、膀胱、胃、胰、十二指肠、盲肠（阑尾）、回盲瓣、升结肠、横结肠、降结肠、乙状结肠及直肠、小肠、肛门、生殖腺。 方法：拇指指端点法、食指指间关节点法、拇指关节刮法、按法、食指关节刮法、拇指推法、擦法、拍法、拳面叩击法等。
足外侧按摩法	足外侧反射区：肩（关节）、肘关节、膝、生殖腺。 方法：食指外侧缘刮法、按法、拇指指端点法、拇指推法、叩击法等。
足内侧按摩法	足内侧反射区：食指外侧缘刮法、按法、拇指指端点法、拇指推法。 方法：食指外侧缘刮法、按法、拇指指端点法、拇指推法。
足背部按摩法	足背部反射区：胸（乳房）、胸部淋巴结（胸腺）、上身淋巴结、下身淋巴结。 方法：拇指指端点法、食指指间关节点法、食指推法、拇指推法等。

重症肌无力食疗法

重症肌无力病机与气虚关系密切，故调节饮食更为重要，不能过饥或过饱，同时各种营养调配要适当，不能偏食。

重症肌无力患者应该在饮食结构上配合一下，比如在不同的患病阶段做出膳食调养分级，无发热症状、咀嚼能力正常，消化功能正常者，采用普通饭，可以定出标准每日热量，及均衡饮食比例，对于病情重，影响到消化功能和咀嚼能力的，肌无力0～2级或大手术后（如胸腺切除）或拒食等类型的患者，分别给予软饭、半流质、流质及管饲流质饮食。

对于偏于面色白，流口水，四肢不温、腰酸软无力的脾肾虚的肌无力、肌肉萎缩患者可用一些黑芝麻红糖粥、肉桂鸡肝粥、牛骨髓等服用。对于头晕耳鸣、咽干、胁痛、腰膝酸软、五心烦热、颧红盗汗、舌红少苔、小便少、以浑身软弱无力、肌肉萎缩的可用枸杞水、杜仲猪腰煲、黑枣等加强强身之功。

对于气短懒言、乏力、自汗、心悸、失眠、面色苍白或萎缩，口唇舌色淡，肢体麻木不仁的气血不足型无力，肌肉萎缩，可用归芪羊肉汤、饴糖羔蜂乳等。对于脾胃亏虚肢体痿软无力，肌肉萎缩，或有肌肉动、眼睑下垂、少气懒言，语言低弱、食少、便溏、面色淡白无华或口黄、舌淡、舌边有齿痕，可见于重症肌无力眼肌型，及运动神经元病的部分症候，可长期服用银鱼汤、藕粉、莲子红枣羹等。不论对于治疗期或康复期均可配合以膳食调养，以达到最佳的配合治疗目的。

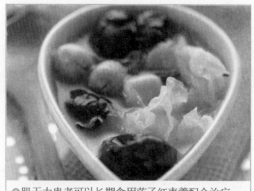

◎肌无力患者可以长期食用莲子红枣羹配合治疗。

重症肌无力食疗方

200克粳米、人参粉（或片）10克，加清水适量，先用武火烧沸，再改文火煮至稠，加入适量冰糖，搅匀即成。	乌骨雌、雄鸡各一只，膛内塞入人参9克、生黄芪60克、生姜6克，以线缝合，加酒、水各半，入砂锅急火烧沸，撇去沫，文火炖，至骨酥肉烂，熬成浓汤，稍加调味，分日分顿，饮汤吃鸡，常服。
羊羔肉500克，去筋膜洗净，加酒浸一宿，切成肉糜，加入人参粉30克、山药500克，稍入调味佐料，包成馄饨，每日服5～10只，常服。	白羊腰子2具，或猪腰子1对，先将腰子煮成浓汁，滤去粗渣，加酒少许，然后下粳米500克，煮粥稠黏，每日3次，分日服尽。

脑动脉硬化的自我按摩疗法

脑动脉硬化是全身动脉硬化的一部分，同时也是急性脑血循环尤其是脑缺血发作的主要发病基础，是各种因素导致的脑动脉管壁变性和硬化的总称。

【按摩部位及取穴】印堂、太阳、风池、肩井等穴。

【按摩手法】点按、推拿、压等。

医学上所说的脑动脉粥样硬化（大、中动脉）、小动脉硬化、微小动脉的玻璃样变都称为脑动脉硬化。脑动脉粥样硬化主要侵犯管径500μm以上的脑部大、中动脉，并与高血压密切相关。以往认为，小动脉主要承担和调节血管阻力，高血压主要引起小动脉硬化，近来发现正常时脑主要动脉占整个脑血管阻力20%～30%，慢性高血压时可达50%，长期高血压必然导致脑部主要动脉壁粥样硬化损害。一般说来，该病男性多见，男女比例为2：1，女性患病多在绝经期后，此时雌激素减少，血高密度脂蛋白也减少，至70岁以后甚至比男性发病多。

脑动脉硬化的三种治疗方法

一般治疗	应注意劳逸结合，生活有规律、避免情绪激动和进行适度的体育锻炼。对出现痴呆、精神障碍和行动不便的病人要加强生活护理。
饮食治疗	控制动物脂肪、高胆固醇摄入，如限制蛋黄、肥肉、动物内脏等，避免高糖饮食，多食蔬菜、水果及海带，控制体重，最好戒烟、戒酒。
药物治疗	改善脑的血液循环药如维生素E、银杏叶制剂和许多中成药等；降低血脂药如亚油酸制剂；活化神经细胞药如茴拉西坦（三乐喜）、ATP、CTP等；同时治疗高血压、糖尿病等导致动脉硬化的主要疾病等。

通过进行按摩，可以对脑动脉硬化进行较好的防治。中医穴位按摩治疗脑动脉硬化症的具体操作手法如下：

（1）患者坐位：以双手拇指分推印堂至太阳穴，揉眉弓。后五指分开，沿头正中线分搓，使患者有热感。再以两手捏拿风池、肩井穴。

（2）患者仰卧：指揉推法作用于胸腹正中线，乳头直下及腋中线，往返4～6遍。再以一手按压中脘，一手按压关元，一起一伏，交替缓慢按压数次。

（3）分别点按足三里、三阴交、脾俞及肾俞穴各半分钟。

脑动脉硬化食疗法

脑动脉硬化食疗方

泽泻山楂粥	原料：泽泻20克，鲜山楂50克，粳米100克。 做法：将泽泻研成细末，将山楂去核、捣成泥状，然后将泽泻末与山楂泥和粳米一起入锅加清水煮粥。 此粥可每日代替早餐食用。
首乌泽泻粥	原料：何首乌、泽泻各15克，粳米80克。 做法：将何首乌、泽泻研成细末，将此细末与粳米一起入锅加清水煮粥。 此粥可每日代替早餐食用。
泽泻荷叶粥	原料：泽泻、枸杞子各15克，鲜荷叶1张，小米100克，白糖适量。 做法：将泽泻研成细末，将荷叶洗净，去掉荷叶的蒂及边缘待用。先将泽泻末、枸杞子和小米一起入锅，并加入适量的清水，然后将荷叶盖在锅中的水面上，加热煮粥。 粥熟后可加入适量的白糖调味。此粥可每日早、晚各吃一次。
枸杞鸡蛋羹	原料：鸡蛋2个，枸杞子、海带丝各15克，食盐适量。 做法：将鸡蛋打入碗中，加入枸杞子和海带丝后加适量的清水和食盐搅匀，入锅蒸熟即可。 此羹可每日吃一次，应连吃3个月。

震颤性麻痹的自我按摩疗法

低胆固醇饮食，少食动物脂肪	一般说来，血浆胆固醇有两个来源。来源于食物者（每日摄取量为300毫克）为外源性，在肝脏和小肠合成的为内源性。一般认为，每日胆固醇摄取量不宜超过300毫克。否则，过多的脂质物质沉积在血管壁上。导致脑动脉硬化。
戒除一切不良嗜好，特别是应戒烟	因烟草中烟碱可引起动脉痉挛以致动脉缺血，引起脑梗死、心肌梗死的发生。
饮食宜清淡	不食过咸和甜食，经常吃甜食，人体血液中甘油三酯会增高。
保持正常体重	每日摄入量不可过多，食疗的同时还应该坚持适当的体育锻炼。

脑动脉硬化的预防注意事项

加强体力和体育锻炼应注意	身体运动有利于改善血液循环，促进脂类物质消耗，减少脂类物质在血管内沉积，增加纤维蛋白溶酶活性及减轻体重，因此应坚持力所能及的家务劳动和体育锻炼。对有智力障碍、精神障碍和肢体活动不便者，要加强护理，以防止意外事故的发生。
注意控制饮食	主要是应限制高胆固醇、高脂肪饮食的摄入量，以减少脂类物质在血管内沉积。如限制肥肉、猪油、蛋黄、鱼子及动物内脏等食物摄入，同时还要注意避免高糖饮食，因高糖饮食同样会引起脂肪代谢紊乱。应多吃豆制品、蔬菜、水果及含纤维素较多的食物。食用油以植物油为主。饮食宜清淡，不可吃得太饱，最好戒烟忌酒。
药物治疗	目的是降低血液的脂质浓度，扩张血管，改善血液循环，活化脑细胞等，可选用烟酸肌醇、多烯康、脂必妥、非诺贝特等，以降低血脂浓度。扩张血管药物可选用桂利嗪（脑益嗪）、尼莫地平、氟桂利嗪等钙离子拮抗剂。而氨络酸、吡硫醇、喜得震、脑活素等，有活化神经细胞的作用，亦可适当选用。

老年性痴呆的自我按摩疗法

老年性痴呆是指老年期发生的以慢性进行性智力衰退为主要表现的一种神经精神疾病。

【按摩部位及取穴】颈、头、拳；太阳穴等。

【按摩手法】叩、点、推、揉等。

作为一种慢性进行性精神衰退的疾病，其病理改变主要是大脑萎缩和变性。60岁以上的发病者称老年性痴呆，40～60岁者称早老性痴呆，一般则统称为老年性痴呆。老年性痴呆的早期症状是近事遗忘，性格改变，多疑，睡眠昼夜节律改变；进一步发展远近记忆均受损，出现计算力、定向力和判断力障碍，或继发其他精神症状，个性改变及自制力丧失。

老年性痴呆起病较慢，常无明显的起病期，其症状可分精神心理障碍和神经功能障碍。精神心理障碍主要表现为记忆力严重障碍，可出现完全性遗忘，甚至虚构现象。患者早期症状为近记忆减退，性格

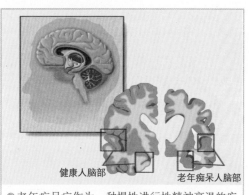

健康人脑部　　　　老年痴呆人脑部

◎老年痴呆症作为一种慢性进行性精神衰退的疾病，其病理改变主要是大脑萎缩和变性。

变得主观任性、固执自私、多疑多虑，生活习惯刻板，情绪急躁易怒等。

进一步发展则远近记忆均受到损害，对生活常识的判断、理解出现障碍，计算能力减退，难以胜任简单的家务劳动，出现各种失语如遗忘性失语、命名性失语和完全性失语，不能正确回答自己及亲人的名字和年龄，举动幼稚，不知羞耻；后期则出现严重衰退症状，卧床不起，生活不能自理，大小便失禁，发音含糊，口齿不清，经常重复一些无意义的动作。

神经功能障碍在老年性痴呆晚期才会出现，主要表现为自动症和刻板动作，面部口唇不自主动作，如吮吸、噘嘴等，可出现肌张增高、强握反射、模仿动作以及厌食或贪食等症，病理反射阳性。

老年性痴呆在中医中属于“呆痴”“善忘”“癫疾”等范畴，可分为虚实两大类。虚症多为肝肾阴虚、肾精亏虚、髓海不足；实症则是心肝火盛、痰湿阻窍、气滞血瘀。但实际中常为虚实夹杂，本虚标实之症，并以肾精亏虚、髓海不足为本，风痰瘀血闭阻心窍为标。

现代医学认为该病是由遗传原闪、脑血管疾病、颅脑外伤或肿瘤、内分泌功能低下、长期慢性中毒如铝、锰等在体内长期积累、新近丧偶或单身独居等心理社会因素等造成。

老年性痴呆的按摩疗法

头面按摩方法	穴位：选取头穴的双侧舞蹈震颤控制区（在前后发际正中线上，下端点在鬓角发际上）、感觉区、运用区（线长约3厘米）、言语二区、言语三区，手法应轻灵柔和，不可过重。 体位：患者取正坐位，施术者立其身后。 （1）施术者以双手拇指桡侧面紧贴头穴区域的发肤上，依次直推感觉区、运用区、舞蹈震颤控制区，用力宜柔和而均匀，每穴区推150～200次。 （2）施术者以双手拇指指腹紧贴头穴区域，依次直线往返推抹言语二区和言语三区，每穴区100～200次。 （3）施术者以食、中、无名三指指尖轻叩感觉区和舞蹈震颤控制区，以及头顶百会穴区，时间3～8分钟。
简便按摩法	目前采用点穴按摩疗法辅助治疗老年性痴呆具有一定疗效，其操作简便易行，具体方法为： （1）转颈。取坐位，心静神怡，左右缓慢旋转颈部36次。转颈可加速头部血液供应、改善血管舒缩功能。 （2）浴头。两手掌互相摩擦发热，然后两手掌按在额的左右两侧，从前发际向头顶，转向后发际，用力擦到枕后、颈项，继之从下颌向上按摩，过面颊轻轻擦至前额。返回前额算1次，共36次。浴头按摩头部诸阳经及督脉，使清阳上升。 （3）梳头。用十指指腹均匀地轻揉整个头发根部36次。梳头可按摩头部穴位，加速头部气血循行。 （4）点太阳穴。用拇指揉按太阳穴18次，能治头痛、目眩。

需要注意的：

在通过按摩进行治疗期间，要保证患者有足够的休息和睡眠时间，并根据个人的具体情况，参与适当地体育锻练和文娱活动。

另外，要积极治疗原发疾病，避免接触各类有毒物质（如铝、锰等金属元素及各种有毒副作用的药物）。

最后，患者家属应多给予鼓励和关心，使其保持乐观的精神状态。

【病症自我保健】
老年性痴呆食疗法

老年性痴呆症的特点是，精神和智力异常，病人的知觉、智力、记忆能力持续性减退。中医认为，老年性痴呆是先天禀赋不足或年老肝肾亏虚、脑髓不允所致。故中医在治疗上多采取滋补肝肾、填髓健脑的中药和食物进行治疗和预防。如枸杞子、鹿胶、龟胶、莲子、山药、黄芪、茯苓、胡麻仁、核桃、紫菜、海带、大枣、百合、桑葚、赤小豆等药食兼宜之品。

日常饮食中吃大量蔬菜、植物油等含不饱和脂肪酸的食品，可以减少人们患早老性痴呆症（阿尔茨海默氏症）的危险。要维持人际交往，避免长期陷入忧郁的情绪及患上忧郁症，因为忧郁症也是老年痴呆症的危险因素。

专家认为，老年人应保持活力，多用脑，如多看书、学习新事物，甚至和朋友谈天、打麻将、下棋等，都可激荡脑力，刺激神经细胞活力。

一般护理：创造安静、舒适、安全的环境；注意饮食，给予高蛋白、高热量、高维生素、低糖、低脂的饮食，以清淡、易消化、营养丰富的食物为主；安全护理，防止跌伤、伤人、玩火、噎食等意外；基础生活护理，协助料理个人卫生；参与文娱活动及行为治疗。

饮食要适合病人口味，保证丰富的营养，品种多样化，以提高食欲，但应避免病人因健忘吃了再吃，饮食过度或不主动进食情况。蘑菇、鸡蛋、大豆、木耳、山药、海参等食物，对防治早老性痴呆均有一定效果。

老年性痴呆食疗方

核桃粥	核桃30克，粳米200克，大枣10枚。将上3味洗净，放入锅内，文火熬成粥，每日服2次。
黑芝麻粥	黑芝麻30克，粳米100克。将二者洗净，放入锅内，文火熬成粥。服时可加蜂蜜1匙搅匀。每日早、晚服食。
枸杞粥	枸杞20克，小米100克，猪瘦肉末30克，洗净后放锅内共熬粥。服时加少许精盐调味。可经常食。

续表

羊骨粥	羊骨1000克，大米100克，细盐少许，葱白2茎，生姜3片，莲米10克（研细）。
胡桃首乌炖猪脑	胡桃仁、何首乌各15克，天麻6克，猪脑1副，调味品适量。

震颤性麻痹的自我按摩疗法

震颤性麻痹是一种缓慢进行性疾病，多发生在50～80岁，俗称"抖抖病"，医学上称为帕金森氏综合征，是以肌张力增强和震颤为特征的锥体外系病变。

【按摩部位及取穴】足部反射区。

【按摩手法】擦、推、揉、叩、点。

震颤麻痹发病年龄多在40岁以上，男多于女。其基本症状包括震颤、肌强直、运动减少或运动消失以及位置和平衡紊乱；继发或伴发症状有发音障碍、痴呆、抑郁症、口涎过多等。

震颤性麻痹的临床表现为震颤、肌强直、运动减少、姿势及步态不稳、起步及止步困难、假面具样面容等。

震颤性麻痹的发生与纹状体黑质多巴胺系统损害有关，最主要的是原因不明性（特发性）帕金森病，其他如甲型

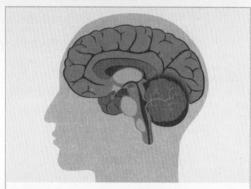

◎震颤性麻痹的发生与大脑纹状体黑质多巴胺系统损害有关。

脑炎后，动脉硬化，及一氧化碳、锰、汞中毒等，均可产生类似震颤性麻痹症状或病理改变。这些情况统称为帕金森综合征。

中医认为，震颤麻痹症多为心肝血虚，筋脉失养所致。通过进行按摩，可以对震颤性麻痹进行一定的防治。

震颤性麻痹的自我按摩疗法

按摩部位	（1）足底部反射区：头部（大脑）、脑垂体、小脑及脑干、三叉神经、颈项、肺及支气管、甲状腺、甲状旁腺、腹腔神经丛、肝、胆囊、心、脾、肾上腺、肾、输尿管、膀胱、生殖腺。 （2）足内侧反射区：颈椎、胸椎、腰椎、骶骨、内髋关节。 （3）足外侧反射区：肩胛骨、肩（关节）、肘关节、膝、外髋关节、生殖腺。 （4）足背部反射区：上身淋巴结、下身淋巴结、内耳迷路。

续表

常用手法	（1）足底部反射区：拇指指端点法、食指指间关节点法、拇指关节刮法、钳法、按法、食指关节刮法、拇指推法、擦法、拳面叩击法等。 （2）足内侧反射区：食指外侧缘刮法、按法、拇指指端点法、拇指推法。 （3）足外侧反射区：食指外侧缘刮法、按法、拇指指端点法、拇指推法、叩击法等。 （4）足背部反射区：拇指指端点法、食指指间关节点法、食指推法、拇指推法等。

现代中医治疗震颤麻痹，最早见于1955年用针灸治疗的临床报道，但此后一直未引起重视。从20世纪70年代中期起，应用中医中药个案报道陆续出现。治疗以滋阴熄风、益气活血及养血舒筋等为主。

按摩的具体手法如下：

（1）患者取坐位，术者用拇指峰或指腹推乔空穴，每侧自上至下推20次左右，一般推至乔空穴处肌组织松软为度，一侧推好后，再推另一侧，不可同时推两侧乔空穴。

（2）用两手拇指指腹，自印堂开始沿两侧眉毛分推到太阳穴，往返操作数次，同时把分法的起始部沿额的正中线逐渐向上移动到发际。

再用拇指偏峰在头两侧足少阳胆经的循行部位，从前上方向后下方推动，每侧操作10余次，在完成一侧操作后，再治疗另一侧。

（3）从头顶到枕后部，自前向后用五指拿法，到枕后风池穴改用三指拿法，沿颈椎两侧向下，直至第7颈椎，重复操作3~5遍。

再沿锁骨下横擦前胸部，并逐渐向下移至第12肋，往返操作，以前胸治疗部位透热为度。再横擦肩背部，前逐渐向下移至腰部；再重复横擦前胸部，然后再横擦后背部。

继而病人取坐位，身体略向前倾，并用两肘支撑在大腿上。术者面对患者站立，从大椎直擦到腰骶部；再直擦上肢内外侧，自腕擦至肩腋部，以微热为度。

再拿上肢内、外侧，自肩、腋部向下拿至腕部，重复2~3次；再捻、抹手指，搓上肢，往复2~3次。然后大幅度摇肩关节，再重复头面项部的操作。最后用掌根震击百会，拳背震击大椎及腰阳关。

上肢震颤较甚者，可点、拿两侧肩前及曲池，再按、拿极泉。

下肢震颤较重者，可点两侧血海及照海穴，再横擦骶部。

全身肌肉强直较甚者，可在推乔空后加揉拿乔空，并直擦背部督脉分布区，再横擦肾俞、命门。

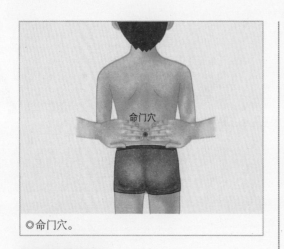

◎命门穴。

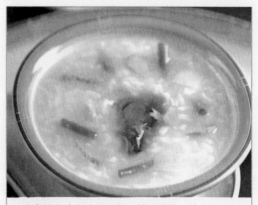

◎天麻炖鱼头可疏风通络，养阴柔筋。

震颤麻痹食疗法

震颤麻痹常见于老年人，症状表现为四肢震颤、肌肉强直、步态慌张、动作迟缓、言语不利、智能障碍等。中医认为，

震颤麻痹症多为心肝血虚，筋脉失养所致。本病治疗起来非常困难，但如果采用药膳食疗，对控制病情，缓解症状有较好疗效。介绍数方，可供选用。

震颤麻痹食疗方

枸杞血藤饮	枸杞子30克，鸡血藤20克，红花10克。 加水500毫升，倒入碗中，放黄酒50克，分早晚两次饮服，每日1剂。
核桃糯米团	取核桃仁15个，研碎。把红枣10个放入锅内加水煮至发软，去核捣烂。用糯米粉100克，加水适量揉成团，放入碗中，隔水蒸熟吃，每天1次。
天麻炖鹌鹑	鹌鹑1只，去毛皮内脏，将天麻15克填入肚内，用线捆住，加水炖熟，加食盐、味精，去天麻，吃肉喝汤，隔日1次。
天麻乌鸡汤	天麻20克，乌鸡1只，枸杞子20克，调味品适量。将天麻切片；乌鸡去毛杂，洗净，切块，与天麻、枸杞同放锅中，加清水适量煮沸后，加入调味品，煮至鸡肉烂熟服食，每周2剂。
天麻炖鱼头	天麻20克，白芷20克，川芎10克，大枣7枚，鲤鱼头1个，调料适量。将天麻切片，大枣去核，芎芷布包，鱼头劈开，同放锅内，炖至鱼头熟，加食盐、味精、葱花、姜末等调味，吃鱼头喝汤。每日1次。 功效：可疏风通络，养阴柔筋。

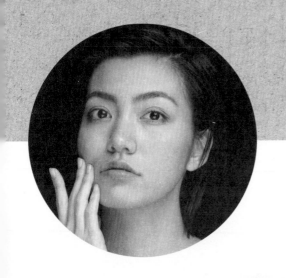

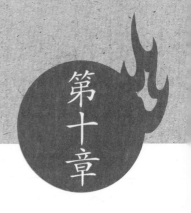

第十章

常见皮肤疾病的
自我按摩疗法

●皮肤病对个人的影响，不仅是生理上的，还是心理上的。一些人正是因为粉刺、腋臭、湿疹等皮肤病，背上了沉重的心理压力，不敢与人交往，形成了孤僻的性格。无论是哪一种皮肤病，都可以通过按摩来进行治疗和缓解，让患者重获健康。科学的按摩方法，在生活中做好预防和保健，就会收获一个充满健康和自信的自我。

牛皮癣的自我按摩疗法

牛皮癣，医学上称为银屑病，是一种常见的慢性皮肤病，牛皮癣是公众对这种皮肤病的俗称。一些古医籍中也称之为松皮癣。

【按摩部位及取穴】皮损部位；太溪、三阴交、殷门等穴。

【按摩手法】推、擦、捏揉等。

牛皮癣病的主因活性氧，是肌体代谢的有害产物，掺杂在血液细胞间质中，导致肌体内环境污染，血液纯质的改变。出现血热、血燥、血瘀，蓄积滞阻过多导致瘟毒发于肌肤。长年反复发作，病程迁延日久耗血伤精，肌肤失养，枯燥瘙痒，伤神失眠，摧残身体。

精神因素也容易成为牛皮癣的诱因。

一些人由于过度劳累、家庭纠纷、亲人亡故、经济问题等会导致精神过度紧张，情绪抑郁，由此会引起一系列心理反应，导致内分泌紊乱，免疫功能下降，从而促进了牛皮癣的发生与发展。

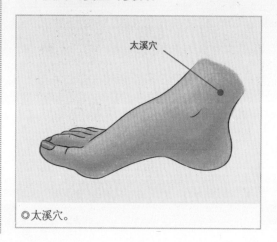

◎太溪穴。

牛皮癣辅助治疗按摩疗法

穴位按摩法	（1）用手掌或毛刷沿患者足阳明胃经，由上而下沿经络推擦10遍，并在足三里穴按揉半分钟，以酸胀为度。 （2）用手指从患者腕至指端，沿手阳明大肠经，手少阳三焦经，手太阳小肠经做按揉摩擦5~10遍。用毛刷垂直地刷牛皮癣患者腕外侧5遍。 （3）在患者足阳明胃经的足部做由下而上轻快地擦，并揉银屑病患者太溪、三阴交、殷门诸穴各一分钟，按揉肾俞、命门一分钟，均以酸胀为度，擦涌泉至热为佳。
皮损部位按摩法	（1）用手掌先由皮损四周向中心推按21次，再由皮损中心向四周推按21次。 （2）拇指与四指相对，捏拿皮损患处组织5~7遍，经过一段时间的治疗后，可将牛皮癣局部皮肤揪起，以此增加其弹性及松弛度。 （3）手握虚拳，拳心向下轻轻叩打皮损部位一分钟，使其舒适放松。 对于面积大的牛皮癣，可用手掌按摩皮损局部一分钟，以感觉舒适放松为宜，切勿过于用力损伤患处，引发病灶改变或扩张。

牛皮癣患者日常生活注意事项

忌酒、忌海鲜、忌辛辣。关于忌口，也有不同说法，也有人认为，忌口应该视个体差异而定，一味忌口，将使人体丧失大量营养，不利病情好转。	溶血性链球菌感染是本病的诱发因素，尽可能避免感冒、扁桃体炎、咽炎的发生。 经常因扁桃体化脓而诱发本病或加重本病的建议行扁桃体摘除术。对于此条扁桃体摘除，应该慎重。
消除精神紧张因素，避免过于疲劳，注意休息。	居住条件要干爽、通风、便于洗浴。
在日常用药中，抗疟药、β～受体阻滞剂均可诱发或加重病情。	内分泌变化、妊娠均可诱发本病并使其加重。
多食富含维生素类食品，如新鲜水果、蔬菜等。	清洗患处时，动作要轻揉，不要强行剥离皮屑，以免造成局部感染，如红、肿、热、痛，影响治疗，使病程延长。
银屑病临床暂时痊愈后，其免疫功能、微循环、新陈代谢仍未完全恢复正常，一般需要2～3个月后才能复原。所以在临床痊愈后，即外表皮损完全消退后，应再继续服用2～3个疗程药物进行巩固，使病毒清理更彻底，以免复发。	牛皮癣患者应多晒太阳。牛皮癣患者晒太阳时要注意在夏天，上午10～11点晒太阳最好。此外，不同年龄段的牛皮癣患者，对日光的承受能力不同，晒太阳长短也各异，婴幼儿患者每次15～30分钟；中青年患者每次1～2小时；老年患者每次20～30分钟。

【病症自我保健】

牛皮癣食疗法

按中医辨证分析，牛皮癣存在有"血燥、血热、血虚"之象，而从西医的角度讲，则是由于角质细胞过度增殖，各种生化代谢紊乱所致。因此，凡有"养血、凉血、活血"之效或具有抑制细胞DNA合成，改善微循环功能的食物，对牛皮癣均有好处。例如水果中的乌梅、柚子等都具有清热、凉血、解渴生津的作用，不仅含丰富的维生素及微量元素，还可以降低血脂、血黏度，西柚和胡柚已被证实具有抑制细胞有效分裂的作用，是夏天防治牛皮癣的有效水果。

患者在用药物治病的同时，配合食物疗法以调整人体的内环境，从而提高人体防病抗病的能力，常常能起到单用药物所

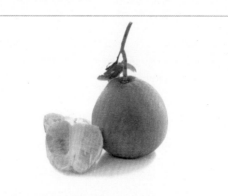

◎牛皮癣患者应多吃乌梅、柚子等都具有清热、凉血、解渴生津的作用的水果。

起不到的作用。治疗牛皮癣也是如此。若在药物治疗的同时以及在牛皮癣的缓解期（无皮损时）坚持落实适当的食物疗法，不论对促进皮损的消退，还是对其复发的预防，都将具有积极的意义。

牛皮癣食疗方

梨子粥	梨子2只，洗净后连皮带核切碎，加粳米100克，和水煮粥。因梨具有良好的润燥作用，用于煮粥，可作为秋令牛皮癣患者常食的保健食品。
凉拌苦瓜	苦瓜200克，洗净去瓤，切丝焯过，加麻油适量，味精、盐少许，拌匀即可。本菜具清热泻火之功，适于血热风燥证的牛皮癣患者。
红油豆腐	豆腐400克，胡萝卜50克，切方丁，开水焯过，另用麻油30毫升烧开，入红花3克，关火。待凉后捞去残渣，淋于豆腐之上，加入适当调料即可。本菜具有活血化瘀、和中健脾作用，适用于久病入络，瘀血阻滞证的牛皮癣患者。
凉拌肉皮冻	猪肉皮200克，洗净，刮去肥油，加水500毫升，微火炖1.5小时以上，纳入胡萝卜丁、青豆丁、豆腐干丁以及适当调味品，待凉成冻，切块食用。本菜具有滋阴和阳、柔润肌肤之功效，适于血虚风燥症的牛皮癣患者。
栗子粥	栗子50克、粳米100克加水同煮成粥。因栗子具有良好的养胃健脾、补肾强筋、活血止血的作用，尤其适用于老年牛皮癣患者腰腿酸痛、关节痛等。
芝麻粥	芝麻50克、粳米100克，先将芝麻炒熟，研成细末，待粳米煮熟后，拌入芝麻同食。适于便秘、肺燥咳嗽、头晕目眩者食用。
菊花粥	菊花60克，粳米100克，先将菊花煎汤，再同煮成粥。因其具有散风热、清肝火、明目等功效，对秋季风热型感冒、心烦咽燥、目赤肿痛等有较好的治疗功效。同时对患有心血管疾病的牛皮癣患者也有较好的防治作用。
胡萝卜粥	将胡萝卜用素油煸炒，加粳米100克和水煮粥。因胡萝卜中含有胡萝卜素，牛皮癣患者摄入后可转化为维生素A，适于皮肤干燥、口唇干裂者食用。

红斑狼疮的自我按摩疗法

红斑狼疮是一个累及身体多系统多器官，临床表现复杂，病程迁延反复的自身免疫性疾病，多发于生育年龄女性。

【按摩部位及取穴】关元、章门、涌泉等穴。

【按摩手法】叩、按、揉等。

红斑狼疮的病理形态变化

血管病变	表现为小血管（小动脉或微动脉）的坏死性血管炎。
皮肤病理改变	皮肤病理改变为表皮萎缩，基底细胞或真皮基层液化变性或坏死，伴真皮和表皮连接部水肿。
肾脏病变	系统性红斑狼疮有肾及尿检异常的病人，进行活组织用电镜及免疫荧光检查时100%有肾脏病变，侵害肾小球、肾小管、间质及血管。其特征性改变为苏木精小体及肾小球基膜呈线圈样改变。
心脏的改变	系统性红斑狼疮有一半的病人累及心脏，包括心包炎、心肌炎、心瓣膜及心内膜病变。
其他表现	在滑膜、浆膜均有纤维蛋白样物质沉积，有细胞增生及小血管类纤维素坏死。神经系统病变有弥漫性神经细胞减少、小血管炎、微小梗塞、坏死及出血。肺的病理改变以间质性肺炎、弥漫性肺纤维化多见，肺毛细血管亦有线圈样病变。 治疗方法：病人采取坐位，先左足，后右足，按顺序按摩，以基础反射区和症状反射区为重点。

治疗红斑狼疮的取穴与按摩疗法介绍

关元穴	关元或称为下丹田，又被人视之为精室。在此处按摩，亦能补元气、调冲任、暖肾阳，故遗精、遗尿、阳痿、尿频、尿闭、经闭、腹痛、脱肛、崩漏等证均可治之。它是任脉上之要穴，位置在腹正中线耻骨上2寸，脐眼下3寸处。 按摩时，取坐式，用中指螺纹面在穴上揉按，力度由轻到重，以产生胀、痛感为止，时间2分钟，此为揉法。或伸直中指，用拇指、食指挟住中指，以腕、肘的摆动带动中指叩击关元穴，冲击力逐渐增大，次数约200次。
中极穴	中极为足三阴经与任脉交会之穴，在本穴施术，有通调冲任、清利膀胱之作用。常用于治疗遗精、遗尿、阳痿、疝气、尿闭、尿频、淋证、小腹痛、带下、崩漏等病。中极穴位置在腹正中线耻骨联合上1寸处，即关元穴下与耻骨联合处中间。 按摩时，取仰卧位或坐式均可。用指下按穴位，角度与体表成45度角，指尖指向尾骨，按至酸痛时加揉动，速度要求缓慢，时间2分钟，此为按揉法。或用指螺纹面在中极穴上环行摩动，速度要快，以温热为度，时间3分钟。
太溪穴	原穴都是治疗内脏方面有重要作用的穴位，而太溪就是足少阴肾经的原穴。从针灸临床来看，一些与肾和肾经相关之病，如阳痿、遗精、咽喉干痛、齿痛、耳聋、消渴、气喘，腰脊疼痛，小便频数、咯血、失眠、月经不调等病，常取此穴治疗。 一般认为在此穴施术，有益肾滋阴、通调冲任、清泻虚热之作用。故按摩太溪不但可治性功能障碍病症，在预防肾气不足、精液亏少、房事后阴茎痛等方面亦有一定的疗效。太溪穴的位置在内踝与跟腱之间的凹陷中，可平齐内踝尖取之。

续表

膈俞穴	膈俞是足太阳膀胱经上的穴位，其穴性为和血理气、祛瘀开膈，一般用来治疗呕吐、噎膈、饮食不下、气喘、咳嗽、吐血、潮热、盗汗诸症。也有人基于"精血同源，可互相转化"的认识，常用本穴治疗精少、精亏等病症。 　　从肾病保健角度论，不但精少、精亏者可参考，即便肾衰呕吐、饮食不下，肾虚不能纳气而气喘诸症亦可取资参考。膈俞穴位置在第7椎之下，自背正中线旁开各1.5寸处。 　　按摩时，取坐式，用手持叩击锤，用锤点叩击膈俞，力度先轻后重，每侧击打20次。此法非操作熟习者，须他人代劳，否则势难准击。
涌泉穴	涌泉位于足底心，在足掌的前1/3处，屈趾时凹陷处即是。此为足少阴肾经之要穴，被近人称之为"长寿穴"，因为经常按摩此穴，有增精益髓、补肾壮阳、强筋壮骨之作用。故肾虚而有腰膝酸软、步履艰难、记忆衰减、性功能不振以及发脱耳聋、齿痛咽干等未老先衰症状者，可常按摩此穴。 　　按摩时，每晚睡前，盘腿而坐，足心向上。用双手分别按摩或屈指点压双侧涌泉穴，力度以按压该穴位达到有酸胀感觉为好。每次做50~100下，如长期坚持，补肾强身效果较好。对不能做双盘腿坐的人，可采用单盘腿，逐一按摩或指压两足心。
章门穴	章门是八会穴中的脏会，故虽属足厥阴肝经之穴，而肾病亦可用之。章门穴性为理气疏肝，和胃定痛，一般用于呕吐、泄泻、腹胀、肠鸣、腰背胁肋痛等证。但也可用于阳痿、滑精、虚劳的治疗。本穴位于腋中线，第11浮肋游离端之下际处。 　　按摩时，取坐式，用中指在章门穴上作环形转动，动时不要带动皮肤，以微酸胀为度，时间3分钟，此为摩法。或用双手拇指压在两穴上用力相对挤压，力度以酸痛为度，时间1分钟。

治疗红斑狼疮应特别注意的十二个事项

注意调养，保持积极乐观的态度	中医学认为，红斑狼疮的发病与外邪、饮食、七情所伤有关。忧郁悲伤、喜怒无常、情志不畅都能化火，火邪内盛可伤及五脏六腑而诱发并加重该病。因此，保持情志豁达、饮食有节、起居有常，使人体脏腑功能协调，气血调和，才会有益于疾病恢复。
注意劳逸结合，适当锻炼身体，节制性生活	红斑狼疮患者在病情处于活动期时，应卧床休息，病情稳定后适当参加一些社会活动，从事一些力所能及的工作，但不宜过劳。适当锻炼身体，注意节制性生活，病情活动期应严格避孕，病情稳定一年以上才可考虑妊娠。
注意预防感冒，积极防治各种感染	感冒及各种感染如急性扁桃体炎、肺部感染、肠道感染都易诱发红斑狼疮并加重病情。
注意戒烟、戒酒	香烟中的尼古丁等有害成分能刺激血管壁而加重血管炎症，应戒除。酒性温烈，会加重红斑狼疮病人的内热症状，不宜饮用。

续表

注意避免皮肤直接暴露在太阳光下	红斑狼疮患者对紫外线特殊敏感（光过敏），故外出时要特别注意。有光过敏的病人，应避免皮肤直接暴露于阳光，可用阳伞或草帽，穿长袖衣服或局部用对氨苯甲酸保护皮肤。 另外，某些食物如香菇、芹菜、草头（南苜蓿、紫云英），某些药物如补骨脂、独活、紫草、白蒺藜、白芷等能引起光敏感，应尽量不用。
注意有的保健品对红斑狼疮病人非但无益，反而有害	如人参、西洋参、绞股蓝及其复方制剂，因含人参皂甙，既能提高人体的细胞免疫功能，又能提高人体的体液免疫，这对非红斑狼疮的人确实有强身健体、延年益寿的功效，但对红斑狼疮病人，由于这类保健品提高了免疫球蛋白，使免疫复合物增多，激活了抗核抗体，从而可加重或诱发红斑狼疮。
注意避免使用含雌激素的药品和食品	紫河车（胎盘）、脐带、蜂王浆、蛤蟆油、某些女性避孕药均含有雌激素，而雌激素正是红斑狼疮发病的重要因素之一。
有一些西药常能引发或加重该病，注意避免使用	如肼苯达嗪、普萘洛尔（心得安）、氯丙嗪、丙基或甲硫氧嘧啶、金制剂、D～青霉胺、苯妥英钠、异烟肼、青霉素、链霉素、磺胺类药等。
避免接触农药和化肥	在中医临床发现，有很多狼疮复发病人食用过以接触过化学物品。
食物禁忌	注意不能食用红辣椒、韭菜、猪头肉、海产品、非新鲜鸡蛋和变质的食物。
注意不吃羊肉、狗肉、马肉、鹿肉、驴肉	这类肉食品性温热食，用后不仅会加重红斑狼疮病人的内热症状，而且临床上发现有个别病人吃了这类肉类病情加重，造成不良后果。
注意补充优质蛋白和多种维生素，少吃含高脂肪、高胆固醇的食物	狼疮性肾炎病人长期有蛋白从尿中丢失，故应及时补充。较优质的蛋白质来源有牛奶、鸡蛋、瘦肉、鱼等。维生素，特别是B族维生素、维生素C对防治红斑狼疮的某些症状大有裨益，应多加补充。

【病症自我保健】
红斑狼疮患者的自我保健

红斑狼疮患者注意事项在急性活动期应以卧床休息为主，但当药物已能充分控制症状时，应鼓励其活动，以后可根据情况参加适当社会活动和工作，儿童尽可能复学。应注意劳逸结合。饮食最好是低脂肪膳食。

红斑狼疮食疗方

海带荷叶扁豆粥	原料：水发海带50克，鲜荷叶3张，扁豆50克。 做法：将扁豆洗净加水煮八成熟，放入切碎的海带和切碎的鲜荷叶，共同煮烂成粥。 功效：海带性咸寒，可清热利水；荷叶有清热解暑健脾作用；扁豆味甘性平有健脾和中、消暑化湿功效。本食疗方适用于热毒炽盛型系统性红斑狼疮早期、有低热尿少，便干胃口不佳的病人。
柴胡丝瓜薏米汤	原料：柴胡30克，嫩丝瓜1条，薏米50克。 做法：将柴胡入锅加水煎煮去渣留汁，嫩丝瓜去皮切段，将薏米用柴胡汁煮烂，再加丝瓜煮5分钟即成。 功效：柴胡有清热凉血疏肝作用，丝瓜性甘凉、凉血解毒，用于系统性红斑早期有发热或感冒时。

带状疱疹的自我按摩疗法

带状疱疹中医称为"丹毒"或"缠腰火丹"，是由病毒引起的疱疹性皮肤病，病毒可长期潜伏人体中，当免疫功能降低，抗病能力减弱时，常由其他疾病诱发出来。

【按摩部位及取穴】太冲、蠡沟、中都、期门、足临泣、大敦、三阴交、阴陵泉、血海、内庭、外关、手三里、灵台等穴位。

【按摩手法】推、拍等。

带状疱疹在发病期间，往往让患者疼痛难忍，即使是薄薄的衣服或轻轻地抚摸都会感到痛彻钻心。带状疱疹在发病前，会有局部皮肤灼热和刺痛，同时出现皮疹，并呈密集的小米粒或绿豆大的水疱，疱壁发亮、红晕，水疱沿神经分布。

带状疱疹的主要特点为：年幼年长都会发病，以成人多见且症状较重；四季皆能发病，以春秋季和潮湿天居多；人体任何部位都可能出现疱疹，以躯干及面部最常见；发病就伴有疼痛，疱疹结痂后部分患者还会延续疼痛；水疱和皮损多沿某一周围神经分布，排列成带状发生于身体一侧，不超过躯体中线。

带状疱疹还分为不同的类型：眼疱疹、耳疱疹、内脏疱疹、疱疹性脑膜炎、

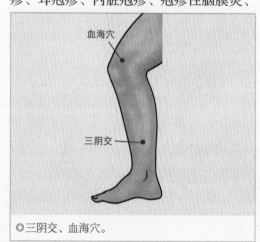

血海穴

三阴交

◎三阴交、血海穴。

无疱疹型带状疱疹等。这些疱疹既有特殊性，又对人体有严重的危害性，有些可致失明、耳聋，甚至死亡。

带状疱疹会造成一定的病变。皮肤的病变主要在表皮，水疱位于表皮的深层，在疱内及边缘处可见明显肿胀的气球状表皮细胞。在变性的细胞核中可见嗜酸性核内包涵体。与皮疹相应的神经节内也有病变，表现为脊髓后柱节段性脊髓灰质炎，神经节和神经后根有剧烈炎症反应。真皮内的感觉神经纤维在皮疹出现后不久也出现明显变性。

带状疱疹防治法

一般按摩法	（1）患者取仰卧位，术者位于其侧。双掌分推下胸及上腹部百余次。 （2）患者取右侧卧位，术者位于其后。先在疼痛区域自后而前掌推百余次，再进行环状掌推百余次，然后用全掌进行轻揉法，最后以掌轻拍左肋胁部百余次，共施术10余分钟。 （3）患者取俯卧位，在脊柱两侧及两胁部进行双掌分推并掌下推各50次，再自上而下、由轻渐重地在脊柱两侧进行掌揉约5分钟，肘压胸夹脊穴5分钟，最后轻拍背部百余次。
穴位按摩法	点太冲、蠡沟、中都、期门、足临泣、大敦、三阴交、阴陵泉、血海、内庭、外关、手三里、灵台等穴位。 带状疱疹患者的日常注意事项： （1）不要过分紧张。有的患者皮肤上可能会出现大疱、血疱，甚至糜烂，但是请不要紧张，如果治疗得当10天左右即可痊愈，治愈后一般不会复发。 （2）多休息，给以易消化的饮食和充足的水分。 （3）预防继发细菌感染。不要摩擦患处，避免水疱破裂。可外用中草药或雷夫奴尔湿敷，促使水疱干燥、结痂。 （4）老年重症患者，尤其发生在头面部的带状疱疹，最好住院治疗，以防并发症的发生。 （5）患带状疱疹提示患者身体免疫力处于低状态，应及时采取相应的措施。 （6）某些患者在皮损完全消失后，仍遗留有神经痛，这时可采取针灸、理疗等缓解疼痛。

带状疱疹预防保健

增强体质，提高抗病能力	老年人应坚持适当的户外活动或参加体育运动，以增强体质，提高机体抵御疾病的能力。
防止外伤	外伤易降低机体的抗病能力，容易导致本病的发生。因此老年患者应注意避免发生外伤。

续表

预防感染	感染是诱发本病的原因之一。老年患者应预防各种疾病的感染，尤其是在春秋季节，寒暖交替，要适时增减衣服，避免受寒引起上呼吸道感染。此外，口腔、鼻腔的炎症应积极给予治疗。
增进营养	老年人应注意饮食的营养，多食豆制品，鱼、蛋、瘦肉等富含蛋白质的食物及新鲜的瓜果蔬菜，使体格健壮，预防发生与本病有直接或间接关系的各种疾病。
避免接触毒性物质	尽呈避免接触化学品及毒性药物，以防伤害皮肤，影响身体健康，降低机体抵抗力。

【病症自我保健】

带状疱疹患者的饮食注意

具有缓解带状疱疹神经痛作用的三种食物

咖啡	很多人发现，喝一杯咖啡可以缓解头痛。这是咖啡中含有咖啡因的缘故，而咖啡因的成分和人体中一种传递疼痛信息的化学物质相似，摄入咖啡因后，它会取代这种化学物质的角色，使细胞接收不到传来的疼痛信号，从而减少疼痛感。
莓类	研究证实，草莓、黑莓及樱桃阻断发炎的能力更甚于阿司匹林。而富含强力抗氧化剂的蓝莓，还能加强身体修复系统的战斗力。
苹果、菠萝、橘子等	樱桃、苹果、橘子、柿子、菠萝等水果中存在一种物质"水杨酸盐"，它正是止痛药阿司匹林的成分。

患带状疱疹在饮食上要注意的事项

忌食辛辣温热食物	酒、烟、生姜、辣椒、羊肉、牛肉及煎炸食物等辛辣温热之品，食后易助火生热。中医认为，本病为湿热火毒蕴结肌肤所生，故该病患者应忌食上述辛辣致热食品。
慎食肥甘油腻之品	肥肉、饴糖、牛奶及甘甜等食物，多具滋腻、肥甘壅塞之性，易使本病之湿热毒邪内蕴不达，病情缠绵不愈。
慎食酸涩收敛之品	酸涩收敛之品有豌豆、芡实、石榴、芋头、菠菜等。中医认为，本病多属情志不畅，肝气郁结，久郁化火，复感毒邪而致，故治疗应以行气活血祛瘀为主。而上述酸涩收敛之品，易使气血不通，邪毒不去，疼痛加剧。

白癜风的自我按摩疗法

白癜风是一种常见多发的色素性皮肤病，以局部或泛发性色素脱失形成白斑为特征，是一种获得性局限性或泛发性皮肤色素脱失症。

【按摩部位及取穴】耳郭、耳朵、耳屏等。

【按摩手法】按、揉、捏、拧等。

白癜风因后天性皮肤色素脱失而发生的局限性白色斑片，使得局部皮肤呈白斑样。医学上通常把这种病变叫色素脱失。这种疾病病世界各地均有发生，男女发病无显著差别。

白癜风的临床症状表现为，部分色素不均的皮肤，逐渐产生白斑，然后逐渐弥漫的补丁和蔓延。

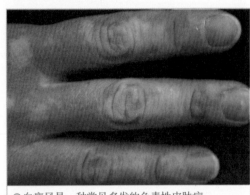

◎白癜风是一种常见多发的色素性皮肤病。

白癜风的危害

第一	白癜风对患者正常的学习、就业、婚姻、家庭、社交等等造成严重的影响。
第二	社会上有很多人对白癜风患者有一定的歧视，导致广大患者自尊心受到毁灭性打击，从而产生一系列精神方面的疾患。
第三	最新的医学研究证实，白癜风患者紫外线防御能力弱，皮肤癌的发病率比正常人要高很多。
第四	白癜风可诱发多种疾病，如恶性贫血、斑秃、银屑病、恶性肿瘤、支气管哮喘，类风湿关节炎和白内障等疾病，以及并发甲亢等疾病。

白癜风的自我按摩疗法

| 白斑部位按摩法 | （1）首先，用手掌先由白斑四周向中心推按21次，再由白斑中心向四周推按21次。
（2）其次，拇指与四指相对，捏拿白斑患处组织5～7遍，经过一段时间的治疗后，可将白癜风局部皮肤揪起，以此增加其弹性及松弛度。
（3）然后，手握虚拳，拳心向下轻轻叩打白斑部位一分钟，使其舒适放松。
需要注意的是，对于面积大的白癜风，可用手掌按揉白斑局部一分钟，以感觉舒适放松为宜，切勿过于用力损伤患处，引发病灶改变或扩张。 |

续表

| 按摩耳朵治疗法 | （1）捏耳郭。掌心面对耳郭，顺时针揉动20次后，改为逆时针20次；然后换另一个耳郭，依法进行。
　　早晚各做3次，揉动时用力不要过猛，以双耳郭充血发红为好。
　　（2）松耳郭。掌心面对耳郭，向内耳方向轻轻按下，然后轻轻松手，反复进行，初时每次3～5分钟，以后可增加到5～10分钟，早晚各两次。
　　（3）拧耳朵。食指轻轻插入外耳孔，来回转动各20次，用力要均匀，速度不宜过快，严防损伤皮肤，不要双耳同时进行，一般先左后右进行。
　　（4）捏耳屏。耳屏亦称小耳朵。以拇指、食指不断挤压，放松耳屏，左右耳屏同时进行，每次20～30次，揉时不要用力过猛，以双耳屏发红充血为主。
　　以上的四个耳部按摩方法，还需要患者有一个坚强的毅力坚持做下来，这是很重要的。 |

【病症自我保健】

白癜风的饮食注意

白癜风是种常见的后天性色素脱失性皮肤病。其发病可能与局部皮肤缺乏营养，特别是缺乏微量元素铜有关。

白癜风的营养治疗注意事项

尽量避免服用维生素C，少吃或不吃富含维生素C的蔬菜和水果。如青椒、番茄、柑橘、柚子等。	吃含铜丰富的食品，若体内铜离子含量增高，黑色素的生成亦增加。故应多吃田螺、河蚌、毛蚶等含铜食品。
黑木耳、海带、海参、芹菜、茄子、香椿芽、胡桃仁、甲鱼、苋菜、韭菜、发菜、黑米饭、榆树叶均有防治癜风的作用，可经常食用。忌食草莓、杨梅、酸辣食物及鸡、羊等发物。	平时多吃一些含有酪氨酸及矿物质的食物。如肉（牛、兔、猪瘦肉）、动物肝脏、奶（牛奶、酸奶）、新鲜蔬菜（萝卜、茄子、海带等）、花生、黑芝麻、核桃、葡萄干、螺、蛤等贝壳类食物。

白癜风食疗方

| 补骨脂酒 | 原料：补骨脂60克，白酒500毫升。
　　做法：用补骨脂泡入白酒中，浸泡5～7天。每天早、晚空腹饮补骨脂酒15毫升。另用补骨脂30克，加入75%的酒精100毫升中，浸泡5～7天，用双层纱布过滤，得暗褐色滤液。
　　取滤液煮沸浓缩至30毫升。用浓缩补骨脂酒精搽涂白癜风处，晒太阳10～20分钟，每天1次，连用半个月以上。
　　功效：补骨脂属于中医补肾助阳药。含香豆精衍生物，有感光性，内服或外涂皮肤，经日光或紫外线照射，可促使局部皮肤色素新生。 |

续表

无花果叶	原料：鲜无花果数个，无花果叶100克。 做法：取成熟的鲜无花果，每天空腹吃三个；另取鲜无花果叶水煎，浓缩成30毫升。用棉球蘸擦涂白癜风处，同时晒太阳10～20分钟。 功效：无花果叶中有一种光敏性物质，能使皮肤在紫外线的作用下产生色素，从而起到治疗白癜风的作用。无花果为桑科植物无花果的果实。其果汁含微量元素铜和抗癌成分。
白斑补肾汤	原料：黑芝麻15克，沙苑子15克，白蒺藜15克，女贞子15克，覆盆子10克，枸杞子10克，熟地10克，川芎10克，白芍10克。 做法：煮药水煎去渣，取滤液，当饮料饮用，每日1剂，连饮3个月，本方有补肾促进黑色素生成的作用。 功效：根据中医"黑色属肾"的理论，用补肾法治疗白癜风临床证实有效。

腋臭的自我按摩疗法

腋臭，即"狐臭"，往往给人带来很多的不便，因为狐臭的刺鼻气味使人感到特别的厌烦，闻到这种气味的人大多掩鼻远离。这样就给狐臭的人造成很大的心理负担并有自卑感，从而影响工作和学习，以及交际。

【按摩部位及取穴】腋下、肩、肾、肝、脾、肺、神门、肾上腺、内分泌、皮质下、脑点、枕等。

【按摩手法】按、揉。

腋部汗液由大汗腺分泌，汗液本身无臭味，只是其中含有易为细菌分解的油性物质（如脂肪酸等）。由于腋窝温暖潮湿，较不透风，常有大量葡萄球菌等微生物滋生，当大汗腺分泌的汗液排泄到皮肤表面后容易受到微生物的分解，从而发出难闻的臭味。

狐臭原因为何？一般而言，汗腺有两种，一种是外分泌腺，又名小汗腺，分布于全身，分泌99%的水分和0.5%的盐分。另一种为顶浆腺，又名大汗腺，位于皮肤真皮层，开口于毛根部，只分布在腋下或阴部和眉毛，会分泌较浓稠之液体，含有油脂、蛋白质及铁分。再经由腋下上的细菌分解分泌汗，形成恶臭。

要想防治腋臭的发生，应注意个人卫生，勤洗澡，保持干燥，经常用些有抗菌作用的花露水或爽身粉，这样就可减轻或闻不到臭味。

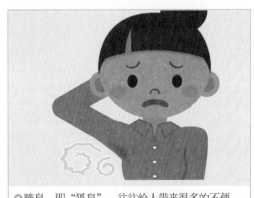

◎腋臭，即"狐臭"，往往给人带来很多的不便。

腋臭按摩防治法

穴位按摩法	1.双侧耳穴 腋下、肩、肾、肝、脾、肺、神门、肾上腺、内分泌、皮质下、脑点、枕，以肩、肺、脾、内分泌、脑点为重点。 2.双侧手穴 腋窝、肩、肾、肝、脾、肺、头顶点、后头点。 3.体穴 双曲池、双曲泉；大X形：两手、两脚背压痛取四个"高升点"，压穴时间与疗程不限；捏脊（从下而上，每天捏一到两次，每次五到七遍）。
按揉极泉穴	中医学认为，极泉穴这个穴位属于手心经经脉的穴道，位于人体的两腋窝正中，在腋窝下的两条筋脉之间，腋动脉的搏动之处。长期按揉此穴位，腋臭可得到治疗。
腋下按摩法	（1）正坐，手平伸，举掌向上，屈肘，掌心向着自己的头部。 （2）用一只手的中指指尖按压另一侧腋窝正中的陷凹处，有特别酸痛的感觉。 （3）用同样的方法按压另一侧的穴位。 （4）先左后右，每次早晚各按一次，每次揉1～3分钟。

腋臭患者治疗后须忌饮酒，勿食辛辣、刺激性食物，多食水果蔬菜，有利于减少渗液，促进创面愈合。腋臭患者治疗后，一般不影响正常的生活和工作。在治疗后的第一、二日内，双上肢尽量自然下垂，避免上臂高抬、高举、用力和大幅度活动。

【病症自我保健】
缓解腋臭的饮食注意

腋臭患者要遵循的饮食禁忌

少吃有强烈刺激的食物、戒烟酒	一些刺激性食物对人体有刺激作用，会干扰人体的正常生理功能，影响内分泌的调节，而过多的流汗和不饱和脂肪酸会把衣服染黄，并留下久久不散的味道，造成清洁上的困扰，这种症状青春期最为明显，夏季天热容易加重。 建议戒烟酒，不吃或少吃有强烈刺激的食物如大蒜、大葱、洋葱、浓茶等，可以减轻臭味程度。
常吃蔬菜	蔬菜对人体有益，蔬菜中的纤维质虽不能被人体的肠胃所吸收，但本身会吸收大量的水分，增加粪便形成的软度，有益排便，从而排出体内的细菌和毒素，有效减少细菌经汗腺从皮肤排出体外，可以减轻狐臭。

有辅助治疗功效的食物

茶叶	茶叶适量，水煎涂洗局部并洗澡用。
田螺、巴豆	大田螺一个，巴豆两粒，将巴豆放入大田螺内，用药棉蘸田螺渗出液搽腋下，每日三四次，加麝香少许更好，治狐臭，用药期间可能有腥臭，无妨。
滇香薷	滇香薷鲜品适量，捣烂敷于腋下，每日1次，连用1周。
香樟	香樟根适量，研为细末，加入冷米饭混合成团，搓揉腋下。

皮肤瘙痒的自我按摩疗法

皮肤瘙痒是指无原发皮疹，但有瘙痒的一种皮肤病，中医称之为风瘙痒。皮肤瘙痒属于神经精神性皮肤病，是一种皮肤神经官能症疾患。临床上将只有皮肤瘙痒而无原发性皮肤损害者称之为瘙痒症。中医将其归入"痒风"的范畴。

【按摩部位及取穴】曲池穴、足部反射区等。

【按摩手法】点法、拇指关节刮法、按法、食指关节刮法、双指关节刮法、拳刮法、拇指推法、擦法、拳面叩击法等。

皮肤瘙痒好发于老年及成年人，多见于冬季，可分为全身性和局限性两类。

全身性皮肤瘙痒症的临床表现为，患者周身皆可发痒，部位不定，常为阵发性的，多以夜间为重；局限性皮肤瘙痒症的临床表现为，瘙痒感仅局限于某一部位，以肛门、外阴为多见。

在局限性皮肤瘙痒中，肛门瘙痒症多见于中年男性，瘙痒感局限于肛门及周围皮肤；阴囊瘙痒症多见于中年男性。局

部皮肤浸润、肥厚、苔藓样变及继发湿疹化，瘙痒剧烈；外阴瘙痒症多见于中年女性，痒感主要在大小阴唇、阴阜、阴蒂及阴道黏膜，患处浸润肥厚、苔藓样变，呈灰白色，黏膜处红肿、糜烂。

另外，皮肤瘙痒也可分为普通型和过敏型。可全身发生，尤以面、背和四肢为多。普通型皮肤瘙痒一般是皮肤太干燥造成的，可以口服鱼肝油丸、多种维生素片等，使用西药必须经过专业医生的诊断、指导，不可盲目自行用药，尤其是含激素

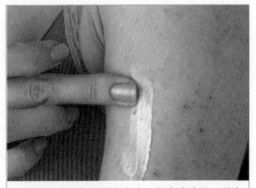

◎皮肤瘙痒是指无原发皮疹，但有瘙痒的一种皮肤病，中医称之为风瘙痒。

351

类的药物。

概括说来，皮肤瘙痒的常见症状表现为：剧烈瘙痒，可见于全身或局限于肛门、阴囊或外阴部。为阵发性、痒感剧烈，常在夜间加重，影响睡眠。病人常用手抓挠不止还会造成继发性皮损。患者因瘙痒难耐，抓挠过度而发生抓痕、血瘀，日久可出现湿疹化、苔藓样变及色素沉着等症状。

皮肤瘙痒症的病因尚不明了，多认为与某些疾病有关，如糖尿病、肝病、肾病等；同时还与一些外界因素刺激有关，如寒冷、温热、化纤织物等。

皮肤瘙痒症患者忌过多食用辛辣鱼腥酒类等，以免皮肤瘙痒加剧。不断搔抓不仅可使皮肤增厚，而且皮质变厚后反过来

又加重了皮肤瘙痒，因此会形成愈抓愈痒、愈痒愈抓的恶性循环。此外，患者不宜烫洗患处，因为烫洗的方法只能起到暂时的作用，不仅没有治疗效果，而且会使病情加重。

皮肤瘙痒症多见于60岁以上的老人，在秋冬季节，不少老年人夜晚脱衣上床时，身上的皮肤就会痒起来，且越挠越痒，越痒越挠，如此恶性循环，直至皮肤被抓破或掐痛，才能稍稍止痒。

中医认为，皮肤瘙痒是由身体里面的内燥引起的，治疗皮肤瘙痒，祛除内燥才是关键。既然有了燥，就要用"润法去之"，只有机体保持滋润，皮肤才能滋润、富有弹性要让身体获得水润。

皮肤瘙痒的按摩疗法

足部按摩法	（1）足底按摩法 足底部反射区：头部（大脑）、脑垂体、小脑及脑干、肺及支气管、肝、心、肾上腺、肾、输尿管、膀胱、盲肠（阑尾）、回盲瓣、升结肠、横结肠、降结肠、乙状结肠及直肠、小肠、肛门、生殖腺。 手法：拇指指端点法、食指间关节点法、拇指关节刮法、按法、食指关节刮法、双指关节刮法、拳刮法、拇指推法、擦法、拳面叩击法等。 （2）足内侧按摩法 足内侧反射区：直肠及肛门、尿道及阴道。 手法：食指外侧缘刮法、按法、拇指推法、叩击法等。 （3）足外侧按摩法 足外侧反射区：生殖腺。 手法：食指外侧缘刮法、按法、拇指推法。
穴位按摩法	（1）两手拇指同时按揉同侧三阴交穴，顺、逆时针方向各20次。 （2）两拇指同时按揉同侧足三里穴，顺、逆时针方向各20次。 （3）两拇指同时按揉对侧血海穴，顺、逆时针方向各20次。 （4）拇指按揉对侧曲池穴，顺、逆时针方向各20次。 （5）两食指尖同时掐揉同侧耳朵肺穴，顺、逆时针方向各20次。 每天睡前和晨起时各做一次。

根据经验，皮肤痒要处理整条经络，气节不会只停留在某些特殊的穴道点上，通常是凡经络所行之处都会有气节阻塞。

身体的皮肤痒若集中在上半身，则以心包经及肺经为主要处理对象。若是腿的部分痒，则除了心包经及肺经需要处理外，还要加强腿部肾经的按摩。

不论是上半身痒或腿部痒，都建议先在心包经、肺经及肾经做拍痧处理，等这三条经络拍痧处理过后，且痧也退了后，再以指压这三处经络来保养。

（1）拍痧时手掌与手肘之间距离10厘米以内。出力方式如小鸡啄米般，刚开始拍痧力道轻一点，力道逐渐加重，直到感觉不痛或疼痛减轻为止。

（2）指压时，虎口打开，大拇指贴紧穴道点，指力劲道深入5~6厘米，停留7~8秒之后指力再慢慢放松。再重新开始按，按到感觉不痛或疼痛减轻为止，左右两手都要按。

每个人穴道的位置不尽相同，阻塞点

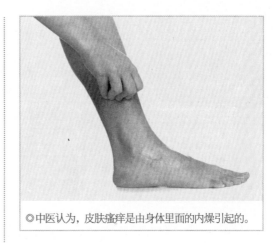

◎中医认为，皮肤瘙痒是由身体里面的内燥引起的。

也不一定都在某一个特定的穴位，所以要以痛为腧，针对气节、痛点下去处理，重点是要畅通经络。

皮肤瘙痒症是一种病因复杂的疾病，在治疗上首先应去除可能的病因（如内脏疾病），另外，去除可能加重的因素如搔抓、烫洗、大量的皮肤清洁剂，限制饮用酒类、浓茶、咖啡及辛辣食物，保持外阴局部清洁干燥，再配合适当的治疗，外用药物，疾病可逐渐好转。另外，冬季是皮肤瘙痒症的多发季节。

冬季护理皮肤注意事项

冬季洗澡一般不要超过15分钟。	洗完东西或洗手后应使用一些能够保持水分的护手霜。
男性在冬季刮胡子时，最好不要用刮胡膏，可用洗发水替代。	在家时，皮肤暴露于外的地方较户外要多，使用加湿器是解决皮肤干燥的不错方法。
如果一定要洗热水澡，尽可能使用浴液或温和的香皂。浴后应当在皮肤尚未完全干的情况下，在身体各部位涂上润肤品。这样做有助于将润肤成分渗入到皮肤的上层。	在冬季，尽管人们喜欢洗热水澡。但是，对皮肤有益的水是温水，因为热水会将皮肤上的天然油分彻底洗掉，而这种天然油分比你浴后使用护肤品化解干燥要有效得多。
在那些易发生干裂的身体部位，最好使用力量较强的护肤品，如凡士林。与一般护肤品不一样的是，凡士林可以"封住"皮肤，减少水分的蒸发，对于保护比较干燥的皮肤十分有效。	

皮肤瘙痒症状的患者要注意的生活细节

排除与皮肤瘙痒有关的内脏疾病，治疗有关的疾病。	严重者可用静注钙剂、普鲁卡因静脉封闭等。
局限性患者可用浅层X线放疗或局部封闭。	内服抗组胺药物及镇静催眠剂。
外用皮质类固醇霜或各种止痒剂。	老年患者可用性激素治疗。
控制可加重皮肤瘙痒的外部因素，如搔抓、热水烫洗、刺激性饮食等。	

【病症自我保健】

皮肤瘙痒食疗法

皮肤瘙痒食疗方

泥鳅煲红枣	泥鳅30~50克，红枣20克，食盐少许。置武火上烧沸，再用文火煮25分钟，加入盐、味精即成。服用宜每天1剂，连服10剂。泥鳅性味甘平，入脾、肝、肾三经，能补中益气，强精补血，与红枣共奏养血润燥之功效。
穿山甲煲	穿山甲肉100克，生姜5片，食盐少许。穿山甲肉切碎，放锅内，加生姜、清水适量，慢火煎煮，至熟透加食盐调味，服食。3~5天服1次。可适当服食，不宜多服。此药膳中，主要取穿山甲走窜之性以开血凝，散血聚，兼有滋阴的作用，达到养血熄风的目的，对顽固性皮肤瘙痒可见功。
八宝肉皮粥	胡萝卜100克，白芨10克，杞子20克，海参20克，肉皮100克，粳米100克，煮粥。每日服2次，中晚各1次。
鸡血藤膏	鸡血藤500克，冰糖500克。将鸡血藤水煎3~4次，过滤取汁。微火浓缩药汁，再加冰糖制成稠膏即可，可常服。鸡血藤能养血活血、冰糖润燥，此膏对用血虚风燥，病久不愈者非常有效。

当然，除了以上的药膳方法，患者在饮食方面，应以清淡为主，少吃辛辣、浓酒、浓茶。并且应该适量摄入高脂肪食物，脂肪能产生热量帮助人们抵御寒气，并能使皮肤得到滋润，脂肪食物也有利于维生素A和维生素E等脂溶性维生素的摄入，它们有防治皮肤干燥和老化的作用。

神经性皮炎的自我按摩疗法

神经性皮炎又称慢性单纯性苔藓，是以阵发性皮肤瘙痒和皮肤苔藓化为特征的慢性皮肤病。神经性皮炎与中医的"牛皮癣""摄领疮"等相类似，因风湿蕴肤，经气不畅所致。

【按摩部位及取穴】印堂、眉弓、太阳、两颞部、印堂、神庭、百会、络却、角孙、风池、风府等。

【按摩手法】推、揉等。

神经性皮炎好发于颈部、四肢、腰骶，以对称性皮肤粗糙肥厚，剧烈瘙痒为主要表现的皮肤性疾病。作为一种常见多发性皮肤病，多见于青年和成年人，儿童一般不发病。夏季多发或季节性不明显。

神经性皮炎常迁延日久，反复发作，给患者带来极大的痛苦。

对于神经性皮炎的患者来说，要注意以下事项。

第一，有面部皮炎、异位性皮炎等皮肤病患者，应避免接触单纯疱疹病人。

第二，发病后及时隔离，卧床休息、多饮水，多吃营养丰富、易消化的食物。加强护理。

第三，全身及局部治疗可与单纯疱疹治疗相同。

按摩祛风止痒法

宁心安神镇静法	患者仰卧于治疗床上，术者坐于床头前的方凳上，面向患者，以双手拇指推印堂，推眉弓，揉太阳，双掌揉按两颞部，拇指揉头部督脉、膀胱经、胆经路线，拇指揉压印堂、神庭、百会、络却、角孙、风池、风府，双手多指抓拿头顶及两颞部。
疏经通络点穴法	患者姿势同上，术者以拇指揉按患者上肢肺经、大肠经、心经路线，拇指揉压中府、云门、曲池、尺泽、合谷、神门，拇指揉按患者下肢胃经、肝经路线，揉压风市、百虫窝、足三里、太冲等穴。

神经性皮炎的医学治疗原则

去除可能的病因，如情绪波动，或神经衰弱明显者可给予安眠镇静类药物。	避免刺激，如局部反复搔抓、热水烫洗，洗涤剂的使用等不良刺激。忌刺激性饮食如酒、浓茶、咖啡及辛辣食物。
止痒，可给予抗组胺类药物、静脉及局部封闭治疗，皮质类固醇软膏、硬膏及焦油等制剂这些不易长时间使用。	物理治疗，包括浅层X线照射，同位素32磷、90锶敷贴，液氮冷冻、激光、磁疗、蜡疗、矿泉浴及光化学疗法。

【病症自我保健】

神经性皮炎食疗法
神经性皮炎食疗方

绿豆百合薏米粥	原料：薏米50克，绿豆25克，鲜百合100克。 做法：将百合掰成瓣，去内膜，绿豆、薏米加水煮至五成熟后加入百合，用文火熬粥，加白糖调味。每日1～2次。 功效：养阴清热，除湿解毒。

续表

荷叶粥	原料：鲜荷叶20克，粳米200克。 做法：将荷叶先煮20分钟，去渣后放入粳米煮粥。早晚随量服食。 功效：清热泄浊。
土茯苓大枣煎	原料：大枣、土茯苓各30克。饮汤，每日2次。 做法：以上二味加水煎汤。 功效：清热解毒凉血。
苋菜蕹菜汤	原料：马齿苋、生蕹菜各30克。 做法：上二味加水煎煮，取汁。饮服，每日1次。 功效：清热除湿，凉血解毒。
藕节汤	原料：藕节30克。 做法：藕节加水煎煮取汁。饮汤，每日2次，可连用7～10日。 功效：清泻肺热，凉血化瘀。
芹菜豆腐	原料：芹菜20克，豆腐30克。 做法：把芹菜洗净切碎，与豆腐共同煮熟，加食盐调味服食。每日1剂，服食次数视病情而定。 功效：清热解毒。

斑秃的自我按摩疗法

斑秃俗称"鬼剃头"，这是一种骤然发生的局限性斑片状的脱发性毛发病。若整个头皮毛发全部脱落，称全秃；若全身所有毛发均发脱落者，称普秃。其病变处头皮正常，无炎症及自觉症状。

【按摩部位及取穴】头部、耳部；肾穴、肺穴、内分泌穴等。

【按摩手法】点、按、揉、叩等。

斑秃与个体的免疫力失调、压力突然加大有一定关系。中医认为，该病与气血双虚、肝肾不足、血瘀毛窍有关。发为血之余，气虚则血难生，毛根不得养，故发落成片；肝藏血，肾藏精，精血不足则发

无生长之源；阻塞血路，新血不能养发，故发脱落。

斑秃病程缓慢，可自行缓解和复发。

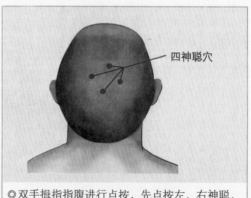

四神聪穴

◎双手拇指指腹进行点按，先点按左、右神聪，后前后神聪。能祛风邪活气血，健脑宁神。

斑秃、脱发的按摩疗法

头部按摩法	头部分布督脉、膀胱经、胆经、三焦经。 首先，从前发际到后发际的纵线按摩。 其次，以三经在头部前发际的四个穴起手，做横线走行进行按摩。 最后，头部循经按摩结束后，可以进行叩击法，沿经叩击头部。要用力快速而且短暂，刚中带柔，速度要均匀而且要有节奏。这个手法能够起到疏通经脉和调和气血的作用，能够改善头部血液循环。这个方法对斑秃患者效果非常明显。 在点、按、揉、叩击时，动作要轻柔、灵活、流畅、不浮不躁，力轻而富有弹性，轻落至重后轻起，反复施力，做到补能益气生血，泻能活血化瘀。
耳部按摩法	取穴：肾穴（对耳轮下脚下方后部），肺穴（耳甲14区），内分泌穴（耳甲腔的前下部），肾上腺（耳屏游离缘下部尖端）。 手法：首先，采用揉、搓、捏、点法，以拇指、食指揉捏耳郭至发红，以拇指为基，食指点揉以上四穴，力量轻不觉痛为宜，顺序是由下至上。 其次，以食指、中指夹于耳根部，上下搓动5次，力轻至皮肤发红。 通过疏通耳部经络达到疏通头部经络，促进头部血液循环，以助头发生长。按摩后可连续梳理头发20～50次，促进血液循环，止脱生发。
百会穴按摩法	穴位：百会穴。百脉交会穴，可通畅百脉，调和气血，扩张局部血管，从而改善局部血液循环。 手法：采用按法，以拇指指腹作用于百会穴，力度适中，以患者不觉晕为宜，用力时不是用指力，而是呼气、沉肩、肩发力于臂而贯于指。
风府穴按摩法	穴位：风府穴。 手法：采用点法揉法，以拇指指端沿顺时针点揉旋转5次，力度适中，在点和揉时应向上用力，才能见效，点法、着力点较小，刺激性强，而配揉法可刚中带柔，取长补短。以患者觉酸胀、不感痛为准。
太阳穴按摩法	穴位：太阳穴。 手法：太阳穴较敏感，采用点法揉法，力度为轻缓，以中指指端点太阳穴，由轻至重后轻，旋转揉动5次，动作持续，着力深透。此法可祛散风寒，解除头脑紧张感，以缓解头部血液循环障碍。
四神聪穴按摩法	穴位：四神聪穴。 手法：采用点法按法。以双手拇指指腹进行点按，先点按左、右神聪，后前后神聪。祛风邪活气血，健脑宁神。

【病症自我保健】
斑秃的饮食注意

脱发的饮食疗法就是通过在饮食过程中补充有益于头发生长和健康的食物，从而达到促进头发生长、防止或改善脱发的产生。

斑秃患者的饮食注意事项

饮食中注意选择有益于生发的食物	（1）宜补充植物蛋白，多食大豆、黑芝麻、玉米等食品。 （2）宜补充铁质，多食黄豆、黑豆、蛋类、禽类、带鱼、虾、熟花生、菠菜、鲤鱼、香蕉、胡萝卜、马铃薯等。 （3）宜食含碘高的食物。 （4）宜多食碱性物质，如新鲜蔬菜、水果。 （5）宜多食维生素E丰富的食物，如芹菜、苋菜、菠菜、枸杞菜、芥菜、金针菜、黑芝麻等。 （6）宜多吃含黏蛋白的骨胶质多的食物，如牛骨汤、排骨汤等。
饮食中应避免和忌食	（1）辛辣刺激食物，如葱、蒜、韭菜、姜、花椒、辣椒、桂皮等。 （2）忌油腻、燥热食物（肥肉、油炸食品）。 （3）忌过食糖和脂肪丰富的食物，如肝类、肉类、洋葱等酸性食物。 （4）禁烟酒等刺激性物品。

湿疹的自我按摩疗法

湿疹是一种反复发作，瘙痒剧烈，呈对称性、多变性的皮肤病，是一种由多种内外因素引起的表皮及真皮浅层的炎症性皮肤病。一般认为，湿疹与变态反应有一定关系，并以其皮损多形、易于渗出、病程缓慢、复发倾向为特征。

【按摩部位及取穴】肩井、肺俞、三焦俞、肾俞、大肠俞、上髎、次、中、下，腹部的巨阙、期门、天枢、肓俞、大巨、关元等。

【按摩手法】按、揉等。

湿疹在临床特征表现为，发痒且皮肤发红，或颗粒状发疹，严重时会红肿、溃烂或发烧。如果无法忍受发痒而用力抓的话，会伤害皮肤而出血、化脓即更趋恶化。因此，在临床上，湿疹也表现为对称

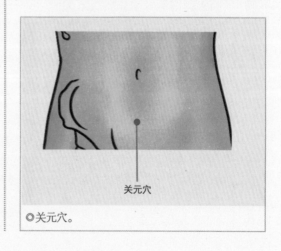

关元穴

◎关元穴。

性、渗出性、瘙痒性、多形性和复发性等特点，并因这些特点易变成慢性。湿疹可发生于任何年龄任何部位，任何季节，但常在冬季复发或加剧有渗出倾向，慢性病程，易反复发作。

湿疹在以药物治疗的基础上，如配以穴位按摩，其疗效十分显著，多数病症能彻底康复，不再复发。

湿疹的自我按摩疗法

躯干部按摩法	1.穴位 　　肩部的肩井，背部的肺俞、三焦俞、肾俞、大肠俞、上、次、中、下，腹部的巨阙、期门、天枢、肓俞、大巨、关元等穴位。 2.手法 　　按压肩部的肩井穴，背部的肺俞、三焦俞、肾俞、大肠俞、上、次、中、下穴各30～50次，以产生胀痛为宜。 　　按摩腹部的巨阙、期门、中脘、肓俞、天枢、大巨、关元穴各30～50次，力度轻柔； 　　由于多数湿疹都由于体内有火，导致血热，再加饮食不当而造成的。所以，无论在何处出疹，背部和腹部的相关穴位都是治疗的重点，要反复推压按揉。 　　如果湿疹发生在面部，就配合百会、天柱穴进行治疗；如果湿疹出现在手部时，就配合阳池穴进行治疗；如果湿疹出现在足部时，就配合太溪穴进行治疗。在进行按摩时，力度要稍重（腹部穴位轻柔），反复刺激，效果就明显。 　　作为一种皮肤疾病，患者应在生活中多加注意才能避免湿疹的复发。尽可能追寻病因，隔绝致敏源，避免再刺激；注意皮肤卫生，勿用热水或肥皂清洗皮肤，不用刺激性止痒药物；禁食酒类、辛辣刺激性食品及鱼虾等易致敏和不易消化的食物；劳逸结合，避免过度疲劳和精神紧张。
婴儿湿疹按摩方法	常用手法步骤如下： 　　（1）清肺经300次，清大肠100次。 　　（2）患儿仰卧，家长以拇指和食、中二指对称撮拿百虫穴5次。 　　（3）按揉曲池、足三里穴各1分钟。 　　（4）患儿俯卧，家长以小鱼际揉法沿脊柱两侧从肺俞开始向下，沿脾俞、胃俞、三焦俞、肾俞到八穴，往返治疗，时间约5分钟，同时以指按揉上述穴位。 　　随症加减： 　　（1）湿热型 　　全身皮肤散见疱疹，患处灼热瘙痒，伴心烦口渴，精神倦怠，大便不畅，小便短赤，舌质红，苔黄腻。 　　常用手法加清小肠300次，退六腑100次；按揉阴陵泉、三阴交穴各1分钟。 　　（2）伤乳食型 　　皮肤散见皮疹，局部有痒感，伴见厌食，肚腹胀痛、大便酸臭，或溏或秘，舌苔厚腻。 　　常用手法加按揉中脘穴1分钟，揉板门200次，运内八卦200次，推下七节骨100次。

湿疹患者的饮食注意

人类的食物品种极多，一般可分为植物类、动物类、矿物类，在近代的食物中还经常应用一些化学合成的食物如糖精、醋酸、枸橼酸（柠檬酸）、香精、合成染料等。这些食物可引起食物的变态反应，从而导致湿疹的产生。

在我国容易引起变态反应的食物主要有富含蛋白质的食物，如牛奶、鸡蛋等；海产类食物，如葱、蒜、洋葱、羊肉等。

具有特殊刺激性的食品，如辣椒、酒、芥末、胡椒、姜等。

某些生吃的食品，如生葱、生蒜、生西红柿，生食的某些壳类果实，如杏仁、栗子、核桃以及某些水果，如桃、葡萄、荔枝、香蕉、菠萝、桂圆、杧果、草莓等。

某些富含细菌的食品，如死鱼、死虾、死螃蟹以及不新鲜的肉类，某些富含真菌的食品，如蘑菇、酒糟、米醋等。

某些富含蛋白质而不易消化的食品，如蛤蚌类、鱿鱼、乌贼等；种子类食品，如各种豆类、花生、芝麻等。

在香蕉、菠萝、茄子、葡萄酒、酵母中含有很高的组胺成分，鸡肝脏、牛肉、香肠内亦含有相当高的组胺，而导致湿疹的发生。

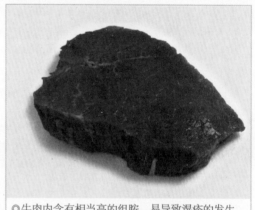

◎牛肉内含有相当高的组胺，易导致湿疹的发生。

痤疮的自我按摩疗法

痤疮俗称"青春痘"，多发生于油脂性皮肤者。正常人皮脂通过皮腺孔排出体外，一旦孔道被堵，就阻碍了皮脂排泄，病菌趁机而入，便发生局部炎症。

【按摩部位及取穴】肺俞、胃俞、小肠俞、三焦俞等。

【按摩手法】按、揉等。

也有人将痤疮叫作粉刺、毛囊炎。除儿童外，人群中有80%～90%的人患本病或曾经患过本病（包括轻症在内）。

"膏粱厚味，足生大疔"，中医认

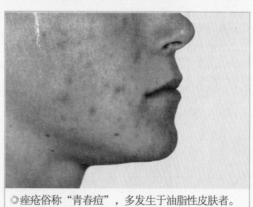

◎痤疮俗称"青春痘"，多发生于油脂性皮肤者。

为本病与膳食结构有关。如嗜食甘肥、香燥炙之品，肠胃湿热，蕴久成毒，热毒上攻，溢于肌表，发而为病。青年人内分泌功能亢盛，尤其是雌激素分泌亢进，或因情绪受刺激而产生过多的雄激素等，与痤疮也有一定关系。

痤疮的自我按摩疗法

因肠胃功能失调引起痤疮的按摩法	（1）用手掌或毛刷沿足部足阳明胃经，由上而下沿经络推擦10遍，并在足三里穴按揉半分钟，以胀为度。 （2）用手指从腕至指端，沿手大肠经，手三焦经、手小肠经做按揉摩擦5至10遍。用毛刷垂直地刷外侧5遍。 （3）在足太阳膀胱经线做自上而下的擦法。按揉该经上的肺俞、胃俞、小肠俞、三焦俞。
青春期痤疮	在足少阴肾经的足部作由下而上轻快的擦法。 除了按摩外，患者也应在日常生活中做好预防和调理，保持情绪稳定，避免过激心理；少食或忌食肥腻、甘甜、油炸、烩炙的食品，对动物类脂肪更需节制；内服清热解毒、清利胃肠的中成药，如牛黄解毒片；洗脸选用脱脂药皂，洗毕可在患处涂消火药膏。 患痤疮除了积极遵从医嘱治疗外，还要注重日常生活中的一般治疗，以预防痤疮的发生和加重。 （1）保持愉快的心情和规律的生活。情绪不良，生活不规律会引起或加重痤疮。 （2）不吸烟，不喝酒。特别是不饮烈性酒，不喝浓咖啡和浓茶，还要少食辛辣刺激食物，少食糖果及高脂食物；多吃蔬菜水果，保持大便通畅。 （3）做好局部护理。尤其要注意不要挤压皮疹，注意面部清洁，油性皮肤用碱性稍大的香皂，干性皮肤用碱性低些的香皂或洗面乳。 （4）有脓疱或囊肿洗脸时不要过于用力，以免使皮损破溃。
	总之，如果患了痤疮，应避免可能加重痤疮的各种诱因。

【病症自我保健】

痤疮患者的饮食注意

痤疮患者应忌吃的食物

不能吃辛辣之物	这类食品性热，食后容易升火，痤疮者本属内热，服食这类食品无疑是火上浇油。
不能吃高脂类食物	高脂类食物能产生大量热能，使内热加重。因此，必须忌食如猪油、奶油、肥肉、猪脑、猪肝、猪肾、鸡蛋等。

续表

不能吃腥发之物	腥发之物常可引起机体过敏而导致疾病加重，常使皮脂腺的慢性炎症扩大而难以祛除。因此，腥发之物必须忌食，特别是海产品，如海鳗、海虾、海蟹、带鱼等。
不能吃补品	有些家长生怕发育期的孩子营养不够，于是拼命进补，实际上这是一种错误的想法。因为补药大多为热性之品，补后使人内热加重，更易诱发痤疮。
不能吃高糖食物	人体食入高糖食品后，会使机体新陈代谢旺盛，皮脂腺分泌增多，从而使痤疮连续不断地出现。因此患者忌食高糖食物，如白糖、冰糖、红糖、葡萄糖、巧克力、冰激凌等。

痤疮的治疗在以药物治疗为主的基础之上，如果能够辅以以下食疗，对于预防、快速促进症状消失，加快病患治愈具有非常好的疗效。

痤疮食疗方

绿豆薏苡仁山楂汤	原料：绿豆、薏苡仁各25克，山楂10克。 做法：洗净，加清水500克，泡30分钟后煮开，煮沸几分钟后即停火，不要揭盖，闷15分钟即可。当茶饮。 每天3~5次，适用于油性皮肤。
果菜绿豆饮	原料：小白菜、芹菜、苦瓜、柿子椒、柠檬、苹果、绿豆各适量。 做法：先将绿豆煮30分钟，滤其汁；将小白菜、芹菜、苦瓜、柿子椒、苹果分别洗净切段或切块，搅汁，调入绿豆汁，滴入柠檬汁，加蜂蜜调味饮用。 每日1~2次，具有清热解毒、杀菌之功效。
海带绿豆汤	原料：海带、绿豆各15克，甜杏仁9克，玫瑰花6克，红糖适量。 做法：将玫瑰花用布包好，与各药同煮后，去玫瑰花，加红糖食用。 每日1剂，连用30日。
薏苡仁海带双仁粥	原料：薏苡仁、枸杞子、桃仁各15克，海带、甜杏仁各10克，绿豆20克，粳米80克。 做法：将桃仁、甜杏仁用纱布包扎好，水煎取汁，加入薏苡仁、海带末、枸杞子、粳米一同煮粥。 每日2次，具有清热解毒、清火消炎、活血化瘀、养阴润肤之功效。

扁平疣的自我按摩疗法

扁平疣是一种病毒性皮肤病，扁平疣好发于面部、手背部等暴露部位，容易传染，给身边亲人的健康带来威胁。

【按摩部位及取穴】列缺、肾俞、鱼际、天泉、丰隆、少商等穴。

【按摩手法】按、揉。

扁平疣的临床表现为，或分散分布、质地柔软、顶部光滑、粟粒至绿豆大、淡褐或高出皮肤表面的扁平状丘疹。发病时间越长，扁平疣越容易形成严重的色素沉着，且容易诱发其他严重后果。

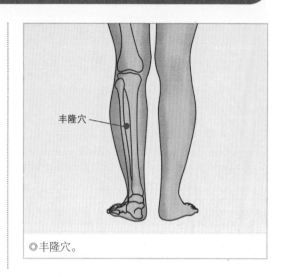

◎丰隆穴。

扁平疣的按摩疗法

涂药法	（1）首先，取木鳖子（去壳）50克，大蒜50克，蔓荆子15克，五倍子15克，75%酒精200毫升。 （2）其次，将木鳖子、大蒜共研为极细糊状后去渣；蔓荆子、五倍子研极细粉末后与前药同浸于酒精溶液中，搅匀，装瓶密封备用。 （3）涂抹时，先对疣体做常规消毒，然后用无菌针点刺疣体顶部，刺激以微微出血为度，用棉棒蘸药涂疣体上及周围，每日2次。用药1周为1个疗程。
一般治疗法	（1）将荸荠削去皮，用其白色果肉摩擦疣体，每日3~4次。每次摩擦至疣体角质层软化、脱掉，微有痛感或点状出血时为止，一般数日可愈。 （2）取菱蒂长约3厘米，洗去污垢，在扁平疣患部不断涂擦，每次2~3分钟，每日6~8次。 （3）取鸡肫皮1只用温开水泡软，再将泡软的鸡肫皮撕成小块，摩擦患处，擦至皮肤微红有刺痛感时为度，每日早、晚各1次。通常连续治疗3~4周可平复。
穴位按摩法	扁平疣的治疗取穴主要有以下几个： 列缺：合谷相对食指下的凹陷处。治疗小儿遗尿，偏头痛，外感风寒惹起的偏头痛。 肾俞：治疗腰痛的要穴。腰痛的处所，坐立，肘尖和膀胱经相交的位置。 鱼际：治疗咳嗽，喘促，心外烦热，小儿疳积。 天泉：腋下横纹两寸。治疗胸痛、心悸等。 丰隆：下巨虚旁边。外踝上8寸旁开一指，是一个化痰穴。痰湿沉适合。可化无形之痰和有形之痰。

【病症自我保健】
扁平疣食疗法

扁平疣皮疹特点为正常皮色，淡红色或淡褐色扁平丘疹。当皮疹数目较多时，常散在或密集分布，皮疹沿抓痕呈串珠状排列。

扁平疣主要是通过直接接触传染，但是也可通过污染物，如针、刷子、毛巾等间接传染。另外，外伤也是引起传染的重要因素，平时经常可见到扁平疣沿着抓痕分布排列成条索状，这就是外伤引起传染

的一种。机体免疫力低下的人也比正常人容易传染到扁平疣。

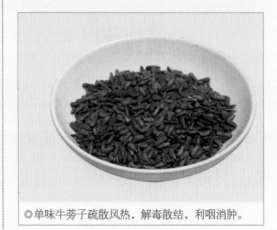

◎单味牛蒡子疏散风热，解毒散结，利咽消肿。

扁平疣食疗方

取马齿苋20克（鲜品40克），板蓝根15克。煎汤一碗内服，并留少量外涂，一日二次，连用10天，可除疣。	用绿豆、薏苡仁等量，先将绿豆水煮，沸后煮片刻，将薏苡仁倒入同煮为粥。每晚睡前食用。
取青壳鸭蛋7只，浸泡米醋中5～7天后，每日煮食1只。4～5天患部皮肤潮红，连续食用至痊愈。	取薏米仁50克，煮粥，加白糖15克食之。每日1～2次。可长期食用。
取炒牛蒡子200克，研细末去皮，装瓶备用。每日3次内服，每次3～5克温开水冲服，一般药尽病愈。应用单味牛蒡子疏散风热，解毒散结，利咽消肿。	用薏苡仁15克，红花、苍术、藿香、马齿苋各9克，厚朴、白术、甘草各6克，陈皮5克。每天1剂，水煎，分两次内服。外洗：蛇床子、苦参、千里光各30克，煎水外洗，每日3次。
用食醋200毫升，加热浓缩至100毫升，外用于皮损。每日2次，30天为1疗程。杀虫去疣。外用主治扁平疣。如加入木香液制剂，疗效又可提高。食醋每家皆备，用方简便，无毒无害，局部短暂发红不适，病人能够耐受。	用薏米仁30克，每日煮粥吃。

取桑叶、菊花、连翘、薄荷、桂枝、杏仁、牛蒡子、生地、玄参、蝉衣、银花各10克，生草5克，每日1剂，水煎，分两次内服。2周至1个月为一个疗程。病久者选用生牡蛎30克，丹参、鸡血藤、玄参各15克，当归、红花、紫草、赤芍、川芎、白蒺藜、三棱、莪术各10克。每日1剂，水煎，分两次内服。

鸡眼的自我按摩疗法

鸡眼，是由于局部皮肤长期受到挤压摩擦而造成增生的角质层，形如圆锥体嵌入皮内，尖顶突入真皮中压迫神经末梢，局部一旦受压或受挤就会引起明显的疼痛。圆锥的底在皮肤表面为一圆形或椭圆形，淡黄色质硬的斑境界清楚，一般如黄豆大小。

【按摩部位及取穴】患处。

【按摩手法】按、揉等。

许多人长了鸡眼，总会认为大概是运动过度，或鞋子不适所引起的。尽管会疼痛不适，但许多人会不在意。殊不知鸡眼的产生，乃是内脏功能异常的警讯。

经络与内脏等身体健康状态是否正常，都可由脚底的肌肉酸痛或压痛得知。所以去除鸡眼不光只是解除了疼痛，也有治疗身体异常的作用。

鸡眼的自我按摩疗法

盐疗法	采用盐疗法治疗脚底的鸡眼，是一种兼具去除鸡眼、治疗内脏异常的治疗方式。 在鸡眼处涂上自然盐，用手仔细按摩，不仅能促进足部及手部的血液循环，还能刺激脚底的穴道。如此一来，就能借着按摩脚底反射区病变（即鸡眼）的同时，达到治疗内脏异常的效果。 这样每次持续按摩3分钟，每天按摩2～3次，两三个月后，鸡眼就会变软，渐渐消去，皮肤就会恢复原有的光滑平顺。 其实，鸡眼不论是长在脚底或手指，它的形成与不易去除的原因，都与内脏功能异常有关，所以用刀子切除或用线香灼烫，过不了多久，还是会再长出来。唯有用盐按摩治疗，才能一劳永逸，根治鸡眼，恢复身体功能。
一般按摩法	每日用手指尖部或手指肚抚摸鸡眼处，动作轻柔，不可用力，时间长短不限，每日多次。坚持一段时间，鸡眼就可消失。 人的各种活动总离不开双足的行走活动。走路时的双足担负着全身的体重，即足底与地面发生了重力关系。由于足底年长日久地不断承重及受压，行走时又不断发生摩擦，自然会引起双足的鸡眼。

除此以外，足的畸形或穿着不合适的鞋子，特别是很多人喜穿狭小的与高跟的新式皮鞋，都会造成双足的着力点前移。老年人多出现各种器官功能的衰退和各种韧带松弛，若足的韧带松弛可引起足弓下陷，双足着力点也可移位。足底前部、足后跟和足趾等皮肤长期因机械性摩擦、压迫可导致局部血液循环障碍，引起局部皮肤角质层的过度增生，即形成鸡眼。

为了预防发生此病，建议不要穿狭小鞋或高跟鞋。可选择柔软而合适的鞋，也可在鞋内垫放软鞋垫，这样即可避免足病的发生。

若已发病，经常用热水浸泡洗脚，可使角质硬块软化，也可用麻醉药在消毒后做小手术切除圆锥角质硬块。

对于初发的早期鸡眼，宜先用热水将患处泡软，削去表面角质层后，保护周围、露出鸡眼，然后外敷各种强角质剥脱剂，每隔数天重复一次，直到将尖端挖出为止。

鸡眼若无感染，可用挖除术去除，方法多用尖头手术刀沿角质肥厚边缘处做环形切口，以有齿镊子夹住，在透明带上层，进行剥离，将鸡眼挖出。

挖出后立即行走不痛，至少可2个月

不痛和不发。若再发可再挖，一般1～2次，个别5～6次均可痊愈。上述挖出法可结合外敷法合并治疗。

鸡眼一旦形成，尤其是时间较长的鸡眼，治疗起来就比较麻烦和顽固了。因此，对于鸡眼，预防才是最重要的，发现鸡眼后患者也可进行适当的自我处理。这样可以在早期对鸡眼有一定的治疗效果。

首先要做到不穿过紧、夹脚及质地比较硬的鞋，避免经常走路和长久站立。有脚部畸形或者骨头变形的及时矫正，同时穿宽松的鞋。

另外，注意经常做脚部按摩，经常用热水泡脚。

【病症自我保健】

鸡眼食疗法

鸡眼食疗方

乌梅敷	原料：食盐9克，乌梅30克，醋少许。 做法：食盐以水溶化，将乌梅浸入盐水中，一昼夜后取去核，加醋捣烂。敷在患处，用橡皮膏贴好。 功效：软结蚀疣，使皮肤角化细胞软化脱落。 主治：鸡眼。
芋艿片	原料：芋艿1个。 做法：芋艿洗净切片。取生芋艿片摩擦患处，每日3次，每次10分钟。 功效：软结蚀疣，使鸡眼、赘疣软化脱落。 主治：鸡眼，赘疣。 附注：用此方法，数日后即可使鸡眼、赘疣软化脱落。

脚气的自我按摩疗法

脚气是一种极常见的真菌感染性皮肤病。成人中70～80%的人有脚气，只是轻重不同而已。常在夏季加重，冬季减轻，也有人终年不愈。

【按摩部位及取穴】双脚患处。

【按摩手法】按、抹等。

脚气对人体健康危害相当大，甚至可能危及生命。除散发臭味，传染性强，脚气还可能引起手癣、甲癣、体癣等皮肤病。严重的脚气可能引发三种严重炎症：急性淋巴管炎、小腿丹毒、蜂窝织炎。这些并发症可使人畏寒、发热、头痛、呕吐、食欲不振、乏力等。对年老体弱者，小腿丹毒还可发生肾炎、皮下脓肿及败血症等合发并症，重者可危及生命。

脚气实际是一种脚癣，是由真菌感染引起的皮肤病。这类真菌喜欢生活在含有机质较高、潮湿、偏酸性的环境。夏季高温天气，闷在鞋中的脚最易出汗，脚趾间聚集了大量皮屑、汗液，是这类真菌生活的理想场所，从而形成脚气，进而引起局部瘙痒、长水疱等并发病变。

按摩足心还可以补后天之精气，使人精力充沛。很多疾病是由于经络阻塞、脏腑失调、气血不畅所致，按摩足部可有疏通经络、调节脏腑、运行气血的功效。俗语说"人之有脚犹如树之有根""人老脚先衰"。防治脚气也不例外。

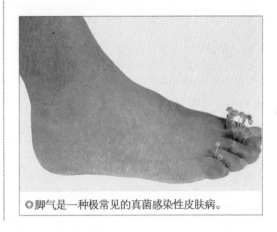

◎脚气是一种极常见的真菌感染性皮肤病。

按摩脚心治疗脚气注意事项

脚上患有脚气、脚癣，连续用生大蒜擦磨便可治愈。	用食醋将雪花膏调成糊状，涂于患处。随配随用，轻者1次，重者2次至3次可愈。
用茄子根和盐煮的水洗脚，即可治好脚气。	取香烟灰撒在脚趾湿痒处，可治脚趾间水泡瘙痒。草纸烧成的灰也有一定疗效。
犯有多年脚气，可用牙膏涂搽，效果十分灵验。	绿茶含有鞣酸，具有抑菌作用，尤其对治疗脚气有特效。
取麦饭石1000克，加开水2000克浸泡，每天用此水擦洗脚、痤疮、湿疹、痱子等疾患处，有显著疗效。	

每到盛夏高温季节，就有至少六成习惯穿皮鞋的人会不同程度地患上脚气。很多人认为脚气只是小病，买点药膏涂一涂就好了；也有不少人久病成医，试遍各种方法，症状有所缓解，但总是复发。到底治脚气哪种方法好，怎么治脚气能去根呢？其实要彻底治愈脚气，首先得了解脚

气的特性。经常听到一些脚气患者抱怨"脚气无法除根，治好了还会再犯"。

其实这种认识有偏差，治脚气哪种方法好，怎么治脚气能去根，首先要了解脚气容易复发的两个原因。

（1）在通常情况下，脚气的症状消除后，真菌仍然会存活在皮肤鳞屑或鞋袜

中，当遇到潮湿温暖的环境，真菌又会大量繁殖，导致脚气复发。

（2）治好了没采取防护措施，不注意养成爱清洁讲卫生的好习惯。一些病人认为脚气已被治愈，就不太注意日常的预防。其实，预防很重要。长时间穿不透气的鞋袜，使用他人的脚盆、拖鞋、毛巾，或在公共浴室、游泳池和地毯上赤脚行走等，也很容易再次感染而导致脚气复发。

治脚气的好方法

角化过度型脚气	软膏效果好，这种脚气患者一般没有痒的感觉；夏天出现脱皮，冬天出现裂口。这种脚气真菌在比较厚的角质层内，很难"消灭"，外用药可以用脚癣药膏或1%～3%克霉唑霜等。
水泡型脚气	不宜用酒精制剂：水泡型脚气一般手脚都有水泡，很痒，一定不要挤破这些水泡，以免继发感染。要选择既有抗过敏作用，又有抗真菌作用的药物，如派瑞松、益肤清、酮康王等。

根治脚气五大原则

选用100%的杀菌产品治疗脚气才能根除。	一定要保持脚的干净和干燥，才能预防脚气。
此病传染容易引起手癣和性器官疾病，要及时治疗。	治疗时不能损害健康皮肤，尽可能不要使用激素类产品。
对脚气病菌接触的鞋袜杀菌、消毒，并预防脚气病菌重新感染。	

【病症自我保健】
预防脚气的"四忌"
四忌

忌碱性	保持足部清洁干燥是预防脚气发生的前提。为此，要养成常洗脚的习惯，但洗脚时要忌用碱性肥皂等刺激性的化学用品。趾缝紧密的人可用卫生纸夹在中间，以吸水通气，保持清洁。
忌乱用土法治疗	有些人往往用道听途说的土法乱治脚气，有时虽能起到止痒的效果，但绝对去不了根。而且有些土法由于刺激性较大，还会造成过敏反应。因此，出现脚气症状，应该尽早接受治疗。
忌辛辣	要忌食辣椒、生葱、生蒜等容易引发出汗的食品。
忌共用洗测用品	忌和患有真菌感染疾病的人频繁接触或共用毛巾、鞋袜及洗脸、洗脚盆等物品，以免感染足癣。

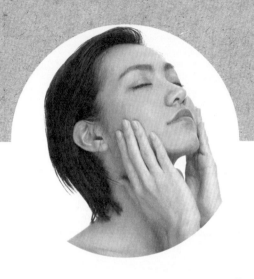

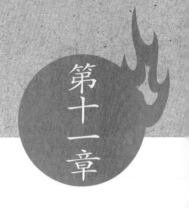

第十一章

五官科疾病的自我按摩疗法

●眉清目秀、炯炯有神、唇红齿白、声若洪钟等都是形容五官的好成语。如果五官生了病，再好的个人形象也难以展示出来。如果一个人有了口臭，即使有再好的口才，人们也不愿意与他交谈；一个人喉咙肿痛，即使有再漂亮的话，表达出来也会失色不少。五官科疾病，虽然只占人体头部的疾病，但关乎整个身体。

耳鸣的自我按摩疗法

耳鸣是指人们在没有任何外界刺激条件下所产生的异常声音感觉，常常是耳聋的先兆，因听觉机能紊乱而引起。由耳部病变引起的常与耳聋或眩晕同时存在；由其他因素引起的，则可不伴有耳聋或眩晕。

【按摩部位及取穴】耳门；听会穴、下关穴等。

【按摩手法】按、揉、搓、摩、扣等。

当耳鸣耳聋同时存在时，耳鸣耳聋可分为器质性耳鸣耳聋和功能性耳鸣耳聋两大类。器质性耳鸣耳聋又分为传音性、感音性和混合性3类。此外耳鸣耳聋又有先天性耳鸣耳聋、药物性耳鸣耳聋、噪音性耳鸣耳聋、突发性耳鸣耳聋、外感性耳鸣耳聋、肾虚性耳鸣耳聋之分。

由于耳鸣是发生于听觉系统的一种错觉，所以是一种症状而不是疾病。有些人常感到耳朵里有一些特殊的声音如嗡嗡、嘶嘶或尖锐的哨声等，但周围却找不到相应的声源。耳鸣使人心烦意乱、坐卧不安，严重者可影响正常的生活和工作。

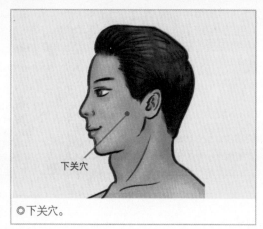

下关穴

◎下关穴。

耳鸣的按摩疗法

老年人耳鸣自我按摩法

老年人容易发生耳鸣。那么对于出现耳鸣的老年人该怎么办呢？下面介绍几种简单易行的防治耳鸣方法，自我按摩治疗耳鸣法，此法简单易行，对耳鸣较轻的老年人有较好的疗效。

（1）屏气法

安定静坐，紧紧闭嘴，以两指捏紧鼻孔，怒睁双目，呼气冲击耳窍，至感觉到轰轰有声为止。每日做数次，连做2天即能见效。

（2）搓掌法

屏息坐定，搓掌心50次，趁掌心热时紧按双侧耳门，如此做6次，连做2～3个月。治疗时，要保持心情清静，方可收效。

（3）摩、扣耳门法

先用大拇指顺时针方向按摩耳门12下，再逆时针方向按摩耳门12下，然后用食指和中指并拢扣耳门两下，大拇指按一下，两扣一按为一次，连续12下，每天早晚各做1次。

续表

自助穴位按摩法	（1）听会穴按摩法 位置：耳垂前的凹陷处，左右各一。 方法：用拇指指尖对穴位进行垂直按压，每次5秒钟。直到症状缓和为止。只可刺激耳鸣一侧的听会穴。 （2）下关穴按摩法 位置：位于耳前两指的位置，即张大口时隆起、闭上口时的凹陷处。 方法：用中指稍微加力按揉至酸胀，每次持续30秒钟，反复多次。

耳鸣饮食注意事项

多补充些含铁的食物	常用食品中紫菜含铁量较多，虾皮、海蜇皮、黑芝麻、黄花菜、黑木耳、苋菜，香菜、木耳菜含铁量仅次于苋菜，豆制品平均含铁量占4~6毫克。
多吃有活血作用的食物	活血化瘀能扩张血管，改善血液黏稠度，有利于保持耳部小血管的正常微循环。可常食用黑木耳、韭菜、红葡萄酒、黄酒等。
多吃富含维生素C、维生素E的蔬菜、干果	维生素C、维生素E能提高超氧化物岐化酶的作用，提高人体对氧的利用率，改善末梢血流量，对内耳起保护作用。新鲜绿叶蔬菜中含维生素C多，黑芝麻、植物油、核桃、花生等含维生素E较多。
适当摄入含维生素D多的食物	维生素D能促进人体对钙的吸收利用，调查发现，老年性耳聋者都有血钙偏低症状，而血钙偏低与缺乏维生素D有关。动物肝脏、蛋类、蘑菇、银耳中含维生素D较多。
多补充含锌丰富的食物	因锌与核酸、蛋白质的合成，与碳水化合物、维生素A的代谢等都有密切关系。患高血压、动脉粥样硬化者的血液和心肌中锌的含量都减少。孕妇缺锌，胎儿可发生中枢神经系统先天畸形。 一项研究指出，1/3的老年人耳鸣、耳聋者，都有不同程度的缺锌。成人每天摄入15毫克的锌即可维持平衡。含锌最多的食物为牡蛎、肝脏、粗粮、干豆类、坚果、蛋、肉和鱼，牛奶中含锌量比肉类少得多。

耳鸣食疗方

灵磁石20克、淮山药15克、天门冬15克、茯苓10克、熟地10克、制首乌10克、甘草3克、党参15克、怀牛膝15克、五味子10克；水煎，分2次服，每日一剂，可滋肾、治耳鸣。	白术15克、五味子15克、山药15克、桂圆肉15克； 水煎，分2次服，每日一剂，可补血、健脾、安神，用于眩晕、耳鸣等症。
明天麻10克、制半夏10克、白术10克、白蒺藜15克、珍珠母15克、合欢皮15克、夜交藤15克、茯苓15克，水煎；分2次服，每日一剂，可平肝健脾，用于眩晕、耳鸣等症。	

另外可以制作聪耳枕，用荷叶、苦丁茶、菊花、夏枯草、蔓荆子、石菖蒲各等分，制成枕芯，经常枕之，有消除耳鸣、增强听力、明目之功效。

口臭的自我按摩疗法

口臭，就是人口中散发出来的令别人厌烦、使自己尴尬的难闻的口气。口臭会使人不敢与人近距离交往，从而产生自卑心理，影响正常的人际交往，情感交流。

【按摩部位及取穴】足部反射区；承浆穴、内庭穴等。

【按摩手法】按、揉等。

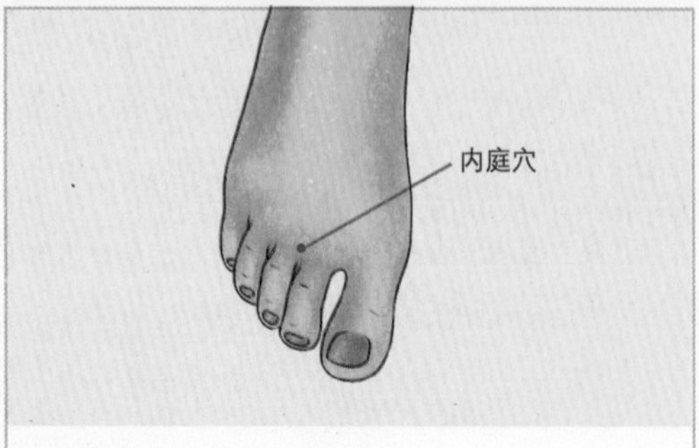

◎内庭穴。

治疗口臭的按摩方法

足部按摩法	（1）取坐位，一手托着足背，用另一手的食指关节角按揉足底肾、输尿管、膀胱反射区3～4遍。 再按揉双脚脚掌第一跖趾关节后方，约一横指幅宽的胃，及在此后方的十二指肠反射区，各操作5～6次。 （2）体位同上。向脚趾方向按摩右脚脚掌第四、五跖骨之间的肝反射区3～4次。 （3）因牙病引起的口臭，按摩双脚脚背足大趾趾间关节横纹前方与后方的横带状区域，即上颌与下颌反射区。操作时用拇指指端施力，由内向外按摩3～4次。 （4）若伴有口干，牙床肿痛、腹胀，大便干结症的，充分按揉足二趾趾面，并按揉足部内庭、冲阳、公孙、厉兑穴各1分钟，再从小腿向足趾方向推足背及其两侧各30次。
穴位按摩法	由于口腔和牙齿是消化系统的延伸，能够反映胃部和整个消化系统的状况。牙龈疾病和口臭都是脾脏—胰腺—胃脏器网络内火过盛（感染或发炎）所致。积食、潮湿、黏液的堆积等，都是内火过盛的可能原因。情感压力也可能导致免疫功能下降，造成口腔和消化道内部的细菌或真菌感染，从而导致口臭。 （1）按压唇下一指宽处的承浆穴，时间约一分钟，可刺激唾液及消化酶的分泌。 （2）左手拇指及食指按压右脚第二、三脚趾之间的内庭穴，时间3～5分钟，然后左右交换。

禁忌：（1）尽量少吃蔗糖，因为蔗糖是龋齿、牙龈疾病和口臭的最大诱因。

（2）慎用某些药物，如抗中风药苯妥英有可能引发牙龈疾病和龋齿。

（3）情感波动和压力会造成内火上升，应尽量避免，维持心平气和的状态。

一些口臭患者，常伴有口苦、口干、口舌生疮、牙龈肿痛、便秘等一种或多种炎热之象，最好是选择权威专家作用，不可随意用药，否则容易复发，甚至引起人体其他脏腑器官的紊乱和失衡，进而带来严重的后果。

口臭的饮食注意

近年研究发现，在海带中存在着高效的消除臭味的物质，其消臭的效果是现有口臭抑制物黄酮类化合物的3倍，因此，患有口臭的人，常食海带有消除口臭作用。此外，饮食清淡，多吃含有丰富纤维素的食物有利于清洁口腔，还应适当食用具有清热化湿、避秽除臭之食品。如甜瓜子为末，口内含之；茴香作汤饮或生嚼；橘饼常嚼食；用苏子煮水漱口；乌梅脯含化等，均有祛口臭作用。提高胃肠道中双岐杆菌，可以治疗口臭。大豆低聚糖、异麦芽低聚糖、低聚果糖等双岐杆菌因子，对于治疗口臭效果很好。

口臭人宜多吃的食物

生蔬菜和苹果，以保护齿龈；	姜、肉桂、芥末和辣根，以防鼻窦炎；
全谷类和水，以防便秘；	胡萝卜、花茎甘蓝、菠菜和柑橘类水果，以摄取β-胡萝卜素和维生素C。

口臭食疗方

咸鱼头豆腐汤	原料：咸鱼头1个，豆腐数块，生姜1片。 做法：洗净所有原料，咸鱼头斩件稍煎后与生姜同放入煲内，加入适量清水用猛火滚约半小时，放入豆腐再滚20分钟便可。 功效：咸鱼头味甘兼具清热作用，而豆腐性凉，有清热解毒之效，对于口腔溃烂、牙龈肿痛、口臭及便秘等都甚有功效。
生芦根粥	原料：芦根30克，大米50克。 做法：芦根洗净后放入煲内，加入适量清水大火煮15分钟，隔渣留汁，加入米煮成粥，每日1剂，宜每早空腹服用，约5剂见效。 功效：专治因舌干或牙龈肿烂造成的口臭。
黄瓜粥	原料：黄瓜50克，大米100克。 做法：黄瓜去皮切片，与大米同煮粥，随意服食。 功效：专治肝火盛或内湿引致的舌干口臭。

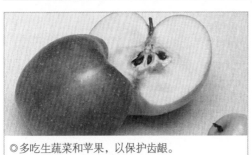

◎多吃生蔬菜和苹果，以保护齿龈。

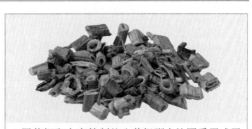

◎用芦根和大米熬制的生芦根粥专治因舌干或牙龈肿烂造成的口臭。

口腔溃疡的自我按摩疗法

口腔溃疡，又称为"口疮"，是发生在口腔黏膜上的表浅性溃疡，大小可从米粒至黄豆大小、成圆形或卵圆形，溃疡面为凹、周围充血。它以周期性、反复发作为特点的口腔黏膜局限性溃疡损伤，可自愈，可发生在口腔黏膜的任何部位。

【按摩部位及取穴】腹部；中脘、涌泉、足三里等穴。

【按摩手法】按、揉、擦、掐等。

自我按摩疗法

小儿按摩方法	常用手法如下： （1）患儿仰卧位，家长以食、中指点按中脘穴并按揉1分钟。 （2）患儿仰卧，家长以掌根顺、逆时针摩腹各3分钟。 （3）患儿俯卧位，家长以拇、食、中指捏拿心俞、脾俞、胃俞穴处肌肉各10～15次。 （4）以掌直擦脊柱及脊柱两侧处的肌肉组织，反复操作，以透热为度。 随症加减如下： （1）心脾积热型。症见唇、舌、颊内或齿龈等处，散见灰白色的溃烂点，周围鲜红，患儿烦躁不安，面赤唇红，流涎，不愿进食，大便干结，小便短赤，舌尖红，苔薄黄。 常用手法加清心经300次，清脾经100次；清大肠300次，退六腑300次；自命门穴向下推或擦七节骨，以透热为度。 （2）胃热阴虚型。症见口舌生疮已有数日或迁延不愈，口臭流涎，口干口渴，食欲不振，大便干，小便短赤，舌质红，苔黄而干。 常用手法加清天河水300次，清胃经300次；清大肠100次，退六腑100次；以指推涌泉300次；以拇指按揉并弹拨足三里穴1～3分钟。 （3）阴虚火旺型。症见患儿口腔溃疡反复发作，身体虚弱，两颧发红，体形瘦小，口干而饮水不多，大便干，小便黄，舌质红，苔少或光剥无苔。 常用手法加清天河水300次，清小肠100次；以掌横擦肩背、腰、骶部，以透热为度；揉涌泉300次。
一般按摩法	受到冷热食物的摩擦与刺激后，疼痛会加剧。一般人认为，此时应该尽量少触碰溃疡处。其实，可借助对溃疡处周边组织轻度的自我按摩，以促进患处的血液循环，加快痊愈。 对口腔溃疡患者来说，自我按摩并不是直接用手按摩，而是借助牙刷背来进行。具体方法为，动作要轻，第一次按摩时，溃疡可能有些疼痛，但逐渐可以适应，按摩几次溃疡面就可以有明显的好转。 对于口腔溃疡患者来说，在生活要进行特别的调理。 （1）对患本病的患者要加强护理，勤喂温开水，进食流食。 （2）在给患者进行口腔护理前后，应先洗净双手，防止其继发感染。 （3）要注意患者的口腔卫生，在吃饭前后和睡觉前要让患者用温盐水漱口。 （4）对于口腔炎症严重者，要及时请医生诊治。

【病症自我保健】

口腔溃疡食疗法

口腔溃疡食疗方

黑枣玫瑰羹	原料：黑枣，干玫瑰花瓣适量。 做法：将黑枣核取出，把玫瑰花清洗后填入，放碗中盖好，隔水煮烂即可。可适当放些蜂蜜调味，蜂蜜也有治疗口疮的功效。 每日三次，每次吃枣五个，经常食用。
生地青梅饮	原料：生地15克，石斛10克，甘草2克，青梅30克。 做法：将生地、石斛、甘草、青梅加水适量，同煮20分钟，去渣取汁。 功效：养阴清热，降火敛疮。 用法：每日1剂，分2～3次饮服，可连用数日。
生地莲心汤	原料：生地9克，莲子心6克，甘草6克。 做法：三者加水，一同煎煮，去渣取汁。 功效：养阴清热。 用法：每日1剂，连用数日。
竹叶通草绿豆粥	原料：淡竹叶10克，通草5克，甘草1.5克，绿豆30克，粳米150克。 做法：将淡竹叶、通草、甘草剁碎装入纱布袋，与绿豆、粳米一起加水放置30分钟，以文火煮制成粥。 功效：清热泻火，解毒敛疮。 用法：早晚分食。
鲜藕萝卜饮	原料：生萝卜数个，鲜藕500克。 做法：上二者捣烂绞取汁液。 功效：清热除烦，生津止渴。 用法：含漱。每天数次，连用3日。
莲子甘草茶	原料：莲子15克，甘草2克，绿茶叶5克。 做法：将上物一并放入茶杯内，冲入开水浸泡。 功效：清心泄热。 用法：代茶频饮。
莲心栀子甘草茶	原料：莲子心3克，栀子9克，甘草6克。 做法：以上诸物加入开水浸泡。 功效：清心泻火。 用法：每天1剂，代茶频饮，可连用3剂。
地芩竹叶饮	原料：生地15克，黄芩9克，淡竹叶15克，白糖适量。 做法：前三味加水煎取汤汁，调入白糖。 功效：清心泻火。 用法：每日1剂，分2次饮用，或代茶频饮。

续表

乌梅生地绿豆糕	原料：乌梅50克，生地30克，绿豆500克，豆沙250克。 做法：将乌梅用沸水浸泡3分钟左右，取出切成小丁或片。生地切细，与乌梅拌匀。绿豆用沸水烫后，放在淘箩里擦去外皮，并用清水漂去。将绿豆放在钵内，加清水上蒸笼蒸3小时，待酥透后取出，除去水分，在筛上擦成绿豆沙。将特制的木框放在案板上，衬以白纸一张，先放一半绿豆沙，铺均匀，撒下乌梅、生地，中间铺一层豆沙，再将其余的绿豆沙铺上，撒结实，最后把白糖撒在表面。把糕切成小方块。作点心吃。 功效：滋阴清热，解毒敛疮。

喉咙痛的自我按摩疗法

喉咙痛是由轻度感染或局部刺激引起，表现在喉咙或咽喉部的疼痛、粗糙和刺痛。绝大部分人的喉咙痛都是感冒或扁桃体炎等小毛病。但是如果喉咙痛特别厉害，严重到发烧而且吞咽有困难，或者时间特别久，持续超过两三个星期以上，可能是某些严重疾病的征兆。

【按摩部位及取穴】喉咙；天突、廉泉、尺泽等穴。

【按摩手法】点、揉、压等。

喉咙痛的原因有多个方面，包括全身病毒感染、腮腺炎、咽炎、咽喉炎或扁桃体炎。另外，如果感觉是鼻道受病毒感染，也可引起喉咙痛。

喉咙痛按摩疗法：

（1）捏揉喉咙

用手捏喉咙每一寸地方，天突穴位于喉结下的凹陷处，廉泉穴则于喉结上方的凹陷处，以大拇指进行点揉，可起至养阴生津、润肺化痰的作用。

（2）指压穴道

手管上举，在手臂内侧中央处有粗腱，腱的外侧就是尺泽穴及上尺泽穴。重复换用手指压每天2次。尺泽穴上方1.5寸处用手强压会感到疼痛处就是上谭穴。

另给一配饮甘草桔梗茶，内外配合：甘草2钱、桔梗3钱，共煮水半小时即可饮用。假使喉咙痛是由病毒感染引起的，则抗生素无用武之地。但含酚的口含片或许有些疗效。酚可以杀死表层的病菌。同样地，使用含酚的喉咙喷液，也能缓和不适。然而其效果较不持久。

此外，气候干燥、喝水少、过度疲劳或某些物质过敏，也可以发生一时性或永久性咽喉疼痛。

中医认为，长期烟酒过度，肺阴虚生内热；或肾阴虚生火；或风热、热毒等也能发生咽喉疼痛。

喉咙痛的药物疗法如下：

1.服用锌口含片

锌口含片能帮助由感冒引起的喉咙

痛。1片葡萄糖酸锌（23毫克），每2小时服用一次，含在口中慢慢溶解，就能使喉咙痛获得缓解。但不能连续使用如此高剂量锌达七天以上，以免干扰体内其他矿物质。如果不喜欢锌的味道，不妨选用含锌的口含片。

2.洗盐水或其他溶液

如果吞咽时，觉得喉咙痛，则疼痛的位置一定不至于太深，可以通过漱盐水或其他溶液来治疗。具体做法如下：

（1）盐水

将1茶匙食用盐加入500毫升的温水。这差不多接近生理食盐水的浓度，因此你会觉得很温和。每小时漱一次，勿吞咽这盐水（假使你担心钠的摄取量过高）。

（2）洋甘菊茶

将1茶匙干燥的洋甘菊粉泡入1杯热水中。过滤。待微温后使用。

（3）柠檬汁

在1大杯温水中挤入数滴柠檬汁。

（4）威士忌

在1大杯温水中加入一汤匙威士忌酒。以此液体漱喉咙，有助于麻痹喉咙痛。

喉咙痛要以预防保健为主。有时，人睡醒的时候喉咙痛是由于张着口睡觉。正常情况下，空气先在鼻腔内被湿润，然后才进入喉咙及肺。但用嘴巴呼吸，则略过这个程序，使喉咙焦干、不舒服。专家建议在卧房使用湿气器，以提高周围环境的湿度。

【病症自我保健】

咽喉痛食疗法

咽喉痛食疗方

滋阴清热饮	每次用天冬12克、麦冬12克、桔梗9克、山豆根6克、青梅30克、甘草6克，水煎服，每天1剂。 有滋阴清热、解毒利咽之功效。适用于治疗咽喉肿痛、急性咽喉炎和扁桃体炎等。
罗汉果雪梨梅煎	用雪梨1个或雪梨干30克、罗汉果半个、青梅20克，水煎服或代茶水饮，每天1剂。 有滋阴清热、解毒的功效。可治疗急慢性咽炎。
银耳沙参鸡蛋饮	每次用银耳10克、北沙参10克，水煎取汁，然后打入鸡蛋1～2个，蛋熟后加适量冰糖服用。 有养阴清热、润肺等功效。适用于治疗阴虚肺燥引起咽干喉痛、口渴等症。
沙参玉竹麦冬煎	每次用沙参15克、玉竹10克、麦冬10克、天花粉3克、地骨皮6克，水煎服，每天1剂。 对恢复声带疲劳，防治嘶哑有很好效果；对病后咳嗽，阴虚发热不退等也有效。教师、歌唱人员及夜班者可代茶饮。

续表

乌梅饮	每次用乌梅5枚，打烂，放杯内，开水适量浸泡15分钟，去渣，慢慢含咽，每天一次。 有敛阴生津等功效。适用于治疗慢性咽喉痛及声音沙哑等症。
花生汤	每次用花生仁100克，去衣，加水适量煮熟，调味连汤食用，每天1次。 有舒脾润肺等功效。适用于慢性咽喉痛声音沙哑者服用。

流鼻血的自我按摩疗法

很多人都遭遇过流鼻血。当头部因受到撞击或鼻子受到打击流血时，是局部血管受伤而引起，不必过分担心。但是如果突然出血，则不可忽视。因为这种突然性鼻出血有可能是因心脏病、高血压、动脉硬化等病因所引起的出血。

【按摩部位及取穴】鼻孔；风池、迎香等穴。

【按摩手法】按、揉、掐、擦等。

一般常见的成人鼻出血，大都是因"上火"而引起，但也有因感情变化、气候变化等环境变化和营养状态变化而出血，这种情形常见于一般年轻男女。但是女性在月经时期或妊娠之时，也有可能突然出血。

自我按摩疗法

按摩法一	（1）患儿半卧位或坐位，家长以拇指和食指捏住双侧鼻孔，让患儿暂时以口呼吸。时间为1～3分钟。 （2）以拇指、食指指尖，按压在鼻孔两边的迎香穴上，先按后揉1～2分钟，以局部有酸胀感为度。 （3）以两拇指按压在风池穴上，用力按1分钟，揉15～20次。
按摩方法二	常用手法如下。 （1）患儿仰卧或坐位，家长以拇指指腹按压双侧迎香穴各1～3分钟。 （2）以拇指峰用力掐人中穴1～3分钟。 （3）以食指掐上星穴1分钟。 （4）以拇指按揉双侧合谷穴各1～3分钟。

续表

随症加减如下。

（1）风热犯肺型

症见鼻出血或涕中带血，口干咽痛，咳嗽少痰，发热恶风，头身疼痛，舌质红，苔薄黄。

常用手法加清肺经300次，清天河水300次；按揉大椎、曲池穴各1分钟；掌擦背、腰、骶部1～3分钟。

（2）胃热炽盛型

症见鼻孔出血，色红量多，伴牙龈出血，口渴引饮，烦躁不安，口臭，大便秘结，小便黄赤，舌质红，苔黄。

常用手法加清大肠00次，清胃经300次，退六腑200次；按揉双侧足三里穴各1～3分钟；推下七节骨300次。

（3）肝火上炎型

症见鼻孔出血，时发时止，伴头晕目眩，心烦易怒，面红目赤，舌质红，苔黄。

常用手法加清心经100次，清肝经200次；以指搓擦涌泉穴1～3分钟；按揉三阴交、太冲穴各1分钟。

（4）气血不足型

症见鼻孔出血，血色淡红，伴身疲乏力，头昏目眩，腰酸腿软，精神不振，纳差，舌质淡，苔薄白。

常用手法加补脾经300次，揉板门300次；摩中脘2～5分钟；按揉脾俞、胃俞各1分钟；捏脊5～7遍。

鼻出血食疗法

流鼻血有时可导致严重的后果，如出血过多，就会出现贫血、虚脱等。但同时它又是某种严重的全身性疾病的征兆。流鼻血的常见症状为鼻中出血，反复发作，难以自止，多为一侧鼻孔发生，出血多的可从口中和另一个鼻孔同时流出，长期、大量出血可出现面色苍白、出冷汗、脉搏快而弱和血压下降等休克症状。

流鼻血原因很多，有鼻外伤、黏膜上结干痂皮、受酸、碱异物的损伤、日晒过热、饮酒过多等。常流鼻血是心血管系统、内器官、各种感染、血液疾病和其他疾病的并发症。

当鼻腔过于干燥时，里面的毛细血管就会破裂，导致流血。中医认为流鼻血是由于人的气血上逆导致的。鼻属于肺窍，鼻子出现病症，一般来说，与肺和肝等部位出现异常有着很大的关系。当人的气血上升，特别是肺气较热时，人就会流鼻血。

预防鼻出血，平时应保证身体的正常休息，多吃新鲜水果、蔬菜，如番茄、芹菜、萝卜、莲藕、荸荠、西瓜、雪梨、枇杷、橙、橘子、山楂等，忌多食导致上火的辛燥、煎炸食品。针对易发生鼻出血的体质，可选用以下中药食疗方，以促进痊

鼻出血食疗方

阿胶炖瘦肉	做法：阿胶6克，瘦肉30克（切片），同放碗内，加适量开水，加盖隔水炖1小时，入少许食盐调味食用。 功效：有滋阴养血、止鼻血功能。
生地二根饮	做法：鲜生地、鲜白茅根各30克，鲜芦根50克，水煎服，每日1剂，代茶饮，连用7～10天。 功效：能清热凉血、止血。
黄花菜瘦肉汤	做法：黄花菜30克（干品，浸泡洗净），瘦猪肉100克，蜜枣2枚，同入锅内，加水适量慢火1小时，以盐调味后食用。 功效：有清热平肝、润燥、止鼻血之效。
鲜藕汁饮	做法：鲜藕300克洗净，磨烂挤汁50～100毫升；每次50毫升，用少量白糖调匀，炖滚后服。 功效：可清热解暑，凉血止血。
鲫鱼石膏煲豆腐	做法：鲫鱼1条约150克，豆腐200克，生石膏30克；将鱼宰好洗净后，与豆腐、石膏同放入锅内，加水适量煲1小时，以盐调味即可食用；幼儿可只饮汤不吃渣，以防鱼骨鲠喉。 功效：有清肺热、降胃火、止鼻血的功效。

青光眼的自我按摩疗法

青光眼是一种发病迅速、危害性大、随时导致失明的常见疑难眼病，是一种引起视神经损害的疾病。

【按摩部位及取穴】颈项部、头部等；中点、印堂、睛明、承泣、四白、瞳子、太阳穴等。

【按摩手法】推、揉、抹等。

青光眼的自我按摩疗法

颈项部按摩法	按摩颈项部，明显感觉到有压痛或颈椎变形则需多按揉其处。因为颈部异常会导致眼睛疲劳、视力下降，甚至出现青光眼等症状。 在异常部位多施以按揉便会收到意想不到的效果。效果明显表现时只需3～5分钟就会感到眼睛变得明亮起来。

续表

头部按摩法	（1）多揉耳垂中点、印堂、晴明、承泣、四白、瞳子、太阳穴。 （2）当按摩分坎宫时手指从眉毛上由印堂分抹向太阳、然后由目下眶的鼻侧分抹向外眼角处，再沿晴明由眼球上方轻推向外眼角处，反复做36次。 （3）左手拇指、食指尖轻放在两侧晴明穴，右手掌放在后头部，轻轻对按3～5分钟。若头后部位有凉感，最好按至凉感消失，最好是发热为止。
穴位按摩法	多推涌泉穴，多揉复溜、养老穴。 青光眼患者快速摩擦双手，当感到双掌因摩擦发热时，迅速将手掌根部放在双眼球上，使眼球受到手的热敷。 双手摩擦会产生高静电，眼球接触双掌会受到一股电流作用，产生治疗效应。如果每天数次，并持之以恒，可使眼压下降，眼球变软，症状缓解。

中老年人青光眼预防事项

保持愉快的情绪	生气和着急以及精神受刺激，很容易使眼压升高，引起青光眼，平时要保持愉快的情绪，不要生气和着急，不要为家务琐事焦虑不安。
保持良好的睡眠	睡眠不安和失眠，容易引起眼压升高，诱发青光眼，老年人睡前要洗脚、喝牛奶，帮助入睡，必要时服催眠药，尤其是眼压较高的人，更要睡好觉。
光线暗的环境	在暗室工作的人，每1～2小时要走出暗室或适当开灯照明。情绪易激动的人，要少看电影，看电视时也要在电视机旁开小灯照明。
避免过劳	不管是体力劳动还是脑力劳动，身体过度劳累后都易使眼压波动，所以要注意生活规律，劳逸结合，避免过劳。
不要暴饮暴食	暴饮暴食，大吃大喝，都会使眼压升高，诱发青光眼。老年人要饭吃八分饱，不吸烟，不喝酒，不喝咖啡，不喝浓茶，不吃辛辣及有刺激性的食物。
多吃蜂蜜及其他利水的食物	蜂蜜属于高渗剂，口服蜂蜜后，血液中的渗透压就会升高，于是把眼内多余的水分吸收到血液中来，从而降低眼压。

【病症自我保健】
青光眼患者的饮食注意

视神经由很多神经纤维组成，当眼内压增高时，可导致神经纤维损害，引起视野缺损。早期轻微的视野缺损人们通常难以发现，如视神经严重受损，可导致失明。

青光眼的患者要注意饮食，对于有烟酒嗜好者，应戒除；多食素淡之物，少食辛辣厚味；节制饮料（包括茶水），因多饮可引起眼压升高和精神兴奋而影响睡眠

青光眼的取穴与按摩

特效1：瞳子髎穴

▶ **功能主治**

瞳子髎穴	对一切眼疾——目赤、肿痛、角膜炎、屈光不正、青光眼等病症，有特效。
属足少阳胆经穴位	对于头痛，三叉神经痛、颜面神经痉挛及麻痹等病症，长期按压此穴也会有很好的调理保健效能。

▶ **标准取穴**

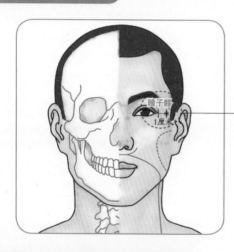

瞳子髎
1厘米

该穴位于面部，眼睛外侧1厘米处凹陷处。

◇ **配伍治病**

目生内障：
瞳子髎配合谷、临泣和睛明
妇人乳肿：
瞳子髎配少泽
功用：降浊去湿

▶ **取穴技巧及按摩手法**

端坐，两手屈肘朝上，手肘弯曲、支撑桌上，五指朝天，掌心向着自己。以两手大拇指置于目外眦凹陷处，太阳穴斜下、前方，两大指相对用力垂直按穴位即是。

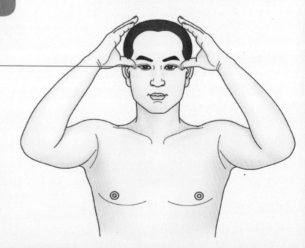

程度	指法	时间/分钟
重		1~3

特效2：阳白穴

▶ 功能主治

阳白穴

属足少阳胆经穴位

可治疗一切眼部的疾病。

长期按压此穴，对头痛、视物模糊、眶上神经痛、面神经麻痹、眼睑下垂、夜盲、眼睑搔痒、呕吐、恶寒等病症，也会有很好的调理保健效能。

▶ 标准取穴

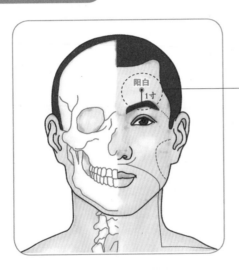

该穴位于前额部，当瞳孔直上，眉上1寸。

◇ 配伍治病

目赤肿痛、视物昏花、上睑下垂：
阳白配太阳、睛明和鱼腰
功用： 益气壮阳

▶ 取穴技巧及按摩手法

正坐，举两手两肘尖顶放桌面上，轻握拳，掌心向下，将拇指指尖贴于眉梢正上方，拇指指尖正上方的穴位即是。

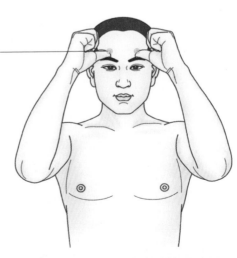

程度	指法	时间/分钟
轻		1 ~ 3

很可能引起青光眼。

青光眼用饮食疗法辅助治疗时，许多食物有加速房水排出、减少房水生成，从而降低眼压的良好效果。

蜂蜜是一种高渗剂，服后能使血液渗透压增高，以吸收眼内水分，降低眼压；赤豆、黄花菜、薏米、丝瓜等食物有明显的健脾作用，可减少眼球内水液的聚留。

需要注意的是，精神因素可使精神过度紧张而诱发眼压升高，莲子心、小麦片、核桃肉等具有养心安神功效，也是青光眼患者应多食之物。

便秘会引起身体中毒，影响到正常血液循环，同时也促使眼内房水分泌量增加而引起眼压升高，因此，青光眼患者还应多摄食如蘑菇、海带、蚕豆、绿叶蔬菜和水果等富含纤维的食物。

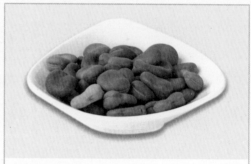

◎青光眼患者应多摄食如蘑菇、蚕豆、绿叶蔬菜和水果等富含纤维的食物。

青光眼食疗方

冬瓜赤豆汤	冬瓜500克，连皮洗净，赤小豆30克，共煮汤，饮汤吃瓜。
小麦大枣汤	淮小麦50克，红枣10枚，加水适量共煎汤，每日2次，早晚各1次，食枣饮汤。
莲子百合饮	莲子30克，百合30克，加水适量，文火炖烂，用白糖调饮，每日1剂，睡前食用。
枸杞羊肾汤粥	鲜枸杞叶500克，洗净切碎，羊肾1对，洗净去臊筋后，切碎，大米250克，淘净共煮成粥，分数餐食用。
生地青葙子粥	生地15克，青葙子9克，陈皮6克，加水适量共煎汤去渣后取汁，加入粳米60克煮粥，每日1剂，连服7天。
枸杞决明汤	人参15克，牛膝9克，枸杞子15克，决明子9克，煎汤去渣，用蜂蜜冲服，每日1剂。
苓桂石决明粥	云苓15克，桂枝9克，生石决明15克，夏枯草9克，粳米100克，红糖适量。先将前4味药水煎去渣入粳米、红糖煮粥，每日1剂。

脱发、白发的自我按摩疗法

脱发、白发是一种常见的现象。脱发的原因很多，病理性脱发常与急性传染病、全身疾病、皮肤病有关。生理性脱发可因营养不良、神经功能障碍，内分泌失调引起。

【按摩部位及取穴】颈部、肩部等；风池、率谷、玉枕、百会、上星等穴。

【按摩手法】按、揉、点、叩、搓等

很多人脱发都与神经精神因素密切相关，常因精神压力过大，情绪极度不稳，引起交感神经持续兴奋，毛细血管痉挛收缩，从而使毛囊根部营养不良，造成毛发骤然大量脱落。

通过按摩，可以有效地改善患者的脱发、白发状况。

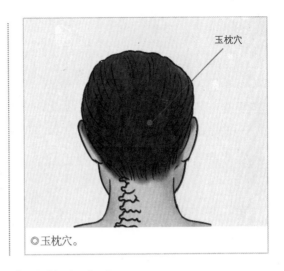

玉枕穴

◎玉枕穴。

脱发、白发的自我按摩疗法

一般按摩法	（1）首先，端坐，调整呼吸，平心静气。沿膝下肾经，由下而上做局部轻柔按摩5次。以拇指交替按压两侧三阴交穴5次，在膝下膀胱经由上而下做螺旋式按揉5次。 （2）其次，在脱发处涂生姜牛奶汁，然后以手有规律地抓揉局部至整个头部，再由头部点叩至患病局部，来回共5遍。 点按同侧风池、率谷、玉枕、百会、上星穴1～3遍。最后拿捏颈部及肩部15遍。搓颈项5遍。 （3）最后，以手搓热、贴熨眼球1分钟。再以手搓热摩腹1分钟，以兴奋迷走神经。 白发患者也可选用以上按摩疗法治疗。
穴位按摩法	预防白发、脱发可以通过头部按摩。头部按摩和穴位按摩能加快血液循环，疏通经络，如持之以恒，可防治白发、脱发。 （1）梳头 两手手心向内，手指分开如爪，从额抓到头后颈部，如用梳子梳头一样，但要抓得头皮沙沙作响。反复抓30～50次，抓后以头发有发热感为度。 （2）取穴按摩 用两手手指取两眉中段骨上小凹陷处的攒竹穴。揉动数十次，再取前额正中发际处的神庭穴揉动数十次，然后取头项正中及头正中后发际处的百会、脑户穴各揉动数十次。 （3）擦命门、肾俞穴 命门穴在第二腰椎突出，肾俞穴在命门穴两侧。用两拳贴紧，摩擦。 油性头发者宜少吃动物脂肪和糖类，注意补充维生素C、B族维生素和优质蛋白质；无论何种原因所致脱发者均应经常使用温水和柔和洗发剂洗发，在清洁局部的同时，可以增进微循环，解除精神紧张和疲劳；使用硫黄皂和蛋黄洗剂对生发有促进效果。此外，还可选用梅花针每晚叩打局部。

【病症自我保健】
脱发、白发食疗法
脱发、白发食疗方

玻璃核桃仁	原料：核桃仁250克。白糖、生油。 做法：炒锅放生油，烧至四成热时，放入核桃仁炸至漂起时捞出。锅内留少量底油，烧至五成热时放入白糖搅炒，待糖溶化起小泡时倒入核桃仁，颠翻拌匀，使糖匀布核桃仁上即成而食之。 功效：须发早白易脱落，容颜易老。
淮山药黑芝麻糊	原料：淮山药15克，黑芝麻、冰糖各120克，玫瑰糖6克，鲜牛奶200克，粳米60克。 做法：将粳米洗净，用清水浸泡1小时，捞出沥干，淮山药切成小颗粒，黑芝麻炒香，将以上三物放入盆中，加水和鲜牛奶拌匀，磨碎后滤出细茸待用，锅中加入清水、冰糖，溶化过滤，烧开后将粳米、山药、芝麻3味的浆汁慢慢倒入锅内，加入玫瑰糖，不断搅拌成糊，熟后起锅即成，可供早晚餐食。 功效：病后体弱，须发早白。
琥珀莲子	原料：莲子300克，桂圆肉100克。冰糖、糖桂花。 做法：放清水先将莲子烧沸，改为小火炖约30分钟捞出待用。用一颗桂圆肉包一粒莲子仁，放入砂锅内加冰糖烧沸，改小火炖至熟烂，倒入糖桂花即成。 功效：早衰发白，体力不支。
木耳芝麻饮	原料：黑木耳5克，黑芝麻10克，白糖30克。 做法：将黑木耳用温水泡发2小时，去蒂，撕瓣。黑芝麻炒香。再将黑木耳、黑芝麻放入铝锅内，加水适量，置中火煎熬1小时，滗出汁液；再加水煎熬，将两次煎液合并，放入白糖拌匀即成。 功效：须发早白。
桑葚膏	原料：桑葚20克。 做法：桑葚加水煎服，或熬膏用。 功效：头发早白。 按注：一方加枸杞子更效。
羊骨肉粥	原料：羊骨、羊肉适量，黑芝麻，核桃仁、黑豆各5克，粳米100克。 做法：先将黑芝麻、核桃仁、黑豆研成细末，羊骨、肉加水煮汤，取汤1/3煮粥，兑入药末，粥将熟时，可调入调料服食。常年服用，必有益处。 功效：白发。

莲百炖猪肉	原料：莲子30克，百合30克，瘦猪肉250克。料酒、精盐、味精、葱段、姜片、猪油适量。 做法：猪肉洗净，焯去血水，切块。烧热锅加入猪油，煸香葱姜，加入肉块煸炒，烹入料酒，煸炒至水干。加入清水、精盐、味精、莲子、百合烧沸，撇去浮沫，改为小火炖烧至肉熟烂，拣去葱姜即可出锅。做菜肴食用。 功效：人身易老，须发早白。

花粉症的自我按摩疗法

花粉症主要由花粉引起的呼吸道变态反应病。花粉抗原作用于有变态反应体质的人，使其致敏，产生相应的花粉抗体。这种抗体属免疫球蛋白，它附着于肥大细胞上，当再次接触同一花粉抗原时，即在肥大细胞上发生抗原抗体反应，通过一系列过程，释放出组胺等多种介质，导致黏膜水肿、血管内液体渗出、分泌物增多、局部刺激和平滑肌收缩等。

【按摩部位及取穴】小腿肚子；风池、合谷、迎香及鼻通等。

【按摩手法】按、压等。

中医认为花粉症的发生多内因于脏腑功用失调，外因多为感受风寒、异气之邪侵袭鼻窍所致。内因地部分首要是肺、脾、肾之虚损，这观念中也涵盖有体质、遗传要素。疾病的形态表现是辨别疾病及病患实质所不可疏忽的要素，而依据这些证候分辨虚实寒热，再选择用药治疗，这就是辨证论治的精神。

临床治疗上，中医常将花粉症常分为发作期及缓解期进行治疗。只需透过温补肺脏，健脾益气，温补肾阳或滋养肾阴等方法调理病患体质，加强病人抗病，才能确实能够改善病情，但也需持续治疗三个月以上，以致半年至一年才能够治愈。

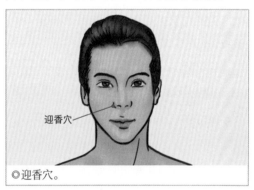

◎迎香穴。

花粉症的自我按摩疗法

小腿按摩法	有人将小腿称为人体的第二心脏，这里出现问题就会影响血液循环，引发各种各样的疾病。所以，按摩小腿肚子，让其变得柔软，就可以促进血液循环，抵御花粉症。在按摩过程中可能会产生一些疼痛，但对缓解症状非常有效的。

续表

穴位按摩法	鼻子过敏时，病人可每日指压按摩风池、合谷、迎香及鼻通等穴位。 　　风池穴位于颈项大筋两旁凹陷，与耳垂相平处，按摩时反掌往后，以拇指指腹按压。 　　合谷穴位于两手手背虎口处，按摩时能以另一手的大拇指尖按压，但须留神因合谷穴的经络是通往对侧鼻翼的，故左鼻塞要指压右合谷，右鼻塞要按压左合谷。这就是中医所谓的左病治右，右病治左。 　　迎香穴在鼻孔旁五分，鼻唇沟上，按压时是以食指指腹施行之。 　　鼻通穴位于鼻唇沟与鼻翼的交会点。

【病症自我保健】

花粉症食疗法

　　药膳食疗方面，能够辨别选用黄耆、莲子、西洋参、枸杞、新鲜山药、茯苓、薏仁、芡实等，健脾益肾又美味的药材与食物并煮服食或煎汤代茶饮用。

　　如：四神汤、莲子羹、山药排骨汤、参耆枸杞茶等。

花粉症食疗方

四神汤 **（3～4人份）**	药材：山药四钱（新鲜山药可用250克），茯苓三钱，芡实四钱，莲子四钱，薏苡仁四钱。 　　食材：猪肚、排骨、赤肉、猪肠，视各人喜好选用，但皆应洗净，以热水汆烫去血水及腥味。米酒半碗至一碗。 　　煮法：药材略以冷水冲净，以净水浸泡约一小时，加入处理过的食材及1/2米酒，放入锅内炖煮即可，起锅前再放入剩余米酒，再焖热五分钟即可。
莲子羹 **（3～4人份）**	药材：莲子六钱、红枣四钱、白木耳五钱及冰糖适量。 　　煮法：将莲子洗净，以净水泡一小时，加入洗净之白木耳、红枣（应先剖开）以锅炖煮，煮好后再加入冰糖煮沸融化即可。
山药排骨汤	药材：新鲜山药半斤。 　　食材：排骨洗净，以热水汆烫去血水及腥味。 　　煮法：山药去皮，加入处理过的排骨，放入锅内炖煮即可，起锅前再放入适量米酒，稍加焖热5分钟即可。
参耆枸杞茶	药材：西洋参或党参四钱、黄耆三钱，枸杞子三钱。 　　煮法：将药材放入锅中，加入1000毫升的水，大火煮沸后，以小火熬煮15分钟即可，代茶饮用。

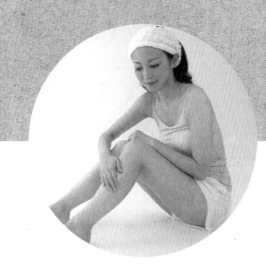

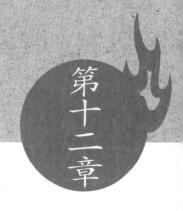

第十二章

妇科疾病的自我
按摩疗法

●由于生理上的差异，同男性相比，女性更容易患病。妇科疾病让女性遭受着许多痛苦。当女性遭遇更年期时，面临的痛苦和危险就更大了。如何平稳地度过更年期，解决更年期综合征，关系着女性的健康，也关系着家庭的幸福。通过按摩，学会面对不同的妇科疾病，做好日常保健，是女人拥抱健康的开始。

月经不调的自我按摩疗法

月经失调，也称月经不调。月经不调是妇女月经病的俗称，指月经的周期、经色、经量、经质的改变。包括月经提前、错后或不定期，月经量过多、过少或闭经等。

【按摩部位及取穴】下腹、脐周、腰骶等；关元、肾俞、足三里等穴。

【按摩手法】按、揉、搓、擦等。

自我按摩对月经不调有一定的辅助治疗作用，可在月经前后几天睡觉和起床时各做一次。

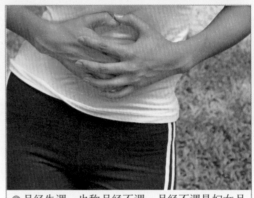

◎月经失调，也称月经不调。月经不调是妇女月经病的俗称。

月经不调的自我按摩疗法

一般按摩法	平卧床上，双目微闭，呼吸调匀，左手掌重叠于右手背上，将右手掌心轻轻放在下腹部，静卧1～3分钟。然后在预备式的基础上，可以通过团摩下腹、团摩脐周来进行按摩。 （1）团摩下腹：做好预备式之后，左手掌心叠放在右手背上，将右手掌心放在下腹部，适当用力按顺时针、逆时针做环形摩动1～3分钟，以皮肤发热为佳。 功效：益气壮阳，交通心肾。 （2）团摩脐周：在预备式的基础上，左手掌叠放在右手背上，将右手掌心放在肚脐下，适当用力按顺时针绕脐团摩腹部1～3分钟，至腹部发热为佳。 功效：温经散寒，调理气血。
穴位按摩法	（1）揉按关元穴 穴位：关元穴。 手法：右手半握拳，拇指伸直，将拇指腹放在关元穴，适当用力揉按0.5～1分钟。 功效：滋养肝肾，调经止痛。 （2）搓擦腰骶法：将双手掌分别放在腰骶部两侧，自上而下用力搓擦腰骶部0.5～1分钟，以腰部发热为佳。 功效：强腰壮肾，活血通络。 （3）揉按肾俞穴法 穴位：肾俞穴。 手法：两手叉腰，将拇指按在同侧肾俞穴，其余四指附在腰部，适当用力揉按0.5～1分钟。 功效：温补肾阳，强腰壮骨。 （4）按揉足三里穴法 穴位：足三里穴。 手法：将一手食指与中指重叠，中指指腹放在同侧足三里穴上，适当用力按揉0.5～1分钟。双下肢交替进行。 功效：补脾健胃，调和气血。

月经前后的饮食禁忌

月经不调的临床症状表现为月经周期或出血量的异常，或是月经前、经期时的腹痛及全身症状。月经不调的典型特征是：经期提前或错后7天以上为月经先期或后期；月经周期或前或后没有规律为月经先后不定期；月经量或多或少为月经过多或过多少；色、质改变异常与经期、经量异常同时发生。

精神因素、劳累过度、生活规律改变、饮食改变、环境改变、寒冷刺激、使用激素等也会导致月经不调。中医认为，本病与肾、肝、脾三脏有密切关系，多与脏腑功能失调、气血失调、冲任不固有关。

月经不调饮食禁忌

（1）月经时常早来的人，应少吃辛香料，少吃肉，少吃葱、洋葱、青椒，多吃青菜。

（2）月经总是迟来，宜少吃冷食多吃肉。经期第一、二天最好吃姜炒鸡肝或猪肝，多服用补血的食品。

（3）在月经前、中、后三时期，若摄取适合当时身体状态之饮食，可调节女性生理心理上种种不均，也是使皮肤细嫩油滑的美容良机。

（4）月经前烦躁不安、便秘、腰痛者，宜大量摄食促进肠蠕动及代谢之物，如生青菜、豆腐等，以调节身体之不均状态。

（5）月经来潮中，可摄食动物肝脏等，以维持体内热量。此时，甜食可多吃，油性食物及生冷食物皆不宜多吃。

月经不调食疗方

1.黑木耳红枣茶

做法：黑木耳30克，红枣20枚，黑木耳红枣共煮汤服之。每日1次，连服。

功效：补中益气，养血止血，主治气虚型月经出血过多。

2.山楂红糖饮

做法：生山楂肉50克，红糖40克。山楂水煎去渣，冲入红糖，热饮。非妊娠者多服几次，经血亦可自下。

功效：活血调经，主治妇女有经期错乱。

3.茴香酒

做法：小茴香、青皮各15克，黄酒250克，将小茴香、青皮洗净，入酒内浸泡3天，即可饮用。每次15～30克，每日2次，如不耐酒者，可以醋代之。

功效：疏肝理气，主治经期先期先后不定、经色正常、无块行而不畅、乳房及小腹胀痛等症。

4.山楂红花酒

做法：山楂30克，红花15克，白酒250克，将上药入酒中浸泡1周。每次15～30克，每日2次，视酒量大小，不醉为度。

功效：活血化瘀，主治经来量少、紫黑有块、腹痛、血块排出后痛减。注意忌食生冷勿受寒凉。

月经不调的取穴与按摩

特效1：太溪穴

▶ 功能主治

太溪穴 **属足少阴肾经穴位**	有益肾、清热、健腰膝、调节内脏之效能：主治肾炎、膀胱炎、月经不调、遗尿、遗精、神经衰弱、腰痛、足部冶戚、足底痛等病症。
	用刮按法治疗男性前列腺疾病及妇女子宫疾病有特效。
	咽喉肿痛、耳鸣、失眠，脱发等，常按揉此穴，都有很好的保健调理作用。

▶ 标准取穴

太溪穴位于足内侧，内踝后方与脚跟骨筋腱之间的凹陷处。

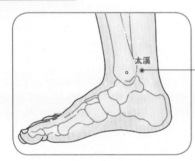

太溪

◇ 配伍治病

热病烦心，足寒清：
太溪配然谷
肾胀：
太溪配肾俞
心痛如锥刺：
太溪配支沟、然谷
功用： 清热益气

▶ 取穴技巧及按摩手法

抬一足置于另脚膝盖上。用另一手轻握，四指置放脚背，弯曲大拇指按压即是。

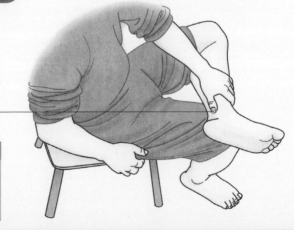

程度	指法	时间/分钟
轻		1～3

特效2：滑肉门穴

▶ 功能主治

滑肉门穴	此穴主治吐舌、舌强、重舌等疾病。
属足阳明胃经穴位	对调理脂肉、健美减肥具有很好的效果。
	对慢性胃肠病、呕吐、胃出血、月经不调、不孕症、肠套叠、脱肛等病症，坚持长期按压，会有很好的调理保健效能。
	配伍足三里穴，对胃病有不错的疗效。

▶ 标准取穴

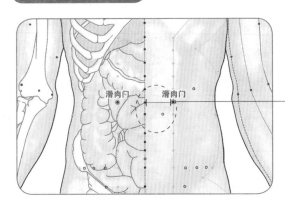

人体的上腹部，当脐中上1寸，距前正中线2寸处即是。

◇ 配伍治病

胃痛：
滑肉门配足三里
功用： 健美减肥、润滑脾胃

▶ 取穴技巧及按摩手法

仰卧或正坐，拇指与小指弯曲，中间三指伸直并拢，手指朝下，以食指第一关节贴于肚脐之上，则无名指第二关节所在位置即是该穴。

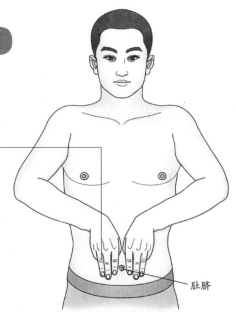

肚脐

程度	指法	时间/分钟
重		1～3

393

闭经的自我按摩疗法

凡年过18岁月经尚未来潮者称之为原发性闭经；凡以往已有过正常月经，现月经连续3个月不来者称为继发性闭经。妊娠、哺乳、绝经期闭经属正常生理现象。

在中医上将闭经称为经闭，多由先天不足，体弱多病，或多产房劳，肾气不足，精亏血少；大病、久病、产后失血，或脾虚生化不足，冲任血少；情态失调，精神过度紧张，或受刺激，气血郁滞不行；肥胖之人，多痰多湿，痰湿阻滞冲任等引起。

【按摩部位及取穴】腹部、腰骶；命门、八、关元、气海、中极、足三里、三阴交、太冲、调经等穴。

【按摩手法】按、揉、捏等。

中医根据辨证将闭经分为四种不同的类型。第一，气血虚弱：月经逐渐后延，量少，经色淡而质薄，继而停闭不行，或心悸、气短、乏力，或头晕、眼花、健忘、羸瘦萎黄。脉沉数，舌苔少或舌苔白；第二，气滞血瘀：月经数月不行，精神抑郁，烦躁易怒，胸胁胀满，少腹胀痛或拒按，舌边紫暗或有瘀点，脉沉涩或沉弦。

通过按摩，可以有效地理气活血，补肾通经，治疗闭经。

自我按摩疗法

一般按摩法	（1）第一步，嘱患者仰卧，施术者坐其右侧，先用手掌着力，反复推运拿揉腹部（小腹剧痛部位不宜推按）。 小腹摩法方向取逆时针方向，腹部取顺时针方向，手法要求深沉缓慢，同时配合按揉关元、气海、中极等穴，捏揉足三里、三阴交、太冲、调经穴等。 （2）第二步，患者翻身为俯卧位，术者用手掌着力，反复按摩腰骶数遍，再用双手拇指和中指着力，重点按点膈俞、脾俞、肾俞、志室等穴，每穴2分钟。 （3）第三步，再用双手拿揉两侧命门、带脉穴。 （4）第四步，最后，用双手掌着力，按摩推运腰骶及命门、八等穴约3分钟，治疗结束。 每日1次，每7日为一疗程。
其他按摩方法	患者仰卧，双腿自然伸直，术者坐于或者立于患者一侧，治左侧坐其右，治右侧坐其左。 （1）第一步，首先用双拇指从膝盖关节下开始，沿小腿内侧（胫骨内后侧）下行至踝关节止，反复进行擦揉（以有酸胀痛感为宜）； （2）第二步，然后再用手掌擦热小腿内侧，如此两腿交替进行。按摩2～3分钟，患者即可感到经行通畅，疼痛消失。 此法如能经常进行，不但可以有效治疗痛经，而且还利于闭经的治疗。

闭经食疗法
闭经食疗方

痰湿阻滞	表现：月经来潮后又逐渐停闭，胸胁满闷，精神疲倦，白带增多，或呕吐痰涎。舌淡胖，苔滑腻，脉弦滑。多见于形体肥胖患者。 （1）薏米30克，炒扁豆15克，山楂15克，红糖适量，四味同煮粥食。每天1次，每月连服7～8天。 （2）苍术30克，粳米30～60克。先将苍术水煎去渣取汁，再入粳米煮粥，每日1次，可连续服食数天。
肝肾阴虚	表现：月经超龄未至，或初潮较迟，量少色淡，渐至闭经，或闭经日久，消瘦低热，皮肤干燥，面色晦暗，口干舌燥，两颧发红。伴头晕目眩，腰膝酸软，舌红少苔，脉弱或细数。 （1）鳖甲50克，白鸽1只。将白鸽洗净，鳖甲打碎，放入白鸽腹内，共放瓦锅内，加水适量。炖熟后调味服食。隔天1次，每月连服5～6次。 （2）鳖1只，瘦猪肉100克，共煮汤，调味服食，每天1次，每月连服数天。
气滞血瘀	表现：大怒之后或忧思不解，月经骤停或数月不行，小腹、胸胁胀痛，乳房作胀，面色萎黄带有青灰色，头痛，烦躁不安或抑郁，失眠多梦，食欲不佳。舌淡有瘀斑或瘀点，脉细涩。常见于有精神刺激病因的患者。 （1）益母草50～100克，橙子30克，红糖50克，水煎服，每天1次，每月连服数天。 （2）川芎6～9克，鸡蛋2个，红糖适量，加水煎煮，鸡蛋熟后去壳取蛋，再煮片刻，去药渣，加红糖调味，吃蛋喝汤。每天1次，连服5～7天。
气血不足	表现：月经逐渐减少，以至完全停止，面色苍白或萎黄（枯黄面，无光泽），头晕目眩，心慌气短，精神疲倦，失眠多梦，食欲不佳。舌淡苔薄白，脉沉细无力。常见于产后出血量多、哺乳时间过长，多孕多产，营养不良患者。 （1）当归30克，黄芪30克，生姜65克，羊肉250克。将羊肉切块，生姜切丝，当归、黄芪用纱布包好，同放瓦锅内加入水适量，炖至烂熟，去药渣，调味服食。每天1次，每月连服3～5天。 （2）北黄芪30克，枸杞子30克，乳鸽1只。将乳鸽洗净，黄芪布包，同放炖盅内加水适量，隔水炖熟，调味后饮汤食肉。隔天炖服1次，每月连服4～5次。
寒凝血瘀	表现：月经闭止，小腹冷痛，胸闷恶心，四肢不温，面色发青，带下色白量多。舌淡暗，边有瘀斑，苔薄白，脉沉涩或弦。 （1）艾叶9克，生姜15克，鸡蛋2个，加水适量，放入砂锅内同煮，蛋熟后去壳取蛋，再煮片刻，调味后饮汤食蛋，每天1次，每月连服5～6次。 （2）当归30克，生姜15克，羊肉250克，放瓦锅内共煮汤，烂熟后调味服食。每天1次，每月连服5～6次。

不孕症的自我按摩疗法

不孕症是指婚后同居，有正常性生活，未避孕达1年以上而未能怀孕者。不孕症根据婚后是否受过孕又可分为原发性不孕和继发性不孕。原发性不孕指从未妊娠过；继发性不孕指曾有过妊娠，以后1年以上未避孕而未再妊娠。

【按摩部位及取穴】关元、气海、中极穴、肾俞、命门、八等穴。

【按摩手法】禅推、按、揉、擦等。

按摩能温肾暖宫、滋肾调中、疏肝理气、化痰调任、祛瘀调冲而调经，最后达到治疗不孕症的目的。

不孕症的自我按摩疗法

肾阳不足的按摩法	（1）取仰卧位，用掌按法持续按压关元、气海、中极穴各2分钟，以其下腹部、腰部及会阴部有发热感为度；再用掌揉法揉下腹部2分钟。 （2）取仰卧位，用禅推法推两下肢三阴交、然谷穴各1分钟；再用手掌尺侧面擦两足底涌泉穴各1分钟，以有热感为度。 （3）取俯卧位，用掌揉法揉背部膀胱经，并用禅推法推两侧肾俞、脾俞、命门穴各1分钟；再用指擦法擦肾俞、命门、八穴各2分钟，以皮肤微红微热为度。
肾阴亏虚的按摩法	（1）取仰卧位，用掌摩法上下往复摩任脉2分钟；再用掌按法持续按压关元穴2分钟，以其下腹部有热感为度；最后用掌揉法揉下腹部2分钟。 （2）取仰卧位，用禅推法推两下肢三阴交、足三里、血海、太溪穴各1分钟；再用拇指指腹端按揉两足底涌泉穴各1分钟。 （3）取俯卧位，用禅推法推两侧肝俞、脾俞、命门、白环俞穴各1分钟；再用掌擦法擦肾俞、命门、白环俞穴各2分钟。
痰湿阻滞的按摩法	（1）取仰卧位，将手掌擦热后紧贴于腹部，进行左右旋转揉动，每次10分钟；再用禅推法推膻中、中脘、中极穴、带脉（起于季肋部下缘，横行绕身1周），各1分钟。 （2）取仰卧位，用拇指指端持续按压两侧气冲穴2分钟，以抬手后患者有一股热流直达足部为度；再用拇指指腹端按揉两下肢丰隆穴各1分钟。 （3）取俯卧位，用禅推法推两侧膈俞、肝俞、脾俞、三焦俞、肾俞、膀胱俞穴各1分钟；再用指擦法擦左侧背部及腰骶部，反复进行5分钟，以有热感为度。
肝郁气滞的按摩法	（1）取仰卧位，用禅推法推揉期门、章门穴各1分钟；再用掌擦法擦两侧胁肋部3分钟。 （2）取仰卧位，用掌按法持续按压关元、气海穴各2分钟，以腹部有热感为度；再用掌揉法揉上腹部3分钟。

续表

	（3）取仰卧位，用拇指指腹端按揉两下肢血海、地机、三阴交、足三里、太冲、行间穴各2分钟。 （4）取俯卧位，家人用禅推法推两侧肝俞、脾俞、胃俞、三焦俞、肾俞穴各1分钟。

【病症自我保健】
不孕症食疗法

根据不孕的原因可分为相对不孕和绝对不孕。相对不孕是指夫妇一方因某种原因阻碍受孕或使生育力降低，导致暂时性不孕，如该因素得到纠正，仍有可能怀孕。绝对不孕可由先天性生理缺陷或后天的病理变化造成。

中医认为，肾阳不足、肾阴亏虚、痰湿阻滞、肝气郁结、瘀血阻络均可导致不孕。其诸多证型中，月经紊乱、闭经、痛

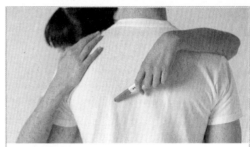

◎不孕症是指婚后同居，有正常性生活，未避孕达1年以上而未能怀孕者。

经、崩漏、带下异常为其共同特征。肾阳虚者尚有小腹冷感，性欲减退，带下清稀，畏寒肢冷等症；肾阴虚者尚有形体消瘦，潮热盗汗，五心烦热等症。

不孕症食疗方

韭菜虾	原料：青虾250克，韭菜100克。 做法：将青虾洗净，韭菜洗净，切段。先以素油煸炒虾，烹黄酒、酱油、醋、姜丝等调料，再加入韭菜煸炒，嫩熟即可。 功效：温肾补阳，固精。对肾虚不孕有效。
猪脊髓鳖	原料：猪脊髓200克，鳖250克，调料适量。 做法：将猪脊髓洗净，鳖用开水烫死，揭去鳖甲，去内脏，放入铝锅内，加水、姜、葱、胡椒面，用旺火烧沸后，改用小火煮至鳖肉熟，再放猪脊髓，煮熟加味精，吃肉喝汤。 功效：适用于妇女不孕症伴有头晕、耳鸣、腰膝酸软者。
玉兰花	原料：将开未开的玉兰花适量。 做法：水煎服。每岁1朵（如20岁用20朵）。每日清晨空腹服下。 功效：主治伴有明显痛经症的不孕症。
荔枝核	原料：荔枝核15克，小茴香10克，橘核15克，粳米50克。 做法：先将荔枝核、橘核、小茴香一起水煎，滤取药液，用药液同粳米煮粥，男方随时可服。女方每于月经结束1天开始早晚各服1剂，连服1周；如此连用3个月。 功效：治疗不孕症，适用于伴有胸胁胀满、乳房胀痛等肝郁症状的妇女不孕。

阴道炎的自我按摩疗法

阴道炎是阴道黏膜及黏膜下结缔组织的炎症，是妇科门诊常见的疾病。

【按摩部位及取穴】肾俞、小腹、脾俞、血海、带脉等穴。

【按摩手法】捏、揉、按等。

正常健康妇女，由于解剖学及生物化学特点，阴道对病原体的侵入有自然防御功能，当阴道的自然防御功能遭到破坏，则病原体易于侵入，导致阴道炎症，幼女及绝经后妇女由于雌激素缺乏，阴道上皮菲薄，细胞内糖原含量减少，阴道pH值高达7左右，故阴道抵抗力低下，比青春期及育龄妇女易受感染。

其中，霉菌性阴道炎最常见的症状就是外阴瘙痒，白带明显增多。患者的瘙痒症状时轻时重，时发时止。

按摩疗法在阴道炎的治疗和康复方面具有辅助作用。

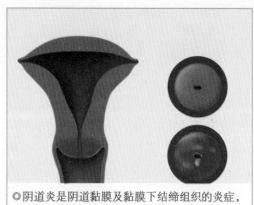

◎阴道炎是阴道黏膜及黏膜下结缔组织的炎症，是妇科门诊常见的疾病。

阴道炎的自我按摩疗法

捏肾俞	取俯卧位，操作者将两手掌自然伸开，四指并拢，拇指与四指呈钳状，以拇指和四指之指腹捏拿肾俞周围皮肤与肌肉，一捏一拿，使之有沉胀感。操作1~2分钟。 每日1次，3~5天为1疗程。
揉小腹	取仰卧位，以右手大、小鱼际置于脐下气海穴，做轻柔缓和的回旋揉动；或呈环行顺时针揉压移动，将整个下腹部揉摩5~10遍。 每日1次，7天为1疗程。
按脾俞穴、 血海穴	用拇指或食指指端揉按脾俞、血海；再揉按肾俞、带脉。每穴各按揉1分钟。 每日1次，7天为1疗程。

【病症自我保健】
阴道炎食疗法

霉菌性阴道炎最常见的症状就是外阴瘙痒，白带明显增多。患者的瘙痒症状时轻时重，时发时止。患急性霉菌性阴道炎时，患者宜选用具有清热利湿作用的食疗方。

阴道炎食疗方

食疗方一	扁蓄、川草、粳米、冰糖少许。先将扁蓄、川草以适量水煮取汁去渣，入粳米煮粥，食用时调入冰糖即成。本方具有利湿通淋，抑菌止痒之功。
食疗方二	椿白皮、白藓皮、黄柏。加水适量煎取。本方能清热利湿。 慢性霉菌性阴道炎，患者外阴痒痛症状可以不明显，平时白带较多，色白，此时宜选用具有健脾祛湿作用的食疗方。
食疗方三	白扁豆、白术、冰糖适量。白术用袋装与扁豆煎汤后去袋，入冰糖，喝汤吃豆。
食疗方四	扁豆花、淮山药适量。取含苞未开的扁豆花晒干，研末，用适量淮山药、每日早晚煮大米粥，粥成调入花末，煮沸即成。本方具有健脾利湿的功效。

盆腔炎的自我按摩疗法

盆腔炎指女性上生殖道及其周围组织的炎症，主要包括子宫内膜炎、输卵管炎、输卵管卵巢脓肿、盆腔腹膜炎。炎症可局限于一个部位，也可同时累及几个部位，最常见的是输卵管炎、输卵管卵巢炎。

【按摩部位及取穴】脾俞、肾俞、腰骶、关元、章门、小腹、合谷、足三里、三阴交等。

【按摩手法】按、揉、擦、拿等。

盆腔炎多发生在性活跃期、有月经的妇女，初潮前、绝经后或未婚者很少发生盆腔炎。若发生盆腔炎也往往是邻近器官炎症的扩散。按其发病过程、临床表现可分为急性与慢性两种。

急性盆腔炎是指女性内生殖器及其周围结缔组织、盆腔腹膜发生的急性炎症，可局限于一个部位，也可几个部位同时发病。常见致病菌为葡萄球菌、链球菌、大肠杆菌、厌氧菌及性传播病原体，如淋菌、支原体、衣原体等。经淋巴、血行或直接蔓延至盆腔而引起。常见急性子宫内膜炎、子宫肌炎、输卵管炎、输卵管积脓、输卵管卵巢脓肿、盆腔结缔组织炎、盆腔腹膜炎，严重者可引起败血症及脓毒血症。如不及时控制，可出现感染性休克甚至死亡。中医学称本病为"妇人腹痛""热入血室""产后发热""带下病""癥瘕"等。

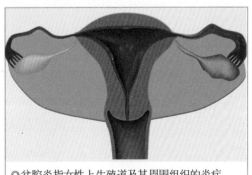

◎盆腔炎指女性上生殖道及其周围组织的炎症。

盆腔炎的自我按摩疗法

简便按摩法	按照如下的顺序进行按摩：按揉脾俞，揉擦肾俞，重擦腰骶，揉关元，揉擦章门，斜擦小腹，拿揉合谷，按揉曲池，按揉足三里，按揉三阴交。
一般按摩法	（1）患者俯卧位，按摩者用手掌根部及大鱼际在患者腰椎部上下反复平推数十次，直至患者腰背部温适透热为宜。然后用右手大拇指指腹及食、中两指指腹轻轻用力点压关元俞、肾俞两穴，每穴2分钟。 （2）让患者取坐位，按摩者用手掌根部在患者两下肢踝上缘轻揉3分钟，然后用右手大拇指推按三阴交3分钟，以患者感觉局部酸、麻、胀、温适为宜。 （3）取肾俞、关元，用按法、揉法、点法、一指禅推法，施力大小可据病人耐受程度为宜，一般是轻重结合为宜，每次15～30分钟。每日12次。 （4）搓揉腹部、带脉，搓尾闾、两肾、涌泉。 （5）有疼痛症状者，可用两手同时擦腿根部各50次，使血脉通畅。 （6）发热恶寒甚者，用大拇指加揉大椎、合谷穴1分钟。 （7）呕吐者，用大拇指加揉内关穴、合谷穴1分钟。 （8）胸胁胀痛者，加点揉支沟、阳陵泉、太冲。 （9）病情迁延不愈者，点揉膈俞、肾俞、血海。
穴位按摩法	（1）患者仰卧，双膝屈曲。 （2）按摩者居其右侧，先进行常规腹部按摩数次。 （3）再点按气海、关元、血海、三阴交各半分钟，然后双手提拿小腹部数次。 （4）痛点部位多施手法。

【病症自我保健】
盆腔炎食疗法

盆腔炎食疗方

食疗	（1）槐花10克，苡米仁20克，冬瓜仁20克，水煎去渣，取汁，加入大米50～100克，煮粥食用。 （2）枸杞20克，当归20克，猪瘦肉100克，煮汤加其他味料食用。适用于瘀性盆腔炎病。 （3）败酱草50克，紫草根15克，水煎去渣加入红糖25克，调匀服食。 （4）败酱草20克，桃仁10克，黑木耳10克，水煎服，每日1剂，连服几天。 （5）金银花15克，败酱草30克，蒲公英20克，赤芍10克，枳壳10克，木香10克，水煎服，每日一剂，连服3～5剂。

续表

药膳	1.苦菜萝菔汤 做法：苦菜100克，金银花20克，蒲公英25克，青萝卜200克（切片）。上四味共煎煮，去药后吃萝卜喝汤。每日1剂。清热解毒。 对应症状：湿热瘀毒型盆腔炎，发热，下腹胀痛，小腹两侧疼痛拒按，带下色黄量多，舌质红、苔黄，脉滑数。附注：金银花对多种细菌如葡萄球菌、链球菌、肺炎双球菌、大肠杆菌、绿脓杆菌以及皮肤真菌均有不同程度的抑制作用。 2.银花冬瓜仁蜜汤 做法：冬瓜籽仁20克，金银花20克，黄连2克，蜂蜜50克。先煎金银花，去渣取汁，用药汁煎冬瓜籽仁15分钟后入黄连、蜂蜜即可。每日1剂，连服1周。清热解毒。 对应症状：湿热瘀毒型盆腔炎，下腹及小腹两侧疼痛，拒按，微发热，自汗，带下色黄量多，舌红苔黄。 3.桃仁饼 做法：桃仁20克，面粉200克，麻油30克。桃仁研成极细粉末与面粉充分拌匀，加沸水100毫升揉透后冷却，擀成长方形薄皮，涂上麻油，卷成圆筒形，用刀切成每段30克，擀成圆饼，在平底锅上烤熟即可。早晚餐随意服食，每日数次，每次2块，温开水送服。理气活血，散瘀止痛。 对应症状：气滞血瘀型盆腔炎，下腹部及小腹两侧疼痛如针刺，腰骶疼痛，舌有紫气，脉细弦。 4.青皮红花茶 做法：青皮10克，红花10克。青皮晾干后切成丝，与红花同入砂锅，加水浸泡30分钟，煎煮30分钟，用洁净纱布过滤，去渣，取汁即成。当茶频频饮用，或早晚2次分服。理气活血。 对应症状：气滞血瘀型盆腔炎，下腹部及小腹两侧疼痛如针刺，腰骶酸痛，舌有紫气，脉弦。

性冷淡自我按摩疗法

性冷淡是指育龄夫妇婚后居住在一起，女方3个月以上无主动的性要求，或者对其配偶的性爱行为反应迟钝、淡漠。

【按摩部位及取穴】耳朵、颈部、大腿内侧、腋下等；会阴、会阳、京门等。

【按摩手法】摩、擦等。

在按摩时，要根据身体感受，随时调整按摩的速度和力度。按摩之前可以试着用一些人工合成润滑剂，最好是水性的润滑剂，油性的润滑剂容易导致感染。

一些女性尤其是曾经受到过性侵害的女性，其性冷淡的症状是应该进行性心理治疗的。除了进行心理咨询外，也可以自行进行心理调节。当然，如果能够找到一个愿意信赖的专业人士倾听、安慰就最好不过了。

目前来说，治疗性欲低下的最有效方法是性治疗。因为性是人类的本能，性治疗的目的是将女性与生俱来的性本能解放出来、彻底治愈性欲低下。

性冷淡自我按摩疗法

腰部按摩法	取直立位，两足分开与肩同宽，双手拇指紧按同侧肾俞穴，小幅度快速旋转腰部，并向左右弯腰，同时双手掌从上向下往返摩擦，2～3分钟，以深部自感微热为度，每天2～3次。
神阙按摩法	仰卧位，两腿分开与肩同宽，双手掌按在神阙穴上，左右各旋转200次，以深部自感微热为度，每天2～3次。
阴蒂按摩法	女性性冷淡患者可以采用按摩阴蒂的方法进行自我治疗。对于一个发育良好的阴蒂来说，可以用拇指、食指及中指三个手指来一起按摩。
性敏感部位按摩法	性敏感部位是指能够激起性欲与性兴奋的体表带或穴位。它包括性敏感带和敏感点。女子的性欲敏感带如耳朵、颈部、大腿内侧、腋下、乳房、乳头等部位最敏感，其敏感点有会阴、会阳、京门等穴。 按摩性敏感带时，男方宜缓慢轻揉，使之有一种舒坦的感觉；按摩敏感点时，可用指头掌面按压，以柔济刚，达到激发起女方性欲的效果。总之以女方体验到一种快乐、舒适感为原则。每天按摩1次即可。

【病症自我保健】

女性性冷淡食疗法

女性性冷淡食疗方

以猪腰为主剂	（1）加炙附片6克，切碎炖汤，每日1剂，10日为一疗程。 （2）加入肉苁蓉片、胡桃肉各15克扎紧，煮熟食用，每日1剂，15日为一疗程。
以雄仔鸡为主剂	（1）切成块，加葱、鲜花椒、糯米酒蒸熟食用。 （2）与枸杞子30克、50度白酒100克、盐少许同炖，食肉饮汤。

更年期综合征的自我按摩疗法

大多数妇女45～50岁开始停经，这段时间的前后称为更年期。妇女进入更年期后，卵巢功能下降，雌激素分泌也随之减少，其结果是引起内分泌系统和自主神经功能失调而出现一系列临床症状，这就是更年期综合征。

【按摩部位及取穴】百会、神庭、攒竹、率谷、风池、安眠、印堂、太阳、四神聪、神门、内关、肩井、肝俞、肾俞、章门、三阴交、太冲等。

【按摩手法】推、按、揉、拿、捏等。

治疗更年期综合征，如服用药物治疗

者，不要停止用药，可根据症状在医生的指导下，逐渐减少药物剂量；要注意对患者的心理疏导。同时，患者应注意生活起居、饮食、环境，并尽量控制好情绪，以便平稳地度过更年期。

更年期综合征的自我按摩疗法

选穴	百会、神庭、攒竹、率谷、风池、安眠、印堂、太阳、四神聪、神门、内关、肩井、肝俞、肾俞、章门、三阴交、太冲等。
方法	（1）用双手拇指桡侧缘交替推印堂至神庭30次。 （2）用双手拇指螺纹面分推攒竹至两侧太阳穴30次。 （3）用拇指螺纹面按揉百会、安眠、四神聪各100次。 （4）用双手大鱼际按揉左右太阳穴各30次。 （5）用拇指桡侧缘，以率谷穴为中心扫散头部两侧各30～50次。 （6）按揉肝俞、肾俞、章门穴各100次。 （7）拿捏风池、神门、内关、三阴交、太冲各30～50次。 （8）轻轻转动颈部，左右各转10次。 （9）由前向后用五指拿头顶，至后头部改为三指拿，顺势从上向下拿捏项肌3～5次。 （10）用双手大鱼际从前额正中线抹向两侧，在太阳穴处按揉3～5下，再推向耳后，并顺势向下推至颈部，做3次。按摩每天1次，不要间断，直至症状完全消失。

【病症自我保健】

更年期综合征食疗法　　更年期综合征食疗方

枸杞肉丝冬笋	原料：枸杞、冬笋各30克，瘦猪肉100克，猪油、食盐、味精、酱油、淀粉各适量。 做法：炒锅放入猪油烧热，投入肉丝和笋丝爆炒至熟，放入其他佐料即成。每日一次。 功效：适用于头晕目眩、心烦易怒、经血量多、面色晦暗、手足心热等。
小麦山药粥	原料：干山药片30克，小麦、糯米各50克。 做法：将山药、小麦、糯米同煮成稀粥，加白糖调味服用。早晚餐温热服。 功效：补脾胃，安心神。适用于妇女更年期综合征、脾胃不足、精神不振、失眠多梦等征。
枣仁红枣粥	原料：酸枣仁15克，红枣10～15克，粳米50克，白糖适量。 做法：将酸枣仁水煎，去渣取汁，入粳米、红枣同煮粥，待粥熟时，加白糖调味。每日1～2次，10日为一疗程。 功效：具有补脾胃、养心安神功效。适用于妇女更年期综合征。

产后小便异常的自我按摩疗法

产后小便异常指妇女产后小便不通或尿意频数，甚至小便失禁等症状。本病发生原因是膀胱气化失职所致，临床又可分为气虚、肾虚、膀胱损伤3种。

【按摩部位及取穴】足部反射区等。

【按摩手法】刮法、按法、拇指推法、叩击法等。

产后小便次数增多，甚至日夜数十次，或产后不能约束小便而自遗，前者称产后小便频数，后者称产后小便失禁。本病多因妇人产后膀胱受损或气虚不固而致。

产后小便异常的自我按摩疗法

足底按摩法	足底部反射区：头部（大脑）、脑垂体、小脑及脑干、甲状旁腺、肾上腺、肾、输尿管、膀胱、生殖腺。 手法：拇指指端点法、食指指间关节点法、拇指关节刮法、按法、食指关节刮法、拇指推法、擦法、拳面叩击法等。
足内侧按摩法	足内侧反射区：胸椎、腰椎、骶骨、尿道及阴道、子宫。 手法：食指外侧缘刮法、按法、拇指推法、叩击法等。
足外侧按摩法	足外侧反射区：生殖腺。 手法：食指外侧缘刮法、按法、拇指推法、叩击法等。

【病症自我保健】

产后小便异常食疗法

产后小便异常食疗方

鲫鱼1条（约250克），笋肉25克，水发香菇5朵，调料适量。将笋肉、香菇分别洗净，切片，鲫鱼洗净后，用黄酒、盐、胡椒粉腌渍20分钟，取出置碗内，鱼身中间摆放香菇片，两头列笋片，加黄酒、葱段、姜片、味精少许，上屉蒸1.5～2小时，至鱼熟烂拣去葱、姜，即可食用。	莴笋250克，海蜇皮150克，芝麻酱30克，调料适量。将莴苣去皮，切细丝，盐腌渍20分钟，挤干水分，海蜇皮洗净切丝，用凉水淋冲沥水，两者相合，调入芝麻酱、麻油、白糖、盐、味精拌匀，佐餐食。
益智仁30克，桑螵蛸15克，猪脬1具。前2药洗净，用纱布包好，与洗净的猪脬同放砂锅内炖熟，弃药包，调入盐，食肉饮汤，每日1剂。	赤豆陈皮粥，赤小豆30克，陈皮15克，大米100克。将上述诸物加水如常法煮粥食服。

经期综合征自我按摩疗法

经期综合征是指在经期或行经期前后发生的下腹部疼痛，常伴随有恶心、呕吐、腹泻等，严重的可出现面色苍白、手脚冰冷、冷汗淋漓等症状，并伴随月经周期反复发作。多见未婚或未孕的女性，往往生育后就会减轻或消失。

【按摩部位及取穴】肝俞、章门、血海、太冲等。

【按摩手法】一指禅推法，按、揉、擦、抚等。

经期综合征自我按摩疗法

一般按摩法	乳胀揉膻中2分钟，擦胸膛前2分钟，按揉肝俞、章门、血海、太冲各2分钟。 从印堂推至神庭穴5分钟，分别按揉太阳穴4分钟，以拇指重复禅推攒竹至太阳10次。
一指禅推法	在家自行穴位按摩，有助改善经前期不适。 利用手法或借助器具按摩小腹或受影响的部位，促进气血畅行，帮助行经顺利。选择腹部的中极穴，及腿部的三阴交穴，早晚各按摩一次，日久有功。
疏胁固元法	（1）梳肋 两手掌向胸前，四指微分开，相应按压于胸骨两边。跟随呼吸节奏，吸气时指腹沿胸壁用力向两侧梳理，由上至下，顺序施行3～5次。 （2）理擦疏肋 两手四指合拢，各扣于两边胁肋下沿，用力内压。由正中胸骨下沿向外疏理，重复进行5～10次。 （3）拂阴固元 四指合拢，一手按于外阴，随吸气提肛，并用力压拂外阴部，再沿腹中线向上擦至肚脐下3寸。两手交替拂擦40～60次。完成后，以一手掌按压脐周，边拂边按，同时以另一手的食指、中指回旋揉按耻骨正中上缘处50～100次。

【病症自我保健】

经期综合征的饮食注意

研究发现，碳水化合物之所以能起镇静和安慰神经的作用，是由于它能够提高血清素的水平。一般来说，摄入50克左右的碳水化合物就能见到效果。

经期综合征的饮食注意事项

薯类和谷类、全麦类食品，比如用大米、面粉、小米做的各种主食，以及红薯、土豆等食物中，所含有的碳水化合物极其丰富，因此成为典型的抗抑郁食物。	经期多喝水可以保持大便通畅，减少骨盆充血。同时，在经期，由于常会感到腰痛、不思饮食，不妨多吃一些开胃的食物。
碳水化合物中的葡萄糖是大脑工作时重要的能量来源，可以让经期仍要坚持工作的女性减少疲惫感。经期女性每天摄入的碳水化合物应该占总能量的55%～65%。碳水化合物摄入不足会影响其他营养素的吸收，降低身体的免疫能力。	维生素B_6也能帮助大脑合成血清素，减轻抑郁症状。食物中含维生素B_6比较多的是香蕉，它所含有的生物碱还可以起到振奋精神和提高信心的作用。全麦类食品的谷皮中维生素B_6含量也很多，因此，经期可多吃些含有麦麸的食品。
喝点猪肝红枣粥、姜汁薏苡仁粥、黑木耳红枣粥及姜枣红糖水等，都能起到补血的作用。樱桃、南瓜、低脂牛奶、鸡肉等，也是女性经期很好的食品。	

子宫脱垂的自我按摩疗法

　　子宫脱垂是指支撑子宫的组织受损伤或薄弱，致使子宫从正常位置沿阴道下降，子宫颈外口坐骨棘水平以下甚至子宫全部脱出阴道口外的一种生殖伴邻近器官变位的综合征。

　　【按摩部位及取穴】腹部、腰骶部；气海、中极、归来、血海、肾俞、命门、秩边、承扶等。

　　【按摩手法】点、按、揉、擦等。

　　子宫脱垂根据脱垂程度的大小可分为三度。子宫脱垂患者平时就会有腰酸背

痛，严重时还会拖累膀胱及直肠，而会有频尿、小便解不干净或大便不顺之感。

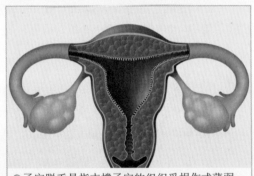

◎子宫脱垂是指支撑子宫的组织受损伤或薄弱，致使子宫从正常位置沿阴道下降。

子宫脱垂的自我按摩疗法

穴位按摩法	（1）患者取仰卧位，按摩者站其身旁，先用手掌着力反复进行轻揉按摩腹部，并反复自小腹向上推揉，力量要柔和，可使子宫有上提的感觉。 　　（2）用中指点揉气海、中极、归来、血海等穴。然后嘱患者翻身俯卧，施术者用手掌按揉腰骶部7～8遍，痛点部位多施手法。 　　（3）用拇指点揉肾俞、命门、秩边、承扶等穴，各约半分钟。如膀胱膨出者弹拨大腿内侧的筋腱3～5次，按压曲骨穴。直肠膨出者按压会阴穴和腰俞穴。 　　每日1次，每10日为一疗程，各疗程之间休息3天。

续表

其他按摩法	（1）取坐位，按揉头顶百会穴5分钟。 （2）取坐位，用双手掌在病人双腋下胁肋处。由上向下擦。用力均匀柔和，以透热为度。再用拇指按揉膻中穴。以有酸胀感为度。 （3）仰卧位，用手掌顺时针摩腹穴60周。重贴在小腹部。再按脐下4寸中极穴。脐下三寸关元穴5分钟。 （4）俯卧位。用手掌横擦腰骶部，以透热为度。再用拇指按肾俞、命门穴约2分钟。 （5）俯卧位。用手掌根沿颈椎向下，直擦背部督脉，以透热为度。然后提拿双肩井穴半分钟。

在生活中，我们通过做到以下几点来预防子宫脱垂的发生。

（1）积极采取预防措施，如实行计划生育、正确处理分娩、保证产后休息。3个月内不宜过重劳累和久蹲，积极治疗引起子宫脱垂的其他疾病。

（2）加强锻炼，增强体质，做好妇女五期保健、节制房事等，可减少子宫脱垂的发生。

一旦发生子宫脱垂，应该积极治疗，不可忽视。脱垂者，应避免重体力劳动，少食辛辣炙烤之物，心情舒畅，如有慢性咳嗽要积极治疗，每天可不定期做收腹提肛练习。

【病症自我保健】

子宫脱垂食疗法

子宫脱垂，命名甚多，如阴挺、阴脱、阴痔等。是指子宫向阴道外脱出。多因产后或产育过多，耗损肾气，胞脉驰松；或因脾胃虚弱，中气下陷；或肝经湿热下注等因所致。

子宫脱垂食疗方

二麻猪肠汤	原料：升麻10克，胡麻仁100克，猪大肠300克，调料适量。 做法：将大肠洗净，升麻布包，与芝麻同放入大肠中，置锅中，加清水适量同炖至大肠熟后，去升麻，食盐、味精调味，饮汤食肠，隔日1剂，连续3周。 功效：可益气升提，适用于气虚下陷所致的子宫脱垂。
党参小米粥	原料：党参30克，升麻10克，小米50克。 做法：将二药水煎取汁，加小米煮为稀粥，每日2次，空腹服食。 功效：可益气升提，适用于气虚下陷之子宫下垂，劳则加剧，小腹下坠，四肢无力，少气懒言，面色少华，小便频数，带下量多，质稀色白等。
鳊鱼黄芪汤	原料：鳊鱼1尾，黄芪20克，枳壳10克，调料适量。 做法：将鳊鱼去鳞杂、洗净，与黄芪、枳壳加水同煮沸后，再煮30分钟，去渣取汁，食盐、味精、料酒调服，每次200毫升。每日2次。 功效：可益气升提，适用于气虚下陷所致的子宫脱垂。

续表

升麻龟肉汤	原料：升麻10克，大枣10枚，龟肉150克。 做法：将龟肉洗净、切块，与诸药同置锅中，加清水适量煮熟后，饮汤食肉，每日1剂。 功效：可补血益气，升举阳气，适用于气虚下陷所致的子宫脱垂。
巴戟炖猪肠	原料：巴戟天、肉苁蓉、枳壳各35克，猪大肠200克，调料适量。 做法：将猪肠洗净，纳入诸药与大肠中，放碗中，加清水适量，隔水蒸熟服食，可加少许食盐，味精调味。 功效：可补肾益气固脱，适用于肾虚不固之子宫下垂，腰膝酸软，小腹下坠，小便频数，夜尿频多，头晕耳鸣等。
黄芪甲鱼汤	原料：黄芪30克，枳壳15克，杜仲10克，甲鱼1000克，调料适量。 做法：将甲鱼去甲壳肠杂，洗净，切块，诸药布包，加清水适量同炖至甲鱼熟后，去药包、葱花、姜末、食盐、料酒、味精等调味服食，2日1剂。 功效：可滋补肾阴，益气固脱，适用于肾气不固型子宫脱垂。

乳腺增生的自我按摩疗法

乳腺增生是乳腺组织导管和乳小叶在结构上的退行性病变及进行性结缔组织的生长，其发病原因主要是由于内分泌激素失调。乳腺增生是女性最常见的乳房疾病，其发病率占乳腺疾病的首位。

【按摩部位及取穴】患部等。

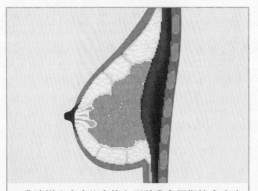

◎乳腺增生疾病的症状主要以乳房周期性疼痛为特征。

【按摩手法】推、抚、揉、捏、振荡法等。

乳腺增生疾病的症状主要以乳房周期性疼痛为特征。起初为游慢性胀痛，触痛为乳房外上侧及中上部为明显，每月月经前疼痛加剧，行经后疼痛减退或消失。严重者经前经后均呈持续性疼痛。有时疼痛向腋部、肩背部、上肢等处放射。

对于乳腺增生的症状不明显者，平常可采取自我按摩治疗；若症状较为严重者或自我按摩治疗的效果不明显者，可在医生的指导下进行其他的治疗。

对于女性，乳房的呵护很重要，特别是现在的白领女性，生活、工作压力大，而心情不畅是乳腺疾病发生的一个重要因素。

乳腺增生易患易治疗，如一些女性精神过于紧张、情绪过于激动等不良精神因素，长期如此便可导致乳腺增生的发生。就连一些饮食方面不合理，如脂肪摄入过多，可影响卵巢的内分泌，强化雌激素对乳腺上皮细胞的刺激从而导致乳腺增生。因此，女性在生活习惯等方面应引起注意，以减少乳腺疾病的发生。

为了能及时发现乳腺疾病，25岁以上女性一定要每月自查乳房，具体方法是：洗浴后站在镜前检查，双手叉腰，身体做左右旋状，从镜中观察双侧乳房的皮肤有无异常，乳头有无内陷，然后用手指的指腹贴在乳房上按顺时针或逆时针方向慢慢移动，切勿用手挤捏，以免将正常乳腺组织误认为肿块。

乳腺增生的自我按摩疗法

推抚法	患者取坐位或侧卧位，充分暴露胸部。先在患侧乳房上撒些滑石粉或涂上少许液体石蜡，然后双手全掌由乳房四周沿乳腺管轻轻向乳头方向推抚50～100次。
揉压法	以手掌上的小鱼际或大鱼际着力于患部，在红肿胀痛处施以轻揉手法，有硬块的地方反复揉压数次，直至肿块柔软为止。
揉、捏、拿法	以右手五指着力，抓起患侧乳房部，施以揉捏手法，一抓一松，反复施术10～15次。左手轻轻将乳头揪动数次，以扩张乳头部的输乳管。
振荡法	以右手小鱼际部着力，从乳房肿结处，沿乳根向乳头方向做高速振荡推赶，反复3～5遍。局部出现有微热感时，效果更佳。

【病症自我保健】

乳腺增生食疗法

乳腺增生食疗方

刀豆木瓜肉片汤	先将猪肉50克洗净，切成薄片，放入碗中加精盐，湿淀粉适量，抓揉均匀，备用。将刀豆50克，木瓜100克洗净，木瓜切成片，与刀豆同放入砂锅，加适量水，煎煮30分钟，用洁净纱布过滤，取汁后同入砂锅，视滤液量可加适量清水，大火煮沸，加入肉片，拌匀，倒入黄酒适量，再煮至沸，加葱花、姜末适量，并加少许精盐，拌匀即成。可当汤佐餐，随意食用，当日吃完。
肉苁蓉归芍蜜饮	将肉苁蓉15克，当归10克，赤芍10克，柴胡5克，金橘叶10克，半夏10克，分别拣去杂质，洗净，晾干或切碎，同放入砂锅，加适量水，浸泡片刻，煎煮30分钟，用洁净纱布过滤，取汁放入容器，待其温热时，加入蜂蜜30毫升，拌和均匀即成。上、下午分服。

续表

香附路路通蜜饮	将香附20克，路路通30克，郁金10克，金橘叶15克洗净，入锅，加适量水，煎煮30分钟，去渣取汁，待药汁转温后调入蜂蜜30毫升，搅匀即成。上、下午分服。
枸橘李粉方	将枸橘李100克晒干或烘干，研成细粉，装瓶备用。每日2次，每次取枸橘李干粉5克，用适量黄酒加温开水（调匀）送服。
橘饼饮	将金橘饼50克洗净，沥水后切碎，放入砂锅，加适量水，用中火煎煮15分钟即成。早、晚分服，饮用煎汁的同时，嚼食金橘饼。
金橘叶茶	将金橘叶（干品）30克洗净，晾干后切碎，放入砂锅，加水浸泡片刻，煎煮15分钟，用洁净纱布过滤，取汁放入容器中即成。可代茶饮。或当饮料，早、晚分服。
玫瑰蚕豆花茶	将玫瑰花6克，蚕豆花10克分别洗净，沥干，一同放入茶杯中，加开水冲泡，盖上茶杯盖，闷10分钟即成。可代茶饮，或当饮料，早、晚分服。
海带鳖甲猪肉汤	海带65克（清水洗去杂质，泡胀切块），鳖甲65克（打碎），猪瘦肉65克，共煮汤，汤成后加入适量盐、麻油调味即可。每日分两次温服，并吃海带。
萝卜拌海蜇皮	将白萝卜200克洗净，切成细丝，用精盐2克拌透。将海蜇皮100克切成丝，先用凉水冲洗，再用冷水漂清，挤干，与萝卜丝一起放碗内拌匀。炒锅上火，下植物油50毫升烧热，放入葱花3克炸香，趁热倒入碗内，加白糖5克、麻油10毫升拌匀即成。佐餐食用。

乳腺炎的自我按摩疗法

乳腺炎是指乳腺的急性化脓性感染，是产褥期的常见病，是引起产后发热的原因之一。乳腺炎最常见于哺乳妇女，尤其是初产妇。哺乳期的任何时间均可发生，而哺乳的开始最为常见。

【按摩部位及取穴】乳房。

【按摩手法】推抚、揉压、捏拿、振荡法等。

乳腺炎的自我按摩疗法

一般按摩方法	一手用热毛巾托住乳房，另一手放在乳房的上侧，以顺时针方向转向按摩。如果乳房感到胀痛，或者乳房上有肿块时，手法可以重一些。 在自我按摩的同时，可稍用力挤压乳房，把乳汁从乳头挤出，反复几次后，乳腺管就通畅了。 一般每天按摩1次，每次15～20分钟。

续表

其他按摩法	（1）推抚法 　　取坐位或侧卧位，充分暴露胸部。先在患侧乳房上撒些滑石粉或涂上少许液体石蜡，然后双手全掌由乳房四周沿乳腺管轻轻向乳头方向推抚50～100次。 　　（2）揉压法 　　以手掌上的小鱼际或大鱼际着力于患部，在红肿胀痛处施以轻揉手法，有硬块的地方反复揉压数次，直到肿块柔软为止。 　　（3）揉、捏、拿法 　　以右手五指着力，抓起患侧乳房部，施以揉捏手法，一抓一松，反复揉捏10～15次。左手轻轻将乳头揪动数次，以扩张乳头部的输乳管。 　　（4）振荡法 　　以右手小鱼际部着力，从乳头肿结处，沿乳根向乳头方向做高速振荡推赶，反复3～5遍。局部出现有微热感时，效果最佳。

乳腺炎预防法

妊娠期的乳房卫生极为重要，从孕后6个月开始，每天用清洁水或中性肥皂水擦洗乳头、乳晕，或用白酒（75％酒精也可）棉球蘸涂乳头及乳晕，以提高局部的抵抗力。	对先天乳头畸形的，在孕后（其实是越早越好）加以矫正。可用小酒盅扣在乳头上，外用布带固定；或用吸奶器吸出，每日1～2次，或行乳房按摩，或用手轻柔的牵拉等。
一定要保持乳汁通畅，乳汁淤积是引发乳腺炎的重要因素，绝不可忽视。如定时哺乳，每次将乳汁吸尽，如吸不尽，可用吸乳器或按摩挤出，以使乳汁尽量排空。如乳汁过稠，易发生凝乳阻塞乳管，要多进汤液饮食。	情绪要好，负性情绪易引起内火，中医说的肝郁气滞，也能造成积奶。家庭成员要多关照与慰藉产妇，个人乐观更为现实。
对已有乳头皲裂者要积极治疗，绝不可小视。	对机体其他的感染病要妥善的治疗。
要注意乳婴的口腔卫生，如口腔有病除治疗外改用喂奶法。	一旦发现乳房有异常变化，应即时处理，以免病情发。
不要养成乳婴含乳头睡眠习惯，注意哺乳姿势。	多喝水，使乳汁变稀，减少瘀滞，利于乳汁排出。

【病症自我保健】

乳腺炎的饮食注意

在治疗乳腺炎期间应少吃有刺激性的食物，如葱、姜、蒜等。中医认为，急性乳腺炎是由于内有蕴热、热毒壅结而成。因此在饮食上要少吃热性食物，以免助火生疮。可以常吃些海带，海带有软坚散结作用，凉拌吃或炖鸡肉吃，可预防急性乳腺炎；有急性乳腺炎先期症状者，可用蒲公英30克，陈皮6克，水煎服，每日1剂。

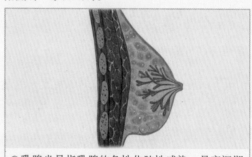

◎乳腺炎是指乳腺的急性化脓性感染，是产褥期的常见病。

乳腺炎的日常饮食注意事项

海带肉皮冻（每日食之），起到软坚化瘀的作用。	蒜苗肉包子（蒜苗与肉比例为4∶1），抑制恶性肿瘤。
每日吃豆及豆制品，每日一个苹果（有条件的榨汁）。	蒸米饭一定要把米淘干净（水为清水）否则有致癌成分。
核桃每日三个，不能过食，多食便秘。	白萝卜常吃（白萝卜不能与红萝卜一起吃）。
咸菜、咸蛋与咸肉等腌制品尽量不食。	加热菜要用微波炉（起到杀菌的作用）。
西红柿要多食，尤其是熟西红柿。	清体内垃圾的食品有：海带、木耳（发泡6小时以上）、菌类、动物血。
绿茶常喝、枸杞（熬粥）、山楂常吃。	坚果常吃：榛子、杏仁、开心果、无花果。
隔夜的白菜不能吃。	西蓝花在身体内产生抗体，抗病毒侵入。
花生（消化不良者不能吃花生）、大枣，芦笋每日尽量食之，尤其大枣（每日6个）一年四季坚持。	

乳腺炎食疗方

蒲公英粥	原料：蒲公英60克金银花30克粳米50～100克。 做法：先煎蒲公英、金银花，去渣取汁，再入粳米煮作粥。任意服食。 功效：清热解毒。适用于乳腺炎、扁桃体炎、胆囊炎、眼结膜炎等症。
金针猪蹄汤	原料：鲜金针菜根15克（或用干金针菜24克）猪蹄1只 做法：将鲜金针菜根与猪蹄加水同煮。吃肉，喝汤。每日1次，连吃3～4次。宜秋冬季早晚空腹食用。 功效：清热消肿，通经下乳。适用于乳腺炎、乳汁不下。

乳腺炎的取穴与按摩

特效1：肩井穴

▶ 功能主治

肩井穴	按摩此穴，可治疗五劳七伤、头颈强痛、颈项不得回顾、肩背疼痛等。
属足少阳胆经穴位	对乳腺炎、难产、功能性子宫出血、产后子宫出血、神经衰弱、半身不遂、脑贫血、脚气、狐臭等病症，长期按压会有很好的调理保健效能。

▶ 标准取穴

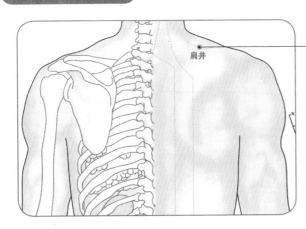

肩井

肩井穴位于人体的肩上，前直乳中，大椎与肩峰端连线的中点，即乳头正上方与肩线交接处。

◇ 配伍治病

脚气酸痛：
肩井配足三里和阳陵泉
功用：疏导水液

▶ 取穴技巧及按摩手法

正坐，交抱双手，掌心向下，放在肩上，以中间三指放在肩颈交会处，中指指腹所在位置的穴位即是。

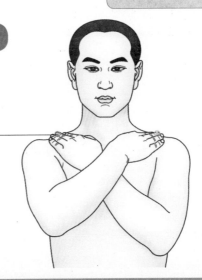

程度	指法	时间/分钟
重		1~3

特效2：天池穴

▶ 功能主治

天池穴	主治胸膈烦满、头痛、四肢不举、腋下肿、上气、胸中有声等症。
属手厥阴心包经穴位	对心脏外膜炎、脑充血、腋腺炎、乳腺炎、肋间神经痛、目视疏腕不明(视力不佳、眼昏花)、咳逆、热病汗不出等病症，也有很好的调理保健效果。

▶ 标准取穴

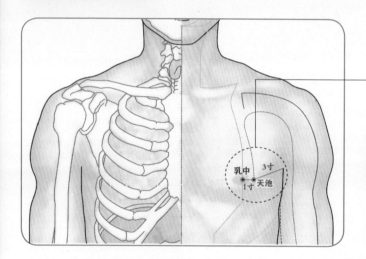

在第四肋间，乳中穴向外横开1寸处。

◇ 配伍治病

咳嗽：
天池配列缺和丰隆
胁肋痛：
天池配支沟
功用： 散热降浊、熄风化气

▶ 取穴技巧及按摩手法

正坐，举双手，掌心朝向自己胸前，四指相对，用大拇指指腹向下垂直按压穴位即是。

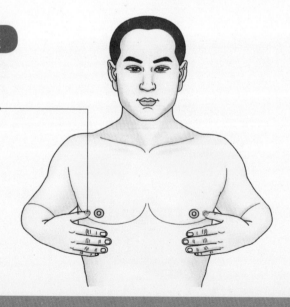

程度	指法	时间/分钟
重		1～3

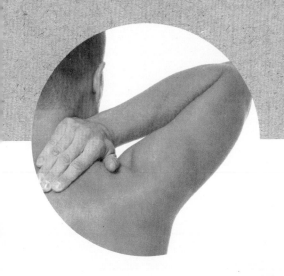

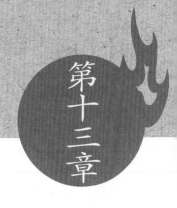

第十三章

男科疾病的自我
按摩疗法

● 在节奏紧张的现代社会中，阳痿、早泄、遗精等男性疾病常常让男性深受折磨，能从这些男性疾病中摆脱出来是很多男性梦寐以求的。事实上，很多简单易操作的自我按摩就可以让男性从这些疾病中挣脱出来。

阳痿的自我按摩疗法

阳痿是一个较复杂的病症，科学地进行自我按摩不仅可以治疗阳痿，而且可以免去男科看医生的尴尬。

【按摩部位及取穴】关元、气海、三

阳痿的自我按摩疗法

局部按摩治疗阳痿	一般于早晨醒来或夜晚临睡前由患者本人坐位或半卧位时进行，手法柔和，操作方便，通过局部按摩可促进血液循环，改善局部营养状况，调节局部性神经反射功能，从而促进阴茎勃起功能的改善，进而通过心理调节而达到治疗阳痿的目的。但在使用时应注意以下几点：手法治疗时需保持阴部皮肤清洁，阴部有炎症或皮肤病者，应治愈后再做。患者应在放松时做，每日进行一次，手法宜轻柔，不宜用力过猛，否则疗效不佳（若有疼痛出现，说明用力过重，须调整手法力量）。
治疗阳痿的按摩手法	一般进行2～3周，做时多有阴茎勃起，若勃起不坚时，如上法一同牵拉阴茎与阴囊；若勃起坚硬，以致阴茎不能向下牵拉时，则单纯牵拉阴囊。手法先由患者自己做，三周后可酌情由妻子代替做，然后再逐渐过渡到同房。本法对功能性阳痿疗效明显，而器质性阳痿则宜与其他疗法配合使用。

日常生活中预防阳痿注意事项

切勿恣情纵欲，贪色无度。	避免服用或停止服用可能引起（或经查证确能引起）阳痿的药物。
普及性知识教育，正确对待性的自然生理功能，减轻对房事的焦虑心理，消除不必要的思想顾虑，避免精神性阳痿的发生。	避免各种类型的性刺激，停止性生活一段时间，以保证性中枢和性器官得以调节和休息，有利于意志的调节和疾病的康复。
当出现阳痿时，应向医生介绍全部疾病及其发展变化的情况，以有助于早期治疗，切忌隐瞒病情。	积极治疗可能引起阳痿的各种疾病。夫妻双方都有责任，女方要体贴，谅解男方，切不可指责或轻视男方，使患者在谅解、理解的基础上增强信心，以有益于精神调养，可以促进海绵体血液循环。
情绪要开朗，清心寡欲，注意生活调摄，加强身体锻炼，以增强体质，提高抗病能力。阳痿一旦发生，男女双方都应正确对待，认真查清病因，积极治疗。	

阴交、会阴、肾俞、命中等穴。

【按摩手法】拇指或中指按揉；大拇指指面关节突出处按揉等。

阳痿食疗法

阳痿是指在男人有性欲要求时，阴茎不能勃起或勃起不坚，或者虽然有勃起且有一定程度的硬度，但不能保持性交的足够时间。引起阳痿的原因很多，一是精神方面的因素，如夫妻间感情冷漠，或因某些原因产生紧张心情，可导致阳痿。如果性交次数过多，使勃起中枢经常处于紧张状态，久而久之，也可出现阳痿。二是生理方面的原因，如阴茎勃起中枢发生异常。

阳痿食疗方

核桃仁炒韭菜	原料：核桃仁50克，韭菜、香油、精盐各适量。 做法：将核桃仁用香油炸黄。将韭菜洗净，切成段后，放入核桃仁后翻炒，调入精盐即可。佐餐随量食用。 功效：补肾助阳，适用于阳痿。
桂花羊肉	原料：桂花10克，羊肉500克，鸡蛋清30毫升，黄瓜、湿淀粉、葱、姜、蒜、鸡汤、精盐、味精、植物抽、香油各适量。 做法：将桂花用清水洗净；羊肉洗净切成2厘米厚、4厘米长的大片，加入精盐，加鸡蛋清、湿淀粉抓匀；黄瓜切片；葱、姜切末；蒜切薄片。 炒勺中放植物油烧至六成热时，倒入羊肉片，用筷子不断搅动，待羊肉片变白时用漏勺捞出。炒勺中留底油少许，加葱、姜、蒜爆锅，放入鸡汤、精盐、味精、湿淀粉，待芡汁烧开后倾入黄瓜片、羊肉片、桂花及香油，翻炒均匀即可。佐餐食。 功效：补气养血，益肾壮阳。适用于久病体虚，腰腹冷痛，寒疝酸痛等症。另外通过狗鞭、泥鳅、鹿肉等食物是没有作用的食疗方法，因为这些食物通过高温后里面的海绵体就不存在了。

早泄的自我按摩疗法

早泄是指射精发生在阴茎进入阴道之前，或进入阴道中时间较短，在女性尚未达到性高潮，提早射精而出现的性交不和谐障碍。早泄的诊断标准在于女方是否满足。类型分为器质性（疾病引起）和非器质性（心理性，习惯性，及因包皮过长等正常原因引发的射精过快现象）。

【按摩部位及取穴】上星、中府、百会、神门、肩井、通天、劳宫、中脘、气海、关元、中极、天枢、足三里、三阴交、涌泉、心俞、肝俞、肾俞、命门、阳关、环跳、昆仑、委中等穴。

【按摩手法】按、拿、揉、震颤、点切等。

对于有早泄现象的男人，首先应请医生判断是否属于真正早泄。有些人误认为自己有早泄，但实际上是双方在性欲高潮的时间上的不协调，女方尚未达到性欲高潮而男方过早地射精。这种情况相当普遍，并不是真正的早泄。

早泄很难下真正的定义，有时候早泄是假的，只是那段时间的假象，因此，如果你发现自己身体有哪些不正常了，可以自己做一些保健疗法。

如果你觉得自己有早泄的现象，首先要先确定你是真性早泄，还是一段时期内的假性现象，然后再根据自己的情况进行适当的自我保健按摩。

早泄一般分为三种程度。

轻度，阴茎插入阴道内时间1~3分钟，能抽动15次以上，但不能控制性高潮；

中度，阴茎插入阴道能抽动1~15次，时间少于1分钟，不能控制射精；

重度，阴茎不能行阴道内插入，或能插入但不抽动即射精。

早泄的自我按摩疗法

（1）坐式疗法：病人取坐式，闭目放松，取上星、中府、百会、神门、肩井、通天、劳宫等，手法采用按、拿、揉和震颤等手法，每次30~40分钟。

（2）仰卧式疗法：病人取仰卧式，闭目，浑身放松。取穴为中脘、气海、关元、中极、天枢、足三里、三阴交、涌泉。采取点按、搓拿、点揉、点切等手法。每次30~40分钟，每周5次，坚持1个月为1疗程。

（3）俯卧式疗法：病人取俯卧式，腰带松开，闭目，浑身放松。取穴为心俞、肝俞、肾俞、命门、阳关、环跳、昆仑、委中。手法应用震颤、拍打、按和揉搓等手法。每日治疗30~40分钟，每周5次，坚持治疗1个月。

（4）自我保健疗法：点按两侧三阴交，轮流进行，点按时做收腹提肛动作。每日1~2次，每次30~40分钟。

【病症自我保健】

早泄食疗法

对真正早泄的治疗首先要弄清病因，例如血管源性早泄及尿道局部刺激引起的早泄，应请泌尿科医师进行治疗。性生活注意适度节制，用其他健康的文体活动冲淡对性感的刺激，生活起居要有规律，保证足够的睡眠时间。严重者可用安定、氯氮（利眠宁）等抑制性药物。因为早泄与大脑皮层的过度兴奋有关，镇静安神药可调节大脑皮层的神经活动，整合在大脑皮层中形成的病理性优势兴奋点，能适当控制过早射精。另外采用避孕套进行性交，可降低龟头的敏感度，从而延长性欲达到高潮的时间，也可避免早泄的发生（必要时戴两个避孕套）。

早泄患者除注重精神调养外，还要注意饮食调护。饮食调护包括粥疗、汤疗、酒疗、茶疗等方法。总的原则是饮食宜清淡，富含蛋白质，少食肥甘油腻之品，不可过量饮用酒、浓茶、咖啡等。而合理的膳食不仅可以防治早泄，还可以控制高血压，防治冠心病、糖尿病及脑卒中。

早泄食疗方

黄芪枸杞炖乳鸽	原料：北黄芪、枸杞子各30克，乳鸽1只。 做法：先将乳鸽宰杀后去毛及内脏，洗净，与北黄芪、枸杞同放炖盅内，加水适量隔水炖熟食用。一般3天炖1次，3～5次1个疗程。 功效：能益气健脾，养阴补肾，适用于脾肾两虚型早泄。
龙马童子鸡	原料：虾仁50克，海马25克，子公鸡1只。 做法：先将子公鸡宰杀去毛及内脏，洗净后将虾仁、海马用温水洗净后放入鸡腹内，再加葱段、姜块、味精、食盐适量，上笼蒸至烂熟，拣去葱段、姜块，另用淀粉勾芡收汁浇在鸡上即可食用。 功效：有健脾温肾功效，适用于脾肾阳虚所致的早泄。
韭菜炒虾仁	原料：韭菜150克，鲜虾仁50克。 做法：将韭菜洗净切成寸段，鲜虾去壳取仁。先将虾放入油锅内大火急炒，随即放入韭菜同炒，下酱油、盐、味精少许即成。1周服食2～3次，连食数周。
川断杜仲煲猪尾	原料：川断、杜仲各15克（布包），猪尾2～3条（去毛洗净） 做法：加水，放入姜3片，料酒、酱油适量，盛火烧沸，文火炖烂，加盐少许。吃猪尾饮汤，1次服完，每周1～2次，连用1个月。

腰痛的自我按摩疗法

受腰痛困扰的人群，可以通过一些合适的按摩方法，缓解腰痛的症状。

【按摩部位及取穴】长强穴、命门穴、委中穴、环跳穴、人中穴等。

【按摩手法】搓、捏、扣、抓等。

腰痛自我按摩疗法

腰部的自我按摩	（1）搓法。患者端坐，两脚开立，与肩同宽。双手对搓10次，待发热后，紧按两侧腰眼处（第三腰椎棘突左右各3～4寸的凹陷处）。稍停片刻（3～5次呼吸），两手掌顺着腰椎两旁，上下用力搓动，向上搓到两臂后屈尽处，向下搓到尾骨下的长强穴（尾骨尖与肛门之间）。连续搓36次。

续表

	（2）捏法。患者姿势同上。双手拇指和食指同时夹住脊柱正中的皮肤，从与脐眼相对的命门穴（第二腰椎棘突下）开始往下捏，捏1下，松1下，直至尾椎。如此捏脊4次。 （3）摩法。患者姿势同上。双手轻握拳，拳眼向上，以掌指关节突出部分在双侧腰眼处做旋转揉摩。先顺时针方向旋摩，再逆时针方向旋摩，各18圈。两侧可同时进行，也可先患侧后健侧进行。 （4）抓法。患者姿势同上。两手反叉腰，拇指在前，按于腰侧不动，其余4指从腰椎两侧处，用指腹向外轻柔抓擦皮肤（注意不能留指甲，以免抓破皮肤）。两手同时进行，各抓擦36次。
下肢的自我按摩	（1）揉臀部。患者站立位，健侧手叉腰，患侧以手掌置于臀部，自上而下以掌根回旋揉动肌肉。揉36次。 （2）捏揉下肢外侧。患者端坐，两脚开立，与肩同宽。双手捏揉同侧大腿外侧，并顺势向前弯腰，一直捏揉到踝外侧。揉捏36次。 （3）捏揉下肢内侧。接上手法，双手绕到大腿内侧，由下而上顺序捏揉，直到大腿根部。揉捏36次。 （4）捏揉小腿。患者坐位，"二郎腿"样将患侧小腿架于健侧大腿，双手捏揉小腿内侧、外侧、后侧，由膝至踝。重复36次。患侧、健侧交换，健侧同患侧一样捏揉36次。 （5）搓脚弓。接上手法，捏踝后，顺势搓揉脚弓。重复36次。左右交换。
自我点揉穴位	由于中医的观点为"腰痛委中求"。因此，腰痛患者自我点穴按摩最常用的穴位为委中穴，委中穴位于腘窝横纹中央处。患者在捏揉小腿、脚弓后，用对侧拇指指腹在委中穴上用力点揉片刻，可缓解腰痛。此外，还可选择环跳穴。环跳穴位于臀部外上部、压痛最明显处，用力点揉片刻，可缓解下肢症状。

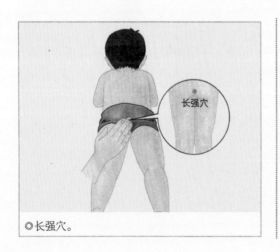

◎长强穴。

腰疼的原因有很多种，有人经常早晨起床后感到腰疼。原因很可能是因为床。传统的棕绷或尼龙丝绷床、钢丝绷床以及钢丝绷的行军床，软的沙发或者太软或弹性较差的席梦思床垫等，都会造成人躺卧在上面由于体重的作用，身体呈现中央低、四角高的状态，腰部肌肉长时间处于痉挛状态，使椎间盘不能得到充分休息与放松，当然就会出现早上起来腰疼的现象。

预防早起腰疼法

早晨起床首先活动腰部	每日早晨起床后，要首先活动腰部。平时多做收缩腹肌、伸展腰肌运动，以及散步、倒步行走和骑自行车等，都能防止和减轻腰疼。
学会放松，减少紧张	紧张可使血液中激素增多促使腰间盘肿大而导致腰疼，所以合理安排工作和休息，保持愉快心境对防止腰疼有很大帮助。
保持正确姿势	无论做什么都不能违背生理功能。久坐的人坐时要使背部紧靠椅背，以使腰部肌肉得到放松和休息，时而向后伸腰也是预防腰疼的好方法。
改进饮食生活、避免肥胖	若体型已发胖则要实行科学减肥。因为肥胖会给脊椎带来过大的负荷，同时由于腹肌松弛而不能起到对脊椎的支撑作用，会迫使脊椎发生变形。
饮食上常食花椒	花椒具有温中健胃、散寒除湿、解毒杀虫、理气止痛的作用，可用于治疗积食、停饮、呃逆、嗳气呕吐、风寒湿邪所致的关节肌肉疼痛、脘腹冷痛、泄泻、痢疾、蛔虫、蛲虫、阴痒等病症。 花椒的果皮中含有挥发油，具有局部麻醉和镇痛作用，并有杀虫作用，可作驱蛔剂，花椒对各种杆菌和球菌均有明显的抑制作用。花椒与小茴香同炒研末，每天服用一小匙，可治老年人腰疼腿软。

【病症自我保健】

腰疼食疗法

腰疼食疗方

杜仲煲猪腰：杜仲30克，猪腰1～2个，加适量水共煲汤服用。适用于肾虚腰痛。	胡椒根蛇肉煲：胡椒根50克，蛇肉250克，共煲汤，调味服食。适用于寒湿腰痛。
淡菜300克。烘干研末，与黑芝麻150克炒熟，拌匀，早晚各服一匙。	芝麻15克，大米100克。将芝麻用水淘净，轻微炒黄后研成泥状，加大米煮粥。每日一剂，供早餐食用。

遗精的自我按摩疗法

中医将男子精液自遗的现象称遗精或失精。有梦而遗者名为"梦遗"，清醒时精液自行滑出者为"滑精"。

【按摩部位及取穴】肾上腺、肾、颈

椎、胸椎、腰椎、会阴、三阴交、神门、内关等。

【按摩手法】拇指推法、擦法、拳面叩击法、按揉、点按法等。

遗精的自我按摩疗法

按摩部位	（1）足底部反射区：头部（大脑）、脑垂体、小脑及脑干、甲状腺、心、肾上腺、肾、输尿管、膀胱、生殖腺。 （2）足内侧反射区：颈椎、胸椎、腰椎、骶骨、尿道、前列腺。 （3）足外侧反射区：生殖腺。 （4）足背部反射区：腹股沟管、胸部淋巴结（胸腺）。
常用手法	（1）足底部反射区：拇指指端点法、食指指间关节点法、拇指关节刮法、食指关节刮法、拇指推法、擦法、拳面叩击法等。 （2）足内侧反射区：食指外侧缘刮法、拇指推法、叩击法等。 （3）足外侧反射区：食指外侧缘刮法、拇指推法、按法、叩击法等。 （4）足背部反射区：拇指指端点法、食指指间关节点法、食指推法、拇指推法等。
穴位按摩法	（1）按揉会阴穴：取仰卧位，以食指或中指按揉会阴穴，肾气不固用补法，湿热下注用泻法，按揉时做吸气提肛收腹动作，一张一弛，每次做20分钟，每日睡前1次，15次为1疗程。 （2）按揉关元、气海穴：取坐位或仰卧位，选准穴位后，先将两手用力摩擦搓热后，一只手托起阴囊，另一只手用中指按揉穴位，每穴按揉1分钟，边搓手边按揉穴位交叉进行。每日1次，15次为1疗程。 （3）取穴：三阴交、足三里、太溪、神门、内关、涌泉。采用点按法、点揉法。每日1次，15日为1疗程。

【病症自我保健】

遗精食疗法

遗精食疗方

藕节莲须汤	原料：藕节30克，莲须10克。 做法：以上二物加水适量，煎煮取汁。 功效：清热泻火。 用法：饮汤吃藕，每日2次。
百合芡实汤	原料：百合30克，芡实50克。 做法：百合、芡实加水煮熟，加糖调味。 功效：养心安神，补肾固精。 用法：随量服食。

续表

山药海蜇汤	原料：山药50克，海蜇皮30克。 做法：以上二味加水适量煎汤。 功效：健脾益肾，滋阴泻火。 用法：每日1次服食。
车前薏米粥	原料：车前子12克（布包），薏米50克。 做法：将车前子加水煮，去渣取汁，入薏米煮粥。 功效：清热利湿。 用法：趁温热服食，连用10日。
核桃猪肾汤	原料：核桃仁50克，猪肾1对。 做法：将猪肾去筋膜，洗净，切花刀，与核桃仁一起加水炖熟，入食盐调味。 功效：温肾助阳，固精止遗。 用法：佐餐食用。
金樱子煲鲫鱼	原料：金樱子30克，鲫鱼250克。 做法：鲫鱼洗净，与金樱子加清水适量煲汤，用油、盐等调味。 功效：健脾益气，补肾固精。 用法：食鱼饮汤。

肾虚的自我按摩疗法

肾虚在现在人们当中，是一种常见病，也是一种难治的病，很多人一经发现之后就买那些治肾虚的药狂吃，但是效果却不明显，要想有效的治疗肾虚，不妨做自我按摩。

【按摩部位及取穴】腰眼、长强、涌泉、肾俞、气海俞、大肠俞等穴。

【按摩手法】搓、按、揉等。

肾虚的自我按摩疗法

两手对搓发热后，紧按腰眼处，稍停片刻，然后用力向下搓到尾间部位（长强穴）。每次做50～100遍，每天早晚各做一次。	两手轻握拳，用拳眼或拳背旋转按摩腰眼处，每次5分钟左右。
两手握拳，轻叩腰眼处，或用手捏抓腰部，每次做3～5分钟。	脚心按摩法，中医认为，涌泉穴直通肾经，脚心的脚泉穴法是浊气下降的地方。

强肾健身操

端坐，两腿自然分开，与肩同宽，双手屈肘侧举，手指伸向上，与两耳平。然后，双手上举，以两胁部感觉有所牵动为度，随后复原。可连续做3～5次为一遍，每日可酌情做3～5遍。做动作前，全身宜放松。双手上举时吸气，复原时呼气，且力不宜过大、过猛。这种动作可活动筋骨、畅达经脉，同时使气归于丹田，对年老、体弱、气短者有缓解作用。	端坐，左臂屈肘放两腿上，右臂屈肘，手掌向上，做抛物动作3～5遍。做抛物动作时，手向上空抛，动作可略快，手上抛时吸气，复原时呼气。此动作的作用与第一动作相同。
端坐，两腿自然下垂，先缓缓左右转动身体3～5次。然后，两脚向前摆动10余次，可根据个人体力，酌情增减。做动作时全身放松，动作要自然、缓和，转动身体时，躯干要保持正直，不宜俯仰。此动作可活动腰膝，益肾强腰，常练此动作，腰、膝得以锻炼，对肾有益。	端坐，松开腰带，宽衣，将双手搓热，置于腰间，上下搓磨，直至腰部感觉发热为止。此法可温肾健腰，腰部有督脉之命门穴，以及足太阳膀胱经的肾俞、气海俞、大肠俞等穴，搓后感觉全身发热，具有温肾强腰、舒筋活血等作用。

双脚并拢，两手交叉上举过头，然后，弯腰，双手触地，继而下蹲，双手抱膝，默念"吹"但不发出声音。如此，可连续做10余遍。常练上述功法，有补肾、固精、壮腰膝、通经络的作用。

【病症自我保健】

肾虚食疗法

治疗男性肾虚的食物

黄精	滋肾填精，养阴润肺，补脾益气。主治肾亏腰膝酸软，阳痿遗精，肺燥咳嗽。黄精具有降血脂，抗衰老作用。
桑葚	俗称桑果。性寒，味甘，有补肝、益肾、滋阴的作用。如《滇南本草》云："桑葚益肾脏而固精，久服黑发明目。"王孟英还说："桑葚滋肝肾，充血液，健步履。"故肾虚之人，尤其是肾阴不足者，食之最宜。
海参	既是宴席上的佳肴，又是滋补人体的珍品。祖国医学认为，海参味甘、咸，性温，具有补肾益精、壮阳疗痿、润燥通便的作用，凡眩晕耳鸣、腰酸乏力、梦遗滑精、小便频繁的患者，都可将海参作为滋补食疗之品。

养肾食疗方

巴戟二子酒	原料：巴戟天、菟丝子、覆盆子各15克，米酒250克。 做法：将巴戟天、菟丝子、覆盆子用米酒浸泡，7天后可服用。 功效：适用于肾虚所致精液异常、滑精、小便频数、腰膝冷痛等症。
炖猪腰	原料：猪腰子2个，杜仲30克，核桃肉30克。 做法：先将猪腰切开去腰臊洗净，与杜仲、核桃仁同煮，炖熟后拣出杜仲、核桃肉蘸少许细盐食用。 功效：补肾助阳，强腰益气。凡因肾气不足而引起的腰痛、乏力、胃寒、肢凉、小便频数、视物不清、阳痿、遗精等症者，可辅食。
黄精枸杞牛尾汤	原料：带皮牛尾1条（约750克），黄精20克，枸杞50克，覆盆子10克，芡实10克，龙眼肉10克，精盐7.5，姜30克。 做法：枸杞子分为两份，一份25克水煮取浓缩汁25克，另一份用清水洗净。牛尾刮洗干净，剁成段，放入开水锅内氽一下，取出洗净，姜切片。将牛尾、黄精、覆盆子、芡实、姜、枸杞25克放在瓦罐内，加入清汤、料酒、味精、酱油、精盐，用武火烧滚后，再加入枸杞浓缩汁25克，转用文火炖烂取下，拣出姜、葱，连瓦罐上桌食用。 功效：补肝肾，强筋骨。适宜于肾虚者，如男子阳痿、早泄，女子月经不调、性欲减退、腰膝酸痛等症。

精液状态异常的自我按摩疗法

如果你有精液状态异常的现象，千万不要轻视，必要时可以通过按摩方法来治疗精液状态异常的症状。

【按摩部位及取穴】气海、石门、关元、神门等。

【按摩手法】按、揉、抚摩等。

一个正常的成年男性每次射精的量为2～6毫升，如果每次射精的量少于2毫升，就称为精液量过少，属于精液精子异常之一，精子精液异常严重地影响了精子的数量和质量，最终导致男性不育。

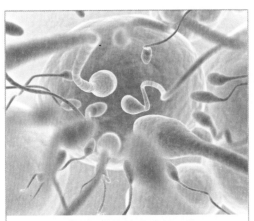

◎一个正常的成年男性每次射精的量为2～6毫升，如果不是就属于精液精子异常之一。

精液精子异常症状

精液液化时间延长	正常精液在射出时为液化状态，以后立即形成胶冻状或凝块，在37℃水浴中5～20分钟以后精液经凝固状态转变为液化状态，这一现象被称为精液液化。如果这一过程大于1小时，称为精液液化时间延长。 　　精液的凝固是由精囊产生凝固蛋白所致。而液化是由前列腺分泌的一系列蛋白水解酶即液化因子作用的结果，所以前列腺和精囊发生炎症，使其分泌功能紊乱，使精液凝固因素增加或液化因素减少，造成精液不液化。精液不液化使男性精子被黏液网络，阻碍其在女性生殖道中的运动能力，所以造成男性不育。
少精子症	一般情况下，正常男子射精的精液里精子的数量少于每毫升2000万就称为少精子症。男性射精精子量过少就会使女方的受孕率大大下降，是导致男性不育的最为常见的原因之一。 　　男性精子在睾丸内产生，在睾丸的精曲小管内经历精原细胞，初级精母细胞，次级精母细胞，男性精子细胞，最后形成成熟的男性精子，并释放到精曲小管内，是一个持续过程，在精曲小管内经历64～72小时。在男性精子形成的整个过程中都受到内分泌激素的调节，任何影响生精功能的因素均将导致男性精子数目减少。
无精子症	无精子症可分为两大类，第一类是睾丸生精功能障碍，男性精子不能产生，又称真性无精子症。第二类是睾丸生精功能正常，但输精管道阻塞，男性精子不能排出体外，又称阻塞性无精子症。
血精症	顾名思义，精液里含有血液就可以叫作血精症。一般情况下呈现粉红色和红色或者带有血丝。肉眼血精、含血凝块血精以及镜下血精是根据病变的性质不同以及含血量的多少来划分的。 　　精囊及前列腺的炎症，结核、血丝虫、结石、损伤等可导致血精，其中以精囊炎最为常见；一些肿瘤如精囊、前列腺癌，男性精子乳头状瘤，良性前列腺肥大也可引起血精，精索静脉曲张以及一些血液系统疾病也可能引起血精。
精子活动能力低下以及死精症	排精后1小时内，有活力男性精子应在70%以上，若有活力男性精子低于50%为异常，称为男性精子活动力低下，也称弱精症。若男性精子完全无活动力为男性死精子症。男性精子活动力低下及死精症是造成男性不育的重要原因之一。
高畸形率精子	正常人的精液中也是含有畸形精子的，一般比例少于30%，如果畸形精子的所占百分比高于50%就成为高畸形率精子，可能会导致男性不育。

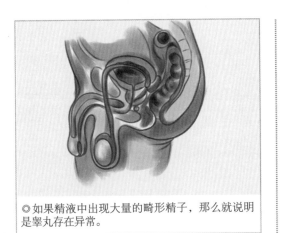

◎如果精液中出现大量的畸形精子，那么就说明是睾丸存在异常。

如果精液中出现大量的畸形精子，那

么就说明是睾丸存在异常。某些药物也可以使精子的畸形率上升的，如呋喃类。精索静脉曲张也是可以导致畸形精子的增加的，如双头精子。另外，一些急性疾病以及物理、精神因素所导致的其他疾病的作用也会产生畸形精子。

精子是受精卵的重要组成部分之一，如果精子精液发生异常变化，必然会引起男性不育，所以广大男性朋友在平时生活中一定要注意自己的身体，保证精子的数量和质量。

精液状态异常的自我按摩疗法

下腹按摩法	以拇指或手掌按摩下腹部气海、石门、关元穴位，并逐渐用力捻动，既摩且按，按而留之。
横摩骶法	用手掌掌面或食指、中指、无名指指面附着于骶骨棘突周围，有节律性横向抚摩，每分钟120次左右。
按神门法	以拇指按神门（手少阴心经穴位，仰掌，腕后横纹头，大筋尺侧屈腕肌腱内侧凹陷处），逐渐用力深压，按而留之5～10分钟，每日1～2次，10次为1个疗程。

【病症自我保健】

精液状态异常食疗法

有许多食物对精液异常有作用。如动物内脏含有较多的胆固醇，胆固醇是合成性激素的重要原料。还含有肾上腺素和性激素，能促进精原细胞的分裂和成熟。因此适量食用动物内脏，有利于提高体内雄激素水平，增加精液分泌量，提高性功能。含锌食物对于男子生殖系统正常结构和功能的维持有重要作用。缺锌会使精子数量减少，并影响性欲。含锌量高的食物

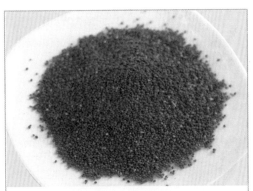

◎菟丝饮适用于肾虚所致精液异常、精液量不足、早泄、腰膝酸软等症。

有牡蛎肉、牛肉、牛奶等。富含氨基酸的食物都有助于补益肾精。这类食物有鳝

鱼、泥鳅、豌豆等。含钙食物中的钙离子能刺激精子成熟。含钙丰富的食物有虾皮、咸蛋、蛋黄、乳制品、大豆、海带、

芝麻酱等。富含维生素的食物有助于延缓性衰老和避免性功能减退。

精液状态异常食疗方

核桃枸杞粥	核桃仁50克捣碎，细大米随食量而定，淘净，加枸杞子15克、水适量煮成粥，常佐餐食用。核桃含有大量微量元素锌，对精液生成有促进作用。再配伍补肾气的枸杞，治疗肾虚精液异常、性神经衰弱及小便余沥不净、小便白浊等症有良效。
芡实茯苓粥	芡实15克，茯苓10克捣碎，加水适量，煎至软烂时，加大米50克，煮成粥，一日分顿食用，连吃数日。芡实具有固肾涩精、补脾止泄之功效；茯苓性味甘淡，有补脾利尿、固肾益气的作用。适用于肾精不固、早泄患者。
菟丝饮	菟丝子50克捣碎，水煎取汁，再加红糖60克冲溶和匀，当茶饮，每日数次，一个月为一疗程。菟丝子补肝肾，为补益强壮之品，适用于肾虚所致精液异常、精液量不足、早泄、腰膝酸软等症。
仙茅炖瘦肉	仙茅15克，瘦猪肉200克，炖熟后食肉喝汤。仙茅性味辛温，入肾、肝二经，有温补肾阳、温肾暖脾、强筋骨、祛风湿之功效；猪瘦肉有补精、生血、益气的作用。适用于肾虚精液异常患者。
煮羊肾	羊肾一对去筋膜，加肉苁蓉50克（酒浸切片）、枸杞子15克，共煮汤，并加入葱白、盐、生姜等调味品。羊肾为血肉有情之品，可以促进睾丸间质细胞生成睾酮，增强生精功能；肉苁蓉、枸杞也为补肾益精之良药，既能饱腹、补益强壮，又能去病疗疾。
猪肾羹	猪腰子一对去筋膜臊腺，切块划割细花；骨碎补10克，加水适量煎煮1小时，稍加食盐、调料，分顿食用，连吃数日。猪肾有补肾阴、益精血之功效，配伍骨碎补补肾气、壮腰膝，适合于肾精不足之精液异常患者。

前列腺肥大的自我按摩疗法

前列腺肥大是一种老年性疾病，治疗起来较困难，可通过一些自我按摩的方法来进行循序渐进的治疗。

【按摩部位及取穴】丹田、虎口、中极、阴陵泉、三阴交、会阴、肾俞等。

【按摩手法】按揉、指压、搓、点压法等。

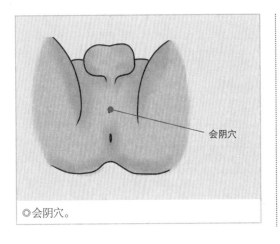

◎会阴穴。

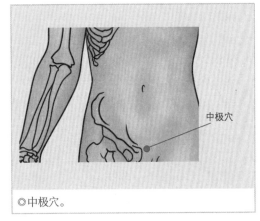

◎中极穴。

前列腺肥大的自我按摩疗法

常规按摩疗法	（1）按揉丹田：仰卧，双手重叠按于丹田（丹田位于脐下3寸），左右旋转按揉各30次。用力不可过猛，速度不宜过快。 （2）指压法：取中极穴（脐下2寸）、阴陵泉穴（胫骨内侧踝直下方陷窝中）、三阴交穴（内踝直上3寸，胫骨后缘），各穴用手指掐按几分钟，早晚各一次。 （3）揉按会阴穴：仰卧屈膝取穴，两手掌搓热后，用食指轻轻按摩会阴穴20次，早晚各一次。 （4）搓脚心：两手掌搓热后，以右手掌搓左脚心，再以左手掌搓右脚心各50次。早、中、晚各做一次。 （5）点压法：用于在脐下、小腹部、耻骨联合上方自左向右。轻压，每1～2秒压一次，连续按压20次左右，但要注意不要用力过猛。用于前列腺肥大引起的尿潴留。
腰背按摩疗法	（1）将两手置于身后，用虎口处（第一、二掌骨）自肩胛骨下方，沿脊柱两侧膀胱经至臀部中央，上下往返略用力推摩36下，以发热为度。 （2）用两手虎口处，以肾腧穴（第二腰椎棘突下旁开1.5寸）为中心，上下往返推摩腰部36下，以发热为度。 （3）左手掌自尾骶沿脊柱向上按摩至胸椎中部，右手同时自胸椎中部沿脊柱向下按摩至尾骶，两手相遇时，上方手掌从下方手掌内穿过。共按摩36下，以发热为度。 （4）两手掌相并，置于八穴（腰下部尾椎上方，第1、2、3、4骶骨孔中），略用力快速推摩36下，以发热、发烫为度。但要注意勿损伤皮肤。 以上手法，可活血化瘀，有利气血运行，缓解前列腺充血。
注意事项	（1）不吃辛辣刺激性食物，不饮酒。 （2）多吃新鲜水果、蔬菜、粗粮及大豆制品，多食用蜂蜜以保持大便通畅，适量食用牛肉、鸡蛋。 （3）多吃一点种子类食物，如南瓜子、葵花子等。

【病症自我保健】

前列腺肥大食疗法

前列腺肥大食疗方

绿豆汤	原料：绿豆100克。 做法：绿豆洗净，置锅中，加清水500毫升，急火煮开10分钟，每次10毫升，再加开水，代茶冲饮。 功效：清热利湿，利小便。 主治：前列腺增生，属积热型，小便点滴不畅，灼热黄少，口苦，不欲饮者。
烧田螺	原料：田螺500克，黄酒、姜、葱、酱油。 做法：将田螺洗净，剪去尾尖，加姜、葱，用素油煸炒，加黄油、盐、酱油少许，糖适量，烧熟食用。 功效：清利湿热，利水利尿。 主治：前列腺肥大，属积热型，小便灼热不畅，口干口苦者。
茅根赤小豆粥	原料：白茅根50克，赤小豆30克，粳米50克。 做法：白茅根洗净，切小段，置锅中，加清水500毫升，急火煮沸10分钟，滤渣取汁。赤小豆、粳米洗净，置锅中，放入白茅根汁，加清水200毫升，急火煮开5分钟，改文火煮30分钟，成粥，趁热食用。 功效：清热利尿，通淋化瘀。 主治：前列腺肥大，属淤积内阻型。
竹叶葫子汤	原料：竹叶15克，鲜葫子500克。 做法：竹叶、鲜葫子洗净，切成段状，置锅中，加清水1000毫升，急火煮开3分钟，改文火煮5分钟，分次饮用。 功效：清热利尿。 主治：前列腺肥大，属积热型，小便赤少，不畅者。
白果通淋饮	原料：白果50克，茯苓20克，冬瓜子20克。 做法：白果、冬瓜子、茯苓分别洗净，置锅中，加清水500毫升，急火煮开5分钟，改文火煮20分钟，滤渣取汁，分次饮用。 功效：通淋利湿。 主治：前列腺肥大，属淤积内阻型，排尿不畅，尿道涩痛，会阴胀痛。
白茅根饮	原料：白茅根50克。 做法：白茅根洗净，切成小段，置锅中，加清水500毫升，急火煮沸20分钟，加白糖，分次饮用。 功效：清热利湿通淋。 主治：前列腺肥大，属淤积内阻型，排尿时间延长，会阴胀痛者。

续表

竹叶荠菜饮	原料：鲜竹叶20克，荠菜50克。 做法：鲜竹叶、荠菜洗净，置锅中，加清水500毫升，急火煮沸10分钟，滤渣取汁，加白糖，分次饮用。 功效：清利湿热，通淋利尿。 主治：前列腺肥大，属淤积内阻型，小便时间长，会阴胀痛者。
西瓜汁	原料：西瓜1只。 做法：西瓜洗净，剖开，以瓜代食。 功效：清热利湿。 主治：前列腺肥大，属积热型，小便短少不畅，口干，发热者。

前列腺炎的自我按摩疗法

前列腺炎是指前列腺特异性和非特异感染所致的急慢性炎症，从而引起的全身或局部症状。

【按摩部位及取穴】前列腺体、神阙、气海、关元、中极等穴。

【按摩手法】旋转按摩、按压等。

自我按摩疗法：

便后，清洁肛门及直肠下段即可行按摩治疗，患者取胸膝卧位或侧卧位，家人用食指顺肛门于直肠前壁触及前列腺后，按从外向上向内向下的顺序规律地轻柔按压前列腺，同时嘱患者做提肛动作，使前列腺液排出尿道口，并立刻小便。

患者取下蹲位或侧向屈曲卧位，便后清洁肛门及直肠下段后，用自己的中指或食指按压前列腺体，方法同前，每次按摩3～5分钟，以每次均有前列腺液从尿道排出为佳。

操作：取仰卧位，左脚伸直，左手放在神阙穴（肚脐）上，用中指、食指、无名指三指旋转，同时再用右手三指放在会阴穴部旋转按摩，一共100次。完毕换手做同样动作。肚脐的周围有气海、关元、中极各穴，中医认为是丹田之所，这种按摩有利于膀胱恢复。

需要强调的是，自我按摩治疗只是一种配合治疗手段，不能完全代替其他疗法。每次按摩治疗至少间隔3天以上。按摩时用力一定要轻柔，按摩前可用肥皂水润滑指套，减少不适。

在临睡以前做自我按摩，以达到保健的目的。

如果在自我按摩过程中，发现前列腺触痛明显，囊性感增强，要及时到专科门诊就诊，以避免慢性前列腺炎出现急性发作时进行前列腺按摩的情况。

前列腺是男性生殖器官中最大的一个附属性腺。它所分泌的前列腺液是精液的重要组成部分。

男性必须注意的事项

养成良好的生活习惯，不吸烟、少饮酒。	及时清除身体其他部位的慢性感染病灶，防止细菌从血液进入前列腺。
养成及时排尿的习惯，因为憋尿可使尿液反流进入前列腺。	不久坐和长时间骑自行车，以免前列腺血流不畅。
检查包皮是否过长，过长者要及早做包皮环切手术，防止细菌藏匿并经尿道逆行进入前列腺。	另外在日常生活中，要做到八多八少。少烟多茶，少酒多水，少糖多果，少肉多菜，少盐多醋，少怒多笑，少药多练，少车多步。

【病症自我保健】
前列腺炎食疗法

前列腺炎食疗方

车前草糖水	每次可用车前草100克（鲜品400克），竹叶心10克（鲜品30克），生甘草10克，黄片糖适量。制作时，先将车前草、竹叶心、生甘草同放进砂锅内，加进适量清水，用中火煮水，煮40分钟左右，放进黄糖，稍煮片刻即可，每天代茶饮用。
灯芯花苦瓜汤	每次可用灯芯花6扎，鲜苦瓜200克。制作时，先将苦瓜洗净除瓤和瓜核，切成小段，与灯芯花一同煎汤饮用。
冬瓜海带薏米汤	每次用鲜冬瓜（连皮）250克，生薏米50克，海带100克。制作时，先将冬瓜洗净切成粗块，生薏米洗净，海带洗净切成细片状。将以上三物同放进砂锅内，加适量清水煮汤食用。
蒲公英银花粥	蒲公英60克，金银花30克，大米100克，砂糖适量。制作时，先将蒲公英、金银花同放进砂锅内，加适量清水煎汁，然后去渣取药汁，再加入大米煮成稀粥。粥成后加入适量砂糖。每日2次食用。
土茯苓粥	土茯苓30克（鲜品100克），大米100克。制作时，先将土茯苓洗净，去外皮，切成片状（已晒干并切成片的，可免此工序），放进砂锅内，用中火煎煮30~40分钟，取汁。将大米加入土茯苓煎汁，用中火煮粥。每天食1~2次。

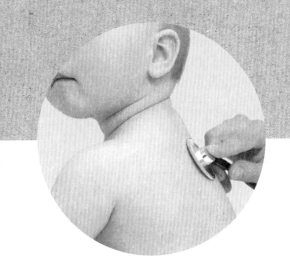
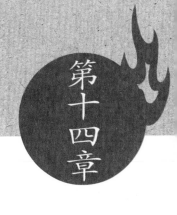

第十四章

儿科疾病的自我
按摩疗法

● 相较于成人，儿童各方面的抵御能力等还未发育健全，因此，儿童更容易受各种疾病的侵袭。大至脑性瘫痪，小至感冒，时刻威胁着儿童的身心健康。作为父母，一定要对儿科疾病的疗法有足够的了解，以便在儿童患上疾病时给以有效的前期治疗。

小儿感冒的自我按摩疗法

感冒是小儿时期最常见的疾病，俗称"伤风"。一年四季均可发生，但是，冬春季更为多见。至今尚无特效疗法，目前只能对症处理，让其逐渐自愈。

【按摩部位及取穴】膀胱经、风门、肺俞、印堂、攒竹、太阳、曲池、大椎、三关、天突、丰隆等穴。

【按摩手法】搓、按揉、推等。

现代医学认为，感冒有两种，一种是普通感冒，一种是流行性感冒。普通感冒是由鼻病毒等引起的上呼吸道感染，起病较慢，局部症状较重，全身症状较轻为其特点；流行性感冒又叫流感，是由流行性感冒病毒引起的，发病急，全身症状重，可有爆发性流行。

中医学认为，感冒的发生与外界气候变化和小儿正气的强弱有密切的关系。由于小儿脏腑娇嫩，形气未充，腠理疏薄，表卫不固，抗病能力较差，对外界气候变化不能很好适应，故易为外邪侵袭，致成感冒。根据其临床表现，一般分为风寒感冒和风热感冒两大类型。常见症状为恶寒、发热、头痛、鼻塞、流涕、咽痛、咳嗽等。严重者可出现高烧，烦躁不安或嗜睡，甚至出现抽搐等。

小儿感冒是儿科常见病，主要指喉部以上的原性感染。一年四季均可发病，但以秋冬或冬春气候变换时多见，90%以上为病毒引起，少数为细菌感染。以下几种按摩疗法，可供父母参考。

小儿感冒的自我按摩疗法

常用手法	患儿由大人扶抱或俯卧位，家长以手掌蘸少许生姜汁沿脊柱两侧膀胱经，用大鱼际着力推搓背，腰部，以红热为度。 家长以双手拇指在背部风门、肺俞穴分别按揉1分钟。 患儿仰卧位，家长以双手拇指推鼻翼两侧各20～30次，然后推印堂、攒竹穴，再向左右分抹额部，抹到太阳穴后用拇指按揉法。如此反复数遍，以皮肤微微发红为度。　家长以拇指先点后揉曲池、合谷穴各1～3分钟。
随症加减	（1）风寒感冒：症见恶寒重，发热轻，无汗，头痛，四肢关节酸痛，鼻塞，流清涕，咳嗽，咳痰清稀，舌质淡，苔薄，白。 常用手法： ①重推三关穴500次。 ②揉外劳宫100次。 ③双手提拿肩井穴部位肌肉5～7次。 ④用食、中指揉二扇门50次，揉时要稍用力，速度宜快。

续表

	（2）风热感冒：症见发热重，微恶风或恶寒，咽痛，口干，有汗，面赤，鼻塞，流黄涕，咳嗽痰黄，舌边尖红，苔薄黄。常用手法： ①清肺经300次，清天河水100次。 ②按揉大椎穴1～3分钟。 ③以掌横擦骶尾部，以透热为度。 ④拿肩井3～5次。 （3）咳嗽痰多者：加按揉天突、丰隆穴各1分钟，推小横纹100次，分推膻中100次。 （4）高热惊厥者：加清肺经300次，清心经300次，推涌泉200次，清天河水500次。 （5）食欲不振者：加揉板门100次，摩中脘3分钟，按揉足三里穴1分钟。
其他按摩疗法	（1）搓手：由于手拇指根部（医学上称为大鱼际）肌肉丰富，伸开手掌时，明显突起占手掌很大面积。大鱼际与呼吸器官关系密切，每日搓搓，对于改善易感冒的体质大有益处。其方法是：对搓两手大鱼际直到搓热为止。搓法恰似用双掌搓花生米的皮一样。一只手固定转另一只手的大鱼际，两手上下交替。两个大鱼际向相反方向对搓，搓一到两分钟，整个手掌便会发热。这样做可促进血液循环强化身体新陈代谢，所以能增强体质故而不易感冒。 （2）按摩鼻翼：两手微握拳，以屈曲的拇指背面上下往返按摩鼻翼两侧。每日上下午各按摩15～30次，以局部红、热为度。此法可改善鼻部血液循环，促进黏膜细胞分泌，并通过纤毛的"定向摆动"将感冒病毒及其有害的代谢物排出体外。 （3）穴位按摩：用双手的拇指、食指、中指指端（任用一指）按摩鼻道、迎香、鼻流等穴后，再用鱼际穴周围的肌肉发达区，揉搓鼻腔两侧由迎香穴至印堂穴的感冒敏感区。按摩涌泉穴和足心，直至发热，使这两个区域的经络通畅，气血运行正常。这样可预防风寒侵入，拒敌于大门之外。

【病症自我保健】

小儿感冒食疗法

小儿感冒食疗方

香菜汤	原料：香菜150克。清水、冰糖各适量。 做法：将香菜去杂洗净、切段（不去根须）。加适量清水于砂锅内，放入香菜，煎煮20分钟。去渣留汁，加适量冰糖调味。 用法与功效：本品适用于感冒患儿饮用。每日一剂，分数次喂服，连用3天。香菜，性温。有内通心脾、外达四肢、发痘疹、消食和胃、解毒祛风之效。可用于治疗小儿麻疹透发不畅、二便不畅、发热头痛、肉类食物中毒等症。
葱醋粥	原料：葱白15～20根，大米30～50克，香米醋5～10毫升。 做法：取连根葱白15～20根，洗净后，切成小段。把米淘洗后，放入锅内，加水煮沸。然后加入葱段，煮成稀粥。粥将熟时，加入香醋5～10毫升，稍搅即可。 用法：以上为1次量，每日1～2次，连用2天。 疗效：发汗解毒。适用于小儿风寒感冒等。

流行性腮腺炎的自我按摩疗法

流行性腮腺炎中医称之为"疟腮"，以发热、耳下腮部漫肿疼痛为特征。一年四季都可发生，冬春两季较易流行。好发于3~5岁小儿。

【按摩部位及取穴】风池、合谷、翳风、外关、大椎、风府、太阳、曲池、肩井、足三里、人中、十王、老龙、肩井、承山、委中、阳陵泉等穴。

【按摩手法】点揉、按揉、推擦、捏挤、弹拨、掐、拿等。

流行性腮腺炎的自我按摩疗法

常用手法	（1）患儿坐位或俯卧，家长站其左侧，用左手掌扶住患儿前额，右手拇指、中指同时点揉两侧风池穴1分钟。 （2）按揉合谷穴1分钟，按揉翳风穴10次。 （3）患儿仰卧或坐位，家长一手固定患儿手部，用另一手大拇指推擦双侧外关穴，以局部透热为度。 （4）患儿俯卧位，家长用拇、食、中三指捏挤大椎穴20次。 （5）患儿俯卧，家长用全掌横擦双侧肩胛骨内侧缘的部位，以局部透热为度。
随症加减	（1）温毒在表型：恶寒发热，头痛，轻微咳嗽，耳下腮部酸痛，咀嚼不便，继之一侧或两侧腮部肿胀疼痛，边缘不清，舌苔薄白或薄黄。可用上面介绍的常用手法加如下疗法： ①按揉风府、太阳、曲池穴各1~3分钟。 ②提拿肩井穴5次，手法刺激应稍轻。 ③清肺经300次。 （2）热毒蕴结型：高热头痛，烦躁口渴，食欲不振，精神倦怠，腮部漫肿，灼热疼痛，咽喉红肿，吞咽咀嚼不便，大便干结，小便短赤，舌苔薄黄而腻。可用上面介绍的常用手法加如下疗法： ①退六腑500次，清天河水300次。 ②沿脊柱两旁直擦腰脊部，以热为度。 ③点按双侧曲池穴各1分钟。 ④按揉、弹拨足三里穴1~3分钟。 （3）热毒内陷心肝型：高热，头痛，呕吐，甚则昏迷，抽搐，腮部漫肿酸痛，舌质绛。可用上面介绍的常用手法加如下疗法： ①掐人中、十王、老龙穴（可交替操作，直至清醒为止）。 ②拿肩井、拿承山、拿委中（以抽搐停止为度）。 ③清天河水300次，推涌泉500次。

流行性腮腺炎食疗法

流行性腮腺炎是由腮腺炎病毒所引起的一种急性传染病、俗称"痄腮"。全年均可发病，以冬春两季较多，多见于5～15岁的儿童，幼小婴儿因从母体获得了免疫力，所以9个月以前的婴儿很少患本病。其传播途径主要是通过咳嗽、喷嚏的飞沫经呼吸道而传染，也有接触了被污染的食物和餐具，经口腔传播的。

由于本病传染性很强，所以很容易在幼儿园、小学中形成流行，在城市居民中，经常呈地方性散发流行。本病发病后，除少数儿童合并睾丸炎、脑膜脑炎、心肌炎外，一般一个人一生只患一次，得两次或两次以上病者往往是由其他原因引起的。现代医学认为本病的发生，是由于腮腺炎病毒侵入鼻咽腔后，随血流进入腮腺或其他腺体或器官，并进行大量繁殖，从而产生一系列病变。

中医学认为本病是由于风温邪毒从口鼻侵入人体后，传至足少阳胆经，使经络不通，气血运行受阻，积结不散，而导致耳朵下两腮部漫肿坚硬疼痛等症状的发生。临床表现为发病初期有恶寒发热，头痛、恶心、咽痛、全身不适、食欲不振等，发病1～2天内即出现腮腺肿大，肿胀部位以耳垂为中心漫肿，边缘不清，有弹性感，局部有些发硬，疼痛或压痛，张口咀嚼时疼痛加剧，整个病程1～2周。

流行性腮腺炎发病期间饮食有较为严格的宜禁，因此食疗有着重要的意义。

牛蒡粥

原料：牛蒡根30克，粳米50克。

做法：方法将牛蒡根洗净，加水适量，用大火烧沸，然后用小火煮15分钟，去渣取汁，将粳米放入，煮至熟即可食用。每日食用2～3次。

功效：牛蒡味辛、苦，性寒，具有透疹解毒消肿的功效。对风毒面肿、头晕、咽肿、齿痛、咳嗽、痈疽疮疖等病症有治疗作用。适合两侧腮部肿胀，坚硬拒按，伴有高热不退、头痛、呕吐等病症者食用。

小儿尿潴留按摩疗法

尿潴留是由于尿路有病理障碍或神经性功能障碍，从而导致大量尿液积蓄在膀胱中而不能排出或排出不畅的病症。

【按摩部位及取穴】丹田、箕门、中极、水道、小肠俞、三焦俞、膀胱俞、气海、关元、中极、三阴交穴等。

【按摩手法】推、按揉、按压等。

现代医学中的尿道狭窄、血块堵塞膀胱、麻醉、手术后或由于中枢神经或周围神经的损伤、炎症等疾病均可导致尿潴留。

按摩治疗多适用于排尿功能障碍所引起者。中医称此病为"癃闭"。认为膀胱湿热阻滞、肾阳不足、命门火衰均

可致病，且多与脾、肺、肾三脏有关。常见症状为下腹胀满疼痛，小便不通或

点滴难出，耻骨上区膨隆，按时有波动感，心烦口渴，精神不振等。

小儿尿潴留按摩疗法

按摩方法一	常用手法如下： （1）患儿仰卧，家长用单掌揉摩丹田穴5分钟。 （2）推箕门穴3分钟及按揉中极、水道、三阴交穴各1分钟。 随症加减如下： （1）湿热蕴积型：小便点滴不通，或点滴不畅，小腹胀满，口苦口黏，或口渴而不欲饮，尿色黄赤，舌质红，苔黄腻。常用手法加清小肠300次，清天河水、清肾经各100次。按揉小肠俞、三焦俞、膀胱俞各1分钟。 （2）肾阳虚损型：小便不通或点滴不畅，排出无力，面色白，畏寒肢冷，水肿，舌质淡，苔白。常用手法加补肾经300次，清小肠100次。按揉肾俞、三焦俞、命门穴各1分钟。
按摩方法二	（1）以中指按揉气海、关元、中极、三阴交穴各1分钟。 （2）患儿仰卧，家长用全掌横擦胸上部，以透热为度。 （3）患儿俯卧，家长用全掌横擦骶尾部，以透热为度。 （4）患儿仰卧，家长用掌心对准关元穴，由轻到重向耻骨联合部按压，持续操作1～3分钟。
按摩方法三	（1）患儿俯卧位，家长以大拇指指腹推患儿两侧三焦俞、气海俞，在两穴之间缓慢往返5～10遍，以所推部位皮肤变浅红，有热感为度。 （2）按揉中极、三阴交穴各3分钟。 （3）患儿仰卧，家长以掌根擦摩丹田穴5分钟。
按摩方法四	（1）患儿仰卧，家长用大拇指指腹持续按压关元穴，始轻渐重，拇指略旋转，时间为1～10分钟。 （2）按揉三焦俞、肾俞、气海俞，每穴1分钟。 （3）横擦骶尾部3分钟。

小儿腹痛按摩疗法

腹痛是指胃脘部以下、耻骨以上部位发生的疼痛。在小儿疾病中非常多见。现代医学认为腹痛涉及的范围很广，许多内、外科疾病均可导致其发生，但多由腹部器官病变所致。

【按摩部位及取穴】中脘穴、脾俞、胃俞、至阳、足三里、内关等穴。

【按摩手法】点按、捏拿、按揉等。

小儿腹痛按摩疗法

常用手法	（1）食、中指点按中脘穴并按揉1分钟。 （2）捏拿背部脾俞、胃俞、至阳穴处肌肉各20次。 （3）按揉足三里、内关穴各1分钟。 （4）顺、逆时针摩腹各3分钟。
随症加减	（1）实寒痛：腹痛较剧，啼叫不安，腹部喜温，得热则舒，面色苍白，四肢欠温，大便稀薄，小便清长，舌质淡，苔白。常用手法如下： ①揉一窝风50次，推三关200次。 ②揉外劳宫穴50次。 ③拿肚角5次。 （2）虚寒痛：腹中时有疼痛或腹痛隐隐不止，腹部喜温喜按，四肢不温，大便溏薄，形体消瘦，舌质淡，苔白。常用手法如下： ①补脾经300次，揉板门50次。 ②按揉关元、命门穴各1分钟。 （3）伤食痛：脘腹胀满并疼痛，拒按，不思乳食，嗳腐吞酸，痛而欲泻，泻后痛减，舌苔厚腻。常用手法如下： ①清大肠，推六腑各100次。 ②揉板门50次，按天枢30次。 （4）虫积痛：腹痛绕脐而作，时痛时止，嗜食但面黄肌瘦，睡眠不安或睡时咬牙，大便化验可见蛔虫卵，舌淡苔白。常用手法如下： ①清补脾土（脾经）各100次，清大肠200次。 ②拿肚角5次。

【病症自我保健】

小儿腹痛食疗法

小儿腹痛食疗方

白萝卜500克，蜂蜜150克。将萝卜切丁，放于沸水中煮熟捞出，晾晒半日，再放锅内加蜂蜜用小火煮沸，调匀，冷却后装瓶，每日服3汤匙。适合于胃部胀痛、嗳气、反酸的患儿食用。	牛奶220毫升，蜂蜜30克，鹌鹑蛋1只。将牛奶先煮沸，打入鹌鹑蛋，再煮数分钟后加入蜂蜜即成。每早服用。适合胃痛、口渴、纳呆、便秘的患儿用。
饴糖20克，冲入豆浆250毫升内，煮沸后空腹饮用。适合胃部隐痛、手足不温，怕冷的患儿。	取莲子、糯米、米仁各50克，红糖15克。莲子用开水泡胀，剥皮去心，放入锅后加水煮30分钟后加粳米及米仁煮沸，小火炖至烂，放红糖后食用。适合中上腹疼痛、消瘦、食欲不振、舌苔腻的患儿。

小儿麻疹按摩疗法

麻疹是由麻疹病毒引起的急性呼吸道传染病，有高度传染性。民间称为"痧子"，为儿科四大证之一，是小儿常见的发疹性传染病。

【按摩部位及取穴】风门、肺俞、大椎、三关、外劳宫等穴。

【按摩手法】按揉、推擦、推等。

临床表现为初起有发热、咳嗽、喷嚏等类似感冒的症状，2～3天后口腔出现麻疹黏膜斑，发热3～4天后，耳后开始出现色如玫瑰，针尖大小的皮疹，以后头面部、胸背及四肢也陆续出现皮疹。出疹3～4天以后又按出疹顺序消退，并可留下棕褐色斑痕，热度慢慢下降，食欲增加，咳嗽等症状逐渐消失，本病在发作期间易并发咽喉炎、肺炎、中耳炎等。

小儿麻疹按摩疗法

常用手法	（1）患儿仰卧，家长以两手大拇指自眉头向眉梢做分推法，反复操作50次，然后揉太阳30次。 （2）患儿俯卧，家长用全掌推擦两个风门穴之间的部位，以透热为度。 （3）患儿俯卧，家长用两拇指分别在两旁肩胛骨内侧缘从上向下做八字式推动，反复操作100次。 （4）按揉肺俞、大椎穴各1分钟。
随症加减	（1）出疹前期：初起身热，咳嗽，流鼻涕，眼泪汪汪，疲倦思睡，身热逐渐增高，口腔出现麻疹黏膜斑。舌质淡红，舌苔薄白或微黄。常用手法加： ①推三关300次，揉外劳宫100次。 ②按揉风池、合谷穴各10次。 ③拿肩井穴5次。 （2）出疹期：疹点循序透发，先见于耳后及颈部，渐及头面、胸背、四肢，自上而下遍布全身，以手足心见疹为透齐。疹色逐渐加深，扪之碍手，伴高热烦躁，眼眵增多，怕光，咳嗽剧烈，大便稀，舌质红，苔黄。常用手法加： ①清肺经、清胃经300次，清肝经200次。 ②按揉掌小横纹200次，清天河水100次。 ③推涌泉300次，推脊100次。 （3）疹回期：疹点按出疹顺序依次收没，体温开始下降，症状逐渐减轻，可遗留有低热，咳嗽，口干，舌红，苔白。常用手法加： ①补脾经、补肺经、补肾经各300次。 ②按揉足三里、脾俞、胃俞各10次。 ③摩中脘5分钟。 ④捏脊5～7遍。

【病症自我保健】

麻疹患儿的生活调理

麻疹患儿的生活调理

麻疹患儿的生活调理

对麻疹患儿应早发现、及时隔离、及早治疗。隔离患儿不要出门，易感小儿不串门。	良好的护理有助于本病的恢复，并可减少并发症。有的患儿护理得当，可不治而愈。如果护理不当，就会发生严重的并发症，此时要及时采取其他治疗措施。
室内温度要适宜，不可忽冷忽热。保持空气新鲜。灯光要柔和，避免强光刺激眼睛。	给患儿勤翻身和擦洗皮肤，注意清洁口鼻，如果眼眵过多者，可用生理盐水或温开水轻轻擦洗。
供给患儿足够饮水，在出疹期给予清淡易消化食物，进入恢复期应及时适量添加营养丰富的食物。	

小儿梦呓按摩疗法

小儿梦呓是指小儿在睡眠中，出现频繁的说梦话，常伴哭闹、烦躁不安的一种病症。

【按摩部位及取穴】神门、足三里、三阴交、心俞、厥阴俞、脾俞、肾俞、涌泉等穴。

【按摩手法】按揉、掐、捏、推擦等。

现代医学认为，形成小儿梦呓的原因除与痫证等神经系统疾病有关外，如果白天过度疲劳，暴饮暴食，受到语言、行动等恐吓，均可发生本病。中医学认为本病的发生是由于脾胃不和、心经有热、暴受惊恐等因素导致心神紊乱，不能守舍而出现梦呓现象。常见症状是患儿在睡眠中频繁的出现说梦话，不得安睡，少则数日，多则经月，而且白天喜笑如常，患儿常伴神疲乏力，食欲不振等全身症状。

小儿梦呓按摩疗法

常用手法	（1）患儿仰卧位，家长将双手全掌搓热后置于腹部，以脐为中心，交替揉摩2～5分钟。 （2）以指按摩神门、足三里、三阴交穴各1～3分钟。 （3）患儿俯卧位，家长以全掌横擦患儿肩背部，以透热为度。 （4）以指按揉心俞、厥阴俞、脾俞、肾俞穴。各30秒至1分钟。

续表

随症加减	（1）脾胃不和型：症见小儿睡眠中说梦话，烦躁不安，常伴腹部胀满，食欲不振，时有恶心，大便稀薄，舌质淡，苔腻。常用手法加： ①患儿仰卧，家长双手分开，两拇指合按中脘穴处，然后稍用力向中、下腹部平推5～10遍。 ②清补脾经各100次，揉板门200次。 ③掐四缝5～10次。 ④捏脊3～5遍。 （2）心经有热型：症见小儿夜间说梦话，惊叫烦躁，有时啼哭，伴面红目赤，大便秘结，小便短赤，舌尖红，苔薄黄。常用手法加： ①清心经300次，清小肠100次。 ②清大肠100次，退六腑100次。 ③推擦涌泉穴300次。 ④下推七节骨100次。 （3）暴受惊恐型：小儿梦呓，见于受惊恐之后，睡中易醒，紧偎母亲怀抱，舌质淡红，苔薄白。常用手法加： ①清心经100次，清肝经100次，清肺经100次。 ②揉总筋100次。 ③以掌横擦肩、背、腰骶部，以透热为度。

【病症自我保健】

小儿梦呓的生活调理

按摩可以使小儿的情绪平稳，改善睡眠情况。	家长要采取正确的教养方法，不要为了达到某种目的，而用语言、行动去恐吓孩子。
饮食宜清淡富有营养，少吃辛辣厚味的食物。	如果按摩一星期仍不见效时，应到医院请医生诊治。

小儿流涎按摩疗法

流涎，又称"滞颐"，俗称"流口水"，指儿童口涎不自觉地从口内流溢出来的病证。以3岁以下的幼儿最为多见。

【按摩部位及取穴】中脘、脾俞、胃俞、足三里、三阴交、掐揉、三关、小天心等穴。

【按摩手法】团摩、推、按揉等。

婴儿时期，因其口腔浅，不会调节口内过多的唾液，偶尔发生流涎，这属生理现象，不属病态。现代医学把本病称为

"流涎症"，其发病原因多是由于口咽黏膜炎症、面神经麻痹、延髓麻痹、脑炎后遗症或小儿呆小病等神经系统疾病所引起。中医学认为本病主要是由于脾胃虚寒、脾胃积热、心脾郁热及脾胃气虚等使涎液不能正常的制约，而流出口外所致。常见症状为小儿涎液增多，自动流出口外，由于长期流出口水，致使口腔周围潮红，甚至发生糜烂，尤其以两侧的口角为明显。

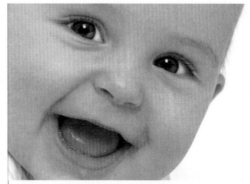

◎流涎，又称"滞颐"，俗称"流口水"，指儿童口涎不自觉地从口内流溢出来的病证。

小儿流涎按摩疗法

常用手法	（1）患儿仰卧，家长以掌心在腹部做顺时针方向团摩5分钟。 （2）患儿仰卧，家长以两手大拇指自中脘至脐向两旁分推20～50次。 （3）清补脾经各100次，揉板门300次。 （4）患儿俯卧，家长以中指指腹按揉脾俞、胃俞各1分钟。 （5）按揉足三里、三阴交穴各1分钟。
随症加减	（1）脾胃虚寒型：症见流涎不止，涎液清稀，面色苍白，四肢不温，大便稀薄、小便清长，舌质淡，苔白而滑。常用手法去清脾经100次加： ①补脾经至300次。 ②掐揉四横纹100次，揉外劳宫100次。 ③推三关100次，揉小天心200次。 （2）脾胃气虚型：症见流涎清稀，面色萎黄，食欲不振，体倦乏力，舌质淡，苔薄白；常用手法去清脾经100次加： ①补脾经至300次。 ②补肺经300次。 ③推三关300次。 ④推四横纹100次，运内八卦100次。 （3）脾胃积热型：症见小儿流涎，涎热而黏，口角糜烂，口臭而渴，烦躁不安，大便秘结，小便短赤，舌质红，苔黄。常用手法去补脾经100次加： ①退六腑200次。清天河水100次。 ②清胃经200次。 ③揉涌泉100次。 （4）心脾郁热型：症见小儿口涎外流，涎液黏稠而热，心烦不安，口赤口臭，大便干结，小便短赤，舌质红，苔薄黄。常用手法去补脾经100次加： ①清小肠300次，退六腑200次。 ②清心经200次。 ③揉小天心100次。

小儿流涎食疗法

小儿流涎食疗方

摄涎饼	原料：炒白术20～30克，益智仁20～30克，鲜生姜50克，白糖50克，白面粉适量。 做法：先把炒白术和益智仁一同放入碾槽内，研成细末；把生姜洗净后捣烂绞汁；再把药末同白面粉、白糖和匀，加入姜汁和清水和匀，做成小饼15～20块，入锅内，如常法烙熟，备用。 用法：早晚2次，每次1块，嚼食，连用7～10天。 功效：健脾摄涎。适用于小儿口角流涎。 宜忌：对小儿口腔溃疡、小儿口疮所致的流涎忌服。
益智粥	原料：益智仁30～50克，白茯苓30～50克，大米30～50克。 做法：先把益智仁同白茯苓烘干后，一并放入碾槽内研为细末；将大米淘净后煮成稀薄粥，待粥将熟时，每次调入药粉3～5克，稍煮即可；也可用米汤调药粉3～5克稍煮。 用法：每日早晚2次，每次趁热服食，连用5～7天。 功效：益脾，暖肾，固气。适用于小儿遗尿，也可用于小儿流涎。
白术糖	原料：生白术30～60克，绵白糖50～100克 做法：先将生白术晒干后，研为细粉，过筛；再把白术粉同绵白糖和匀，加水适量，调拌成糊状，放入碗内，隔水蒸或置饭锅上蒸熟即可。 用法：每日服10～15克，分做2～3次，温热时嚼服，连服7～10天。 功效：健脾摄涎。适用于小儿流涎。
姜糖神曲茶	原料：生姜两片，神曲半块，食糖适量。 做法：将生姜、神曲、食糖同放罐内，加水煮沸即成。 用法：代茶随量饮或每日2～3次。 功效：健脾温中，止涎。适用于小儿流涎。

小儿呃逆按摩疗法

呃逆是指气逆上冲，喉间呃呃连声，声短而频，令人不能自制的一种病症。古称"哕"，又称"哕逆"。

【按摩部位及取穴】天突、膻中穴、中脘穴、膈俞、胃俞、大肠俞穴等。

【按摩手法】点揉、推、按揉等。

呃逆，如为偶然发作，大多轻微，可以不治自愈，若持续不断，或反复发作者，常为病情危重的征兆。引起呃逆的原因与情绪的改变、饮食过急、过饱、吸入冷空气等有关。常见于现代医学胃、肠、肝胆，食道、纵隔疾病等引起的膈

肌痉挛。中医学认为呃逆多为中上二焦外邪等导致胃气上逆动隔而成。常见症状为呃声频作，连续或间断发生，不能

自止，可影响咀嚼食物和说话，同时呼吸与睡眠也会受到妨碍。常伴精神疲倦、烦躁哭闹等症状。

小儿呃逆按摩疗法

常用手法	（1）患儿仰卧位，家长用大拇指点揉天突、膻中穴各1分钟。 （2）患儿仰卧，家长用掌心对准中脘穴，顺时针方向揉摩5分钟。 （3）患儿俯卧，家长用大拇指按揉膈俞、胃俞、大肠俞穴各1分钟。 （4）用全掌横擦背部，以透热为度。
随症加减	（1）胃寒型：呃声沉缓而长，呃声有力，胃脘部不舒，得热则减，得寒则重，饮食减少，口不渴，舌质淡，苔薄白。常用手法加： ①推三关300次。 ②按揉气海、足三里各1分钟。 （2）胃热型：呃声洪亮，冲逆而出，口臭烦渴，多喜冷饮，小便短赤，大便秘结，舌质红，苔黄。常用手法如下： ①清胃经、推六腑各300次。 ②按揉足三里穴2分钟。 （3）食滞型：顺声短频有力，厌食，脘腹胀满，嗳腐吞酸，舌苔厚腻。常用手法加： ①清补脾经各200次，清大肠200次，揉板门50次。 ②掐四缝10次，按揉足三里穴1分钟。 （4）气郁型：呃逆连声，脘腹胀满，情志不畅则发作，情志转舒则缓解，或有恶心，口苦食少，舌苔薄白。常用手法加： ①直推膻中100次，分推腹阴阳20次。 ②按揉内关、足三里穴各1分钟。 （5）正气亏虚型：呃声低沉无力，气短，面色苍白，手足不温，食少困倦，舌质淡，苔薄白。常用手法加： ①摩脐5分钟，点揉气海穴1分钟。 ②按揉脾俞、胃俞、肾俞穴各1分钟。 按摩治疗本病时，手法较重，但不可猛然用力，要由轻到重，以患儿能忍受为度。

【病症自我保健】

小儿呃逆食疗法

小儿呃逆食疗方

百合麦冬汤	原料：百合30克，麦冬15克，猪瘦肉50克。 做法：将三物洗净，同置锅内，加水适量煲汤。调味后佐餐食用，喝汤吃肉。

续表

	功效：百合润肺降气，麦冬滋阴养胃，两药均可润燥敛火。猪瘦肉养血厚胃。本汤可起到滋阴降火，并富于营养，口味清香，滋而不腻。 本汤用于胃阴不足，胃气上逆所致的呃逆，见患儿体瘦烦躁、易发脾气、打嗝每于喝水之后可缓解者。 注意事项：脾胃湿盛，大便溏烂的小儿不宜食用。
豆腐苦瓜汤	原料：豆腐2块，苦瓜50克。 做法：将豆腐、苦瓜如食法置瓦煲内，加水适量，文武火煲2小时以上，调味。饮汤，吃豆腐。 功效：豆腐甘寒，苦瓜苦寒，均能清大热，尤善清胃降火。本汤用于胃火上攻，呃逆不止，伴有便结者更佳。 注意事项：因食积、胃寒的婴儿不宜选用。疳积患儿慎用。
胡椒猪肚汤	原料：白胡椒30～50粒，猪肚1个。 做法：先将猪肚如食法翻转洗净，用开水烫洗。连同胡椒一齐下锅，煲2小时以上，汤好后调味。空腹饭前饮汤，猪肚可佐餐食用。 功效：胡椒性温热，有温中散寒作用。猪肚健胃养胃。因此本汤有温中健胃、散寒止呃的作用。用于因脾胃虚寒，见呃逆反复、呃声低弱、患儿面白体弱、畏寒肢凉、每于饮冷后则打嗝时作者。 注意事项：有胃热便结者不宜选用。有外感者勿食。脾滞食欲不振的婴儿则宜喝汤不吃猪肚。

小儿口疮按摩疗法

口疮又称"口疡"，是指口舌浅表溃烂的一种病症。可见于任何年龄的小儿，但以婴幼儿发病较多。

【按摩部位及取穴】合谷、足三里、涌泉、明月、肾俞、命门等穴。

【按摩手法】旋推、按揉、推擦等。

现代医学认为，人体口腔内存在着许多致病菌和非致病菌。在健康情况下它们和人体保持着相对平衡，不会引起疾病，一旦人体抵抗力减弱，就可发生口腔局部炎症、溃疡。如果给小儿吃过热、过硬的食物，或擦洗婴幼儿口腔时用力过大等，都可损伤口腔黏膜而引起发炎、溃烂。小儿患上呼吸道感染、发热及受细菌和病毒感染后，口腔不清洁，口黏膜干燥，也可引起口疮。以营养不良的小儿发病率高。中医学认为本病主要是因为脾胃积热，虚火上炎，熏灼口舌从而出现口舌糜烂。常见症状为在口腔内唇、舌、颊黏膜、齿龈等处出现淡黄色或白色的小溃疡面，单个

或多个不等，边沿整齐而有红晕，表面局部的痛，有轻微口臭，唾液增多而且黏 | 稠，常伴烦躁不安，不愿进食，身体消瘦，发热等症状。

小儿口疮按摩疗法

常用手法	（1）补肾经300次，清天河水200次。 （2）清小肠经300次，退六腑100次。 （3）以指按揉合谷穴1～3分钟。 （4）按揉双侧足三里各1分钟。 （5）推擦涌泉穴30～50次。
随症加减	（1）心脾积热型：症见口疮边缘鲜红，灼热疼痛，烦躁不安，口臭流涎，食欲不振，大便秘结，小便短赤，舌质红、苔黄。常用手法加： ①清心经300次，清大肠200次。 ②直擦腰背至骶部，往返5～10次。 ③推下七节骨300次。 ④水底捞月法：水底穴在小指旁，明月穴在握拳时中指端。按摩时用冷水滴入患儿掌心，用右食指从患儿小指尖旁推至明月穴，在穴位上旋推，边推边吹凉气约20次。 （2）虚火上炎型：症见口疮周围颜色淡红，精神疲倦，身体消瘦，两颧发红，口干口渴，口臭不显，舌质红，苔少。常用手法加： ①推擦涌泉穴加至100次。 ②横擦肾俞、命门穴处，以透热为度。 ③指揉双侧三阴交穴各1分钟。 ④掐阴陵泉10次。

【病症自我保健】

小儿口疮的生活调理

生活调理

口疮常反复发作，患儿往往痛苦不堪，所以，一定要加强护理，不要给患儿吃过热、过硬及有刺激性的食物，应进食流质。	注意口腔卫生，要经常用温开水漱口。
按摩的同时，可以配合中药外用能收到很好的效果。如口疮痛甚可用青黛散涂患处，腐臭可用锡类散涂患处，腐烂渐去可用珠黄散涂患处。	重症口疮患儿可有发热、烦躁，家长应遵医嘱，按时给患儿吃药、打针。对于高热的患儿，要及时给予物理降温，如酒精擦浴、温水擦浴或服解热止痛药等。

小儿喉炎按摩疗法

喉炎是指喉黏膜发生炎症的一种疾病。多见于5岁以下的小儿，好发于冬春两季。

【按摩部位及取穴】少商、合谷、鱼际、太溪、照海、风池、太阳、曲池等穴。
【按摩手法】掐揉、按揉、提拿等。

小儿喉炎按摩疗法

常用手法	（1）以指掐揉双侧少商穴各1分钟。 （2）按揉合谷、鱼际穴各1～3分钟。 （3）患儿仰卧，家长以拇指指腹轻轻推揉喉结两侧处的肌肉组织，反复操作1～3分钟。 （4）按揉太溪、照海穴各1分钟。
随症证加减	（1）风热型：症见声音嘶哑，咽喉疼痛，伴发热恶风，轻度咳嗽，声带红肿，舌质红，苔薄黄。常用手法加： ①清肺经200次，清天河水200次。 ②按揉风池、太阳、曲池穴各1分钟。 ③以拇指和其余四指相对，轻轻提拿肩井部位15～20次。 （2）肺热型：症见声音嘶哑，咽喉肿痛，咳嗽，咳痰黄稠，口干欲饮水，大便干结，小便黄赤，声带充血肿胀。舌质红，苔黄。常用手法加： ①清肺经300次，清小肠200次。②清大肠300次，退六腑300次。 ③推七节骨300次。④按揉丰隆穴1～3分钟。 （3）阴虚型：症见声音嘶哑，咽喉痛，时轻时重，久不痊愈，常因外感而加重，声带肥厚、暗红，舌质红，少苔。常用手法加： ①补肺经100次，补肾经200次。②搓擦涌泉穴3～5分钟。 ③直擦腰背至骶部，往返10～15次。④按揉肾俞穴1分钟。

【病症自我保健】

小儿喉炎的生活调理

有上呼吸道感染的小儿，如果出现声音嘶哑，应及时治疗。	饮食宜清淡、富于营养，如新鲜水果、蔬菜，忌食辛辣、寒凉饮品等刺激性食物。
注意声带休息，尽量减少发声。	保持居住环境空气新鲜，避免粉尘、有害气体的刺激。
如出现呼吸困难者，应密切注视病情，尽快请医生诊治。